Pathofysiologie

Pathofysiologie

Een inleiding tot de interne geneeskunde

J.A. Groenink, internist

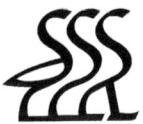

Bohn Stafleu van Loghum
Houten 2007

© Bohn Stafleu van Loghum, 2007

Alle rechten voorbehouden. Niets uit deze uitgave mag worden verveelvoudigd, opgeslagen in een geautomatiseerd gegevensbestand, of openbaar gemaakt, in enige vorm of op enige wijze, hetzij elektronisch, mechanisch, door fotokopieën of opnamen, hetzij op enige andere manier, zonder voorafgaande schriftelijke toestemming van de uitgever.

Voor zover het maken van kopieën uit deze uitgave is toegestaan op grond van artikel 16b Auteurswet 1912 j° het Besluit van 20 juni 1974, Stb. 351, zoals gewijzigd bij het Besluit van 23 augustus 1985, Stb. 471 en artikel 17 Auteurswet 1912, dient men de daarvoor wettelijk verschuldigde vergoedingen te voldoen aan de Stichting Reprorecht (Postbus 3051, 2130 KB Hoofddorp). Voor het overnemen van (een) gedeelte(n) uit deze uitgave in bloemlezingen, readers en andere compilatiewerken (artikel 16 Auteurswet 1912) dient men zich tot de uitgever te wenden.

Samensteller(s) en uitgever zijn zich volledig bewust van hun taak een betrouwbare uitgave te verzorgen. Niettemin kunnen zij geen aansprakelijkheid aanvaarden voor drukfouten en andere onjuistheden die eventueel in deze uitgave voorkomen.

ISBN 978 90 313 4637 0
NUR 878, 897

Ontwerp omslag: Bottenheft, Marijenkampen
Ontwerp binnenwerk: Studio Bassa, Culemborg
Automatische opmaak: Pre Press, Zeist

Beelden 2.40, 2.47, 4.3, 4.16-4.22 en 6.29 overgenomen uit: Pathology. Stevens & Lowe © 2000. Mosby Ltd., met toestemming van Elsevier.

Afbeelding omslag: het IgM-molecuul, © J.A. Groenink

Bohn Stafleu van Loghum
Het Spoor 2
Postbus 246
3990 GA Houten

www.bsl.nl

Distributeur in België:
Standaard Uitgeverij
Mechelsesteenweg 203
2018 Antwerpen

www.standaarduitgeverij.be

Voorwoord

Ziekte betekent strikt gesproken niets anders dan een gestoorde fysiologie. De pathofysiologie onderzoekt de mechanismen die tot deze verstoringen leiden en vormt de basis van de interne geneeskunde. Wijze dokters in de voorafgaande eeuwen die het obscurantisme voorbij waren, wisten al dat kennis van de natuurwetenschappen voor de ontwikkeling van de geneeskunde onontbeerlijk was. Deze kennis is de laatste decennia enorm gegroeid evenals de medische wetenschap zelf. De overdracht van deze vergrote kennis is daarmee echter ook een in omvang toenemend probleem geworden.

Er zijn uitstekende, maar tevens zeer diepgaande en omvangrijke leerboeken beschikbaar die de cerebrale opnamecapaciteit van studenten helaas vaak overschrijden. Deze standaardtekstboeken zijn geschikt voor degenen die al over een behoorlijke medische kennis beschikken en die kennis willen nemen van nieuwste ontwikkelingen in de geneeskunde. De meeste standaardwerken houden echter geen rekening met het kennisniveau van beginnende studenten. Het resultaat is een overdonderende hoeveelheid leerstof waardoor deze studenten, zowel toekomstige artsen als verpleegkundig specialisten, door de bomen het bos vaak niet meer zien.

Verbeterde diagnostiek en behandeling van tot voor kort onbehandelbare ziekten, het toegenomen kennisniveau van de bevolking en de vergrijzing, gepaard gaande met het zolang mogelijk uitstellen van invaliditeit, stellen hoge eisen aan de medische en verpleegkundige zorg van onze tijd.

Onze gezondheidszorg moet daar qua menskracht een antwoord op geven.

Op dit moment heeft 5% van de circa 250.000 verpleegkundigen in ons land een specialistische functie. Op korte termijn wordt voor de laatste groep de titel verpleegkundig specialist ingevoerd, waarvoor een hbo-opleiding vereist is. Taken en verantwoordelijkheden van artsen en verpleegkundig specialisten zullen hierdoor dichter bij elkaar komen te liggen.

Dit boek is de neerslag van zes jaar lesgeven aan het VU Opleiding Centrum te Amsterdam en van enkele tientallen jaren ervaring als clinicus (internist). Ik heb geprobeerd om de complexe materie die de pathofysiologie nu eenmaal is, in een aantal hoofdstukken zodanig uit te leggen dat het resultaat niettemin een toegankelijk leerboek is geworden. Pathofysiologie moet gezien worden als introductie voor medische studenten tot standaardwerken zoals Cecil, Harrison en Van der Meer c.s. Voor het leertraject van verpleegkundig specialisten beoogt het een platform zijn van waaruit zij de andere deelgebieden van hun specialisatie gemakkelijker kunnen benaderen.

Het leerboek bevat hoofdstukken over hart, longen, nieren en het endocriene stelsel. Om deze kennis goed op te kunnen nemen is enig begrip van de elementaire celbiologie vereist. Daarom begint dit boek met een uiteenzetting over de genetica en het functioneren van de cel. Het boek eindigt met een introductie tot de immunologie. De snelle ontwikkeling van de immunologie heeft al geleid tot nieuwe behandelingsstrategieën voor onder meer infecties, auto-immuunziekten, orgaantransplantaties en kanker. In de nabije toekomst zullen genetica en immunologie steeds nadrukkelijker hun stempel zetten op de medische en verpleegkundige zorg.

De anatomie wordt slechts behandeld voor zover dit nodig is voor het begrip van de fysiologie. Voor een meer diepgaande studie van de pathofysiologie wordt verwezen naar de uitgave *Medische Fysiologie* van L.N. Bouwman en J.A. Bernards en naar *Pathologie* van A. Stevens en J. Lowe.

Mijn dank gaat uit naar collega A.J. Meinders, internist-intensivist, voor zijn waardevolle kritische kanttekeningen en naar mijn zoon dr. M. Groenink, cardioloog, voor de fraaie ECG's die hij voor mij heeft verzameld.

Najaar 2006
J.A. Groenink

Inhoud

Voorwoord v

1 Elementaire celbiologie 1
1.1	Energie	3
1.2	De bouwstenen van de cel	4
1.2.1	Water	4
1.2.2	Eiwitten	5
1.2.3	Lipiden	6
1.3	De onderdelen van de cel	9
1.3.1	Celmembraan	9
1.3.2	Nucleus	9
1.3.3	Mitochondria	10
1.3.4	Peroxisomen	10
1.3.5	Microtubuli	10
1.3.6	Endoplasmatisch reticulum	10
1.3.7	Golgiapparaat	10
1.3.8	Lysosomen	10
1.3.9	Vesikels	11
1.4	Het celmetabolisme	11
1.4.1	De productie van de energiedrager ATP	12
1.5	DNA, genen en chromosomen	18
1.5.1	Het DNA	18
1.5.2	Het gen	19
1.5.3	Transcriptie en translatie: van gen tot eiwit	19
1.5.4	Celdifferentiatie	24
1.5.5	De celcyclus	26
1.5.6	Geprogrammeerde celdood	26
1.5.7	De groei van cellen	27
1.6	DNA-replicatie bij celdeling	27
1.6.1	DNA-duplicatie	28
1.6.2	De mitose	28
1.6.3	De meiose	28

1.6.4	Allelen	32
1.6.5	Mutaties	32
1.6.6	Kiembaanmutaties	32
1.7	De celmembraan	34
1.7.1	Transporteiwitten	36
1.7.2	Passief transport	37
1.7.3	Actief transport	38
1.7.4	De natrium-kaliumpomp	38
1.7.5	De calciumpomp	40
1.7.6	De membraanpotentiaal	41
1.7.7	De actieve ionkanalen	42
1.7.8	De aansturing van ionkanalen	42
1.7.9	De depolarisatie	43
1.7.10	De actiepotentiaal	44
1.7.11	Het depolarisatiefront	44
1.7.12	De repolarisatie	44
1.7.13	De neuronale prikkeloverdracht	45
1.7.14	Neurotransmitters	46
1.8	Hormonen en receptoren	46
1.8.1	De signaalsystemen	47
1.8.2	De functie van hormonen	48
1.8.3	Intracellulaire receptoren	50
1.8.4	Receptoren op de celmembraan	50
1.9	Virussen	54
1.10	Genen en kanker	56
2	**Pathofysiologie van het hart en de circulatie**	**59**
2.1	Anatomie en fysiologie van het hart	59
2.1.1	Functionele anatomie van het hart	59
2.1.2	De bloedvoorziening van het hart	62
2.1.3	Elektrofysiologie van het hart	63
2.1.4	Spier- en geleidingsweefsel in het hart	65
2.1.5	De refractaire periode	67
2.1.6	Het verband tussen prikkeling en contractie (excitatie-contractiekoppeling)	67
2.1.7	Het ontstaan van het ECG	70
2.1.8	Afwijkingen in de vorm van het ECG	80
2.2	Cardiale aritmieën	83
2.2.1	Abnormale prikkelvorming	83
2.2.2	Gestoorde prikkelgeleiding	85
2.2.3	Diagnostiek van ritmestoornissen	86
2.3	De pompfunctie van het hart	95
2.4	Anatomie en fysiologie van het vaatstelsel	101
2.4.1	De vaatweerstand	102
2.4.2	Het arteriële stelsel	104

2.4.3	De microcirculatie	105
2.4.4	Het veneuze stelsel	108
2.5	Pathologie van hart- en vaatstelsel	108
2.5.1	Atherosclerose	109
2.5.2	Behandeling van atherosclerotische complicaties	111
2.5.3	Hemostase en trombose	111
2.5.4	Coronairtrombose	114
2.6	Ischemische hartziekten	116
2.6.1	Angina pectoris	116
2.6.2	Het myocardinfarct	120
2.6.3	Complicaties van het myocardinfarct in de acute fase	126
2.6.4	De prognose van het myocardinfarct op langere termijn	127
2.6.5	Therapie na ontslag uit het ziekenhuis	127
2.6.6	Hartfalen	128
2.6.7	Cardiogene shock	131
2.6.8	Algemene beschouwing over shock en de microcirculatie	131
2.6.9	Classificatie van shock	132
2.6.10	De verschillende stadia van shock	133
2.6.11	Complicaties en maatregelen bij shockbestrijding	134
2.7	Klepgebreken	135
2.7.1	Mitraalstenose	136
2.7.2	Mitraalinsufficiëntie	136
2.7.3	Aortastenose	137
2.7.4	Aorta-insufficiëntie	138
2.7.5	Infectieuze endocarditis	140
2.8	Cardiomyopathie	141
2.8.1	Gedilateerde cardiomyopathie	141
2.8.2	Hypertrofische cardiomyopathie	141
2.8.3	Restrictieve cardiomyopathie	143

3 Pathofysiologie van de longen 145

3.1	Anatomie en fysiologie van het ademhalingsstelsel	145
3.1.1	Functionele anatomie	145
3.1.2	Ventilatie	147
3.1.3	Diffusie	160
3.1.4	De longperfusie	172
3.2	De regeling van de ademhaling	177
3.2.1	Het ademhalingscentrum	178
3.2.2	Het effect van veranderingen in de pCO_2	181

3.2.3	Het effect van veranderingen in de PO_2	181
3.2.4	Het effect van veranderingen in de pH	182
3.2.5	Het effect van grote hoogte	183
3.2.6	Het effect van lichamelijke inspanning	183
3.2.7	Het effect van duiken	183
3.3	Het zuur-basenevenwicht	184
3.3.1	Zuren en basen	184
3.3.2	De pH	185
3.3.3	Het buffersysteem	186
3.3.4	Stoornissen in het zuur-basenevenwicht	188
3.4	Ademhalingsinsufficiëntie (respiratory failure)	192
3.4.1	Hypoxie	192
3.4.2	Hypercapnie	193
3.4.3	De verschijnselen van ademhalingsinsufficiëntie	193
3.4.4	Oorzaken van ademhalingsinsufficiëntie	194
3.4.5	Therapie van de ademhalingsinsufficiëntie	194
3.5	Longpathologie	196
3.5.1	Obstructieve stoornissen	196
3.5.2	Restrictieve stoornissen	198

4 Anatomie en pathofysiologie van de nieren — 203

4.1	Functionele anatomie van de nieren	203
4.1.1	De bloedvoorziening van de nieren	203
4.1.2	Het nefron	204
4.2	Fysiologie van de nier	207
4.2.1	De nierdoorstroming	207
4.2.2	De regulatie van de nierdoorstroming	208
4.2.3	De clearance	209
4.2.4	De bepaling van de renale plasmadoorstroming	211
4.2.5	De proximale tubulus	212
4.2.6	De uitscheiding van zuur en de generatie van bicarbonaat	212
4.2.7	De maximale terugresorptiecapaciteit	213
4.2.8	De lis van Henle	213
4.2.9	Het concentratie- en verdunningsmechanisme	213
4.2.10	De distale tubulus contortus	214
4.2.11	De verzamelbuisjes en ADH	215
4.3	Water- en zouthuishouding	217
4.3.1	Waterbalans en osmolariteit	218
4.3.2	De volumeregulatie	219
4.3.3	De osmoregulatie	222
4.4	Pathologie van de water- en zouthuishouding	222
4.4.1	Volumedepletie (hypovolemie)	222
4.4.2	Volume-expansie	224
4.4.3	Hyponatriëmie	225

4.4.4	Hypernatriëmie	228
4.5	Stoornissen in de kaliumbalans	231
4.5.1	Hyperkaliëmie	231
4.5.2	Hypokaliëmie	233
4.6	Nierpathologie	234
4.6.1	Acute nierinsufficiëntie (acute renal failure, ARF)	234
4.6.2	Chronische nierinsufficiëntie (chronic renal failure, CRF)	240
4.6.3	Hypertensie	243
4.6.4	Glomerulaire aandoeningen	247
4.6.5	Tubulo-interstitiële aandoeningen	255
4.7	Niervervangende behandeling	258

5 Endocrinologie 261

5.1	Algemene endocrinologie	261
5.1.1	Hormoontypen	261
5.1.2	Terugkoppeling	263
5.1.3	De homeostase	264
5.1.4	Diagnostiek van endocriene ziekten	264
5.2	Speciële endocrinologie	268
5.2.1	Hypothalamus en hypofyse	268
5.2.2	De schildklier	272
5.2.3	De bijschildkliertjes (gl. parathyreoidea) en de calciumstofwisseling	274
5.2.4	De bijnieren	277
5.2.5	De eilandjes van Langerhans	281
5.2.6	De vetstofwisseling	285
5.2.7	De prostaglandines	288
5.2.8	Reproductieve endocrinologie	289
5.3	De belangrijkste endocriene ziekten	296
5.3.1	De hypofyse	296
5.3.2	De bijnierschors	300
5.3.3	De schildklier	302
5.3.4	De bijschildkliertjes	306
5.3.5	Diabetes mellitus	308

6 Het immuunsysteem 319

6.1	Het aangeboren (natuurlijke) immuunsysteem	321
6.1.1	PAMP's en patroonherkenningreceptoren	321
6.1.2	Het cellulaire proces	323
6.1.3	Het humorale proces	324
6.1.4	De acute ontstekingsreactie	324
6.2	Het verworven immuunsysteem	325
6.2.1	Antigenen en antilichamen	326
6.2.2	Primaire en secundaire lymfoïde organen	328

6.2.3	De humorale immuniteit	334
6.3	Het major histocompatibiliteitcomplex (HLA-systeem)	338
6.3.1	De intracellulaire antigeenverwerking	341
6.4	De cellulaire immuniteit	343
6.4.1	Verschillende typen T-cellen: T_4- en T_8-cellen	343
6.4.2	De binding van de T-cel aan een HLA-molecuul	345
6.5	De regulatie van het immuunsysteem	346
6.6	Het complementsysteem	348
6.6.1	De complementeiwitten	349
6.6.2	De drie cascades	349
6.6.3	De regulatie van de complementactivering	351
6.7	Pathologie van het immuunsysteem	352
6.7.1	Defecten van het immuunsysteem	352
6.7.2	Overgevoeligheidsreacties (hypersensitivity reacties)	357
6.7.3	Auto-immuniteit	364
6.8	Transplantaties	369
6.8.1	De verschillende typen transplantatie tussen donor en ontvanger	369
6.8.2	Biologie van de afstotingsreactie	370
6.8.3	Maatregelen om een afstotingsreactie te voorkomen	371
6.8.4	Beenmergtransplantatie	371

Register 373

1 Elementaire celbiologie

Enige basale kennis van de celbiologie is noodzakelijk om de leerstof, die in de volgende hoofdstukken wordt behandeld, goed te kunnen begrijpen.
In de 17e eeuw dachten wetenschappers zoals de beroemde wis- en natuurkundige Von Leibnitz nog dat de levende stof zich van de dode onderscheidde door het bezit van een 'vitale kracht' (animus). Door de ontwikkelingen in de wetenschap in daaropvolgende eeuwen is duidelijk geworden dat deze veronderstelling onjuist is. Levende en dode materie zijn beide onderworpen aan de wetten van de natuur- en scheikunde. Dat wat wij leven noemen, het vermogen om zichzelf in stand te houden, te groeien en te reproduceren, is het resultaat van talloze buitengewoon gecompliceerde chemische processen.
Sinds tweehonderd jaar is bekend dat de basiseenheid van leven de cel is. Een eenheid bestaande uit een waterige oplossing van chemische stoffen en celonderdelen (organellen), omgeven door een lipidenmembraan waarmee een afscheiding ten opzichte van de buitenwereld tot stand komt. Alle cellen bevatten desoxyribonucleïnezuur (DNA), waardoor ze zichzelf kunnen reproduceren. Deze eenheid is in staat om op uitwendige prikkels te reageren om zijn eigen 'milieu intérieur' constant te houden. De cel kan ook sterven om plaats te maken voor een andere.
Elke cel komt altijd voort uit een andere cel. Aangenomen wordt dat al het leven op aarde is ontstaan uit een oercel, die naar schatting drie miljard jaar geleden tot stand kwam in een zuurstofloze wereld met een atmosfeer bestaande uit ammoniak, methaan en water. Uit experimenten is gebleken dat zich, onder invloed van elektrische ontladingen, uit deze moleculen aminozuren, suikers, purines en pyrimidines kunnen vormen, de toekomstige bouwstenen van de cel. Later werden ook fosfolipiden gevormd waaruit de celmembranen worden gemaakt en een primitief soort ribonucleïnezuur (RNA), dat moleculen kan kopiëren.
Bacteriën waren de eerste levende organismen. Het zijn zogenaamde prokaryoten, die gekenmerkt worden door het ontbreken van organellen. Ze hebben geen kern, hun DNA ligt verspreid door de cel. Ze kunnen zich zeer snel delen en komen overal voor. Sommige soorten hebben zuurstof nodig, andere sterven juist door zuurstof. Een speciale categorie vormen de archaea,

die in een omgeving leven waar dat voor de andere soorten onmogelijk is, zoals in de diepte van vulkanen en in de magen van koeien, waar ze methaangas produceren.

Eukaryotische cellen hebben een veel ingewikkelder structuur dan prokaryoten en zijn groter. Zij komen voor als eencelligen, zoals gistcellen, en als multicellulaire organismen. Alle dierlijke en plantaardige wezens zijn eukaryoot. Zij beschikken over een celkern en talrijke organellen met speciale functies.

Eukaryoten zijn ontstaan uit prokaryoten door een proces van endosymbiose, dat wil zeggen dat de ene cel de andere heeft opgeslokt, wat beide goed is uitgekomen. De mitochondria zijn hiervan een goed voorbeeld; het zijn de 'energiecentrales' van de cel. Evolutionair gezien waren mitochondria aerobe bacteriën die tijdens hun stofwisseling zuurstof gebruikten om chemische energie vrij te maken. Cellen die zuurstof moesten gebruiken konden efficiënter in hun energiebehoefte voorzien door deze bacteriën via endosymbiose in de cel op te nemen. Een ander voorbeeld hiervan zijn de chloroplasten, verantwoordelijk voor de fotosynthese in planten doordat zij chlorofyl bevatten. Deze stof kan zonne-energie opslaan en daaruit zuurstof en suikers maken. Zowel mitochondria als chloroplasten hebben hun eigen (kleine) DNA en ze reproduceren zich door deling.

De eerste bacteriën waren anaeroob, dat wil zeggen dat zij in een wereld leefden zoals die miljarden jaren geleden bestond. Later ontstonden planten, die over chloroplasten beschikten. De atmosfeer is met de komst van de planten veranderd en bevat nu 21% zuurstof en 79% stikstof. Hiermee werden de omstandigheden gecreëerd voor organismen die voor hun energiebehoefte afhankelijk zijn van de aanwezigheid van zuurstof.

De levende materie bestaat uit tien tot honderd miljoen verschillende soorten, van bacteriën tot wormen, vlinders, vissen en zoogdieren. Deze diversiteit komt in iedere soort tot uitdrukking; in vorm, grootte, metabole behoefte en functie. Cellen kunnen dus als eencelligen bestaan en als onderdeel van een meercellig systeem. Toch hebben al deze cellen in hun moleculaire opbouw verbazingwekkend veel gemeenschappelijk. De blauwdrukken voor de opbouw van celonderdelen zijn opgeslagen in het DNA van de cel. In alle cellen worden de twintig verschillende aminozuren gebruikt om daaruit eiwitten op te bouwen. Mensen en eencelligen hebben sommige genen gemeenschappelijk. Zo kan een gemuteerde gistcel, die het vermogen tot delen heeft verloren, 'genezen' worden door het inbrengen van een menselijk gen. Binnen in de cel vindt een onoverzienbare reeks chemische reacties plaats om de celmachinerie gaande te houden. Hierbij moeten celonderdelen worden opgebouwd en verplaatst. Versleten onderdelen moeten worden vervangen. De celmembranen bevatten zogenoemde 'pompen' voor het transport van deeltjes over de celmembraan heen. Voor al deze activiteiten is energie nodig.

1.1 Energie

Energie wordt gedefinieerd als het vermogen om arbeid te verrichten. In het universum is energie in allerlei vormen aanwezig: als warmte, licht, beweging et cetera. Er zijn twee hoofdvormen van energie, namelijk *potentiële energie* (de opgeslagen vorm) en *kinetische energie* (bewegingsenergie); energie die wordt verbruikt.

Cellen moeten, zoals alle natuurlijke systemen in het universum, voldoen aan de twee hoofdwetten van de thermodynamica.

De eerste hoofdwet van de thermodynamica

Energie kan niet geschapen of vernietigd worden, maar wel van de ene in de andere vorm worden omgezet. Zo kan bijvoorbeeld de chemische energie die in een accu zit, worden omgezet in elektrische energie waarop een motor kan draaien. De potentiële energie van een stuwmeer kan, als de deuren worden geopend, overgaan in de kinetische energie van naar beneden vallend water dat de rotors van een turbine laat draaien. Bij de omzetting van de ene energievorm in de andere treden altijd verliezen op. Een deel van de energie kan niet worden gebruikt omdat die in een niet-nuttige vorm wordt omgezet, bijvoorbeeld in wrijvingswarmte of de warmte in een explosiemotor.

De tweede hoofdwet van de thermodynamica

Alle gesloten systemen in het universum hebben de neiging om tot wanorde en chaos (entropie) af te zakken. De aarde is een voorbeeld van een dergelijk gesloten systeem. Van de aanwezige hoeveelheid energie is slechts een deel bruikbaar en naarmate deze hoeveelheid afneemt, stijgt het aandeel van het niet-bruikbare deel omdat volgens de eerste hoofdwet van de thermodynamica de totale hoeveelheid energie gelijk hoort te blijven. De entropie neemt toe. Dit gebeurt inderdaad in de 'dode' wereld, tenzij speciale maatregelen worden genomen: ijzer gaat roesten, niet onderhouden huizen storten in, ruitenwissers breken af.

In de levende cel gebeurt het omgekeerde: er vinden continu processen plaats waarbij zeer complexe stoffen worden geproduceerd en een hoge organisatiegraad wordt bereikt. De entropie neemt af. Dat kan alleen door de toevoer van energie in de vorm van voedingsstoffen die op cellulair niveau worden 'verbrand'. Daarbij komt ook warmte vrij (botsing van moleculen) die aan de omgeving van de cel wordt afgestaan. Deze warmte heeft een nuttige functie, want door de versnelde moleculaire bewegingen zullen chemische reacties sneller verlopen.

1.2 De bouwstenen van de cel

De atomen waaruit de celmoleculen zijn opgebouwd, zijn: C, N, H en O. Het zijn dus organische moleculen. Grote, uit deze elementen bestaande macromoleculen, vormen de bouwstenen van de cel. Ze worden opgebouwd uit zogenaamde 'monomeren', kleinere organische moleculen die tot dertig koolstofatomen lang zijn. De samenstelling van macromoleculen uit monomeren vindt zodanig plaats dat steeds een specifieke monomeer aan een groeiend polymeer wordt gekoppeld (tabel 1.1).

Tabel 1.1	Van monomeer tot polymeer	
aminozuren	→ polipeptiden	→ eiwitten
vetzuren	→ vetten (lipiden en membranen)	
monosachariden	→ polysachariden (cellulose)	
nucleotiden	→ nucleïnezuren (DNA en RNA)	

Deze monomeren kunnen daarnaast worden gebruikt als brandstof. Macromoleculen worden dus opgebouwd uit subunits die onderling verschillend zijn. Daarbij is de volgorde van groot belang. Hierdoor is het mogelijk dat er macromoleculen ontstaan met een enorme verscheidenheid, die in vorm en functie tot uiting komt.

1.2.1 Water

De cel bestaan voor circa 70% uit water. Algemeen wordt aangenomen dat het leven van meercellige organismen ongeveer tweehonderd miljoen jaar geleden in zeewater is begonnen. Dat blijkt ook uit de samenstelling van de extracellulaire vloeistof, al is zeewater veel zouter.

Een waterstofbinding is een binding tussen watermoleculen (afb. 1.1). Deze hebben een polair karakter: het molecuul zelf is elektrisch weliswaar neutraal, maar de verdeling van de elektrische krachten binnen het molecuul is ongelijk. Daardoor gaan de watermoleculen met de kanten die een tegengestelde lading hebben tegen elkaar aanliggen. Dit verklaart een aantal van de unieke eigenschappen van water. Andere stoffen met een polair karakter, zoals ureum, lossen gemakkelijk in water op doordat zij ook deze waterstofbindingen aangaan. Deze stoffen worden *hydrofiel* genoemd. Stoffen zoals vetten, die geen polair karakter hebben, zijn *hydrofoob* en lossen niet in water op. Waterstofbindingen zijn vergeleken met covalente bindingen zeer zwak. Door hun grote aantal ontstaat er een soort netwerk van watermoleculen die bindingen met elkaar aangaan en elkaar ook weer los laten. Watermoleculen wisselen dus voortdurend H^+-ionen (protonen) met elkaar uit.

Sommige moleculen hebben een zodanige polariteit dat zij geheel of ge-

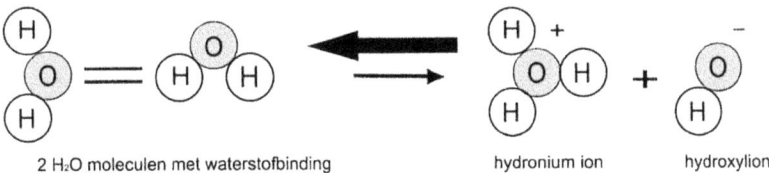

Afbeelding 1.1
Waterstofbinding tussen watermoleculen. Neutraal water is slechts in zeer geringe mate gesplitst in een hydroniumion en een hydroxylion: slechts 1 op 10 miljoen (10^7) moleculen. De concentratie van elk ion is dan 10^{-7}.

deeltelijk het elektron vasthouden en dat de kern, het H^+-ion (proton), zich dan aan water hecht. Een voorbeeld is azijnzuur:

$CH_3COOH + H_2O \leftrightarrow CH_3COO^- + H_3O^+$.

Stoffen die gemakkelijk hun protonen afstaan in een waterige oplossing heten *zuren*. Hoe hoger de concentratie waterstofionen, des te sterker is het zuur. In de praktijk spreken we altijd over H^+-ionen, maar in werkelijkheid gaat het om hydroniumionen; watermoleculen die een proton hebben meegenomen.

Omgekeerd zijn er moleculen die de concentratie OH^--ionen verhogen doordat zij aan water een proton ontnemen. Dat zijn alkalische stoffen, de *basen*. In de cel zijn er voornamelijk zwakke zuren en basen die dus de neiging hebben reversibel een proton aan water af te staan respectievelijk van water over te nemen. Alle moleculen met een COOH-groep zijn zwakke zuren, alle moleculen die een NH_2-groep bezitten zijn zwakke basen. De NH_2-groep van aminozuren neemt namelijk gemakkelijk een H^+-ion op:

$NH_2 + H_2O \leftrightarrow NH_3^+ + OH^-$.

Omdat een proton ook heel snel kan worden overgedragen aan andere moleculen in de cel is een strenge bewaking van de H^+-concentratie zeer belangrijk voor het functioneren van de cel. Deze bewaking wordt besproken in de hoofdstukken 3 en 4.

1.2.2 Eiwitten

Van de niet-waterige bestanddelen van de cel wordt 60% gevormd door eiwitten. Naast een functie als bouwsteen hebben zij nog talloze andere functies: enzym (katalysator), membraanpomp, boodschappermolecuul, motortje om organellen door de cel te verplaatsen en als contractiel element. Omdat eiwitten soms uit een opeenvolging van wel honderdduizend aminozuren worden gevormd, ontstaat een ingewikkeld molecuul dat door zijn zijketens allerlei vormen kan aannemen (afb. 1.2). De uiterlijke verschijningsvorm van een eiwit wordt conformatie genoemd.

Het eiwit wordt gevouwen omdat er zwakke maar talrijke krachten aanwezig zijn tussen de verschillende aminozuurzijketens van het eiwit, zoals waterstofbindingen en elektrostatische bindingen. Elektrostatische krach-

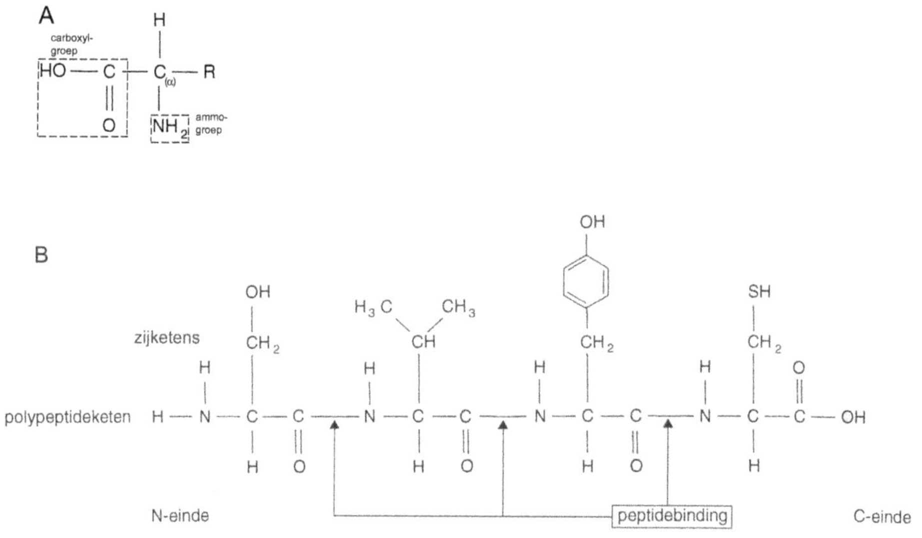

Afbeelding 1.2
De opbouw van een polypeptideketen. Eiwitten worden opgebouwd uit aminozuren, waarvan er twintig bestaan. De volgorde van aminozuren is bepalend voor het functioneren van een eiwit. Het koolstofatoom waaraan de carboxylgroep (COOH), de NH_2-groep en de zijketen R gekoppeld is, heet α. De R-keten bepaalt het type aminozuur. De aminozuren gaan met elkaar een peptidenbinding aan tussen de NH_2- en de COOH-groep. De zijketen R toont vaak talrijke vertakkingen.

ten zijn aanwezig tussen molecuulgroepen met tegengestelde lading. Als gevolg van deze aantrekkende en afstotende krachten vouwt het eiwit zich tot een complexe driedimensionale structuur (afb. 1.3).

1.2.3 Lipiden

De meeste lipiden bestaan uit een verbinding van glycerol en één of meerdere vetzuurketens. De laatste zijn opgebouwd uit CH_2-groepen met aan het ene uiteinde een CH_3-groep en aan het andere uiteinde een COO^--groep, dus:
$CH_3^-CH_2^-CH_2^-CH_2^-COO^-$, waarbij het aantal CH_2-groepen de lengte van de vetzuurketen bepaalt (afb. 1.4).

Wanneer er tussen één of meerdere opvolgende koolstofatomen een dubbele binding aanwezig is, ontstaat er ter plaatse een soort 'kink in de kabel'. Het molecuul is ter plaatse stijf en dit deel kan niet goed roteren ten opzichte van de rest van het molecuul. Dit noemt men *onverzadigde vetzuren*. Ze worden ook wel essentiële vetzuren genoemd omdat het lichaam ze niet zelf kan maken maar voor het goed functioneren van het lichaam wel nodig zijn.

Triglyceriden zijn belangrijke moleculen voor de opslag van energie (afb. 1.5). Zij zijn vooral aanwezig in dierlijk vet, terwijl triglyceriden met onverzadigde vetzuurketens vooral in vis voorkomen. Onverzadigde vetten zijn vloeibaar en ook afkomstig uit planten zoals spijsolie.

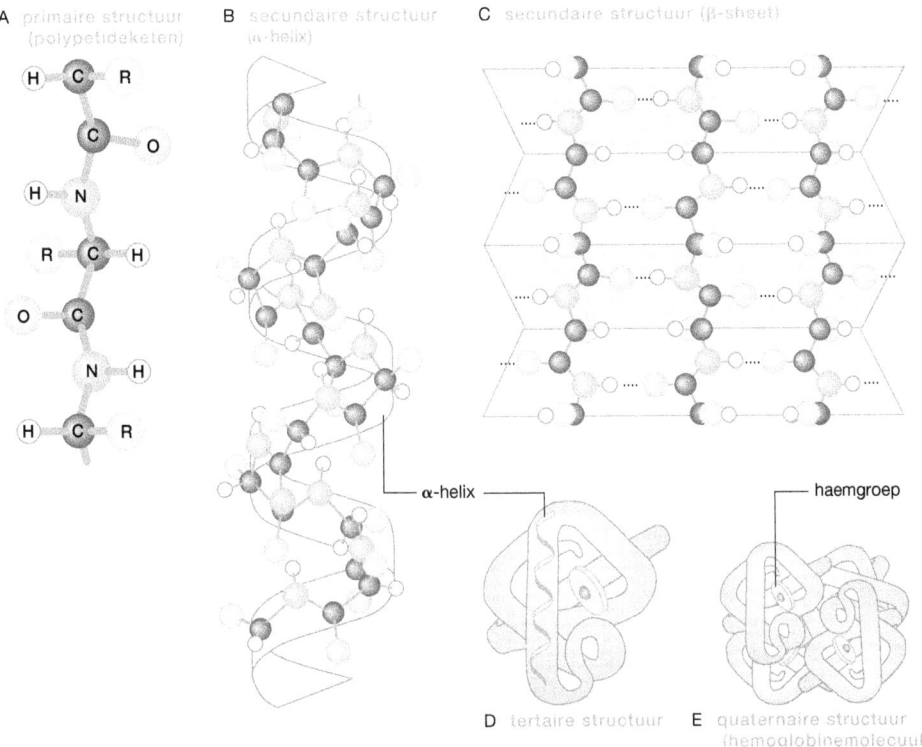

Afbeelding 1.3
Voorbeelden van eiwitstructuurvormen, zoals een spiraalvormige α-helix en een laagvormende β-laag. Met elkaar bepalen deze secundaire structuren de uiteindelijke vorm van het eiwit: de quaternaire driedimensionale structuur. De conformatie (de vorm) van een eiwit bepaalt mede de functie.

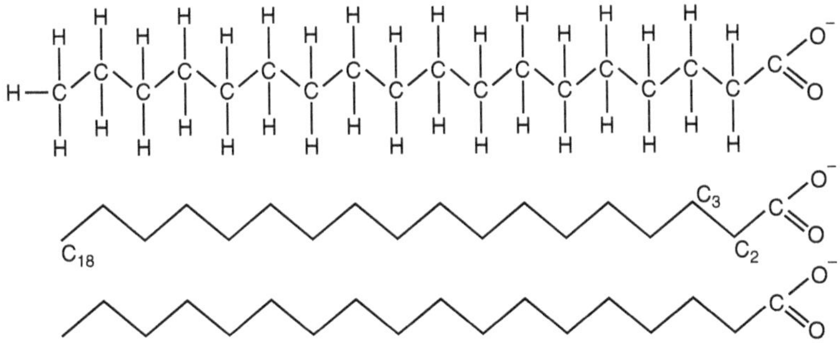

Afbeelding 1.4
Een vetzuurketen die zich aan glycerol kan binden.

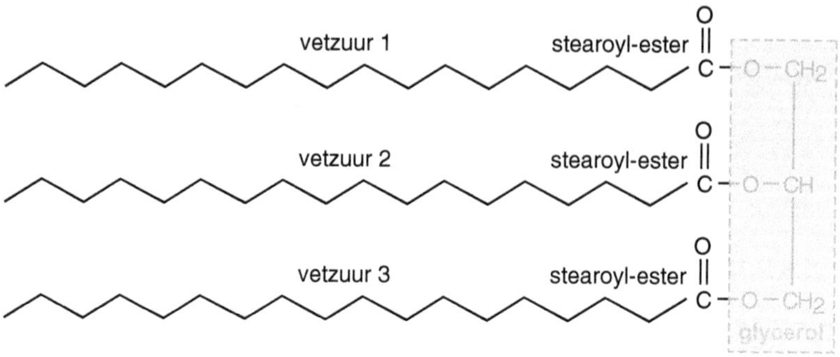

Afbeelding 1.5
Triglyceriden.

Triglyceriden zijn hydrofoob en dus niet oplosbaar in water. Wanneer één van de vetzuurketens vervangen is door een polaire groep, bijvoorbeeld fosforylcholine, dan is dat deel wel oplosbaar in water. Deze stoffen heten *fosfolipiden*.

Fosfolipiden die aan water worden toegevoegd zullen met hun polaire groep in het water 'duiken' met de vetzuurketens omhoog (afb. 1.6 en 1.7). Omdat de vetzuurketens zich naar elkaar richten, ontstaat er een dubbele laag. Zo wordt een celmembraan gevormd die een effectieve scheiding bewerkstelligt tussen de twee waterige oplossingen die zich intra- en extracellulair bevinden (afb. 1.8).

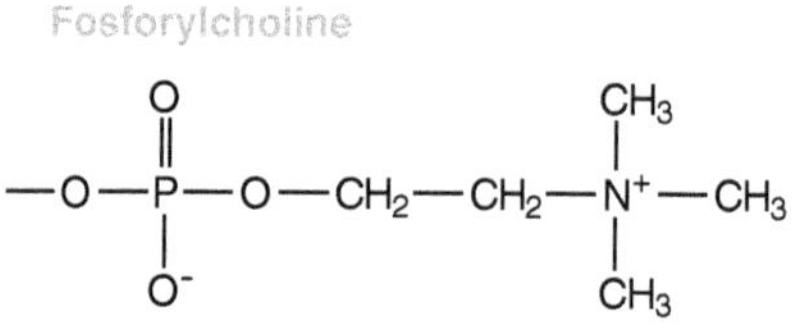

Afbeelding 1.6
De polaire groep: fosforylcholine.

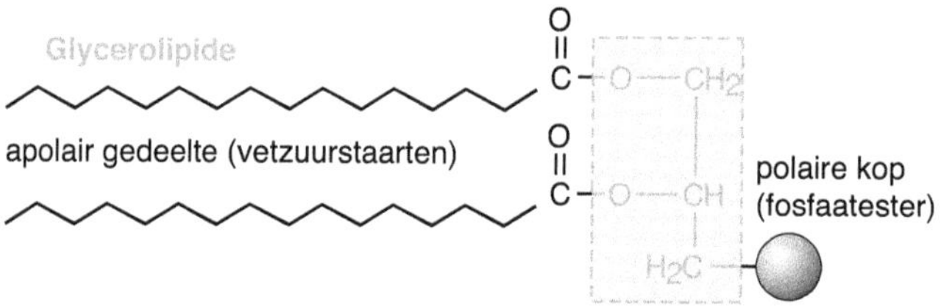

Afbeelding 1.7
Een fosfolipide.

A

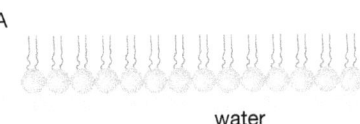

water

B

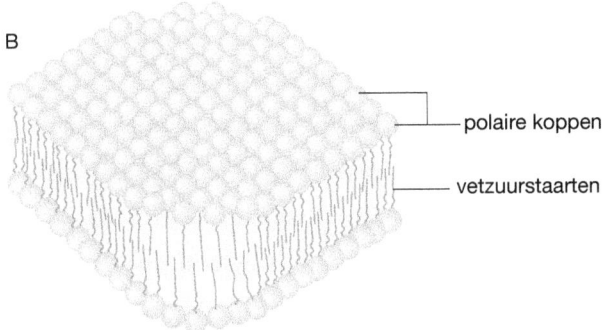

polaire koppen

vetzuurstaarten

Afbeelding 1.8
Bilipidenlaag (a) en de celmembraan (b). Lipiden drijvend op water met de vetzuurstaarten naar elkaar toe en de polaire groepen aan de waterkanten.

1.3 De onderdelen van de cel

1.3.1 Celmembraan

de celmembraan vormt de afscheiding tussen de intra- en de extracellulaire ruimte. Deze is alleen doordringbaar voor relatief grote en hydrofiele stoffen via 'poorten'. De poorten bestaan uit eiwitmoleculen die door de membraan heen steken en uiterst selectief zijn. Zij laten slechts één bepaald molecuul door (afb. 1.32). De membraan is opgebouwd uit een dubbele laag van lipiden. In tegenstelling tot eiwitten bevatten zij geen N-atomen.

1.3.2 Nucleus

Alle eukaryotische cellen hebben een kern die omgeven is door een membraan. Hierbinnen bevindt zich het chromatine, het DNA. Het chromatine bestaat uit zeer grote macromoleculen die de instructieset bevatten voor de bouw van de cel. Vlak voordat een cel gaat delen in twee dochtercellen condenseert dit chromatine tot chromosomen, waarvan de mens er 23 paar heeft (in totaal 46). In de nucleolus bevindt zich een verzameling genen die coderen voor de onderdelen van de ribosomen, de eiwitfabrieken van de cel.

1.3.3 Mitochondria

De mitochondria zijn worstvormige organellen die hun eigen DNA hebben. Ze lijken op bacteriën en aangenomen wordt dat zij in een zeer ver verleden door andere cellen zijn opgeslokt (endocytose) in het kader van de evolutionaire ontwikkeling. In de mitochondria speelt de celademhaling zich af waarbij zuurstof wordt verbruikt en een energierijke fosfaatverbinding (ATP) in grote hoeveelheden wordt geproduceerd.

1.3.4 Peroxisomen

Peroxisomen zijn blaasvormige organellen die enzymen bevatten voor de splitsing van vetzuren. Er is daarom een nauwe samenhang met de mitochondria.

1.3.5 Microtubuli

Microtubuli zijn holle eiwitbuisjes die zich tot ver in de cel uitbreiden en een functie hebben in het intracellulaire transport. Als de cel gaat delen (mitose) vormen microtubuli vanuit het centrosoom de mitotische spoel die de chromosomen gelijk verdeelt over de dochtercellen.

1.3.6 Endoplasmatisch reticulum

Het endoplasmatisch reticulum (ER) is een onregelmatig ruimtelijk netwerk, omgeven door een membraan, waarin de geproduceerde moleculen worden opgeslagen. Sommige delen van het ER bevatten ribosomen, waar een aantal eiwitten op instructie van het DNA wordt geassembleerd. Daarom gaat de membraan van het ER naadloos over in het kernmembraan. Miljoenen ribosomen liggen echter ook verspreid in het cytosol, vanwaar eiwitten hun weg zoeken naar de diverse organellen waaronder het ER, voor bewerking en recycling.

1.3.7 Golgiapparaat

Het golgiapparaat bestaat uit afgeplatte zakken, omgeven door een membraan. Door de ribosomen gesynthetiseerde eiwitten worden hier opgeslagen, gemodificeerd en verder getransporteerd naar andere celdelen of uitgescheiden naar de extracellulaire ruimte.

1.3.8 Lysosomen

Lysosomen nemen een gedeelte van de 'afvalverwerking' voor hun rekening. Het zijn onregelmatig gevormde blaasjes die hydrolytische enzymen bevatten, waarin 'oude' eiwitten worden afgebroken evenals materiaal afkomstig van vreemde indringers. Dit materiaal wordt via intracellulaire paden naar de celmembraan gebracht en in de zogenoemde HLA-moleculen aan de 'politieagenten' van het organisme, de mobiele T-cellen, gepresenteerd. Ook voedingsstoffen worden hier tot kleinere moleculen gereduceerd.

1.3.9 Vesikels

In de vesikels wordt celmateriaal opgeslagen dat door de cel is opgeslorpt, dit heet *endocytose*. Ook de omgekeerde beweging, *exocytose*, vindt plaats, waarbij de vesikel fuseert met de celmembraan en zo de inhoud naar buiten brengt (afb. 1.9).

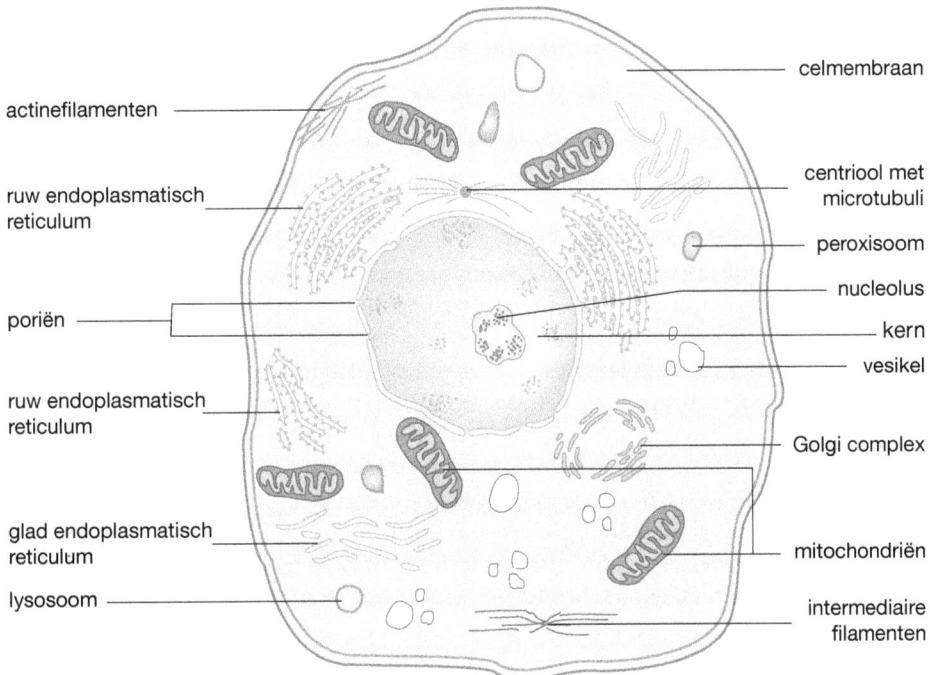

Afbeelding 1.9
De cel met al zijn organellen. In de kern is het chromatine slechts vaag te zien. Vlak voor de kerndeling (mitose), zal dit zich condenseren tot chromosomen.

1.4 Het celmetabolisme

Cellen zijn in staat om in een wereld van toenemende chaos (entropie) een hoge organisatiegraad te bewaren, te groeien en taken uit te voeren. Hiertoe moet een bijna eindeloze stroom van chemische reacties plaatsvinden, zodat de cel als een kleine chemische fabriek kan worden beschouwd. Naast bouwstenen voor haar onderdelen heeft de cel dan ook energie nodig. Bij de intracellulaire processen die energie leveren of ontvangen, is uitsluitend sprake van chemische bindingsenergie. Deze energie is opgeslagen in de covalente bindingen die de atomen van moleculen bij elkaar houden. De elektronen van een atoom bewegen zich in schalen op verschillende afstand van de atoomkern. Wanneer een elektron in een hogere schaal wordt geplaatst, kost dat energie en omgekeerd levert verplaatsing naar een schaal die dichter bij de kern ligt energie op. Het atoom heeft zelf echter een lager energieniveau verkregen. Bij CO_2 en H_2O zijn de elektronen veel dichter bij de atoomkernen terechtgekomen. Men noemt dit een energetisch 'gunstige' reactie die de energie heeft geleverd voor een energetisch 'ongunstig' proces, dat energie kost. Het wonder van het leven is dat deze processen aan elkaar gekoppeld zijn. De energie die vrijkomt bij de afbraak tot kleinere moleculen wordt niet alleen gebruikt om grotere moleculen op te bouwen. Die energie is ook nodig om talrijke andere taken uit te voeren: het verplaatsen van moleculen, het activeren van chemische processen, het laten werken van membraanpompen en het functioneren van contractiele eiwitten.

Het omgekeerde gebeurt bij de fotosynthese, waartoe alleen planten in staat zijn, volgens de formule:

CO_2 + H_2O + zonlicht (elektromagnetische energie) → suikers + O_2 + energie.

Daarom zijn alle energetische processen binnen de levende materie uiteindelijk afhankelijk van zonlicht: planten maken koolhydraten, dieren eten planten, andere dieren eten dieren op. Zo ontvangen zij de energie en de bouwstenen die nodig zijn voor hun voortbestaan, groei en voortplanting. Als dieren en planten sterven, worden hun onderdelen, die nu tot de dode materie behoren, gerecycled. Dit geheel wordt de *biosfeer* genoemd.

De verbranding van glucose, de belangrijkste brandstof voor de cel naast vetzuren, wordt weergegeven volgens de formule:

$C_6H_{12}O_6$ + 6 O_2 → 6 CO_2 + 6 H_2O + energie.

Deze verbrandingsprocessen kunnen natuurlijk niet plaatsvinden bij hoge temperatuur en druk, zoals dat in de industrie meestal gebeurt. Op cellulair niveau vinden de chemische reacties plaats met behulp van enzymen, katalysatoren die chemische reacties enorm versnellen en ook als 'boosters' optreden. Enzymen (vrijwel altijd eiwitten) bevorderen de reacties door de chemisch actieve groepen van de moleculen vlak naast elkaar te leggen. Boosters zijn 'energiepakketjes' die de activatie-energie leveren, zoals een vonk van een bougie nodig is in een explosiemotor of een lucifer voor een gasvlam.

Het metabolisme van de cel wordt onderscheiden in *anabolisme*, de opbouw tot grotere moleculen, en *katabolisme*, de afbraak tot kleinere moleculen (afb. 1.10). Bij katabolisme komt ook warmte en energie vrij.

1.4.1 De productie van de energiedrager ATP

Bij alle energetische processen in de cel is de hoofdrol weggelegd voor de stof adenosinetrifosfaat (ATP). Deze stof is het 'geld' van de cellen. De energie die vrijkomt bij de afbraak van glucose en vetzuurketens wordt overgedragen aan adenosinedifosfaat (ADP), dat daardoor met een energierijke fosfaatgroep wordt verrijkt en vervolgens ATP heet (afb. 1.11).

voedselmoleculen   celmoleculen

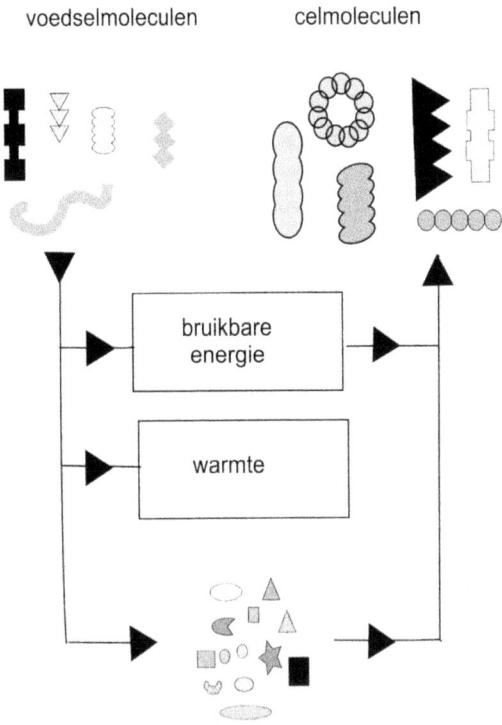

Afbeelding 1.10
Anabolisme en katabolisme. Voedingsstoffen kunnen door de cel worden gebruikt als energiebron, maar ook voor de opbouw van moleculen als onderdeel van de cel. Er komt tevens warmte vrij.

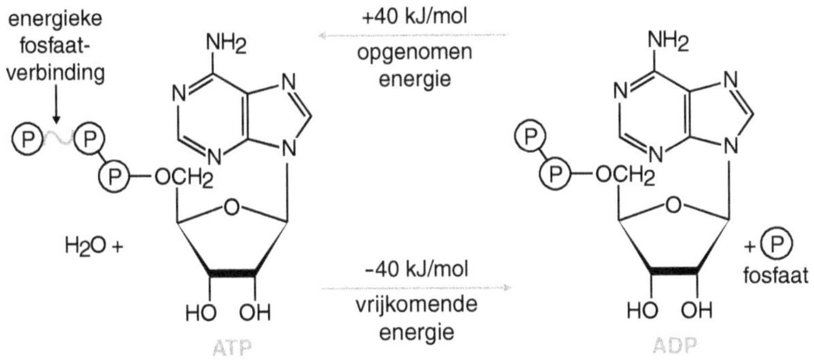

Afbeelding 1.11
De energie is opgeslagen in de covalente bindingen tussen de fosfaatgroepen. ADP en ATP kunnen met respectievelijk een ontladen en een opgeladen accu worden vergeleken.

De voornaamste celbrandstof is glucose (naast vetzuurketens) en bij de verbranding ervan wordt de chemische energie overgedragen aan ATP:
$C_6H_{12}O_6 + 6\ O_2 \rightarrow 6\ CO_2 + 6\ H_2O + ATP$.

Maar dit is wel een erg eenvoudige voorstelling van zaken. Het proces vindt in de cel op twee niveaus plaats, namelijk in het celvocht (cytosol) en in de mitochondria. De mitochondria behoren tot de organellen die een eigen lipidenmembraan hebben. Het vocht in de organellen heeft dus niet dezelfde samenstelling als het cytosol.

Het cytosol

In het cytosol vindt de anaerobe glycolyse plaats. Bij dit proces wordt dus geen zuurstof verbruikt. Bij anoxie schakelt het celmetabolisme over op deze inefficiënte ATP-productie.

Het glucosemolecuul met zes C-atomen wordt hier gesplitst in twee moleculen pyrodruivenzuur (pyruvaat), die elk drie C-atomen bevatten (C_3). Er worden netto twee moleculen ATP, twee moleculen NADH en twee H^+-ionen gevormd, dus:

glucose → 2 pyrodruivenzuur + 2 ATP + 2 NADH + 2 H^+.

Dit ziet er tamelijk ingewikkeld uit, maar het proces komt er eigenlijk op neer dat er bij de anaerobe glycolyse maar weinig ATP wordt gegenereerd en dat het overgrote deel van de vrijkomende energie wordt overgedragen aan elektronendragers die in het mitochondrion dit energiepakket met zuurstof en H^+-ionen laten reageren. Hierbij wordt de hierin opgeslagen energie omgezet in de generatie van meer dan dertig ATP-moleculen per glucosemolecuul.

De belangrijkste energiedrager is nicotinamideadeninedinucleotide (NAD), dat twee hoge-energie-elektronen en een proton van glucose overneemt en zelf gereduceerd wordt tot NADH. Dit energiepakketje zal de elektronen in het mitochondrion overdragen aan het elektronentransportsysteem. In de moderne techniek wordt van de reactie tussen H_2 en O_2 gebruikgemaakt door toepassing in een schone verbrandingsmotor die als afval alleen water produceert. In levende materie ís het transport van hoge-energie-elektronen de belangrijkste vorm van energieoverdracht.

Als het systeem hier geblokkeerd raakt door het niet of onvoldoende aanwezig zijn van O_2 in het mitochondrion, dragen de energiedragers de elektronen over aan pyruvaat en wordt lactaat gevormd. Hoewel lactaat (melkzuur) ook ATP kan genereren, veroorzaakt het acidose: een overschot aan H^+-ionen. Bij plotselinge en zware arbeid treedt in het begin lactaatophoping op omdat de spierdoorbloeding met zuurstofrijk bloed nog niet goed op gang gekomen is. Vermoeidheid en spierpijn worden hierdoor verklaard. Bij rust wordt het lactaat dan weer afgebroken. Dit geldt ook voor de pijn op de borst die bij angina pectoris optreedt en bij claudicatio intermittens (etalagebenen). Door vernauwing van de beenslagaders is er onvoldoende bloeddoorstroming van de beenspieren waardoor men bij lopen om de haverklap moet stilstaan wegens heftige pijn. In extreme vorm komt dit voor bij alle shocksyndromen, waarbij door weefselanoxie onvoldoende ATP wordt gevormd en zich lactaatacidose ontwikkelt. Omdat orgaanfalen het gevolg kan zijn, is snel ingrijpen dan geboden. Overigens is er onder normale omstandigheden altijd wel enige lactaatproductie.

Het mitochondrion

Twee processen zijn in het mitochondrion gelokaliseerd, namelijk de *citroenzuurcyclus* (krebscyclus) en de zogenoemde *oxidatieve fosforylering*. Dat is de vorming van ATP uit ADP met verbruik van zuurstof. Hier vindt dus de aerobe glycolyse plaats (afb. 1.12).

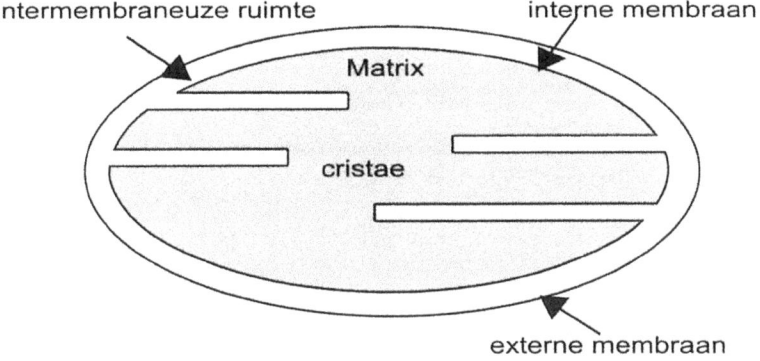

Afbeelding 1.12
Elk mitochondrion heeft twee membranen die om elkaar heen liggen. Er is een grote inwendige ruimte, de matrix en een ruimte tussen de twee membranen. De citroenzuurcyclus speelt zich af in de matrix. De binnenste membraan vormt een aantal vouwen, cristae, die in de matrix uitsteken. In de binnenste membraan en de cristae vindt het elektronentransport plaats en wordt ATP gegenereerd.

De citroenzuurcyclus

Dit is een ingewikkeld proces dat hier summier wordt besproken. Een molecuul pyruvaat wordt volledig afgebroken met als resultaat de overdracht van twee hoge-energie-elektronen en een proton (een hydride-ion) aan de elektronencarriers NADH en het daaraan verwante $FADH_2$ (flavineadeninedinucleotide). Deze moleculen dragen de hoge-energie-elektronen over aan het al genoemde elektronentransportsysteem. Twee stoffen zijn hierbij van doorslaggevende betekenis, namelijk *co-enzym-A* en *oxaalzuur*. De functie van deze moleculen komt aan de orde bij de bespreking van de diabetische ketoacidose in hoofdstuk 5. Voor een nadere beschouwing wordt verwezen naar het schema met de bijbehorende toelichting (afb. 1.13).

De oxidatieve fosforylering (koppeling van een energierijke fosfaatbinding aan ADP)

De energiedragers NADH en $FADH_2$ bevatten ongeveer 90% van de totale energie van de glucose en vetzuurmoleculen. Deze 'carriers' gaan naar het binnenste membraan van het mitochondrion, waar zich de ademhalingsketen bevindt. NADH en $FADH_2$ worden hier geoxideerd tot NAD^+ en FAD,

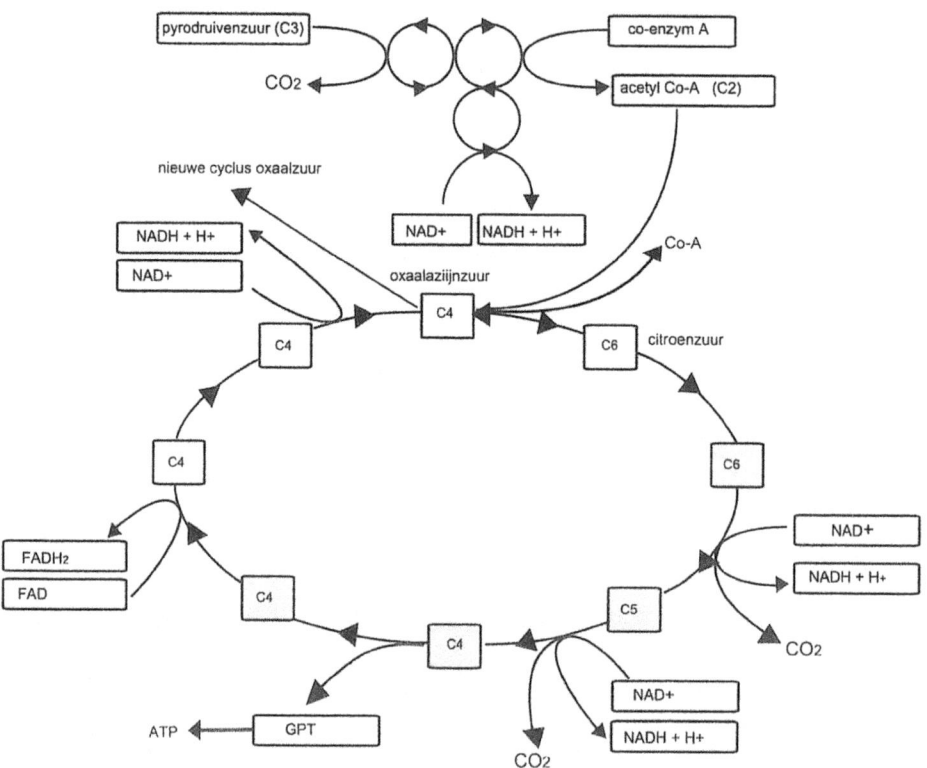

Afbeelding 1.13
De citroenzuurcyclus. De vierkantjes geven het aantal C-atomen per intermediair molecuul aan. Bij het hele proces wordt geen zuurstof gebruikt. De reductie vindt plaats door de overdracht van het hydride-ion aan NAD^+ en FAD. De oxidatie van pyruvaat, dus zonder O_2, vindt plaats in een aantal enzymatische stappen, waarvan de eerste de afsplitsing van een CO_2-molecuul is. Hierna wordt het twee C-atomen bevattende restant gekoppeld aan een andere energiedrager, namelijk co-enzym-A, waardoor acetylco-enzym-A wordt gevormd. Acetylco-A verbindt zich kortdurend met oxaalazijnzuur en draagt de acetylgroep hieraan over zodat citroenzuur ontstaat. Dit doorloopt vervolgens een hele cyclus waaruit oxaalazijnzuur weer tevoorschijn komt. Intussen zijn er twee moleculen CO_2 afgesplitst en drie moleculen NADH gevormd, evenals het daaraan verwante $FADH_2$ (één molecuul). Tevens wordt via een andere intermediaire stof (GPT) per molecuul pyruvaat één molecuul ATP aangemaakt, zodat de netto opbrengst aan ATP na het doorlopen van de cyclus vier moleculen bedraagt. Ook vetzuurketens worden in de citroenzuurcyclus afgebroken. In iedere cyclus worden deze in stukjes van twee C-atomen (C_2-units) ingekort, die ook aan co-A worden gekoppeld totdat de hele vetzuurketen is verwerkt.

want ze raken hun elektronen kwijt. Deze elektronendragers zijn dan weer beschikbaar voor de glycolyse en de citroenzuurcyclus. Bij hun 'mars' door de keten verliezen de elektronen steeds een beetje energie in de hier aanwezige enzymcomplexen. Ten slotte reageren de elektronen met de aanwezige H^+-ionen en zuurstof in de matrix, waarbij water wordt gevormd (afb. 1.14).

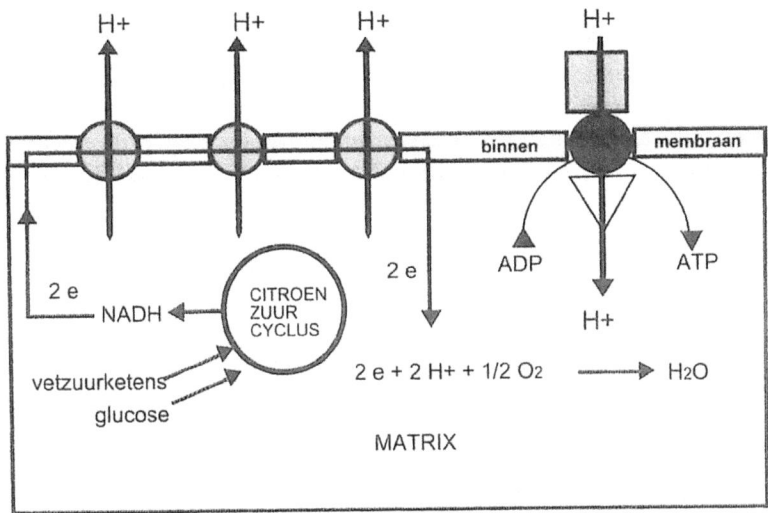

Afbeelding 1.14
Het elektronentransportsysteem. De elektronen van NADH en $FADH_2$ passeren drie enzymcomplexen in het binnenmembraan waarin zij veel van hun energie verliezen in deze protonenpomp, die H^+-ionen over het binnenmembraan heen verplaatst. Door het grote concentratieverschil van de H^+-ionen tussen de matrix en de ruimte tussen de membranen (die dus ook een veel lagere pH heeft) is er een osmotische gradiënt voor deze protonen. De enige mogelijkheid voor de protonen om uit de ruimte tussen de membranen te ontsnappen is via het enzymcomplex ATP-synthase. Dit is een soort moleculaire motor met een rotor en een stator die door de stroom protonen zeer snel rond draait. Door deze mechanische energie, die weer in chemische bindingsenergie wordt omgezet, wordt ATP uit ADP gevormd.

Als de elektronen hun energie niet geleidelijk zouden verliezen, zou knalgas ontstaan! Er wordt ook warmte geproduceerd, maar de nuttige energieopbrengst is meer dan 40%.

Er bestaan zeldzame erfelijk afwijkingen van de mitochondriale functie, gekenmerkt door een defect in de synthese van de eiwitten die nodig zijn voor het elektronentransportsysteem en de ATP-productie. Deze defecten komen vooral tot uitdrukking in het spier- en zenuwstelsel. Patiënten met deze afwijkingen hebben dan vooral hartaandoeningen, spierzwakte en soms epilepsie en dementie. In de hartspiercel, met haar enorme energiebehoefte, wordt meer dan 35% van het volume door mitochondria ingenomen.

1.5 DNA, genen en chromosomen

Eiwitten zijn de voornaamste bouwstenen van de cel. Daarnaast vervullen zij talloze andere functies, zoals enzym, boodschappermolecuul, signaalfactor en poort voor de celmembraan. Het zijn echter soms ook kleine machines (zoals ATP-synthase) die de organellen voortbewegen en spieren doen samentrekken. Andere eiwitten treden op als antilichaam en hormoon. Voor al deze functies moeten eiwitten niet alleen een specifieke samenstelling hebben, maar een unieke vorm kunnen aannemen en die ook weer kunnen veranderen. De specifieke eigenschappen van een eiwit worden, zoals eerder gezegd, bepaald door de bijzondere volgorde waarin slechts twintig verschillende aminozuren aan elkaar gekoppeld worden. De instructies voor dit opbouwproces liggen opgeslagen in de celkern en wel in het DNA.

1.5.1 Het DNA

Nucleotiden bestaan uit een vijf koolstofatomen tellende suiker waaraan een fosfaatgroep en een ringvormige base met een stikstofatoom zijn gekoppeld (afb. 1.15).

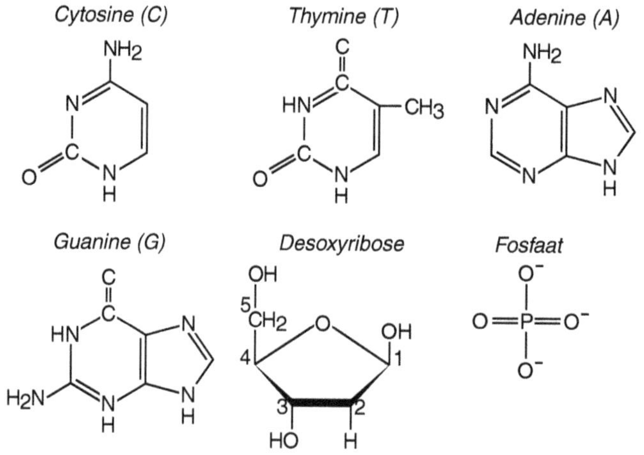

Afbeelding 1.15
De onderdelen van het DNA: de vier basen C, T, A en G, de suiker desoxyribose en de fosfaatgroep (let op de nummering van de C-atomen in het suikermolecuul).

Het DNA-molecuul bevat twee strengen van aan elkaar gekoppelde nucleotiden (afb. 1.16). De structuur is zodanig dat de suikers en fosfaten met elkaar in lengterichting zijn verbonden door een covalente binding en daarbij een spiraal vormen. De basen zijn naar het centrum van de spiraal gericht. Het betreft hier slechts vier typen: adenine (A), thymine (T), guanine (G) en cytosine (C). De nucleotiden verschillen dus alleen in de base die er aan verbonden is (A, C, T of G) (afb. 1.1.7).

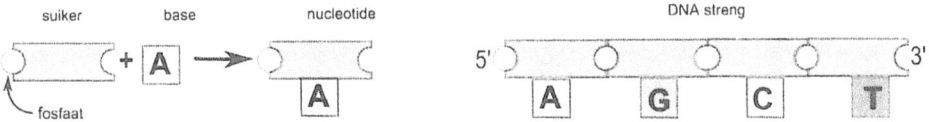

Afbeelding 1.16
De bouwstenen van een nucleotide en het vormen van een DNA-streng.

Het DNA in de celkern is verdeeld over 46 chromosomen. De chromosomen zijn verdeeld in paren (kopieën), één afkomstig van de vader en de andere afkomstig van de moeder; 22 paren zijn homoloog, paar 23 bestaat uit de geslachtschromosomen. Bij de vrouw heet dit paar XX, bij de man XY.

Het Y-chromosoom is veel kleiner dan de andere chromosomen. De chromosomen zijn de dragers van de genen; DNA-segmenten die de instructieset vormen voor de productie van bepaalde eiwitten uit aminozuren. Het menselijke genoom bevat dertigduizend genen, verdeeld over de chromosomen.

Chromosomen kunnen geïdentificeerd worden door ze te kleuren. Daardoor ontstaan banden in het chromosoom, omdat gebieden die rijk zijn aan AT-nucleotidenparen anders kleuren dan die van GC-paren. Slechts 2% van het genoom bestaat uit genen, van de helft is de functie nu bekend. Dit aantal groeit met de dag (afb. 1.19).

1.5.2 Het gen

Het gen is een segment van het DNA dat de instructie bevat voor de samenstelling c.q. de opeenvolging (sequentie) van de twintig verschillende aminozuren (afb. 1.18). Een sequentie van een stukje DNA-keten kan bijvoorbeeld beschreven worden als:

5' GGATTTTTGTGCACAAATCA 3'.

Tussen de genen bevindt zich ook nog veel DNA waarvan de functie tot op heden niet bekend is of mogelijk geen functie heeft, het zogenoemde 'junk'-DNA. De omvang van een gen ligt tussen enkele duizenden tot honderdduizenden nucleotiden.

1.5.3 Transcriptie en translatie: van gen tot eiwit

Het gen in de DNA-dubbelstreng geeft niet zelf de informatie door, maar doet dat door tussenkomst van een enkelstrengsmolecuul, het ribonucleïnezuur (RNA). Het RNA verschilt van DNA in de suiker, die hier niet desoxyribose maar ribose is. Tevens wordt thymine (T) vervangen door de base uracil (U). Het DNA kopieert zijn samenstelling naar het RNA-molecuul, een proces dat *transcriptie* naar de taal van het RNA genoemd wordt. De 'taal' van het DNA wordt als het ware omgezet van een geschreven naar een getypte versie, maar de boodschap is hetzelfde. De wijze waarop vervolgens het RNA wordt afgelezen en vertaald, heet de *genetische code*. Het decoderingsproces wordt *translatie* genoemd (afb. 1.20).

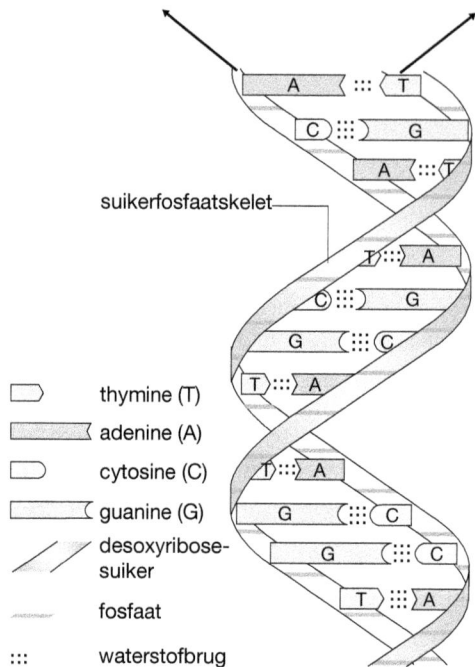

Afbeelding 1.17
De twee spiralerende ketens zijn aan elkaar verbonden met hun basen, waarbij A altijd met T, en C altijd met G een waterstofbinding aangaat; ze zijn complementair. Zo kan het hele DNA-molecuul gezien worden als een wenteltrap waarbij suikerfosfaatketens het skelet, de zijkanten van de trap, vormen en de aan elkaar gekoppelde basen de treden. Hierdoor zijn de twee ketens van het DNA elkaars spiegelbeeld: zij lopen in tegengestelde richtingen. Deze worden de 3'- en de 5'-richting genoemd, waarmee wordt aangegeven hoe het DNA bij duplicatie en transcriptie wordt afgelezen. De getallen 3 en 5 hebben betrekking op de plaats van het C-atoom van de suiker waaraan het fosfaatmolecuul gekoppeld is (zie afb. 1.15). Dit heet 'sense' en 'antisense'.

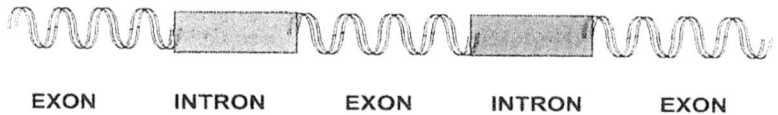

EXON   INTRON   EXON   INTRON   EXON

Afbeelding 1.18
Een gen bestaat uit een coderend en een niet-coderend deel, respectievelijk exon en intron.

Nadat er een exacte kopie van het DNA is gemaakt worden de (niet-coderende) introns uit de kopie geknipt. Daardoor is het *messenger RNA* (mRNA) veel kleiner dan het DNA-stuk dat het heeft gekopieerd afb. 1.21). Dit rijpe mRNA wordt direct door gaten in het kernmembraan naar het cytosol gedreven en vandaar naar de ribosomen.

Het mRNA bestaat, net als het DNA, steeds uit sequenties van slechts vier

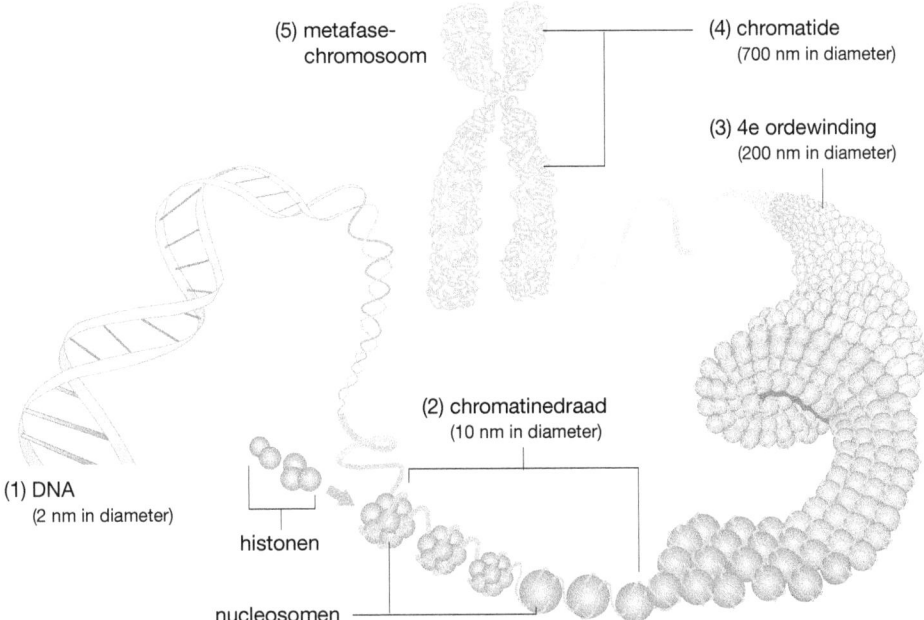

Afbeelding 1.19
De opbouw van een chromosoom. De lange DNA-keten wordt om histonen gewikkeld tot een soort snoer van kralen die nucleosomen heten. Deze gaan zich vouwen en verdichten aan de vooravond van de celdeling. Dan worden de chromosomen zichtbaar die precies in de celkern passen. Het DNA is dan wel 10.000-voudig gecomprimeerd.

basen. Tijdens de translatie worden deze basen steeds in groepen van drie afgelezen. Er zijn daarom $4 \times 4 \times 4 = 64$ combinaties van drie nucleotiden mogelijk. Die combinatie wordt een *codon* (of triplet) genoemd; zij coderen voor een specifiek aminozuur (afb. 1.22).

Zoals eerder gesteld, bevat de cel talrijke door membranen afgegrensde ruimten waarin enzymen werkzaam zijn die elkaar door de aanwezigheid van membranen niet kunnen storen in hun activiteiten. Zo ontgift bijvoorbeeld het gladde ER van de levercellen alcohol en worden in de bijnieren op die plaats de bijnierschorshormonen gesynthetiseerd. In andere cellen komt uit het gladde ER Ca^{2+} vrij als signaalfactor.

De genoemde organellen vormen met elkaar een soort keten waarin de geproduceerde eiwitten worden gesorteerd en zo nodig gemodificeerd. Dit transport vindt plaats met behulp van speciale vesikels, die deels uiteindelijk met de celmembraan fuseren en via exocytose niet alleen eiwitten, maar ook lipiden (voor de celmembraan), naar buiten brengen. 'Versleten' eiwitten worden door 'chaperonnemoleculen' uit elkaar gevouwen en de polypeptiden ketens worden dan of verder gesplitst in aminozuren in proteasomen (blaasjes met eiwitsplitsende enzymen) of direct doorgestuurd naar het ER voor hergebruik. Daarbij vindt recycling van lichaamseigen eiwitten plaats.

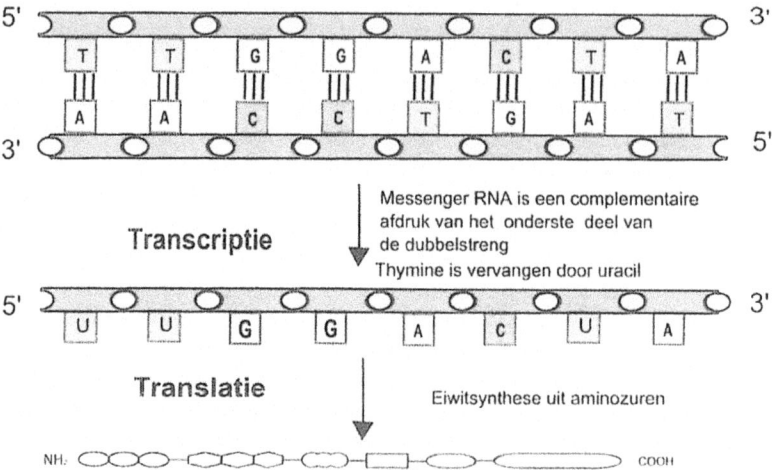

Afbeelding 1.20
Het proces van transcriptie en translatie begint met het afwikkelen en openknippen van een klein deel van de DNA-spiraal door het enzym RNA-polymerase. Tegelijkertijd worden in de kern aanwezige RNA-nucleotiden complementair aan één opengeknipte streng verbonden en aan elkaar gekoppeld. Hierbij ontstaat dus een skelet van één streng ribosefosfaatmoleculen met complementaire basen, omdat alleen deze basen met elkaar een waterstofbinding aangaan. RNA-polymerase weet precies waar het bij het gen moet beginnen omdat het een zogenoemd 'startcodon' op het gen herkent. Het 'weet' ook waar het moet ophouden, namelijk als het een 'stopcodon' tegenkomt. Start- en stopcodon zijn bepaalde nucleotidensequenties, bijvoorbeeld TTT of ATT, die het begin en het einde van een gen op het DNA markeren.

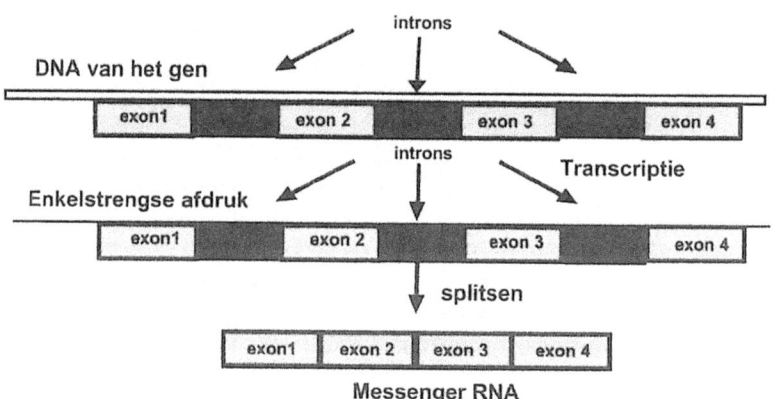

Afbeelding 1.21
Verkorting tot messenger RNA. De introns worden uit de enkelstrengse afdruk 'geknipt'.

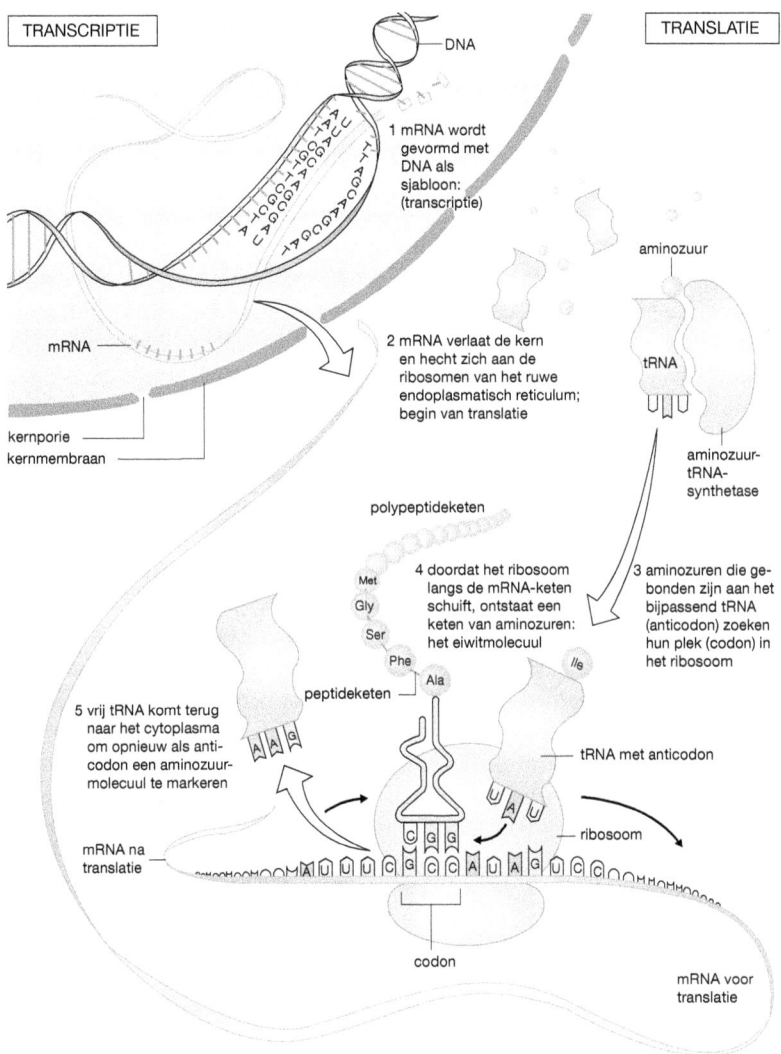

Afbeelding 1.22
Eiwitsynthese via messenger RNA. Voor het aaneenrijgen van de aminozuren zijn er adaptermoleculen, een groep van kleine RNA-moleculen die aan de ene kant over een (complementair) anticodon beschikken en aan de andere kant een binding met één van de twintig aminozuren aangaan. De moleculen heten 'transfer RNA' (tRNA). Voor sommige aminozuren zijn er meerdere tRNA's. Zij hechten zich aan het mRNA met behulp van een enzym, tRNA-synthetase, waarna door een peptidenbinding tussen de aminozuren het eiwit in de juiste volgorde wordt geproduceerd. Het samenstellen van de eiwitten vindt deels plaats in het cytosol en deels in het ruwe endoplasmatisch reticulum (ER).

1.5.4 Celdifferentiatie

Het menselijk lichaam beschikt over honderden celtypen die de meest uiteenlopende functies vervullen en die dan ook qua verschijningsvorm enorm van elkaar verschillen. Vergelijk bijvoorbeeld het neuron, de hersencel met haar uitlopers die gigantische netwerken met andere neuronen vormt, met een lymfocyt of een levercel. DNA codeert voor alle eiwitten die nodig zijn voor de opbouw van de cellen van het organisme. Alle lichaamscellen beschikken over dezelfde chromosomen en dus over hetzelfde DNA, behalve de erytrocyten en de bloedplaatjes, die geen celkern meer hebben. De differentiatie komt tot stand door het wel of niet 'aanschakelen' van genen (afb. 1.23). Slechts een deel van de genen in een bepaald celtype wordt afgelezen: het gen komt tot expressie. Of dit gebeurt hangt af van de omgeving, het celtype en externe signaalmoleculen. Het 'aanzetten' van een gen vindt plaats door speciale regulatie-eiwitten die zich binden aan korte stukjes DNA die regulatiesequenties worden genoemd. Als deze gezamenlijk in actie komen begint de transcriptie van het gen. In een normaal gedifferentieerde cel komen meestal tussen de tien- en twintigduizend genen van de totale dertigduizend tot expressie. Dit betekent ook dat de verschillende celtypen al vroeg in hun ontwikkeling andere genen tot expressie brengen. Ze maken andere mRNA's en dus ook verschillende eiwitten. Ondanks de enorme verscheidenheid in eiwitten in de honderden verschillende celtypen, hebben deze ook veel eiwitten gemeenschappelijk. Dat zijn bijvoorbeeld de DNA-reparatie-enzymen, enzymen die een rol spelen in de glycolyse, de structurele eiwitten van de chromosomen et cetera. Zij worden 'huishoudelijke eiwitten' genoemd.

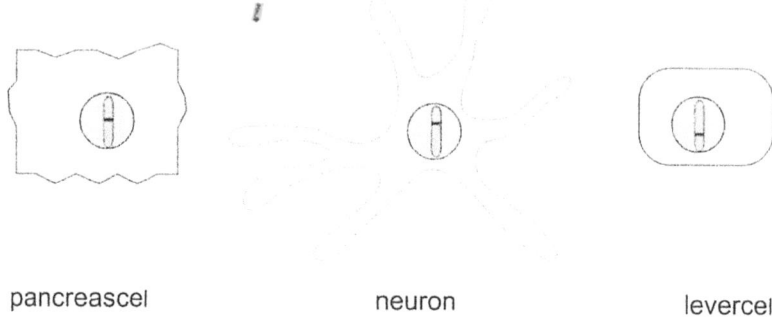

pancreascel   neuron   levercel

Afbeelding 1.23
Bij de differentiatie tot gespecialiseerde cel worden steeds andere genengroepen 'aangeschakeld'.

Al vroeg in de embryonale ontwikkeling ontstaan er van elkaar verschillende celpopulaties die zich verder zullen ontwikkelen. De bevruchte eicel, kleiner dan 0,1 mm, gaat zich snel delen en er ontstaat een celklompje, de blastula, waarin zich eerst honderden en korte tijd later duizenden zogenoemde stamcellen ontwikkelen. Ook na de embryonale periode beschikt het lichaam over een 'pool' van stamcellen die een soort voorraadschuur vormen voor de vernieuwing van hooggedifferentieerde cellen. Stamcellen kunnen zich eindeloos delen en zijn nog niet gedifferentieerd. Bij deling ontstaan er naast nieuwe stamcellen echter ook voorlopercellen, die wel al een geprogrammeerde ontwikkeling gaan doormaken. Een aantal celtypen is zo hooggespecialiseerd dat zij zich niet meer kunnen delen. Dat geldt voor neuronen en spiercellen. Als deze cellen verloren gaan, bijvoorbeeld bij een hersen- of een hartinfarct, worden deze cellen door bindweefselcellen vervangen. Andere hooggespecialiseerde cellen kunnen zich nog wel delen, maar alleen onder bepaalde omstandigheden zoals ziekteprocessen.

Er zijn echter snelgroeiende celpopulaties, zoals die van het darmslijmvlies, de cellen van het hemopoëtisch systeem en de huid, die een beperkte levensduur hebben en daarom vaak moeten worden vervangen. Deze cellen ontstaan uit al 'gecommitteerde' dochtercellen van de stamcellen, die zich ook weer via verschillende paden kunnen ontwikkelen. De groeisnelheid voor de verschillende weefseltypen loopt dan ook sterk uiteen.

Van voorlopercellen wordt in de kliniek gebruikgemaakt. Bijvoorbeeld bij leukemie waarbij het beenmerg voor een deel beschadigd wordt door behandeling met radiotherapie of cytostatica, kan beenmerg, tevoren afgenomen en met groeifactoren behandeld, weer worden getransfundeerd en zo het beenmerg weer van voldoende cellen voorzien (afb. 1.24).

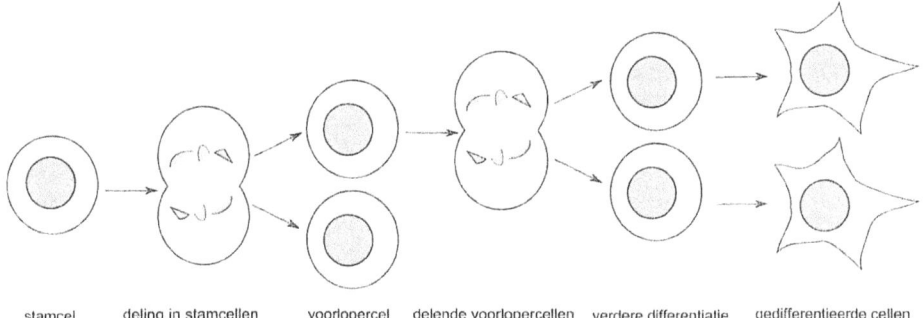

stamcel   deling in stamcellen   voorlopercel   delende voorlopercellen   verdere differentiatie   gedifferentieerde cellen

Afbeelding 1.24
Stamcellen delen zich in voorlopercellen en nieuwe stamcellen. Er is dus steeds een 'pool' van stamcellen beschikbaar, maar er ontstaan ook gecommitteerde voorlopercellen die zich al in een bepaalde richting differentiëren.

Tot op heden niet-gerealiseerde mogelijkheden zouden kunnen bestaan uit het toedienen van stamcellen die kunnen uitgroeien tot hartspiercellen, neuronen of hormoonproducerende cellen. Enkele voorbeelden: bij de ziekte van Parkinson gaan cellen van de substantia nigra verloren. Bij type-1-diabetes zijn de insuline-uitscheidende β-cellen van de eilandjes van Langerhans door een auto-immuunproces verwoest. Na een hartinfarct zijn myocyten vervangen door niet-contractiele bindweefselcellen (fibroblasten). Het zou een grote stap voorwaarts in de geneeskunde zijn als deze cellen zouden kunnen worden vervangen. Dit zal misschien mogelijk zijn met lichaamseigen stamcellen, maar de identificatie van deze cellen is moeilijk, al zijn ze te herkennen aan een bepaald molecuul (CD34). Er zijn echter embryonale stamcellen (ES) die het vermogen hebben om in weefselkweken als celpopulatie te groeien en hun differentiatievermogen te behouden. Een probleem hierbij is echter het feit dat deze cellen immunologisch afwijken van de genetische samenstelling van de ontvanger en daarom mogelijk zullen worden afgestoten.

Naar andere mogelijkheden wordt gezocht. Theoretisch is een oplossing voor dit probleem misschien mogelijk door 'therapeutische klonen'. In dierproeven wordt een niet-bevruchte eicel genomen uit een donor, de kern wordt verwijderd en daarvoor in de plaats wordt een diploïde kern van een ontvanger geplaatst. In enkele gevallen ontstaat hieruit een embryo. Als dit embryo ongeveer tweehonderd cellen telt wordt het in een weefselkweek geplaatst, waardoor in principe een hele cultuur van een verscheidenheid van stamcellen tot stand komt. Deze cellen zijn immunologisch identiek aan de cellen van de acceptor.

1.5.5 De celcyclus

Cellen moeten, enkele uitzonderingen daargelaten, zich steeds weer vernieuwen door deling van cellen die eerder bestonden. Het proces vindt plaats door verdubbeling van de celinhoud en de daarop volgende celdeling. Dit heet de *celcyclus*. De duur van de celcyclus varieert nogal, maar als vuistregel kan worden aangenomen dat de gemiddelde zoogdiercel zich eenmaal per 24 uur deelt. De celcyclus wordt verdeeld in vier fasen: de mitose (M)-fase, de G_1-fase, de synthese (S)-fase en de G_2-fase, waarna de M-fase weer begint. G_1-fase, S-fase en G_2-fase worden samen de *interfase* genoemd. Gedurende de G_1- en G_2-fase groeit de cel vooral. Tijdens de S-fase vindt DNA-synthese plaats en worden de chromosomen gedupliceerd. Zij condenseren en worden vlak voor de mitose in het laatste deel hiervan zichtbaar (afb. 1.25).

Er bestaat voor de meeste cellen een celcycluscontrolesysteem, maar bij sommige celtypen houdt dit controlesysteem uiteindelijk geheel op te functioneren, bijvoorbeeld bij hersencellen. Cellen gaan alleen prolifereren als zij specifieke signalen van andere cellen krijgen. Als deze ontbreken, blijven de cellen in de G_0-fase. De hele celcyclus is dan ontmanteld.

1.5.6 Geprogrammeerde celdood

Het aantal cellen van een weefsel wordt niet alleen bepaald door de snelheid van de celdeling, maar ook door de mate waarin cellen 'zelfmoord' plegen. Dit proces heet *apoptose*. Cellen raken versleten, er komen nieuwe voor in de plaats en in het algemeen is de komst van nieuwe cellen door deling in evenwicht met de apoptose. Om apoptose te voorkomen moeten cellen dan ook voortdurend signalen van andere cellen krijgen. Zo wordt geregeld dat alleen cellen overleven die echt nodig zijn.

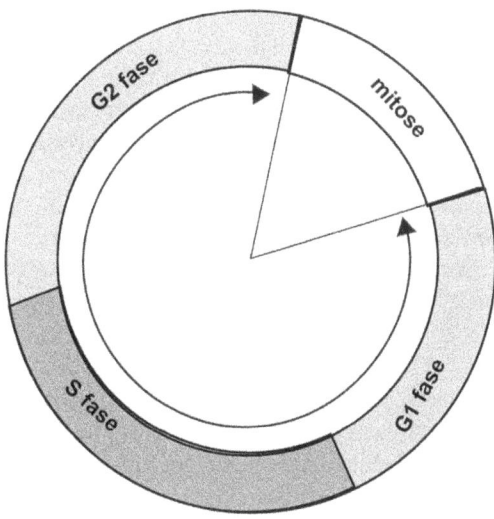

Afbeelding 1.25
Het controlesysteem van de celcyclus wordt gedragen door de aan- en afschakeling van bepaalde eiwitten, de proteïnekinasen. Zij werken door een fosfaatgroep over te dragen aan een bepaalde aminozuurzijketen van een te synthetiseren eiwit (fosforylatie). De aan- en afschakeling van de proteïnekinasen is de taak van een andere groep eiwitten, de cyclines. De kinasen van de celcyclus heten dan ook cycline dependent kinasen (CDK's). Zij zijn het meest actief in de G_1-fase. Het systeem van de CDK's kan bepaalde 'roadblocks' bewaken en zo controleren of de voorafgaande processen volledig zijn afgewikkeld. Als dit niet het geval is, gaat de overgang naar de volgende fase niet door.

1.5.7 De groei van cellen

Behalve delen moet een cel ook groeien. Het groeiproces is onafhankelijk van de celcyclus, want veel cellen groeien nog als zij al met delen gestopt zijn. Dit geldt met name voor zenuw- en spiercellen. Het groeiproces wordt gedragen door groeifactoren die zich aan membraanreceptoren binden en zo de synthese van eiwitten stimuleren. Sommige groeifactoren stimuleren overigens niet alleen de groei, maar ook de celdeling.

1.6 DNA-replicatie bij celdeling

Bij DNA-replicatie kan onderscheid worden gemaakt in twee processen:
– *mitose*, waarbij uit een moedercel twee identieke dochtercellen ontstaan;
– *meiose*, waarbij twee geslachtscellen, afkomstig van een vader en een moeder, samensmelten, zodat er volgende generaties komen en het erfelijk materiaal gemengd wordt met dat van een ander individu.

1.6.1 DNA-duplicatie

Voorafgaande aan de celdeling dient het DNA verdeeld te worden in twee identieke strengen, die dan over de dochtercellen worden verdeeld. De DNA-replicatie vindt plaats doordat tijdens de S-fase het enzym DNA-polymerase de dubbelspiraal opent en nieuwe complementaire nucleotiden toevoegt aan de geopende spiraal, die als matrijs dient voor de nieuwe keten (afb. 1.26). De treden van de wenteltrap worden gebroken en er ontstaan twee enkele strengen, waarbij steeds T tegenover A, en C tegenover G staat. De nieuwe ketens zijn dus het spiegelbeeld van elk van de twee oorspronkelijke DNA-strengen. Zo ontstaan verdubbelingen van de DNA-streng, de zusterchromatiden, die identiek zijn aan het oorspronkelijke DNA. Dit proces is bijzonder nauwkeurig omdat er zogenoemde 'proofreading' wordt uitgevoerd. Dat wil zeggen dat er gecontroleerd wordt of de nieuwe strengen wel volledig identiek zijn aan het oorspronkelijke DNA. Daarnaast zijn er DNA-reparatie-eiwitten die eventuele fouten, bijvoorbeeld het invoegen van een verkeerde base, corrigeren. De extreem nauwkeurige werking van het duplicatiemechanisme verhindert in hoge mate het optreden van genetische veranderingen in het individu, maar kopieerfouten komen voor en worden dan door reparatie-eiwitten in 99% van de gevallen gecorrigeerd. Een kopieerfout wordt namelijk herkend door reparatie-eiwitten. De verkeerde kopie wordt vervolgens uit de nieuw gevormde DNA-streng gesneden en er wordt een nieuwe streng gemaakt op basis van de oorspronkelijke streng, het zogenoemde *templaat*. Toch slippen er fouten door dit fijnmazige controlemechanisme en hier en daar ontstaan er veranderingen in de DNA-sequentie. Deze veranderingen hebben alleen consequenties als zij optreden in een gen en dus leiden tot codeerfouten waarbij eiwitten met een verkeerde aminozuurvolgorde ontstaan.

1.6.2 De mitose

Het grootste deel van de lichaamscellen vernieuwt zich regelmatig. Ieder van ons heeft op die manier in de afgelopen jaren vele malen een bijna compleet 'nieuw lichaam' gekregen (afb. 1.27). In iedere lichaamscel bevat de kern van elk chromosoom twee kopieën, één afkomstig van de vader, de andere van de moeder. Deze vaderlijke en moederlijke kopieën heten *homologe chromosomen*. De 46 chromosomen van de cel omvatten 23 paren, maar die zijn niet als zodanig gerangschikt; zij liggen los door elkaar.

1.6.3 De meiose

De meiose heeft betrekking op de vorming van *gameten*, cellen die gespecialiseerd zijn om met de gameten van een geslachtspartner te versmelten en zo een individu te laten ontstaan dat zowel van de vader als van de moeder kenmerken heeft. De bevruchte eicel (zygote) heeft dan een nieuwe combinatie van chromosomen.

Gameten, die maar de helft van de chromosomen hebben, het haploïde

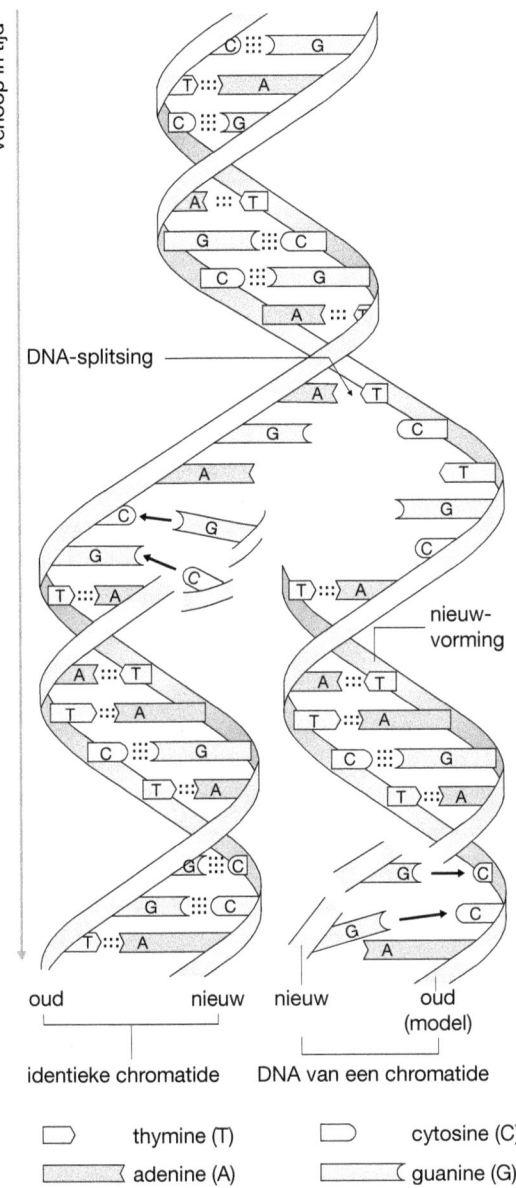

Afbeelding 1.26
DNA-replicatie. De waterstofbindingen tussen de complementaire basen wordt opengebroken en aan elke enkelstreng wordt een complementaire keten opgebouwd. Hierdoor treedt in de S-fase de chromosoomverdubbeling op.

aantal, hebben slechts een korte levensduur. Zij delen zich niet en zijn gespecialiseerd in het versmeltingproces. Daarom wordt er een onderscheid gemaakt tussen de *somatische cellen* (autosomen), die alleen klonen van zich-

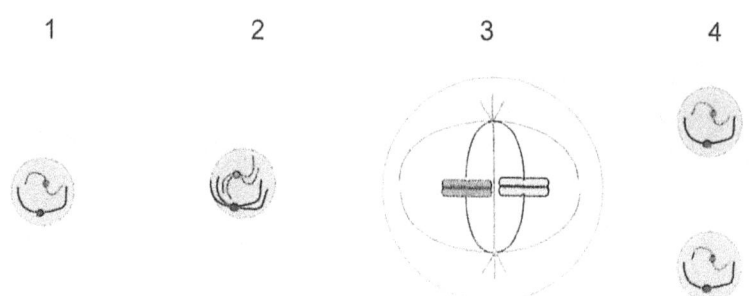

Afbeelding 1.27
De mitose. 1. Twee chromosomen van een diploïde cel met 46 chromosomen, 23 paar homologen. De cel bevindt zich in de G_1-fase, die aan de S-fase voorafgaat. Als de cel zich niet gaat delen, bevindt hij zich in de G_0-fase. De G_1-fase, waarin de cel groeit, wordt gevolgd door de S-fase (synthese van nucleotiden en andere eiwitten).
2. In de S-fase wordt het DNA gedupliceerd. Er vindt verdubbeling van de chromosomen plaats, waarbij dus steeds uit één chromosoom twee chromosomen ontstaan, de zusterchromatiden. Deze wordt gevolgd door de G_2-fase waarin de cel groeit. De celcycluseiwitten controleren of in deze fase voldaan is aan alle voorwaarden voor een succesvolle mitose. De zusterchromatiden blijven aan elkaar vastzitten.
3. Vorming van de mitotische spoel. Tijdens de mitose herschikken de chromosomen zich, de zusterchromatiden 'lijnen op' in de celequator. De mitotische spoel ontstaat doordat het centrosoom zich verdubbelt in twee polen die zich aan beide uiteinden van de cel plaatsen. Hieruit groeien de microtubuli die de zusterchromatiden uit elkaar trekken. Het kernmembraan is intussen opgelost.
4. Na de deling van de kern wordt weer een kernmembraan gevormd en volgt de deling van de cel: cytokinese. Er zijn twee nieuwe cellen ontstaan.

zelf produceren met een volledig identieke genetische samenstelling, en de *kiembaancellen*, waaruit genetisch veranderde nakomelingen ontstaan. Deze wijze van voortplanting heeft grote voordelen omdat de nakomelingen over nieuwe eigenschappen beschikken die de kansen op overleven vergroten. Daarbij worden eigenschappen van beide ouders min of meer bij toeval over alle nakomelingen verdeeld. De meiose vindt plaats in de ovaria en de testikels.

Evenals bij de mitose wordt in de diploïde voorlopercellen van de gameten het DNA gedupliceerd. Zij heten dan ook zusterchromatiden. Deze worden ook opgelijnd in het equatorvlak van de cel. Tijdens dit oplijnen vindt echter een proces van *paarvorming* en *recombinatie* plaats. Hierbij gaan de homologe chromosomen naast de zusterchromatiden liggen en treedt tussen de vier chromosomen uitwisseling van allelen op (1.28).

In de eerste meiotische deling worden de homologe chromosomen uit elkaar getrokken en ontstaan er diploïde cellen die door recombinatie van elkaar verschillen. In de tweede meiotische deling worden de chromosomen van één cel zonder verdubbeling verdeeld over twee dochtercellen, die nu elk een

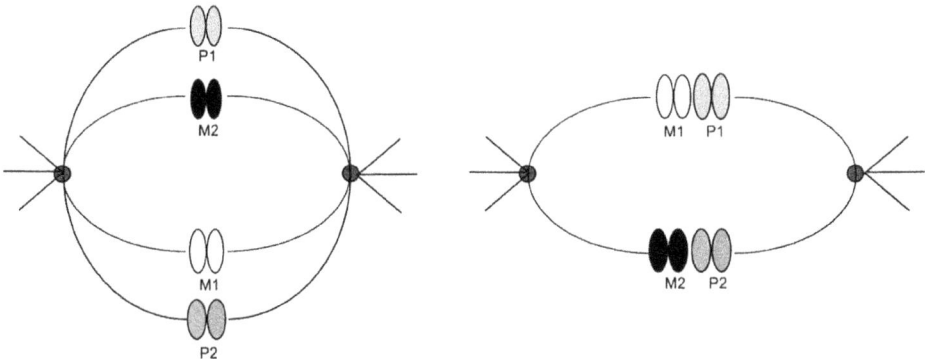

Afbeelding 1.28
Het verschil tussen mitose en meiose.
Links: mitose. De verdubbelde vaderlijke en moederlijke chromosomen gaan zich willekeurig in de celequator verdelen, om vervolgens door de mitotische spoel uit elkaar te worden getrokken en zo twee identieke chromosoomparen voor de dochtercellen te vormen.
Rechts: meiose. De vaderlijke en moederlijke homologen gaan met hun zusterchromatiden paarvorming aan. De verdeling in de equator is daarom niet willekeurig. Na de paarvorming treedt recombinatie van de vier chromosomen op, waarbij allelen van vader en moeder worden uitgewisseld. Het betreft hier overigens maar een klein deel van het genoom.

set van 23 chromosomen hebben. Zo ontstaan er uit één diploïde voorlopercel vier haploïde dochtercellen met verschillende genetische kenmerken. Kinderen vertonen daardoor eigenschappen, uiterlijk en innerlijk, van hun beide ouders (afb. 1.29).

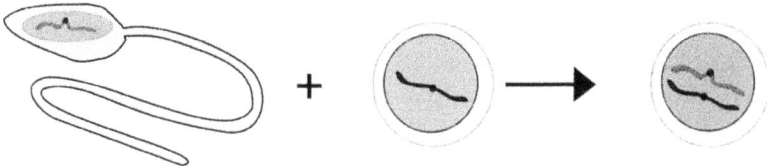

Afbeelding 1.29
Bij bevruchting van een eicel door een spermacel ontstaat een zygote die zowel de chromosomen van de vader als van de moeder heeft en weer 46 chromosomen telt.

De delingsprocessen van mitose en meiose tonen dus belangrijke verschillen. Het belangrijkste verschil is, dat bij de mitose identieke dochtercellen ontstaan, wat bij de meiose niet het geval is (afb. 1.31).

1.6.4 Allelen

De homologe chromosomen van een paar zijn wel gelijksoortig, maar genetisch niet altijd identiek. Veel genen hebben alternatieve vormen, varianten van een gen, die een klein beetje van elkaar verschillen in hun nucleotidensamenstelling. Deze genvarianten bepalen voor een deel ons uiterlijk: de kleur van de ogen, het haar, de lichaamsbouw, maar ook bijvoorbeeld karakter en muzikaliteit. De genetische samenstelling heet het *genotype*, de lichamelijke uiting daarvan het *fenotype*.

Veel van de erfelijkheid van eigenschappen is bekend geworden door de geneticus Mendel, die daarin een aantal wetmatigheden heeft ontdekt. Een daarvan is het feit dat allelen *homozygoot* of *heterozygoot* kunnen zijn, wat wil zeggen: wel of niet identiek. Een andere wetmatigheid betreft het feit dat van elk paar heterozygote allelen er één *dominant* is, de andere *recessief*. De dominante allel bepaalt de individuele kenmerken.

1.6.5 Mutaties

Als het DNA-reparatieproces niet goed functioneert, kan er een blijvende verandering in het DNA ontstaan, een mutatie. Mutaties treden niet alleen op bij de DNA-duplicatie, maar ook door interactie met chemische producten, radioactieve straling en ultraviolet licht. De reparatie-eiwitten komen echter in actie op dezelfde wijze als bij het corrigeren van kopieerfouten.

Een mutatie in een gen kan er uit bestaan dat één of meerdere nucleotiden uit een DNA-sequentie verdwijnen. Dit wordt *puntmutatie* genoemd. Dit kan ernstige consequenties hebben, omdat dan de eiwitten waarvoor het betrokken gen codeert hun taak niet of slecht kunnen vervullen. Op veel plaatsen in het genoom hebben puntmutaties echter geen gevolgen, omdat de opvolging van de aminozuren onaangetast is gebleven. Het aantal mutaties neemt toe tijdens het leven. Naarmate er meer mutaties worden geaccumuleerd, stijgt de kans op kanker.

Er wordt een onderscheid gemaakt tussen mutaties in de lichaamscellen, somatische mutaties en mutaties die voorkomen in de geslachtscellen, zogenoemde kiembaanmutaties. Deze laatste kunnen gevolgen hebben voor het nageslacht. Somatische mutaties hebben alleen consequenties voor het individu en worden in paragraaf 1.10 besproken.

1.6.6 Kiembaanmutaties

Een heterozygoot allelpaar in de diploïde voorlopercellen van de gameten leidt tot kiemcellen die afwisselend in hun haploïde genoom verschillende allelen voor een bepaalde functie, namelijk het coderen voor een eiwit, hebben. Een mutatie in een allel die tot een defecte functie leidt kan dominant of recessief zijn. Als deze defecte allel recessief is, dan zullen de nakomelingen met een partner die geen mutaties heeft gewoonlijk geen afwijkend fenotype hebben. De helft is dan heterozygoot voor dit allelpaar, want ze

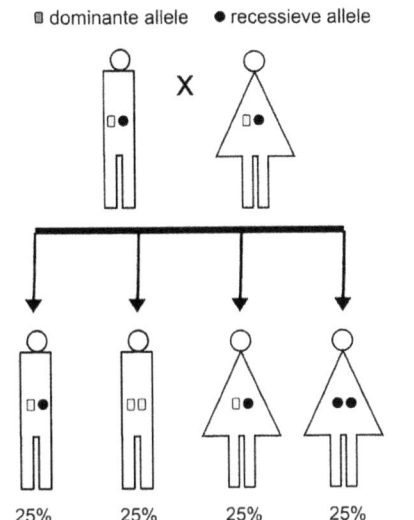

Afbeelding 1.30
De erfelijkheid van heterozygote recessieve en dominante allelen.
Links: een recessieve defecte allel. Beide ouders zijn drager van het recessieve gen, maar hebben beiden ook een niet-defecte allel. Twee van de vier kinderen zijn ook drager, één kind is ziek en één kind is genetisch volledig gezond.
Rechts: een dominante defecte allel. Wanneer een vader met dit heterozygote allelpaar met een genetisch gezonde moeder (twee recessieve allelen) kinderen krijgt, is er 50% kans dat zijn gameten het defecte gen bezitten. Daarom is er eveneens 50% kans dat de kinderen de ziekte ontwikkelen.

hebben één dominante (niet-defecte) allel die voor het normale eiwit codeert. Daarom hebben zij de ziekte niet, maar zijn zij wel dragers (afb. 1.30).

Een voorbeeld is cystische fibrose (taaislijmziekte). Normaliter is er een gen dat codeert voor het eiwit dat ervoor zorgt dat er voldoende vocht in het lumen van de longen en het pancreas wordt uitgescheiden. Als beide allelen defect zijn is de patiënt homozygoot recessief en wordt er bij translatie een verkeerd eiwit gemaakt dat niet goed gevouwen wordt. Een chaperonne-eiwit zorgt er dan voor dat het wordt afgebroken. Wanneer twee dragers, die heterozygoot zijn voor cystische fibrose kinderen krijgen, is er een kans van 25% dat één kind de ziekte heeft. Alleen het kind dat homozygoot is voor de recessieve allel krijgt de ziekte. Er is ook een kans van 25% dat het kind over homozygote dominante allelen beschikt en in dit opzicht genetisch gezond is. De kans op dragerschap is 50%.

Er zijn talrijke ziekten met allelen in de kiembaan, die erfelijke aandoeningen veroorzaken. Naast cystische fibrose geldt dit onder meer voor sikkelcelanemie, waarbij ook het defecte allel recessief is. Als het defecte allel dominant is, dicteert deze het fenotype. Omdat de mutatie bij één van de ouders in de helft van de gameten voorkomt zijn er dan geen dragers maar alleen nakomelingen die wel of niet de erfelijke ziekte hebben. De kans is 50%. Bij de ziekte van Huntington is dit het geval. De aandoening treedt gewoonlijk op middelbare leeftijd op en leidt na een aantal jaren tot psychische en fysieke aftakeling. Het kenmerkende symptoom is bewegingsonrust, de zogenoemde chorea van Huntington.

De genexpressie is hierbij ook van belang: sommige dominante mutaties komen niet volledig tot expressie, maar bijvoorbeeld bij 60-80% van de nakomelingen. Bij de ziekte van Marfan, een afwijking in de elastische vezels in het bindweefsel, is de mutatie dominant. De ziekte wordt niet altijd manifest omdat de penetrantie van het gen, de mate waarin het tot expressie komt, soms niet volledig is.

In de nabije toekomst zal gentherapie misschien een mogelijkheid bieden om de effecten van kiembaanmutaties te corrigeren. Deze mogelijke therapie moet aan drie voorwaarden voldoen: een normaal gen, een middel om het gen in te brengen en een doelcel.

In enkele klinische onderzoeken (trials) zijn bescheiden resultaten met het inbrengen van een normaal gen geboekt. Hemofilie-A is een geslachtsgebonden erfelijke ziekte, het afwijkende gen ligt namelijk alleen op het X-chromosoom, waarvan een man er maar één heeft. Daarom kunnen vrouwen draagster van de mutatie zijn zonder een bloedingsneiging te hebben en krijgen hun mannelijke kinderen de 'bloederziekte'. Het is gelukt om bij patiënten het goede gen (een in het laboratorium gemaakt transgeen gen) via gekweekte fibroblasten in te brengen, waardoor patiënten zelf (in bescheiden mate) het bewuste eiwit, namelijk factor VIII, konden aanmaken. De verdere ontwikkeling van de DNA-technologie zal een grote draagwijdte hebben, misschien wel vergelijkbaar met die van de industriële revolutie van tweehonderd jaar geleden.

1.7 De celmembraan

Inleiding

De celinhoud, het celvocht en de organellen, wordt door het plasmamembraan gescheiden gehouden van de buitenwereld, de extracellulaire vloeistof. Ook binnen in de cel zijn de verschillende organellen, zoals de mitochondria, van een eigen membraan voorzien. Deze membranen bestaan uit een zogenoemde bilipidenlaag. Water gaat met de meeste stoffen met polaire eigenschappen een zwakke binding aan (waterstofbinding). Hydrofobe moleculen schuwen contact met water, zij zoeken elkaar op en vormen in water druppels.

De polaire hydrofiele groepen van de bilipidenlaag steken uit in het water aan de binnen- en de buitenkant van de membraan, terwijl de hydrofobe vetzuurketens aan de binnenkant tegen elkaar aanliggen. Dit betekent dat bij een scheur in de membraan het gat onmiddellijk gedicht wordt omdat de vetzuurketens door hun watermijdende karakter meteen tegen elkaar aan-

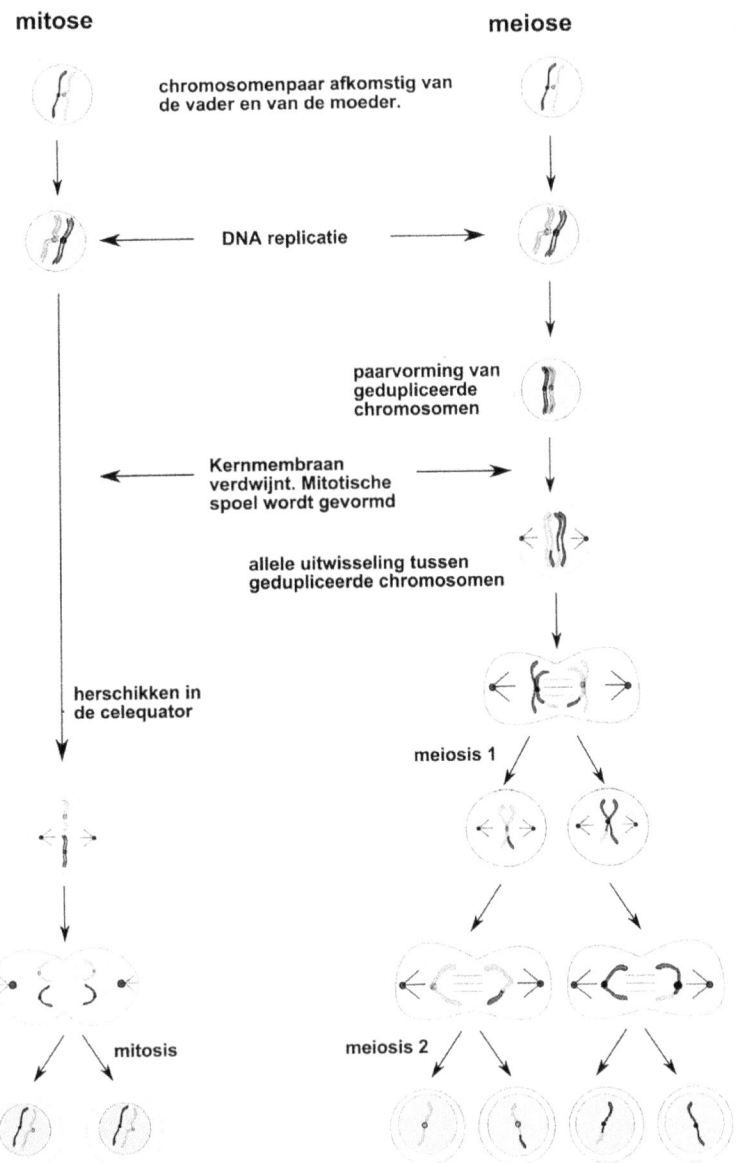

Afbeelding 1.31
Overzicht van mitose en meiose. Meiose is een zeer ingewikkeld proces en er kan dus wel eens iets misgaan. Bij de paring en recombinatie zijn er immers 4 x 23 = 96 chromosomen betrokken, die over vier gameten moeten worden verdeeld. Soms worden homologe chromosomen niet goed uit elkaar getrokken: een fenomeen dat nondisjunctie wordt genoemd. Daarbij komt het voor dat het een gameet aan een bepaald chromosoom ontbreekt, of er een te veel heeft. Een gameet waaraan een chromosoom ontbreekt, kan wel bevruchten, maar het embryo is niet levensvatbaar. Het syndroom van Down wordt gekenmerkt door een extra kopie van chromosoom 21. Dit wordt ook wel trisomie genoemd.

schuiven. Deze structuur heeft consequenties voor de mate waarin stoffen de membraan kunnen passeren.

Diffusie is het verschijnsel dat stoffen in de gas- of vloeistoffase zich mengen als gevolg van de kinetische energie van de moleculen, waardoor concentratieverschillen snel verdwijnen. *Osmose* is het proces waarbij deeltjes verplaatst worden door concentratieverschil aan weerszijde van een voor water permeabel membraan. Dit proces is passief, want er is geen energie voor nodig. Kleine non-polaire moleculen zoals O_2, N_2 en CO_2 kunnen de membraan ook gemakkelijk passeren door diffusie, zoals dat bijvoorbeeld plaatsvindt op het scheidingsvlak van lucht en water in de longen: het alveolocapillaire membraan. Lipiden, vetzuren en steroïdhormonen, stoffen die goed in vet oplossen, dringen moeiteloos door de membraan heen. Cellen moeten echter ook ionen en talrijke andere stoffen kunnen opnemen en het normale diffusieproces is daarvoor te traag. Daarom heeft de cel de beschikking over transporteiwitten die door de celmembraan heen steken en als poorten dienen.

1.7.1 Transporteiwitten

Transporteiwitten hebben een hoge specificiteit: alleen een bepaald soort molecuul wordt doorgelaten (afb. 1.32). Zij worden verdeeld in twee typen: *dragereiwitten* (carriers) en *kanaaleiwitten*, waarvan ionkanalen de belangrijkste zijn. Dragereiwitten laten alleen moleculen door die precies passen in de bindingsplaats van het eiwit. Ionkanalen zijn slechts doorgankelijk voor deeltjes met een bepaalde grootte en lading.

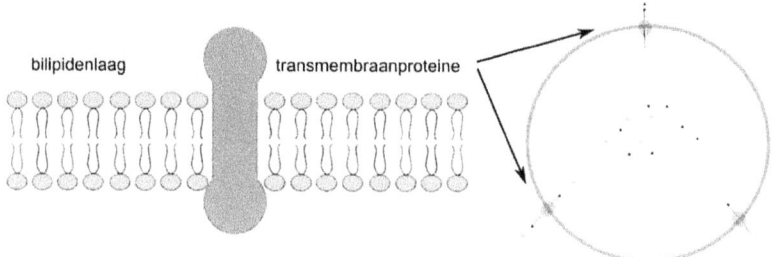

Afbeelding 1.32
Een transmembraanproteïne. Elk transportmolecuul vervoert alleen een specifieke stof, hetzij naar binnen, hetzij naar buiten, maar ook in beide richtingen.

Er wordt onderscheid gemaakt tussen *passief* en *actief* transport.

1.7.2 Passief transport

Diffusie is een passief proces, de drijvende kracht is het concentratieverschil over de membraan, de *concentratiegradiënt*. De diffusievergelijking van Fick, die bij de gaswisseling in de alveoli ook aan de orde komt, luidt:

> diffusiestroom ID = concentratieverschil x permeabiliteitfactor / membraandikte.

Dit betekent dat de deeltjesstroom recht evenredig is met het concentratieverschil en omgekeerd evenredig met de dikte van het membraam. De permeabiliteitsconstante is een constante eigenschap van een bepaald soort membraan.

Elektrische ladingen in metaal worden gedragen door elektronen, in vloeistoffen door ionen. Daarom kan het passeren van ionen worden begrepen als een elektrische stroom tussen twee gebieden met een verschillende potentiaal. De elektrische lading van ionen is een drijvende kracht als het geladen deeltje zich beweegt naar een gebied met tegengestelde lading. Dit wordt de *elektrochemische gradiënt* genoemd. Deze verplaatsing wordt weergegeven in de Wet van Ohm:

> $V = I \times R$ of: ionenstroom = potentiaalverschil over de membraam x membraanweerstand.

Belangrijke stoffen, zoals aminozuren en glucose, worden door 'carriers' de cel ingebracht; de drijvende kracht is de concentratiegradiënt. Dit heet *ondersteunde diffusie*. Bij glucose moet worden opgemerkt dat het hormoon insuline alleen werkzaam is door het aantal carriers te laten toenemen als het zich aan een insulinereceptor bindt.

Soms werken de concentratiegradiënt en de elektrochemische gradiënt samen, zoals in het geval van het Na^+-ion. Als zich maar even de gelegenheid voordoet, zal Na^+ de cel binnendringen. Het omgekeerde is het geval met K^+, waar de osmotische gradiënt en de elektrochemische gradiënt elkaar tegenwerken. Het verplaatsen van water over een semipermeabel membraan is eveneens een passief proces.

Het begrip *osmotische druk* heeft betrekking op de situatie, waarin twee compartimenten met verschillende concentraties van opgeloste stoffen van elkaar gescheiden zijn door een semipermeabel membraan. Deze is doorgankelijk voor water maar niet voor de opgeloste stoffen. Het water zal zich vanuit de oplossing met de laagste concentratie naar het hoger geconcentreerde compartiment bewegen en daar een zekere druk opbouwen. In de oplossing met de laagste concentratie van de opgeloste stoffen bevinden zich meer watermoleculen; hun kinetische energie is de kracht die leidt tot be-

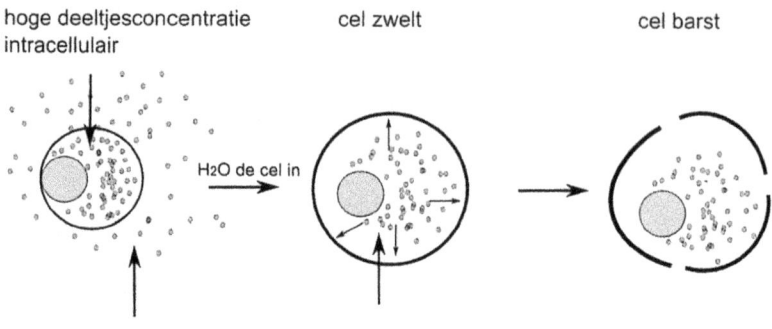

Afbeelding 1.33
Osmose. In het lichaam zijn de cellen omgeven door de extracellulaire vloeistof, een vloeistof die rijk is aan NaCl. Veranderingen in de Na^+-concentratie van de extracellulaire vloeistof komen voor en hebben ernstige consequenties omdat door de osmotische drukverschillen water de cel verlaat of er juist in binnendringt. Door de waterverplaatsing kunnen cellen dus zwellen of schrompelen.

weging door de membraan. Om deze beweging tegen te gaan moet een zekere hydrostatische druk aan de ene kant aanwezig zijn die kan worden gemeten: de osmotische druk (afb. 1.33).

De diffusie van water verloopt ondanks het polaire karakter tamelijk traag. Daarom is osmose een relatief langzaam proces. Onder normale omstandigheden is de druk in alle compartimenten gelijk, omdat wel de concentraties van alle osmotisch actieve deeltjes zeer verschillend kan zijn, maar de optelsom van de deeltjes aan weerszijden van de membraan gelijk is.

1.7.3 Actief transport

Actief transport is nodig als een stof tegen een concentratie en/of een elektrochemische gradiënt in moet worden verplaatst. Dat kost energie, die door ATP wordt geleverd. De *elektrochemische gradiënt* betreft ionen en de verplaatsing daarvan vindt plaats door ionkanalen. In het geval van K^+ werken de concentratiegradiënt en elektrochemische gradiënt in tegengestelde richting; de K^+-concentratie is intracellulair veel hoger dan extracellulair, maar K^+ kan moeilijk ontsnappen aan de negatief geladen binnenkant van de cel die op rekening komt van de intracellulaire eiwitten (afb. 1.34).

1.7.4 De natrium-kaliumpomp

Tot de belangrijkste actieve transportsystemen behoort de natrium-kaliumpomp (Na^+/K^+-ATP-ase). Deze pomp in de celmembraan neemt in alle celsystemen meer dan 30% van het ATP-gebruik voor zijn rekening. De pomp zorgt ervoor dat het Na^+-ion, dat steeds via ionkanalen de cel gemakkelijk

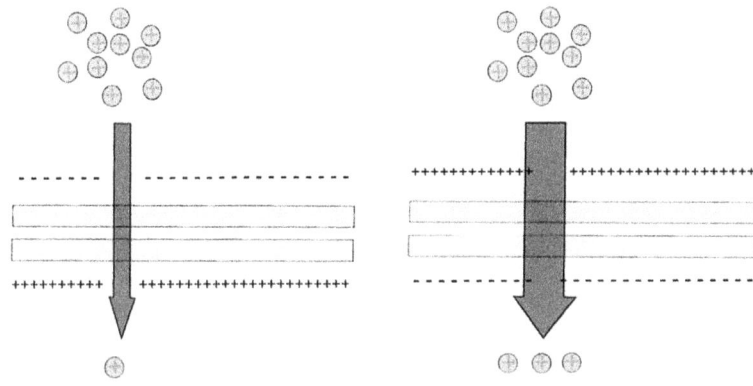

De electrochemische gradient bij een positief geladen intracellulaire ruimte

De electrochemische gradient bij een negatief geladen intracellulaire ruimte

Afbeelding 1.34
De elektrochemische en de concentratiegradiënt (voor uitleg: zie tekst).

binnendringt, er weer uit wordt gepompt. Daardoor is de Na^+-concentratie intracellulair veel lager dan daarbuiten. Voor het K^+-ion ligt de zaak anders: de elektrochemische gradiënt houdt het ion in de negatief geladen binnenkant, maar de concentratiegradiënt werkt in omgekeerde richting. De natrium-kaliumpomp zorgt er ook voor dat 'ontsnapte' K^+-ionen weer naar intracellulair bewegen (afb. 1.35). Door de sterke concentratiegradiënt voor Na^+ komt er energie vrij als Na^+ naar binnen stroomt. Deze kan gebruikt worden om andere moleculen door carriermoleculen hetzij naar buiten, hetzij naar binnen te verplaatsen. Dit noemt men *gekoppeld transport*. Van dit mechanisme wordt onder meer gebruikgemaakt door de epitheelcellen in de darm die glucose uit het darmlumen kunnen opnemen, ondanks dat de glucoseconcentratie in de cellen al hoog is (afb. 1.36). Andere passieve glucosecarriers kunnen glucose dan weer aan andere cellen afstaan.

De natrium-kaliumpomp heeft een doorslaggevende functie in het handhaven van de osmotische druk. De pomp zorgt namelijk voor een gelijke deeltjesconcentratie aan weerszijde van de membraan. Er zijn grote verschillen in de ionensamenstelling tussen de intra- en de extracellulaire vloeistof.

Uit tabel 1.2 blijkt dat K^+ intracellulair het belangrijkste kation is, extracellulair is dat Na^+. Cl^- is intracellulair slechts bescheiden aanwezig, extracellulair is dit echter het belangrijkste anion. Naast Cl^- wordt in de kliniek HCO_3^- gemeten. Als de concentratie van de anionen in het plasma groter is dan die van de kationen, dan spreekt men van een *aniongap*. Deze komt gewoonlijk op rekening van een zuur dat met de gebruikelijke laboratoriumapparatuur niet kan worden gemeten. Afwijkingen van de waarden van al deze ionen zijn in de kliniek en zeker op de intensive care en verkoeverkamer van grote betekenis.

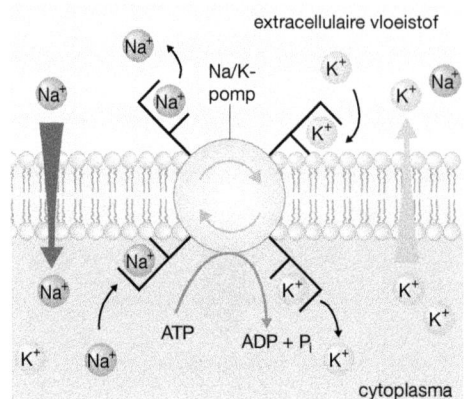

Afbeelding 1.35
De natrium-kaliumpomp. Voor steeds drie Na^+-ionen die naar extracellulair worden gebracht, gaan twee K^+-ionen naar binnen. De concentratiegradiënten worden door de pijlen aangegeven. Er is een grote concentratiegradiënt voor Na^+ en K^+.

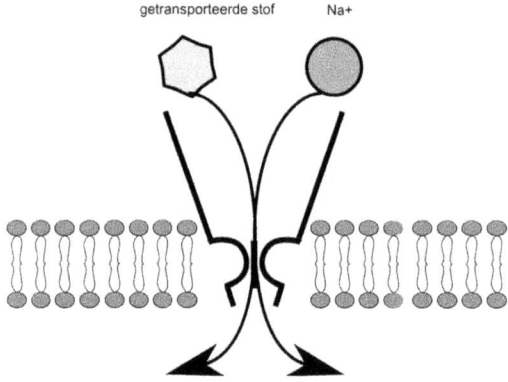

Afbeelding 1.36
Gekoppeld transport. Door de concentratiegradiënt voor Na^+ wordt een ander molecuul 'meegesleurd'.

1.7.5 De calciumpomp

Het intracellulaire calciumgehalte, Ca^{2+}, is bijzonder laag, de activiteiten van dit ion zijn echter veelzijdig. Door binding aan intracellulaire moleculen verandert Ca^{2+} de werkzaamheid daarvan. Bij de spiercontractie bijvoorbeeld doet een forse stijging van intracellulair Ca^{2+} de contractiele eiwitten in actie komen, in de speekselklieren stimuleert het de afscheiding van speeksel. Het grote verschil in concentratie tussen intra- en extracellulair Ca^{2+} komt op rekening van calciumpompen in de celmembraan en het endoplasmatisch reticulum die ook van ATP hun energie ontvangen.

ion	concentratie intracellulair	concentratie extracellulair
kationen		
Na^+	5-15	145
K^+	140	5
Mg^{2+}	0,5	1-2
Ca^{2+}	10^{-4}	1-2
H^+	$10^{-7,2}$ pH 7,2	$10^{-7,4}$ pH 7,4
anionen		
Cl^-	5-15	110
HCO_3^-	10	27

De meeste andere celbestanddelen hebben een negatieve lading.

Alle eenheden in mmol/l. Door het celmetabolisme zijn HCO_3^- en de pH intracellulair lager.

1.7.6 De membraanpotentiaal

Elke lichaamscel heeft een spanningsverschil over de celmembraan die varieert tussen de -20 en -200 mV. Bij de hartspiercel (in rust) ligt deze in de grootteorde van 90 mV. Het hoge K^+-gehalte intracellulair, onderhouden door de natrium-kaliumpomp, zorgt voor een concentratiegradiënt over de membraan. In de cel is K^+ het voornaamste kation en de enige elektronegatieve tegenhanger bestaat uit eiwitten die de membraan niet kunnen passeren. Er zijn dus twee tegengestelde krachten, namelijk de osmotische gradiënt en de elektrochemische gradiënt voor K^+. Op zeker moment is de concentratiegradiënt in evenwicht met de elektrochemische gradiënt en ontstaat er een potentiaalverschil over de membraan. Nernst heeft uitgerekend hoe het potentiaalverschil tot stand komt bij een concentratieverschil tussen intra- en extracellulair kalium (afb. 1.37).

Door de verschillende functies van de cellen is dit potentiaalverschil voor elk celtype weer anders. Maar wat de functie van een cel ook mag zijn, ionentransport en verplaatsing van stoffen van intra- naar extracellulair en vice versa zijn voor het uitoefenen van de functie onmisbaar.

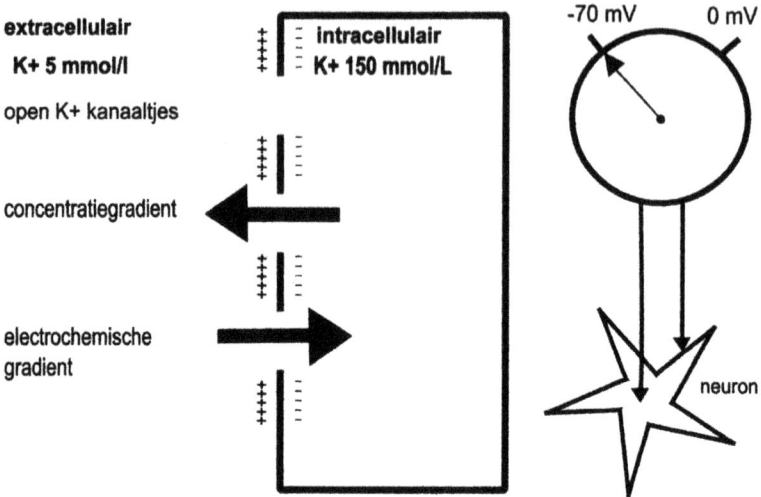

De evenwichtspotentiaal = 61,5 log [K+ int] / [K+ext]

Afbeelding 1.37
De formule van Nernst geeft het verband aan tussen de concentraties van geladen deeltjes over een semipermeabele wand en de membraanpotentiaal. De membraanpotentiaal wordt gemeten tussen het inwendige van de cel (in dit geval een neuron) en de buitenkant.

1.7.7 De actieve ionkanalen

Ionkanalen hebben tot taak het transport van een beperkt aantal ionen, zoals Na^+, K^+, Ca^{2+} en Cl^-. Zij hebben drie eigenschappen die voor de elektrische verhoudingen van groot belang zijn:
- zij zijn selectief voor een bepaald ion. Een Na^+-ion kan zich niet door een K^+-kanaal verplaatsen;
- zij transporteren zeer snel en gebruiken daarbij geen energie, want de ionen verplaatsen zich door hun elektrochemische en concentratiegradiënten, die al of niet in dezelfde richting werken;
- ionkanalen zijn afwisselend open en gesloten. Ze werken als een soort flikkerlicht, maar worden daarbij wel gestuurd door signalen van verschillende aard.

1.7.8 De aansturing van ionkanalen

De controle over het openen en sluiten van ionkanalen wordt 'gating' genoemd (afb. 1.38). Drie mechanismen spelen hierbij een rol:
- *spanningsafhankelijke kanalen (voltage-gated)*. Om dit type kanaal te openen moet er een verandering in de membraanpotentiaal optreden. Hoe langer een kanaal open is, hoe meer ionen er doorheen gaan. Het voltage over de membraan heen bepaalt of een kanaal geopend wordt of gesloten. Als het

potentiaalverschil over de membraan heen verandert door depolarisatie of repolarisatie (zie later in dit hoofdstuk), dan gaan de kanalen open of dicht. De potentiaal waarbij een kanaal opengaat heet *minimale prikkel potentiaal*;
– *ligandgevoelige kanalen (ligand-gated)*. Hierbij wordt een bepaald molecuul (ligand) aan het ionkanaal gebonden. Een voorbeeld hiervan is de belangrijke neurotransmitter acetylcholine (ACh) en zijn receptor. De receptor is een ionkanaal, dat bij binding aan ACh een instroom (influx) van Na^+- en Ca^{2+}-ionen en een uitstroom (eflux) van K^+-ionen veroorzaakt;
– *stressafhankelijke kanalen*. Hierbij wordt een mechanische kracht op het kanaal uitgeoefend. Een voorbeeld hiervan zijn de haarcellen in de cochlea, waarvan haarachtige uitsteeksels verschuiven door beweging van de endolymfe in de cochlea. De prikkels van deze mechanosensoren worden omgezet in actiepotentialen, die via de n. cochlearis worden doorgeleid naar de pons en vandaar naar de temporale hersenschors.

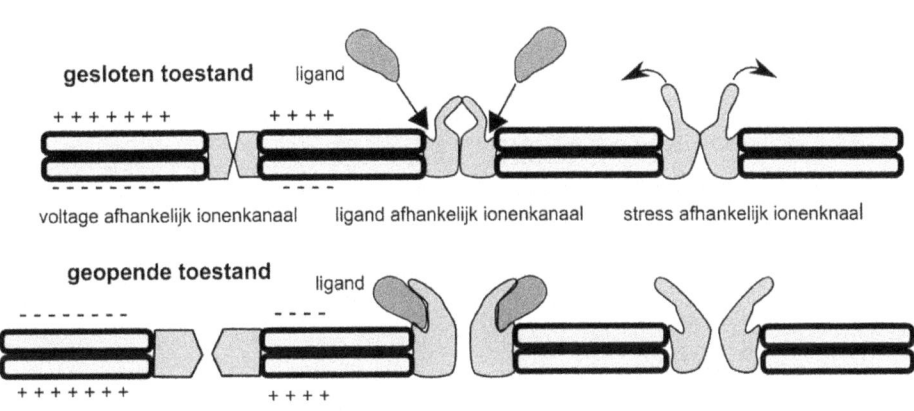

Afbeelding 1.38
Verschillende typen ionkanalen. Voltage-gated en ligand-gated ionkanalen worden geopend als respectievelijk de membraanspanning verandert of de ligand 'indokt' in de receptor. Stressafhankelijke kanalen gaan open bij prikkeling door mechanosensoren.

1.7.9 De depolarisatie

Wanneer een (elektrische) prikkel de rustpotentiaal verandert waardoor deze daalt, worden de voltage-gated Na^+-kanaaltjes geopend omdat de membraanspanning bepaalt of het kanaal open of dicht is. Hierdoor gaat een grote stroom van Na^+-ionen in korte tijd naar intracellulair, waardoor de membraanpotentiaal omkeert. Dit heet *depolarisatie*. De kanaaltjes zijn maar zeer kort open en sluiten zich dan weer. Intussen heeft lokaal de binnenkant van de cel een positieve en de buitenkant een negatieve lading gekregen waardoor de membraanpotentiaal nul of zelfs licht positief is geworden.

1.7.10 De actiepotentiaal

De actiepotentiaal is een voortschrijdende depolarisatiegolf waarmee een signaal met hoge snelheid over de celmembraan wordt voortgeplant (afb. 1.39). Deze activatie treedt vooral op in zenuw-, zintuig- en spiercellen; de ionkanalen zijn altijd spanningsafhankelijk. Bij neuronen en hartspiercellen zijn dit de snelle Na^+-kanaaltjes.

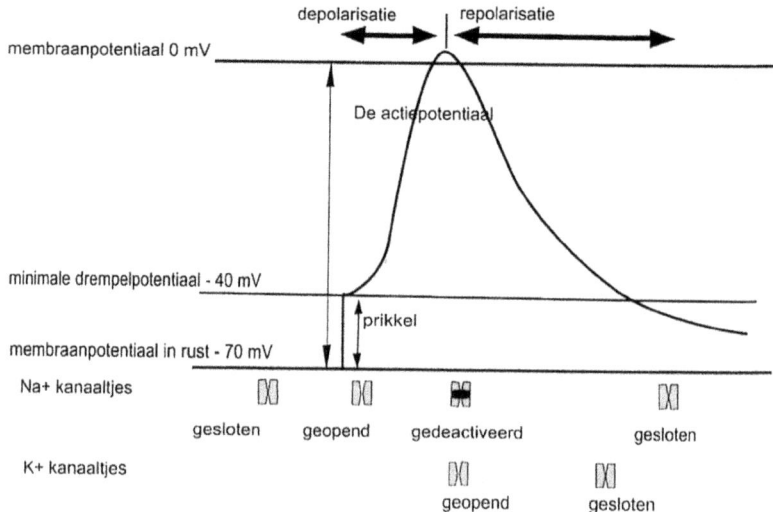

Afbeelding 1.39
De snelle Na^+-kanaaltjes worden geopend doordat de membraanrustpotentiaal stijgt van -70 tot -40 mV als gevolg van een prikkel. Binnen enkele milliseconde gaan de kanaaltjes automatisch dicht. De passieve K^+-kanaaltjes gaan open, waardoor het K^+-ion de cel kan verlaten omdat de elektrochemische gradiënt tijdelijk is weggevallen. De rustpotentiaal wordt hierdoor weer hersteld.

1.7.11 Het depolarisatiefront

Door de massieve influx van Na^+-ionen gaan ook de volgende Na^+-kanaaltjes open en ontstaat er een depolarisatiefront (afb. 1.40). De kanaaltjes worden zeer snel geïnactiveerd en zo wordt verhinderd dat het front terugloopt. Zij kunnen pas weer geopend worden als de rustpotentiaal is teruggekeerd. Ook de Ca^{2+}-kanaaltjes zijn hierbij betrokken.

1.7.12 De repolarisatie

Na de sluiting van de snelle Na^+-kanaaltjes, als de actiepotentiaal zijn piek heeft bereikt, gaan de K^+-kanaaltjes open. K^+-ionen stromen weer naar buiten langs hun concentratiegradiënt, tijdelijk niet gehinderd door de elek-

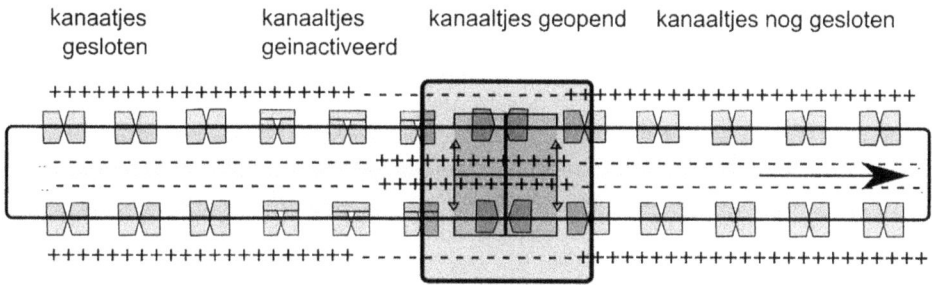

Afbeelding 1.40
Het depolarisatiefront. Het front (het vierkantje) beweegt zich naar rechts.

trochemische gradiënt. Hierdoor wordt de membraanrustpotentiaal hersteld en is de cel weer gevoelig voor een nieuwe prikkel.

1.7.13 De neuronale prikkeloverdracht

In het zenuwstelsel zijn het de lange axonen die contact maken met het orgaan of de andere neuronen, waarvoor de actiepotentialen bedoeld zijn. Het contactgebied heet *synaps*. Hierin zijn de membranen van de pre- en postsynaptische cellen waartussen het contact tot stand moet komen, van elkaar gescheiden door de *synaptische spleet* (afb. 1.41). De actiepotentialen kunnen deze scheidslijn niet passeren, daarom wordt het elektrische signaal omgezet in een chemisch signaal: de *neurotransmitter*.

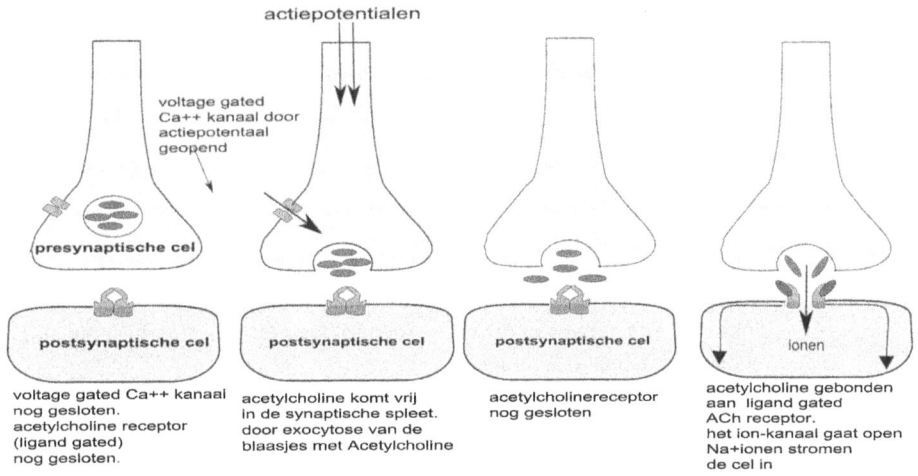

Afbeelding 1.41
De synaptische spleet. Opening van een voltage-gated kanaal (Ca^{2+}) door een actiepotentiaal. Ca^{2+} maakt de neurotransmitter acetylcholine vrij die als ligand een ligand-gated ionkanaal opent.

1.7.14 Neurotransmitters

In het lichaam zijn talrijke neurotransmitters werkzaam. Deze moleculen hebben een functie in de signaaloverdracht, zoals de catecholamines (adrenaline, noradrenaline, dopamine) en serotonine. De werking van deze stoffen kan vaak medicamenteus worden beïnvloed. Er zijn stimulerende en remmende neuronen, de daarbij passende neurotransmitters binden zich aan de verschillende receptoren die deze neuronen bezitten. Van de *excitatoire* (prikkelende) neurotransmitters zijn acetylcholine en glutamaat het meest van belang: zij openen de Na^+- en Ca^{2+}-kanaaltjes. Tot de *remmende* (inhibitoire) neurotransmitters behoren glycine en gamma-aminoboterzuur (GABA) die de Cl^--kanaaltjes activeren.

Talrijke psychoactieve medicijnen doen hun werk in de synapsen en wel door binding aan ligand-gated ionkanalen. Benzodiazepines en barbituraten werken in op de Cl^--kanaaltjes waardoor het effect van GABA wordt versterkt. Serotonineremmers zoals venlafaxine, die de heropname van serotonine in de neuronen afremmen, worden gebruikt voor de behandeling van depressie. Zij hebben veel minder bijwerkingen dan de ouderwetse tricyclische antidepressiva (TCA). Serotonineremmers hebben niettemin bijwerkingen en blijken vooral bij kinderen gevaarlijk te zijn in verband met verhoogde suïcidekans.

De werking van acetylcholine in het motorische eindplaatje, de synaps tussen de motorische zenuwen en de spiercellen, is vooral in de anesthesie van belang. ACh wordt door het enzym acetylcholinesterase zeer snel afgebroken, zodat ligandgestuurde kanalen zich weer sluiten, anders blijft het eindplaatje gedepolariseerd. Bij de auto-immuunziekte myasthenia gravis worden antistoffen tegen de acetylcholinereceptor gemaakt, waardoor spierzwakte optreedt. Dit effect kan worden tegengegaan met de stof fysostigmine, dat de werking van acetylcholinesterase remt.

Choline-esteraseremmers worden ook gebruikt als insecticiden en als strijdgassen. In het laatste geval in hoge concentraties. Van deze strijdgassen zijn tabun en sarin berucht; op het hoogtepunt van de koude oorlog werden soldaten met een ampul atropine uitgerust, dat het effect van de gassen tijdelijk kan verminderen. De gassen zijn gebruikt tijdens de oorlog tussen Iran en Irak in 1980 met duizenden slachtoffers aan dodelijke spierkrampen als gevolg.

Curare is oorspronkelijk een Indiaans pijlgif, dat de acetylcholinereceptor blokkeert. Derivaten van dit gif worden in de anesthesie gebruikt om spierverslapping te bewerkstelligen.

1.8 Hormonen en receptoren

De cellen van alle levende organismen moeten met elkaar kunnen communiceren. Dit is een noodzaak voor handhaving van het milieu intérieur in aanpassing aan voortdurende wijzigingen in de buitenwereld. De meest simpele uiting hiervan is de verandering in de extracellulaire vloeistof die optreedt als gevolg van opname van voedingsstoffen in de cel en het uitscheiden van metabolieten vanuit de intracellulaire vloeistof naar buiten. Het betreft hier veranderingen in concentraties in het millimolbereik. Voorts moeten cellen signalen aan elkaar kunnen doorgeven betreffende groei en differentiatie, het bewaken van de integriteit van cellen en de daaruit bestaande organen, en de verdediging tegen externe en interne bedreigingen.

In de evolutie is er specialisatie van cellen opgetreden die activiteiten voor andere cellen uitvoeren, zoals het afscheiden van bepaalde chemische stoffen en het doorgeven en versterken van signalen.

Hoog ontwikkelde celsystemen hebben daarom speciale signaalmoleculen ontwikkeld, die in uiterst kleine concentraties (μmol en picomol) werkzaam zijn en specifieke taken vervullen.

Het lichaam beschikt over een aantal mogelijkheden om informatie tussen cellen uit te wisselen die met elkaar het *cellulaire signaalsysteem* worden genoemd. Een gemeenschappelijk principe van het communicatiesysteem is dat de ene cel een signaal produceert in de vorm van een molecuul, dat wordt waargenomen door een doelcel die daarvoor over een specifieke receptor beschikt. De doelcel zet deze 'boodschap' om in een intracellulair proces, waardoor er veranderingen in de cel optreden. Deze omzetting wordt *signaaltransductie* genoemd.

1.8.1 De signaalsystemen

Het lichaam beschikt over een drietal signaalsystemen, elk met een eigen kenmerk.
- De *neuronale prikkeloverdracht* waarbij signalen van het centrale zenuwstelsel via axonen naar andere neuronen en naar doelorganen worden overgebracht. Deze signalen (actiepotentialen) worden veelal over een relatief grote afstand (> 1 m) met snelheden tot 100 m/s doorgegeven, waarbij aan het einde van het axon het elektrische signaal wordt omgezet in een chemische prikkel: de *neurotransmitter*.
- Het *endocriene stelsel*; de signaalmoleculen heten hier *hormonen*. Het klassieke kenmerk van hormonen is dat zij vanaf de productieplaats direct aan het bloed worden afgestaan en niet via een 'buisje' naar een orgaan. Overigens is dit maar in beperkte mate juist; op tal van plaatsen in het lichaam liggen hormoonproducerende cellen die ofwel zichzelf of direct de naastgelegen cellen beïnvloeden, respectievelijk *autocriene* en *paracriene* cellen. Deze signaalmoleculen werken niet op afstand maar in hun onmiddellijke omgeving. Zij spelen onder meer een belangrijke rol bij het onder controle brengen van een infectie en bij wondgenezing.

Er is een aantal hormoonproducerende organen, zoals de hypofyse en de schildklier, maar er zijn ook groepen hormoonproducerende cellen die ingebed liggen in andere organen, zoals de eilandjes van Langerhans in de alvleesklier. De neurotransmitters kunnen in feite ook als hormonen worden beschouwd. Sommige hormonen zijn groeifactoren die de omvang van een orgaan doen toenemen, hetzij door vergroting van een cel, hetzij door celproliferatie, gewoonlijk door beide. Een voorbeeld is oestrogeen, dat zowel de groei van het endometrium als de groei van de ductale cellen in de mamma bevordert.

– *Direct contact tussen cellen.* Hierbij bevindt zich een signaalmolecuul in de celmembraan dat 'herkend' wordt door een receptor op een andere cel (afb. 1.42). Deze communicatie over en weer vindt met name plaats in het immuunstelsel. Een goed voorbeeld is de cytotoxische T-cel, die een met een virus besmette cel kan doden (zie hoofdstuk 6).

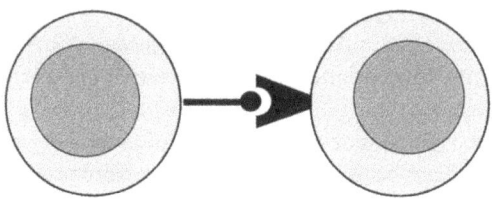

Afbeelding 1.42
Direct receptorcontact tussen cellen. Een signaalmolecuul van de ene cel bindt zich direct aan een receptor op de celmembraan van een andere cel.

Bij de *gap-junction* is er een klein gaatje in de membranen van cellen die daar tegen elkaar aanliggen, waardoor onder meer ionen en grote moleculen doorgang wordt verleend. Deze kleine openingen dragen onder meer bij aan de prikkeloverdracht van de ene hartspiercel op de andere. Daarnaast hebben gap-junctions vele andere functies. Het immuunsysteem heeft zijn eigen hormonen die interleukines heten. Dit zijn hormonen die door de witte bloedlichaampjes worden geproduceerd en een signaalfunctie hebben tussen de verschillende celtypen van het hemopoëtisch systeem. Daarbij worden veelal genregulerende eiwitten vrijgemaakt die in de celkern bepaalde genen tot expressie brengen en zo de productie van speciale eiwitten bewerkstelligen.

1.8.2 De functie van hormonen

Hormonen zijn chemische boodschappers met een specifieke samenstelling, ruimtelijke structuur en functie. Zij kunnen alleen met cellen contact maken en deze activeren als deze cellen over receptoren beschikken die als specifieke chemische structuren op de celmembraan of in de cel liggen. Hormonen moeten dus precies in de receptor passen, zowel qua samenstelling als qua ruimtelijke bouw. De hormonen gaan dan ook niet 'op zoek' naar de cellen die hun doelwit vormen, maar kunnen alleen 'indokken' in de cellen die ze tegenkomen als de cellen over die speciale receptoren beschikken.

Boodschappermoleculen, waaronder de hormonen, kunnen worden onderscheiden in twee groepen namelijk signaalstoffen die de celmembraan kunnen passeren en zij die dat niet kunnen. Vetoplosbare moleculen zoals steroïdhormonen (bijvoorbeeld testosteron, oestrogeen en cortisol) en thyroxine kunnen gemakkelijk door de celmembraan heen, evenals kleinmoleculaire stoffen zoals O_2, CO_2, NO en H_2O. Zij kunnen hun doelorgaan, een intracellulaire receptor, direct bereiken (afb. 1.43).

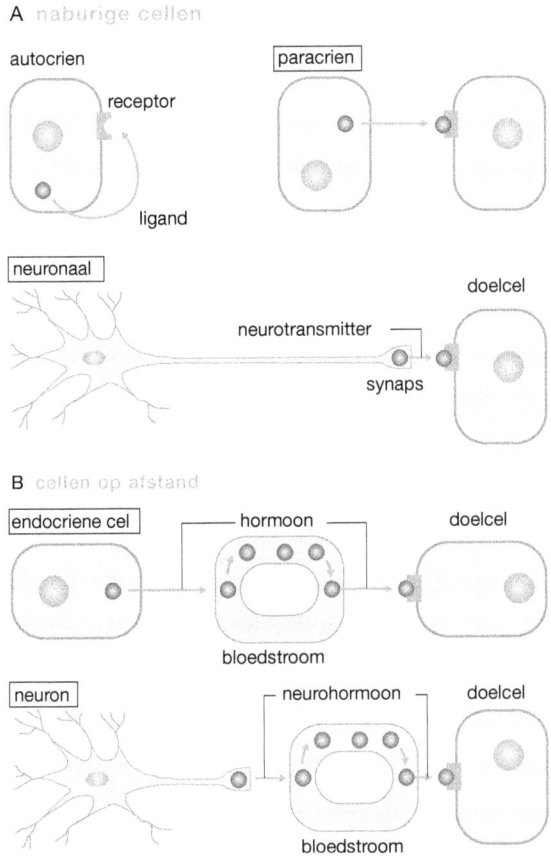

Afbeelding 1.43
a. Signalering van nabijgelegen cellen. Bij autocriene stimulatie maken de cellen zelf de ligand voor een membraanreceptor. Dit gebeurt onder andere tijdens de embryogenese. Bij paracriene prikkeling wordt een cel geprikkeld door een ligand van een naburige cel. Zo werken onder meer de interleukines in het immuunsysteem. Een neuron kan een cel direct stimuleren via een receptor met een neurotransmitter.
b. Signalering op afstand. Via de bloedsomloop vindt signalering op afstand plaats. Het gaat hierbij om de bekende hormonen uit de klieren met interne secretie en om de neurohormonen uit de hypothalamus. Zij functioneren hetzij als releasing hormonen voor de hypofysevoorkwab, hetzij als hormonen die in de hypofyseachterkwab worden opgeslagen.

Voor de grote en hydrofiele moleculen is dat onmogelijk. Zij moeten zich eerst binden aan een receptor op het celoppervlak die het signaal in een gemodificeerde vorm naar de intracellulaire structuren doorgeeft. Dit wordt *signaaltransductie* genoemd. Klinisch is van belang dat deze hormonen niet oraal (per os) gegeven kunnen worden, omdat ze in het maag-darmkanaal worden afgebroken, in tegenstelling tot de steroïdhormonen en thyroxine.

De kleinste boodschapper is een gas dat in de endotheelcellen, de binnenbekleding van de bloedvaten, wordt gemaakt uit het aminozuur arginine, namelijk stikstofmonoxide (NO). Dit kleine molecuul, dat maar enkele seconden werkt, wordt vrijgemaakt als de Ca^{2+}-concentratie in de endotheelcel stijgt door opening van ligandgestuurde caliumkanaaltjes. De ligandstoffen zijn bekende vaatverwijders, zoals histamine en acetylcholine. NO diffundeert uit de endotheelcel naar de daaromheen liggende gladde spiercellen, die zich vervolgens ontspannen waardoor vaatverwijding ontstaat. Nitroglycerine (NTG) wordt in het lichaam omgezet in NO en verwijdt zo de kransslagaders. Patiënten met een dreigend hartinfarct krijgen daarom een NTG-infuus en ambulante patiënten met regelmatige aanvallen van angina pectoris nemen sublinguaal een nitrobaattablet, waardoor de pijn (hopelijk) verdwijnt. Als dat bij inname niet binnen enkele minuten gebeurt, is er mogelijk al een hartinfarct ontstaan.

In een aantal cellen stimuleert NO de vorming van cyclisch GMP, een van de kleine intracellulaire signaalmoleculen, dat ook de gladde spiercellen in de bloedvaten ontspant. Viagra blokkeert de afbraak van cyclisch GMP en verbetert zo de erectie van de penis.

Cellen beschikken over honderdduizenden receptoren, maar het aantal verschillende soorten is beperkt tot enkele tientallen. Een cel kan dus talloze signalen ontvangen en de respons daarop is een geïntegreerde reactie omdat elk signaal de reactie op een ander signaal modificeert (afb. 1.44).

1.8.3 Intracellulaire receptoren

Steroïdhormonen zoals cortisol, oestrogeen en testosteron en het schildklierhormoon thyroxine beïnvloeden de transcriptie van bepaalde genen en daarmee de productie van een reeks van eiwitten. Daarnaast hebben deze hormonen nog andere functies (zie hoofdstuk 5).

1.8.4 Receptoren op de celmembraan

De celmembraan is letterlijk bezaaid met receptoren, waaraan tal van signaalmoleculen zich op een specifieke manier binden. Deze signaalstoffen zijn onder andere peptidenhormonen zoals insuline, glucagon, acetylcholine, catecholamines, serotonine, histamine en andere relatief grote hydrofiele moleculen. De werking van deze stoffen verschilt per celtype: acetylcholine is een neurotransmitter in de synapsen, het vertraagt door remming van de sinusknoop het hartritme en in de speekselklieren bewerkt het de uitvloed van speeksel.

De membraanreceptoren worden grofweg verdeeld in drie categorieën:
- receptoren voor ionenkanalen, zoals Na^+, K^+, Ca^{2+} en Cl^-. Deze ligand-gated receptoren zijn eerder beschreven, zij komen vooral voor op neuronen en myocyten;

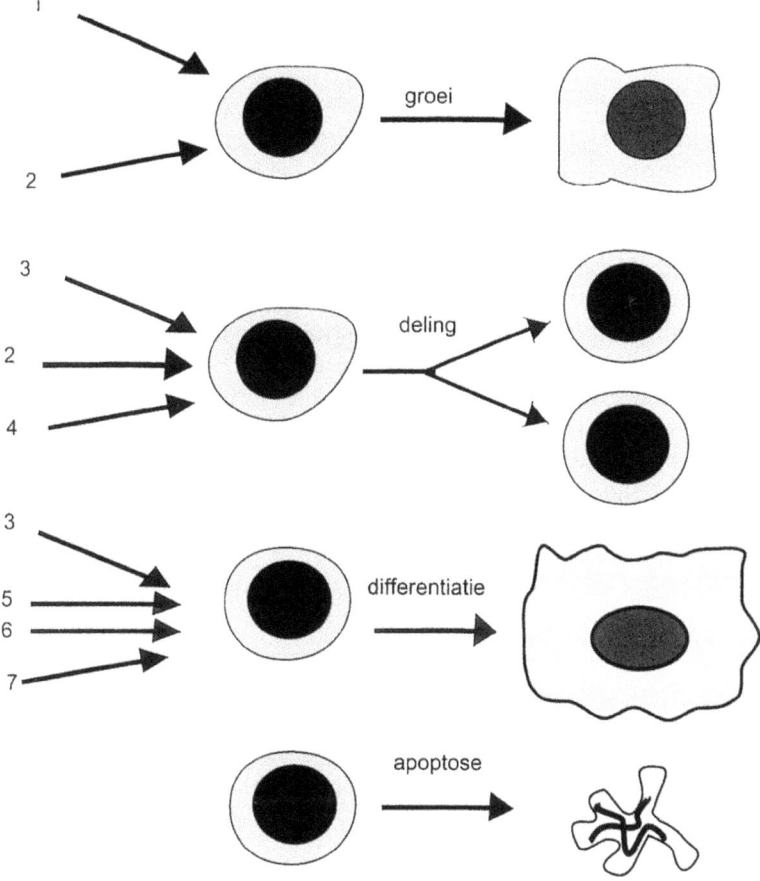

Afbeelding 1.44
Signalen voor celreceptoren. Meerdere signalen zijn nodig om een cel te laten voortbestaan (1 en 2). Aanvullende signalen zorgen voor deling (3 en 4). Bij differentiatie zijn er weer andere signalen noodzakelijk (5 en 6). Bij afwezigheid van signalen gaan cellen in apoptose (geprogrammeerde celdood).

– enzymgebonden receptoren, waarvan het intracellulaire deel een complex gaat vormen met een ander eiwit, dat vervolgens een enzymatische activiteit ontplooit. De belangrijkste groep hiervan zijn de tyrosinekinasen, die een belangrijke functie vervullen in celgroei en -proliferatie. Zij zetten een hele cascade van intracellulaire signaalmoleculen in gang die ook hun weg naar de celkern weten te vinden. Bijna alle tyrosinekinasen activeren het RAS-eiwit dat, indien hyperactief doordat het niet wordt afgeschakeld, als oncogen functioneert. Bij veel kankersoorten is er een genmutatie voor het RAS-eiwit met dit effect.

De insulinereceptor is een tyrosinekinasereceptor (afb. 1.45). Een van de effecten van binding aan insuline is dat via een aantal enzymatische stap-

pen het glucosetransporteiwit Glut 4 vanuit het cytosol naar de celmembraan wordt verplaatst en zo glucose naar intracellulair brengt;
– De G-proteïnen. Hormonen zetten door binding aan een G-Protein Coupled Receptor (GPCR) een cascade in gang van secundaire boodschappermoleculen met talrijke effecten. Na activatie van het G-proteïne wordt een secundaire boodschapper gevormd waarvan het cyclische AMP het belangrijkst is (afb. 1.47). Het G-proteïnesysteem is een belangrijk intracellulair transductiemechanisme. Er zijn honderden verschillende G-proteïnereceptoren, elk met een eigen functie. Het betreft hier een serpentineachtig molecuul dat zich zevenmaal door de celmembraan windt en dat betrokken is bij vrijwel alle vitale functies van het lichaam. Zo worden lichtfotonen en reukmoleculen door deze receptoren in actiepotentialen naar de hersenen omgezet. Meer dan de helft van de werkzame medicamenten waarover wij beschikken oefent zijn invloed via de GPCR's uit: α- en β-mimetica en -blokkers, maagzuurremmers, pijnstillers en antihistaminica werken alle via aangrijpingspunten in de GPCR (afb. 1.46).

G-proteïnen en tyrosinekinasen zijn ook moleculaire 'schakelaars' die 'aan' en 'uit' kunnen staan. Wanneer een hormoon zich bindt aan de receptor, gaat de schakelaar op 'aan', maar deze wordt onmiddellijk weer op 'uit' gezet door een ander enzym. Dit is één van de voorbeelden hoe een soort ingebouwde bewaking het doorslaan van allerlei processen kan verhinderen.

Het uitzetten van een signaal gebeurt ook op andere manieren: de cel adapteert aan de prikkel en wordt minder gevoelig, of de boodschapper wordt ter plaatse onwerkzaam gemaakt. Op de langere termijn treedt verminderde gevoeligheid voor een signaal op omdat het aantal receptoren

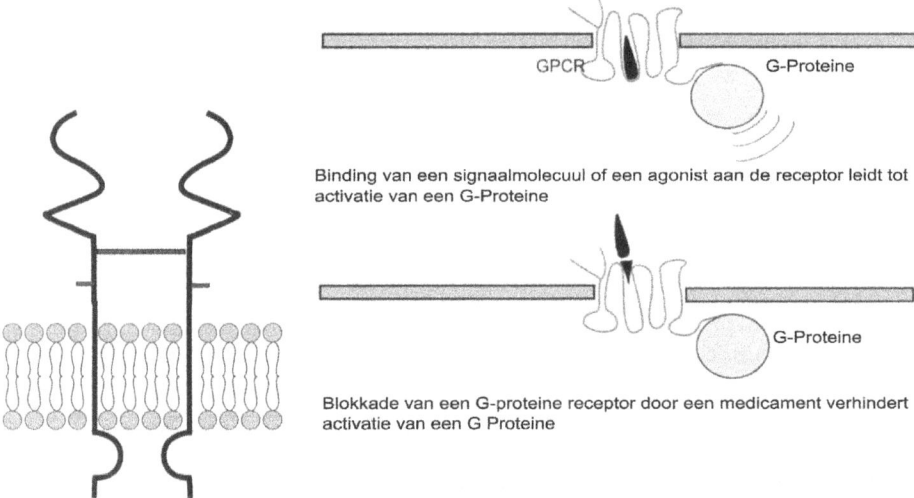

Een tyrokinase receptor   Een GPCR

Afbeelding 1.45   *Afbeelding 1.46*
Een tyrokinase receptor.   Een GPCR.

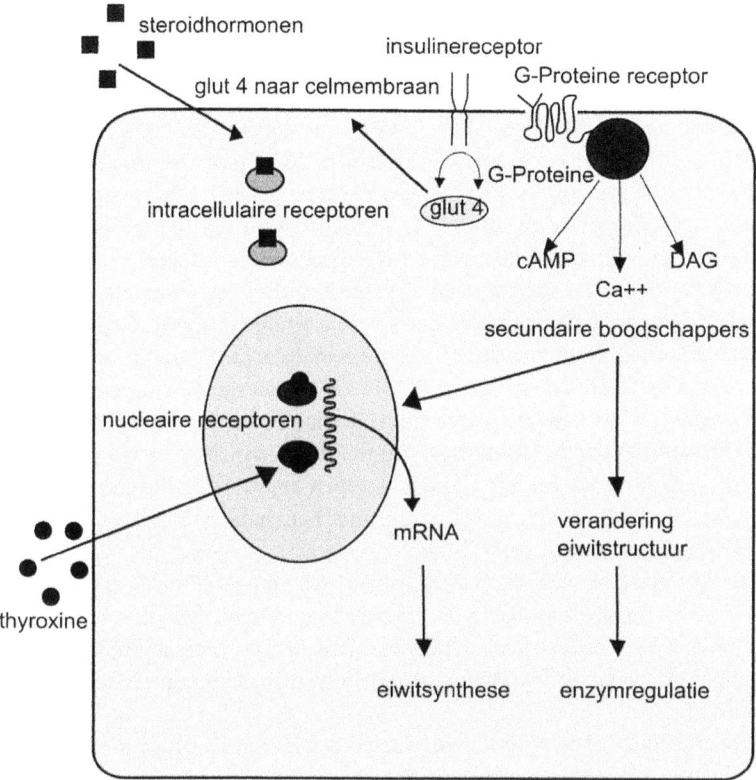

Afbeelding 1.47
Het effect van hormonen op intracellulaire processen. Naast cyclisch AMP (cAMP) wordt ook Ca^{2+} vrijgemaakt uit depots in het endoplasmatisch reticulum (ER). Hetzelfde gebeurt door de secundaire messenger diacylglycerol (DAG). Steroïdhormonen en thyroxine kunnen rechtstreeks de cel binnendringen en zich binden zich aan receptoren in en om de celkern. Ondersteund door de second messengers van G-proteïnen en tyrosinekinasen komt de expressie van bepaalde genen tot stand en vindt via mRNA de synthese van de eiwitten plaats.

afneemt. Dit proces heet *down-regulation*. Als bijvoorbeeld hypoglykemie aan de eilandjes van Langerhans het signaal geeft om glucagon te produceren, dan moet de productie hiervan ophouden als normoglykemie is bereikt.

Het omgekeerde, *up-regulation*, gebeurt bijvoorbeeld als een patiënt met β-adrenerge receptorblokkers, zoals metoprolol, wordt behandeld. Door de blokkade neemt het aantal receptoren sterk toe. Als de blokkade wordt opgeheven leidt dit tot een verhoogde gevoeligheid van de cel voor β-adrenerge prikkels. Vandaar dat dergelijke medicatie nooit plotseling mag worden gestopt maar moet worden 'uitgeslopen'. Up- en down-regulation kan waarschijnlijk in de toekomst farmacotherapeutisch beïnvloed worden, wat een grote impact zal hebben op de behandeling van kanker en virusziekten zoals infectie met het humaan immunodeficiëntievirus (hiv).

1.9 Virussen

Virussen bestaan uit genen, omgeven door een eiwitmantel. Ze zijn zo klein, dat ze zelfs een filter kunnen passeren waar geen cel doorheen kan. Virussen beschikken niet over organellen en zijn voor hun voortbestaan volkomen afhankelijk van de cel waarin ze verblijven. Ze behoren daarom niet tot de levende stof, maar gebruiken de celmachinerie om zich te vermenigvuldigen (afb. 1.48). Het virale genoom, DNA of RNA, gebruikt de enzymen van de gastheer om zijn eigen messenger RNA te maken dat codeert voor de virale manteleiwitten. De variëteit van virussen is groot: het genoom kan uit enkele tot honderden genen bestaan. Door de virale replicatie sterft de cel en barst hij uiteindelijk open (lysis van de celmembraan). Hierbij komen de virussen extracellulair te liggen en zijn ze in staat om andere cellen te infecteren. Virusinfecties wisselen zeer sterk in ernst en verloop. Sommige virale infecties van de luchtwegen duren kort en zijn 'self limiting', zoals het verkoudheidsvirus. Andere ziekten verlopen ongeacht de behandeling meestal dodelijk, zoals de ziekten die door het ebola- en het daarop lijkende marburgvirus worden veroorzaakt.

Er zijn grote verschillen in de therapeutische mogelijkheden tussen bacteriële en virale infecties. Bacteriën zijn veel groter in omvang dan virussen, zij kunnen buiten cellen in leven blijven, zichzelf daar voortplanten en ze hebben hun eigen stofwisseling, waartegen antibiotica ingezet kunnen worden.

De effectiviteit van antivirale middelen is beperkt. De enige mogelijkheid om met medicijnen een virusinfectie te beëindigen is het verhinderen van de virusreplicatie in de cel. Alleen vaccinatie is een doeltreffende strategie om een virale epidemie te voorkomen (zie hoofdstuk 6). Bij pokken is het gelukt om het virus geheel uit te roeien door massale vaccinatie.

Vaccinatie tegen het influenza-B-virus is wel werkzaam, maar omdat de antigene samenstelling van het virus zich steeds wijzigt moet geregeld een nieuw vaccin worden gemaakt. Dit heet *antigene drift*.

Antibiotica helpen dus niet tegen virusinfecties, maar zijn soms toch noodzakelijk omdat de virusinfectie door de schade die deze veroorzaakt de natuurlijke afweer tegen bacteriële infecties verlaagt, zoals een pneumonie na griep. Huid- en slijmvliezen vormen daartegen een natuurlijke barrière.

De grote Spaanse grieppandemie van 1918 kostte tussen de twintig en veertig miljoen mensen het leven, de meeste slachtoffers waren in de kracht van hun leven. Het is nog steeds niet duidelijk waarom de mortaliteit van dit influenza-A-virus zo hoog was. De genen van influenza A coderen voor moleculen die binding aan een cel bewerkstelligen (hemagglutininen) en voor neuramidasemoleculen die de nieuw gevormde virussen uit de cel losmaken voor nieuwe infecties. De verschillende stammen worden dan ook benoemd naar het type molecuul dat ze in hun mantel bezitten, dus H1, H2 en H3 et cetera, en daarnaast N1 en N2. De Spaanse grieppandemie werd veroorzaakt door H1N1.

Momenteel is er een Aziatische vogelgriep, H5N1, die enkele menselijke slachtoffers heeft gemaakt door contact met kippen. Omdat dit virus ook

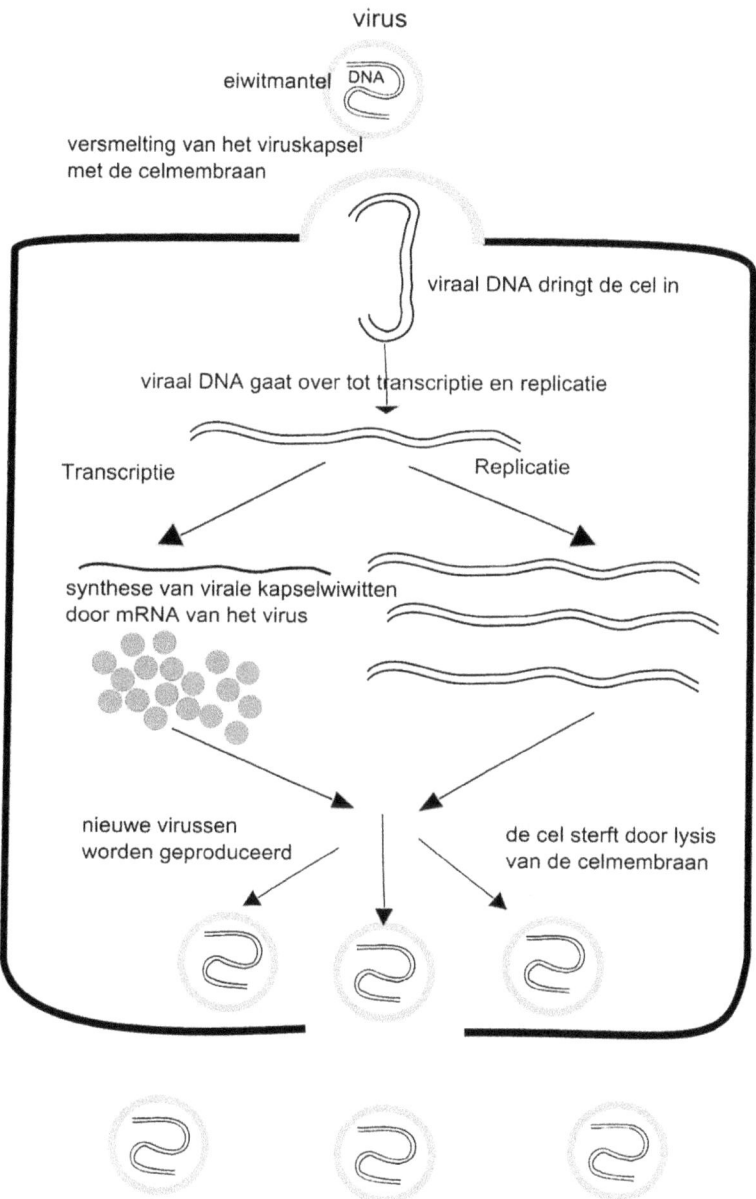

Afbeelding 1.48
Een door een virus geïnfecteerde cel. Een virus dringt de cel in door zich aan de membraan te hechten en zijn genoom in de cel te plaatsen. Voor duplicatie van het genoom en de transcriptie van virale eiwitten wordt volledig gebruikgemaakt van de celmachinerie. Na de replicatie zijn er talrijke nieuwe virussen ontstaan en barst de cel open (lysis).

voorkomt bij varkens, die al vaak ziek zijn van een 'menselijk' griepvirus, wordt gevreesd voor een mutatie van het H5N1-virus dat dan direct van mens op mens overgaat en weer een grote pandemie kan veroorzaken. Er is nog steeds geen vaccin tegen dit virus want de productie daarvan is tijdrovend. Daarom slaan overheden grote hoeveelheden van een neuramidaseremmer in, die verhindert dat nieuwe virussen zich van een geïnfecteerde cel kunnen losmaken. Het betreft hier het middel oseltamivir (Tamiflu®).

Voordat een virus een cel is binnengedrongen wordt het een *virion* genoemd. Infectie van een gastheercel kan onder meer plaatsvinden door direct contact, door een druppelinfectie met geïnfecteerd materiaal of door een andere vector, bijvoorbeeld een insect, zoals het West Nile virus dat door sommige muskietstammen wordt overgebracht.

Retrovirussen gedragen zich in veel opzichten als de andere virussen, met één groot verschil: zij beschikken over genen die coderen voor moleculen van het enzym reversetranscriptase (afb. 1.49). Dit enzym werkt precies omgekeerd aan de gebruikelijke gang van zaken. Het enzym zet het virale RNA om in dubbelstrengs DNA. Vandaar de naam 'reversetranscriptase'. Dit stukje viraal-DNA wordt vervolgens door een ander enzym, integrase, waarvoor het virale genoom ook codeert, ingepast in het genoom van de gastheercel. Iedere keer dat de gastheercel zich deelt, geeft deze het virale genoom door aan de dochtercellen. In geval van hiv zijn dat vooral de T-helpercellen. Deze fase kan lang duren. Bij hiv is dit de periode waarin de patiënt wel geïnfecteerd is, maar zich (nog) niet ziek voelt. De virusreplicatie vindt op een laag niveau plaats en ook het aantal geïnfecteerde T-cellen is bescheiden. De viremie neemt echter geleidelijk toe en er sterven meer T-cellen omdat ze door cytotoxische T-cellen worden opgeruimd. Naarmate het aantal T-helpercellen lager wordt daalt de weerstand tegen opportunistische infecties en ontwikkelt zich aids.

1.10 Genen en kanker

Cellen worden continu vernieuwd, groeien, delen, differentiëren en sterven. Dat alles moet op een gecoördineerde wijze plaatsvinden zodat er geen cellen komen die de grenzen van de organen te buiten gaan en in andere weefsels infiltreren. Cellen moeten zich ook 'sociaal' gedragen en andere cellen niet belemmeren in hun activiteiten of in de toevoer van voedingsstoffen.

Deze ingewikkelde processen kunnen fout verlopen, wat kan leiden tot een zodanige verstoring van de structuur van onze organen, dat situaties ontstaan die niet met het leven verenigbaar zijn.

Kanker is in wezen een gevolg van afwijkingen in de genen, namelijk mutaties. Er bestaan talloze milieufactoren die mutageen zijn, zoals ioniserende straling, ultraviolet (uv-)licht en blootstelling aan bepaalde chemicaliën, bijvoorbeeld de teerproducten in tabak. Al deze factoren kunnen mutaties in het DNA van de lichaamscellen veroorzaken. Maar ook als we blootstelling aan deze invloeden zouden kunnen vermijden, is er nog steeds

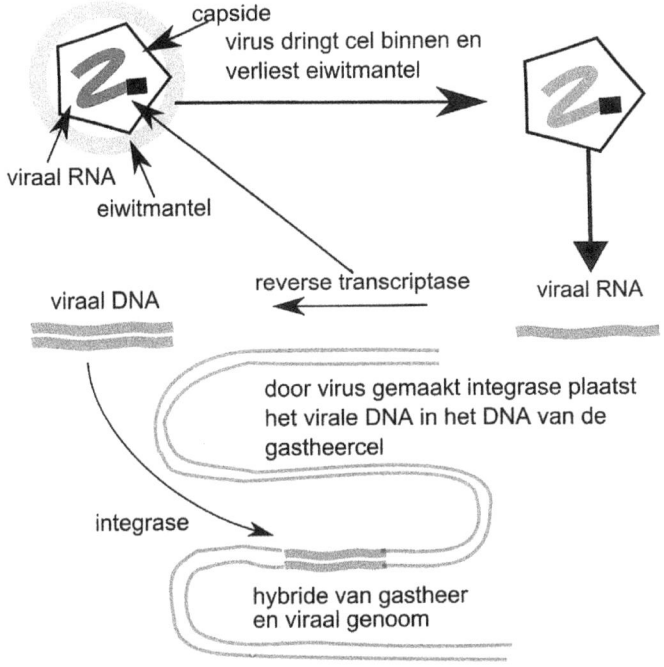

Afbeelding 1.49
Infectie met een retrovirus. Bij de transcriptie worden de eiwitten voor de mantel, het kernkapsel (capside) en voor reversetranscriptase in grote aantallen geassembleerd. Het virale genoom wordt gelijk met het gastheergenoom aan de dochtercellen van de T-helpercellen doorgegeven.

een kans op mutaties die het gevolg zijn van kopieerfouten in de DNA-replicatie bij de celdeling.

Cellen moeten echter een aantal mutaties 'verzamelen' voordat kanker optreedt. Het aantal mutaties in een cel dat nodig is om kanker te veroorzaken is niet goed bekend, schattingen lopen uiteen van drie tot zestien. Bij veroudering hebben er, over de jaren heen, een aantal mutaties plaatsgevonden. Daarom is kanker vooral een aandoening van oudere mensen.

Na het optreden van een serie mutaties is het genoom genetisch instabiel geworden: de replicatiemachinerie van het DNA maakt meer fouten en ook is de doeltreffendheid van de reparatie-eiwitten sterk verminderd, zodat het toegenomen aantal fouten onvoldoende wordt gecorrigeerd.

In grote lijnen kunnen genen die muteren en bij de ontwikkeling van kanker betrokken zijn, verdeeld worden in twee categorieën:

– *oncogenen*. Dit zijn mutaties van genen die regulerend werken in de groei, deling en differentiatie van cellen. Ze worden proto-oncogenen genoemd. Voorbeelden zijn onder andere genen voor groeifactoren, receptoren en boodschappers van het intracellulaire signaalsysteem, zoals het eerder ge-

noemde RAS-eiwit. Bij mutatie van deze genen kan het hele systeem op hol slaan;
– *tumorsuppressorgenen (antioncogenen)*. Deze coderen voor de DNA-reparatie-eiwitten. Omdat in principe één gen van de twee kopieën voldoende is voor de transcriptie en translatie naar de reparatie-eiwitten, faalt het systeem pas als beide kopieën zijn uitgeschakeld. Het p53-gen codeert voor een dergelijk eiwit dat de cel tot apoptose brengt als blijkt dat het DNA beschadigd is. Zolang één kopie van dit tumorsuppressorgen beschikbaar is, gebeurt dat ook, maar als ook deze kopie uitvalt, blijft de cel leven en ontwikkelt hij zich tot kankercel. Veel kankertypen tonen mutaties in het p53-gen.

Dat kanker ook bij jonge mensen kan optreden is maar al te goed bekend. In sommige families komt veel kanker voor, ook op jonge leeftijd. Er is dan meestal sprake van een mutatie in de kiembaan waardoor er slechts één allel is die goed functioneert en die dan later door een mutatie in de lichaamscellen wordt gevolgd.

In de afgelopen tien jaar zijn er twee tumorsuppressorgenen ontdekt voor borstkanker. In een aantal families komt borstkanker al op jonge leeftijd voor, vaak beneden de leeftijd van veertig jaar. Mutaties van deze genen, die BRCA1 en BRCA2 worden genoemd, kunnen met genetisch onderzoek worden aangetoond. Het bezit van deze mutaties in de kiembaan heeft een borstkankerrisico van 70-80% gedurende het hele leven, maar de kans op mammacarcinoom voor het vijftigste levensjaar is 50%. De gemuteerde allel is namelijk dominant, maar de penetrantie is wisselend. Wanneer het gendefect is aangetoond zijn er enkele opties: jaarlijkse screening met behulp van magnetic resonance imaging (MRI, een beeldvormende techniek die op jonge leeftijd betrouwbaarder is dan mammografie) of profylactische mamma-amputatie.

Chronische myeloïde leukemie (CML), waarbij jonge en onrijpe myeloïde cellen in grote aantallen in het bloed verschijnen, is ook het gevolg van een mutatie. De meeste patiënten hebben een zogenoemd philadelphiachromosoom, dat ontstaat omdat een gedeelte deel van chromosoom 9, het ABL-gen, zich verbindt met een deel van chromosoom 22, het BCR-gen. Uit deze verbintenis ontstaat een nieuw gen, het ABL-BCR-gen, dat codeert voor een abnormaal tyrosinekinase dat ongebreidelde groei van myeloïde voorlopercellen veroorzaakt. Een nieuw medicijn, imatinib (Gleevec®), blokkeert de binding aan ATP van dit tyrosinekinase, waarmee de overdracht van een energierijke fosfaatgroep aan de doeleiwitten wordt verhinderd. Gleevec® is een doorbraak in de behandeling van CML.

2 Pathofysiologie van het hart en de circulatie

Om de weefsels van zuurstof en voedingsstoffen te voorzien en producten van het celkatabolisme, zoals CO_2 en andere stoffen, af te voeren, beschikt het lichaam over een circulatiesysteem. Het systeem bestaat uit buizen, een circulerende vloeistof en een centraal werkende zuigperspomp: het hart. Om redenen van overzichtelijkheid zullen in dit hoofdstuk hart en buizenstelsel afzonderlijk worden besproken.

2.1 Anatomie en fysiologie van het hart

Het hart is een zuigperspomp met de nadruk op de persfunctie. Na passage van de weefsels komt het bloed in het veneuze stelsel terecht; het heeft dan nog een zekere druk aan de persfunctie overgehouden, maar andere factoren zijn voor de veneuze druk eveneens van belang.

Het hart bestaat uit twee helften die meestal volledig van elkaar gescheiden zijn. Beide kamers kunnen dan ook als gescheiden pompen worden beschouwd. Hoewel linker- en rechterharthelft dezelfde hoeveelheid bloed per tijdseenheid uitpompen, is er een groot verschil in wanddikte van linker- en rechterhartkamer: de linkerkamerwand is ruim driemaal dikker dan de rechter. Dat komt omdat de druk in de systemische circulatie aanzienlijk hoger is dan de druk in de longcirculatie (afb. 2.1). De redenen daarvoor worden later in dit hoofdstuk besproken.

2.1.1 Functionele anatomie van het hart

Het hart bestaat uit vier ruimten met een spierwand, waarvan de linker- en de rechterhartkamer, de *ventrikels*, de pompfunctie hebben. De twee boezems, *atria*, dienen voornamelijk om het bloed dat zij ontvangen door te geven aan de hartkamers. Het gehele hart wordt omgeven door een kapsel met twee lagen waartussen zich een kleine hoeveelheid vocht bevindt om zo de wrijving te beperken. Het buitenste vlies heet het *parietale pericard*, de binnenste laag heet het *viscerale pericard* en zit vast aan de buitenkant van het hart.

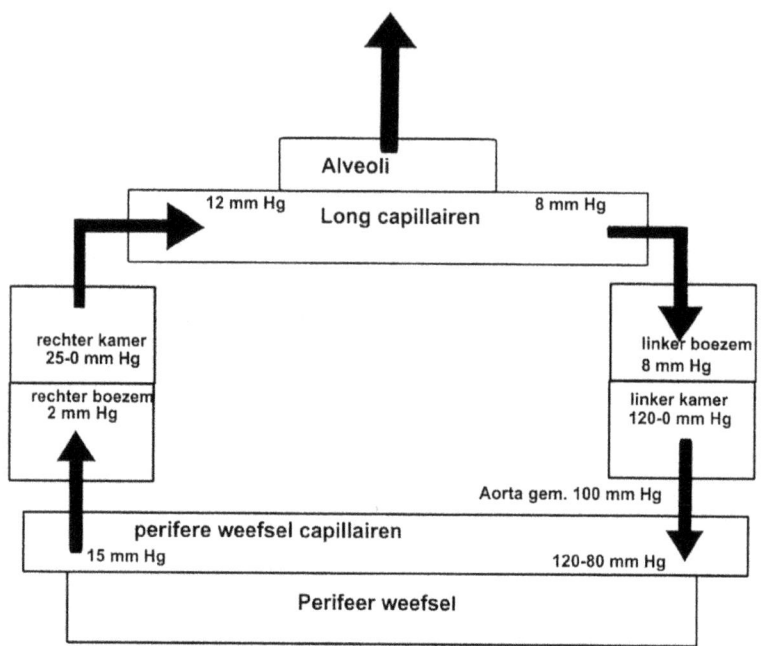

Afbeelding 2.1
Drukverhoudingen in het hart, de longen en het vaatstelsel (voor uitleg: zie tekst).

Het hart is een kegelvormige structuur waarvan de punt, de *apex*, naar voren, naar onder en naar links is gericht. De basis van de kegel wijst naar achter-boven en wordt gevormd door de atria.

Men kan zich het hart goed voorstellen als een gespierd orgaan met een 'skelet', de *annulus fibrosis*. Aan deze bindweefselring zijn de twee ventrikels aan de onderkant en de twee atria aan de bovenkant bevestigd. In de annulus fibrosis bevinden zich de hartkleppen (afb. 2.2). Twee kleppen vormen de verbinding tussen de atria en de ventrikels, respectievelijk de *mitralisklep* tussen linker atrium en linker ventrikel en de *tricuspidalisklep* tussen rechter atrium en rechter ventrikel. Zij heten gezamenlijk de *atrioventriculaire* kleppen. De twee andere kleppen, de *aorta-* en *pulmonaalkleppen*, gezamenlijk de *semilunaire kleppen* genoemd, scheiden de linker- en rechterkamer van respectievelijk aorta en truncus pulmonalis die zich in de twee arteriae pulmonales splitst.

Wanneer de atria uit een preparaat wordt verwijderd, ontstaat een goed beeld van de in- en uitvoertrajecten van de ventrikels.

Het veneuze bloed uit de systemische circulatie komt binnen in het rechter atrium via de vena cava superior uit de bovenste en de vena cava inferior uit de onderste lichaamshelft. Tevens komen de sinus coronarius, die het veneuze bloed uit de coronaire circulatie (de voedende vaten van het hart zelf) terugbrengt naar het hart, en de venae hepatici uit de lever, hierin uit. Dit

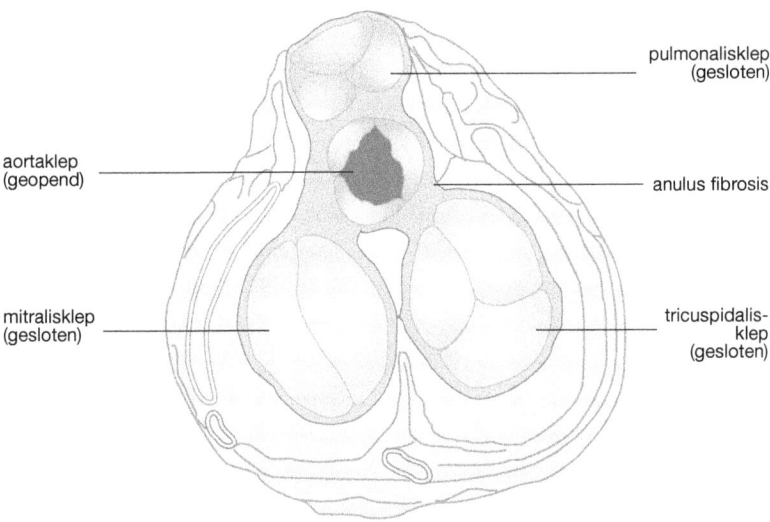

Afbeelding 2.2
De annulus fibrosis met de vier hartkleppen. Alle kleppen zijn gesloten, behalve de aortaklep.
Deze situatie is alleen ter instructie afgebeeld en komt in werkelijkheid nooit voor.

bloed gaat vervolgens via het rechter atrium naar de rechter ventrikel die het bloed via de arteria pulmonalis door de longcirculatie, ook wel kleine circulatie genoemd, pompt, waarbij het bloed O_2 opneemt en CO_2 afstaat aan de longen. Dit *geoxygeneerde* bloed komt vervolgens via de vier venae pulmonales uit in het linker atrium, die dit bloed doorgeeft aan de linker ventrikel. Deze pompt vervolgens het bloed in het arteriële systeem (afb. 2.3).

De hartkleppen kunnen zich alleen naar de instroomrichting openen, dus van atria naar ventrikels en van de ventrikels naar respectievelijk de aorta en de aa. pulmonales. De atrioventriculaire kleppen hebben kleine peesjes, *chordae tendinae*, die vastzitten aan papillairspiertjes. Deze spiertjes zijn op hun beurt weer verbonden aan de spierlaag van de ventrikels, het *myocard*. Bij contractie van de ventrikels spannen deze spiertjes als eerste aan en verhinderen zo het doorslaan van de atrioventriculaire kleppen als de ventrikeldruk oploopt.

Bij de semilunaire kleppen ligt dat anders: deze drie halvemaanvormige kleppen slaan dicht door verandering van de drukverhoudingen, dus als de bloedstroom omkeert.

De kleppen en de binnenkant van het hart hebben een enkelvoudige laag van endotheel, die *endocard* heet. Hieronder ligt bindweefsel met kleine bloedvaatjes, zenuwvezels en takjes van het geleidingssysteem. Deze laag gaat vloeiend over in de hartspierlaag, het *myocard*. Het myocard bestaat uit hartspiercellen die later uitvoerig worden beschreven. In de linker ventrikel is deze laag 9 tot 11 mm dik, ongeveer driemaal de dikte van de rechter ventrikel.

De binnenkant van het hart is bedekt met talrijke onregelmatige bandjes,

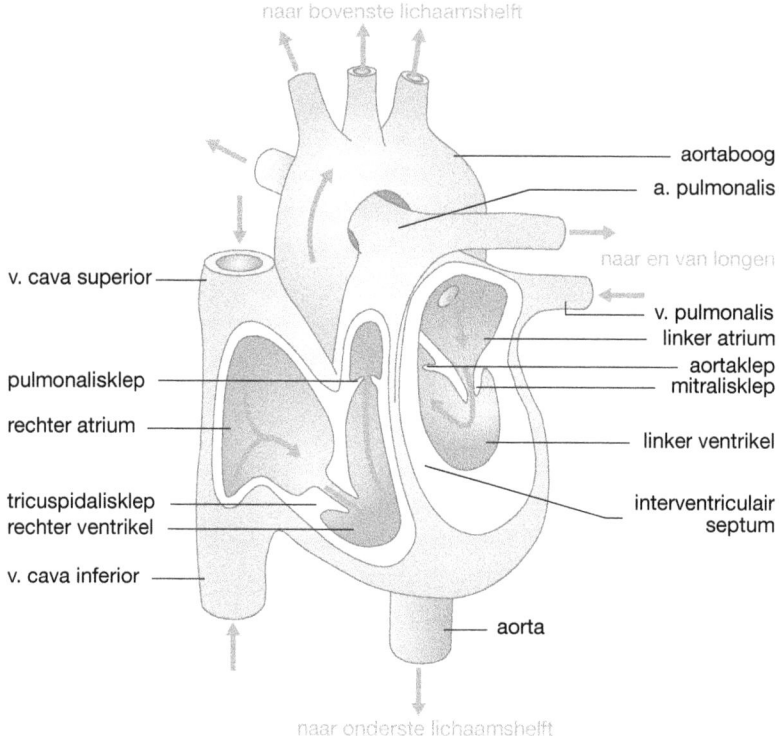

Afbeelding 2.3
De stroomrichting van het bloed in het hart. Aorta en linker ventrikel liggen deels verscholen achter de truncus pulmonalis en de rechter ventrikel.

de *trabeculae carnae*. Zij kunnen een probleem vormen bij katheterisatie van de rechter ventrikel, omdat de kathetertip er soms in blijft steken.

Aan de buitenkant gaat het myocard over in een bindweefsellaag, het *epicard*, die min of meer continu is met het viscerale pericard.

2.1.2 De bloedvoorziening van het hart

Het hart ontvangt zuurstofrijk bloed uit de kransslagaders, de aa. coronaria. Deze ontspringen uit de aorta vlak boven de aortaklep. De linker a. coronaria verdeelt zich in twee belangrijke takken, de linker ramus descendens anterior (LAD) die over de voorkant naar de apex (hartpunt) loopt en de ramus circumflexus, die zich om de linkerkant van het hart buigt en de achterzijde verzorgt. De rechter a. coronaria loopt tussen het rechter atrium en de rechter ventrikel door en verzorgt de rechter ventrikel. Een tak van deze arterie, de ramus posterior descendens, splitst zich aan de achterzijde van het hart af en loopt naar de apex. Het interventriculaire septum dat de twee harthelften scheidt ontvangt voor twee derde bloed vanuit de LAD en voor een derde uit de ramus posterior descendens.

Vanuit het epicardiale verloop geven de kransslagaders perforerende takjes af die het myocard ingaan, waardoor een anastomoserend netwerk ontstaat.

De veneuze afvloed volgt de arteriële distributie en verzamelt zich in de sinus coronarius, die in het rechter atrium uitmondt.

2.1.3 Elektrofysiologie van het hart

De hartspiercel

De hartspiercel, de *myocyt*, bestaat grotendeels uit myofibrillen die parallel lopen, omgeven door mitochondria, die 35% van de celinhoud uitmaken. Een myocyt is circa 25 μm breed en 100 μm lang. De lengte van een sarcomeer, de afstand van twee Z-lijnen, varieert tussen respectievelijk 1,5 en 2,2 μm bij systole en diastole (afb. 2.4).

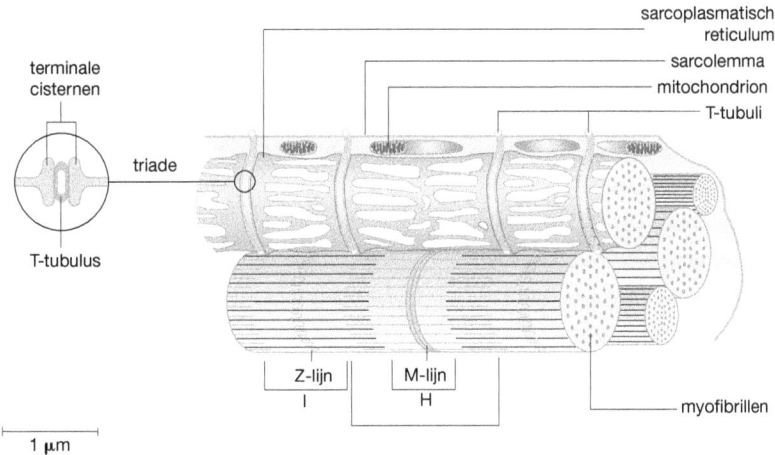

Afbeelding 2.4
Een myocyt (voor uitleg: zie tekst).

de celmembraan (sarcolemma) heeft uitstulpingen tot diep in de cel, de T-tubuli, die een buisjessysteem vormen. Deze staan in verbinding met het sarcoplasmatisch reticulum, eveneens een buisvormig netwerkje dat het grootste deel van het intracellulaire Ca^{2+} herbergt. Het Ca^{2+} is het intermediair tussen de prikkelactivatie van de membraan en de contractiele eiwitten.

Een myofibril bestaat uit sarcomeren die in de lengterichting met elkaar verbonden zijn en zich uitstrekken tussen de Z-lijnen, die de dwarse strepen vormen zoals die bij lichtmicroscopie worden gezien. Elk sarcomeer bestaat uit twee elkaar overlappende ketens van contractiele eiwitten: actine en myosine. Interacties tussen deze ketens veroorzaken de contracties.

Alle myocyten zijn met elkaar verbonden, hun grenzen heten de *intercellaire schijven*. Deze bevatten de 'gap-junctions' die de elektrische continuïteit waarborgen, maar ook ongeladen deeltjes doorlaten.

Depolarisatie en repolarisatie

De elektrische prikkel die het hart doet contraheren is de actiepotentiaal. Deze verschilt van de actiepotentiaal van een axon (voor een beschrijving van membraanpotentiaal, depolarisatie en repolarisatie wordt verwezen naar hoofdstuk 1). Dat komt vooral door de langdurige repolarisatiefase waarin Ca^{2+} de cel instroomt. Als men in de rustfase met een micro-elektrode in een myocardcel steekt, wordt er een spanning gemeten van -90 mV.

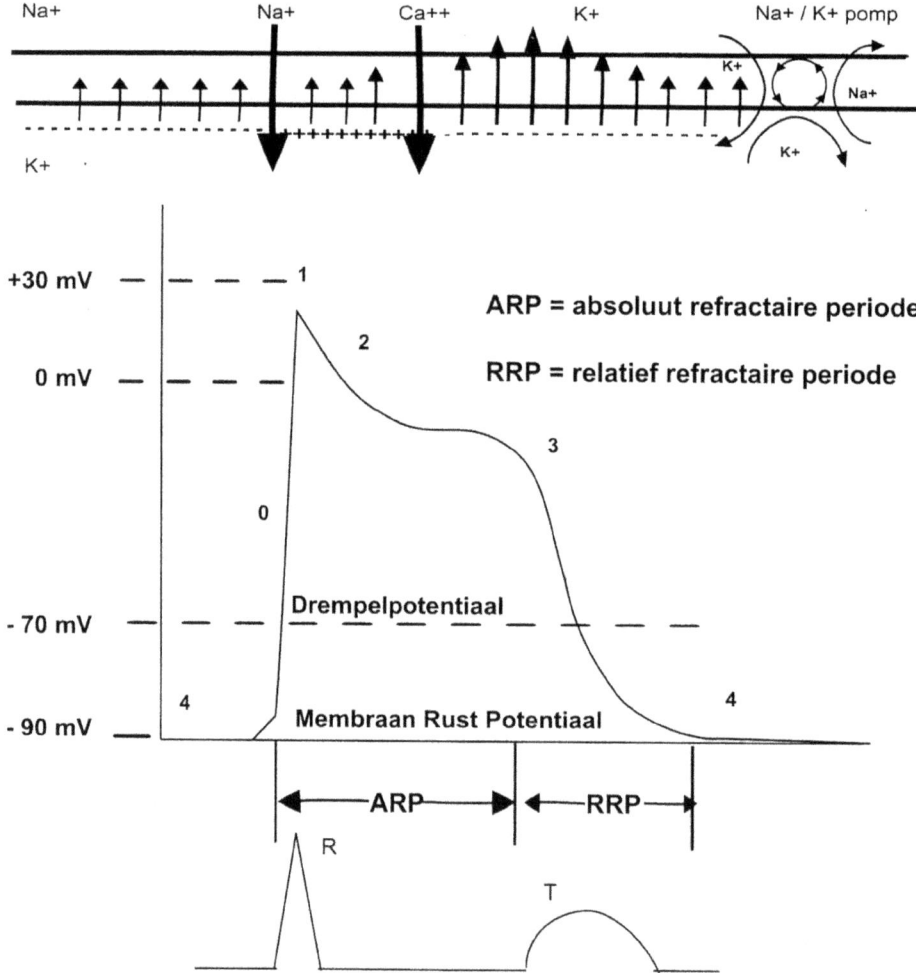

Afbeelding 2.5
Depolarisatie en repolarisatie van de hartspiercel; spanningsveranderingen en ionenstromen (voor uitleg: zie tekst).

De actiepotentiaal wordt in een aantal fasen verdeeld, die gerelateerd zijn aan de in- en uitstroom van ionen door de ionkanaaltjes: de fasen 0 tot en met 4 (afb. 2.5).

– *Fase 0: depolarisatie.*
Doordat een prikkel de membraanrustpotentiaal verhoogt van -90 naar -70 mV (naar de minimale prikkeldrempel) gaan de snelle Na^+-kanalen open. De Na^+-ionen stromen als een lawine ('upstroke') de cel in (dikke pijl) waardoor de cel depolariseert en de membraanpotentiaal zelfs kortstondig positief wordt. Die positiviteit heet 'overshoot'. Deze fase valt samen met het QRS-complex van het elektrocardiogram (ECG).

– *Fase 1: snelle repolarisatie.*
De membraanpotentiaal die even positief was, zakt naar 0 door uitstroom van K^+-ionen. De Na^+-kanalen gaan weer dicht en de instroom van Na^+ houdt op.

– *Fase 2: langzame repolarisatie.*
Deze fase heet het *plateau*. Deze duurt veel langer en de potentiaal is 0. Het plateau is het resultaat van een elektrisch evenwicht tussen de uitstroom van K^+- en de instroom van Ca^{2+}-ionen door de langzame Ca^{2+}-kanaaltjes. De Ca^{2+}-instroom stimuleert het sarcoplasmatisch reticulum om nog meer Ca^{2+}-ionen vrij te maken die essentieel zijn in de contractie van de hartspiercel (afb. 2.6).

– *Fase 3: slotrepolarisatie.*
Terwijl de doorgankelijkheid van de andere ionen sterk verminderd is gaat de uitstroom van K^+-ionen door. De membraanrustpotentiaal (MRP) van -90 mV wordt weer hersteld.

– *Fase 4: rustfase.*
Na^+- en Ca^{2+}-kanalen zijn gesloten en de rustpotentiaal is stabiel op 90 mV. De cel is klaar om weer door een prikkel geactiveerd te worden.

2.1.4 Spier- en geleidingsweefsel in het hart

De hartspier kan worden onderverdeeld in *contractiel weefsel* en *gespecialiseerd geleidingsweefsel*. Contractiel weefsel heeft een prikkel van buiten nodig om een actiepotentiaal te produceren. Gespecialiseerd geleidingsweefsel bevat cellen die beschikken over het vermogen voor spontane prikkelvorming, automaticiteit genoemd: de *pacemakercellen*. Tot deze cellen behoren de *sinoatriale knoop* en de *atrioventriculaire knoop*, maar in principe is iedere myocyt onder bepaalde omstandigheden in staat tot spontane prikkelvorming (afb. 2.7). De vorm van de actiepotentiaal van deze gespecialiseerde cellen wijkt op drie punten af van die van de myocyten:

1 de membraanrustpotentiaal is slechts -60 mV. Bij die membraanpotentiaal zijn de snelle Na^+-kanalen permanent gesloten;
2 fase 4 van de hartspiercel loopt bij de pacemakercellen niet horizontaal, maar toont een helling naar boven. In fase 4 gaan de langzame Na^+-kanalen open met een geleidelijke daling van de membraanpotentiaal als gevolg. Deze lekstroom heet de *pacemakerstroom* (I_f);

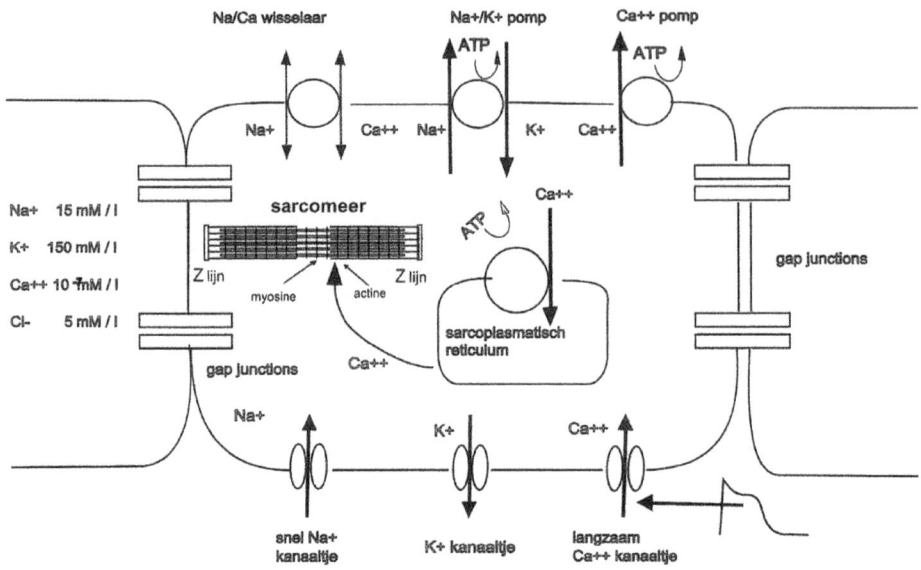

Afbeelding 2.6
Schema van ionkanalen, membraanpompen, gap-junctions en het sarcoplasmatisch reticulum van de myocyt. De snelle Na^+-kanaaltjes zijn kortdurend open tijdens fase 0 van de depolarisatie. De langzame Ca^{2+}-kanaaltjes zijn alleen open tijdens fase 2 van de repolarisatie. De andere calciumpompen verlagen continu het intracellulaire Ca^{2+}-gehalte dat hierdoor uitzonderlijk laag is. Daaraan draagt ook de Na^+/Ca^{2+}-wisselaar bij. Het sarcoplasmatisch reticulum laat kortdurend Ca^{2+} (het tienvoudige van de Ca^{2+}-instroom) los als het geprikkeld wordt door het Ca^{2+} dat tijdens fase 2 de cel binnenkomt.

3 als de prikkeldrempel is bereikt bij 40 mV begint fase 0, de depolarisatie van de pacemakercel. Fase 0 verloopt niet erg steil en komt tot stand door het openen van de langzame Ca^{2+}-kanalen. De Na^+-kanalen zijn gesloten. Vervolgens treedt repolarisatie in fase 2 en 3 op door het openen van de K^+-kanalen waardoor K^+ de cel uitstroomt en de membraanrustpotentiaal wordt hersteld. De Ca^{2+}-kanalen zijn nu gesloten (afb. 2.7).

De cellen van het geleidingsweefsel, met name de vezels van Purkinje in het myocard, gedragen zich als myocyten. De membraanrustpotentiaal is nog meer negatief en de 'upstroke' is nog sneller dan die van de myocyten. De snelheid van de impulsgeleiding door de cellen hangt af van de membraanrustpotentiaal die weer bepaald wordt door het aantal geactiveerde snelle natriumkanalen. Naarmate hiervan minder geactiveerd zijn is de stijging van fase 0 minder steil.

Spiercellen kunnen onder pathologische omstandigheden zoals ischemie ook automatisme ontwikkelen en zich als pacemakercellen gedragen.

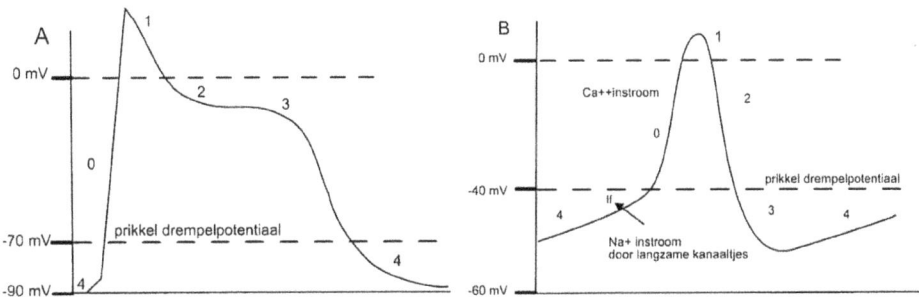

Afbeelding 2.7
Myocyt en pacemakercel.
a. Depolarisatie en repolarisatie van een hartspiercel. De depolarisatie gaat zeer snel, de plateaufase duurt relatief lang door de instroom van Ca^{2+}-ionen.
b. De depolarisatie en repolarisatie van een pacemakercel. Tijdens fase 4 is er een lekstroom door de instroom via de langzame Na^+-kanaaltjes waardoor de prikkeldrempel automatisch bereikt wordt. Hierdoor loopt fase 4 niet horizontaal maar vertoont een stijging. Deze lekstroom heet pacemakerstroom (I_f). In fase 2 gaan de Ca^{2+}-kanaaltjes open, maar deze fase duurt slechts kort, de rustpotentiaal wordt snel bereikt. Er is geen uitwendige prikkel voor depolarisatie nodig.

2.1.5 De refractaire periode

In de refractaire periode is de spiercel geheel (absoluut) of gedeeltelijk (relatief) ongevoelig voor nieuwe prikkels. Tijdens de refractaire periode is de membraanrustpotentiaal minder negatief en zijn de meeste snelle Na^+-kanalen gesloten. Tijdens de relatief refractaire periode is de Na^+-stroom minder groot, de 'upstroke' minder steil en ook de amplitude lager. Deze periode is noodzakelijk omdat de ventrikels enige tijd nodig hebben om zich te ontledigen en weer te vullen. De refractaire periode van de cellen in het atrium is korter dan die van de cellen in de ventrikels. Daardoor kunnen bij tachyaritmieën (ritmestoornissen met hoge snelheid) de ritmes van de atria hoger zijn dan de ritmes van de ventrikels. De atriumdepolarisatie valt samen met de P-top van het ECG, de ventrikeldepolarisatie valt samen met het QRS-complex. De T-top valt samen met de ventrikelrepolarisatie (afb. 2.8).

2.1.6 Het verband tussen prikkeling en contractie (excitatie-contractiekoppeling)

Er zijn twee contractiele eiwitten, actine en myosine, waarvan het actine aan de Z-schijven verankerd is. De dunne vezels van actine bestaan uit een reeks van bolletjes die de vorm heeft van een dubbele spiraal als een α-helix. In de groeve van de α-helix ligt een stijf langwerpig molecuul, tropomyosine, dat het skelet van actine vormt (afb. 2.9). Actine en de dikke vezels van myosine grijpen in elkaar als de gekruiste vingers van twee handen. De myosinevezels

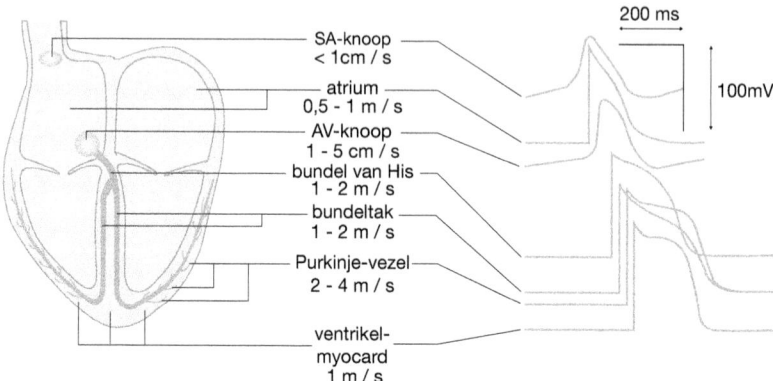

Afbeelding 2.8
Het prikkelgeleidingssysteem van het hart. In de pacemakercellen van de sinusknoop wordt een prikkel gevormd die de atria depolariseert. De depolarisatiegolf plant zich over de atria voort. De golf bereikt de AV-knoop. De actiepotentialen onderdrukken het eigen pacemakerritme van de AV-knoop. De actiepotentiaal van de sinusknoop is steiler dan die van de AV-knoop. Deze pacemakercellen hebben een kleinere pacemakerstroom. Daardoor is er een zekere 'pacemaker hiërarchie'. De cellen met de snelste ontlading dicteren het tempo. Voorts treedt er een geleidingsvertraging op in de AV-knoop van 0,1 seconde. Dit heeft twee nuttige aspecten: de atria hebben de tijd om zich te ontledigen voordat de ventrikels contraheren en de AV-knoop is de 'poortwachter' die het ventrikelritme beperkt als de atria op hol slaan met een abnormaal hoog ritme. De prikkels planten zich voort door de bundel van His en de beide bundeltakken. Deze vertakken zich in de vezels van Purkinje.

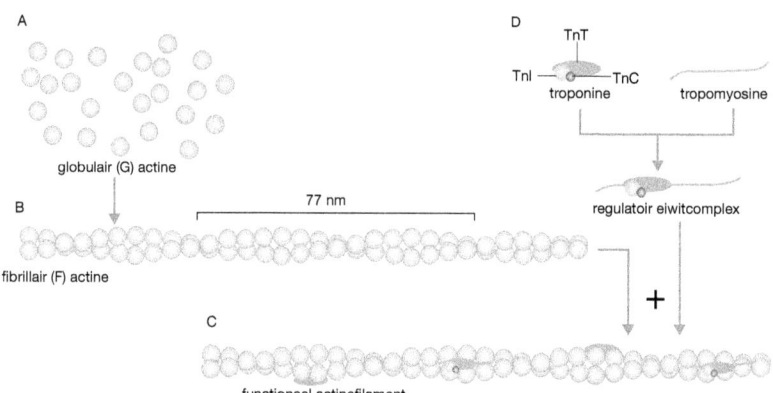

Afbeelding 2.9
Tropomyosine en troponine. Actine bestaat uit twee om elkaar gewonden filamenten. In de groef hiertussen ligt het tropomyosine dat in de rustfase de interactie tussen de myosinekopjes en de actinefilamenten verhindert. Op regelmatige afstanden bevindt zich het troponine, dat uit drie subeenheden bestaat.

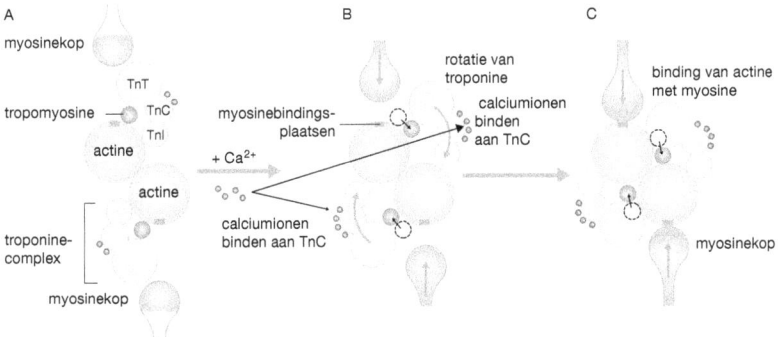

Afbeelding 2.10
Actine, myosine, Ca^{2+} en het troponinecomplex. Ca^{2+}-ionen binden zich aan het troponinecomplex en veranderen daarvan de ruimtelijke structuur zodat myosine en actine zich met elkaar kunnen verbinden.

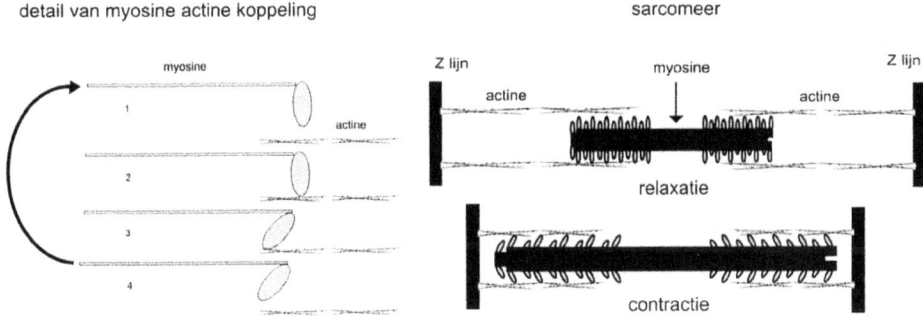

Afbeelding 2.11
De verschuiving van actine en myosine in het sarcomeer.
1. Hydrolyse van ATP veroorzaakt activatie van de myosinekopjes. ATP gaat over in ADP en de energierijke fosfaatgroep komt vrij.
2. Kruisbrugvorming tussen actine en myosine.
3. Buiging van de myosinekopjes, waardoor een arbeidsslag tot stand komt. Het actinemolecuul schuift naar binnen. De afstand tussen twee Z-lijnen wordt korter.
4. Myosinekopje laat los van actine. Een nieuw ATP-molecuul vervangt het ADP. Het ATP maakt het kopje los van actine en buigt het terug. Een nieuwe cyclus kan beginnen.

hebben over hun lengte op gelijke afstanden uitstekende 'kopjes' die een dwarsverbinding met de actinevezels aangaan bij contractie (afb. 2.11).
 De contractie wordt ingezet door de sterke instroom van Ca^{2+} die in rust zeer laag is, maar tijdens de depolarisatie (de plateaufase) zeer snel toeneemt (afb. 2.5 en 2.10). Dat is ook de reden dat de plateaufase tijdens de repolarisatie van het hart relatief lang duurt. De verhoging van het intracellulaire Ca^{2+} wordt versterkt door een tienvoudige instroom van Ca^{2+} vanuit het sarcoplasmatisch reticulum (afb. 2.6).

2.1.7 Het ontstaan van het ECG

Omdat mens en dier in fysieke zin als een 'vat met fysiologisch zout' kunnen worden beschouwd, zijn de elektrische velden die door depolarisatie en repolarisatie van het hart worden opgewekt, aan de 'buitenkant' waar te nemen.

Het eerste ECG werd door de latere Nobelprijswinnaar professor Einthoven in 1902 geregistreerd met een door hemzelf gebouwde snaargalvanometer. Sindsdien is het ECG uitgegroeid tot een onmisbaar instrument om hartaandoeningen te analyseren.

Bij de prikkeling van een hartspiervezel bestaat er tussen het gedepolariseerde elektronegatieve en het nog niet geprikkelde elektropositieve deel van de membraan een potentiaalverschil: een *dipool*. Deze dipool verspreidt zich snel over de hele cel. Omdat alle hartspiervezels die bij elkaar in de buurt liggen tegelijkertijd ontladen is dit hierdoor ontstane wisselende elektrische veld groot en breidt het zich in korte tijd als een olievlek over het hart uit.

De stroom loopt van negatief naar positief en volgens afspraak wordt dit als een uitslag naar boven gemeten (als de polen van de voltmeter worden omgedraaid is de uitslag naar beneden).

Bij repolarisatie vindt het omgekeerde proces plaats en loopt er een stroom van het nog gedepolariseerde deel naar het alweer gerepolariseerde gebied. Men zou verwachten dat deze stroom een omgekeerde uitslag veroorzaakt, omdat hij van positief naar negatief loopt, maar dat is niet zo: bij de mens begint de repolarisatie in omgekeerde richting en de uitslag is dan ook hier positief. Met andere woorden: depolarisatie en repolarisatie geven uitslagen in dezelfde richting.

Als een voltmeter op een hartspiercel wordt aangesloten ontstaat het beeld zoals weergegeven in afbeelding 2.12.

Het potentiaalverschil tussen het gedepolariseerde en het nog niet gedepolariseerde deel van de hartspiercel kan als een vector, een kracht met grootte en richting, worden beschouwd.

In de talrijke spiervezels die tegelijkertijd geprikkeld worden maar wel vaak in verschillende richtingen verlopen, zullen deze vectoren een resultante hebben, met eveneens een grootte en een richting.

Tijdens de hartcyclus (dus in de tijd) verandert deze resultante, de somvector, voortdurend van richting om uiteindelijk aan het einde van de depolarisatie in een bepaald punt aan te komen, alle spiercellen zijn dan gedepolariseerd (afb. 2.13).

De vector is een momentane kracht en geeft de richting van de resultante aan op een bepaald moment in de hartcyclus. In de tijd kan de totale vector, dus kracht en richting, worden afgeleid. De somvector van alle ventrikelvectoren in de tijd komt overeen met de *elektrische hartas*.

Het ECG registreert de somvector van alle ventrikelvezels die tegelijk in actie komen door elektroden op de huid te plaatsen en de potentiaalverandering te meten tussen die elektroden tijdens de depolarisatie en de repolarisatie van de ventrikel. Volgens afspraak wordt de stroom die naar een elektrode toe loopt als een uitslag naar boven vastgelegd. Er worden in totaal

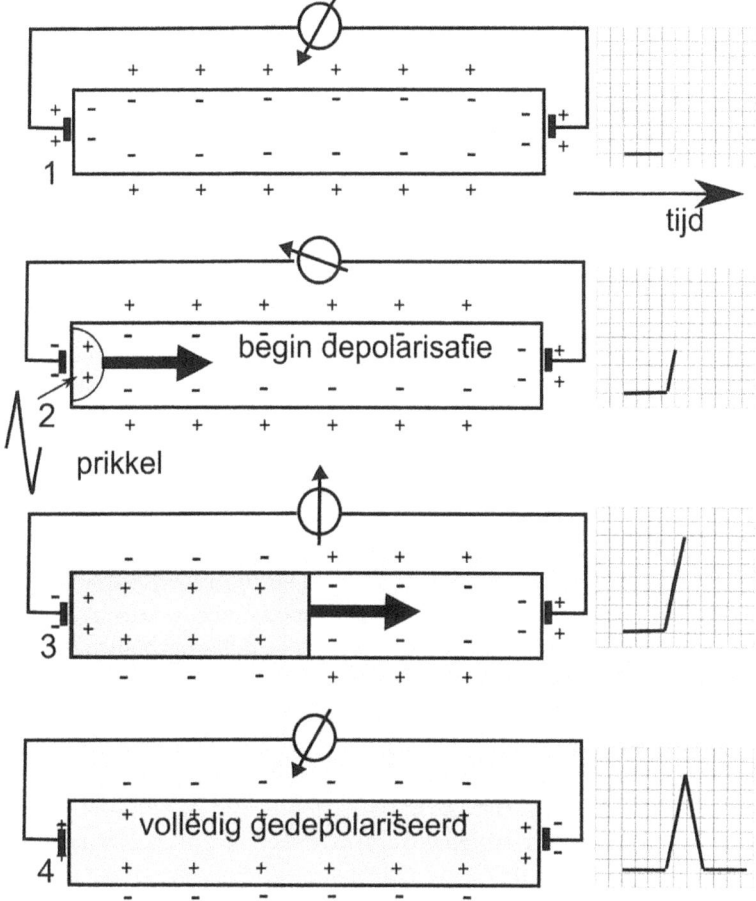

Afbeelding 2.12
Het dipoolfront verplaatst zich over de celmembraan.
1. Tijdens de membraanrustpotentiaal wordt er aan de buitenkant van de spiercel geen spanningsverschil gemeten.
2. Bij een prikkel wordt in het begin een klein deel van de cel gedepolariseerd. Tussen dit gebied en de rest van het celoppervlak ontstaat een spanningsverschil.
3. De helft van de cel is nu gedepolariseerd en het spanningsverschil tussen het intussen negatieve en het nog positieve celgedeelte is maximaal.
4. De hele buitenkant van de cel is nu negatief en er wordt geen spanningsverschil meer geregistreerd.

tien elektroden geplaatst. Daardoor zijn er zes standaardafleidingen en zes precordiale afleidingen.

De afleidingen I, II en III heten *bipolair* omdat zo de potentiaalverschillen tussen twee extremiteiten worden gemeten (afb. 2.14). Volgens afspraak wordt een uitslag naar boven geschreven als de elektrische kracht, de richting van de vector, zich van min naar plus bewegen en omgekeerd naar

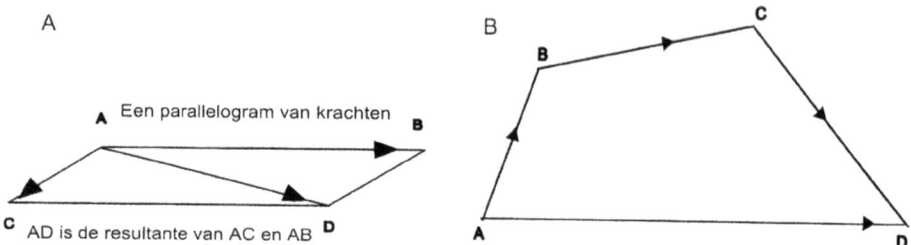

Afbeelding 2.13
Een paralellogram van krachten en de vectorresultante in de tijd. Een schip vaart een bepaalde koers en is daarbij onderhevig aan een bepaalde stroom. De resultante van deze twee krachten is AB. Na een uur verandert het schip van koers en ook de richting en kracht van de stroom zijn gewijzigd: De afstand BC wordt afgelegd. Na weer een uur wordt de afstand CD gevaren. Na drie uur is het schip in D aangekomen. De afstand AD geeft richting en kracht van de somvector over de totale periode.

beneden als de vector van plus naar min gaat. Het gaat hierbij altijd om de netto-uitslag, dat wil zeggen dat de uitslag omlaag moet worden afgetrokken van de uitslag omhoog, of omgekeerd. Als de uitslagen omhoog en omlaag aan elkaar gelijk zijn heet deze afleiding *iso-elektrisch*.

Bij de unipolaire afleidingen volgens Goldberger worden de potentiaalschommelingen gemeten van een differente elektrode tegenover een indifferente (nul)elektrode die ontstaat door het met elkaar verbinden van de twee andere extremiteitelektroden. Zo ontstaan de afleidingen AVR, AVL en AVF op respectievelijk rechterarm, linkerarm en linkervoet. AV staat voor 'augmented voltage' omdat de uitslagen door de schakeling enigszins versterkt zijn. De unipolaire afleidingen zijn zo geschakeld dat AVR, AVL en AVF een positieve uitslag geven als de vector, de elektrische activiteit van dat moment, in hun richting wijst. Deze uitslagen zijn, evenals de bipolaire afleidingen, in het frontale vlak.

De precordiale afleidingen geven de elektrische activiteit weer in het sagittale vlak. Hiertoe worden zes elektroden geplaatst aan de voor- en linkerzijkant van de borstkas. Net als bij de unipolaire arm- en beenafleidingen zijn bij de precordiale afleidingen de uitslagen naar boven, als de elektrische krachten (vectoren) naar de elektrode toe zijn gericht. Omgekeerd geven vectoren met een richting die van de elektrode af gaat, een negatieve uitslag.

De bepaling van de stand van de elektrische hartas
De elektrische hartas kan in een referentiesysteem, samengesteld uit de standaardafleidingen, worden weergegeven. Hierin worden sectoren van 30 graden weergegeven waarin de stand van de as ten opzichte van de horizontale as (0 graden) wordt benoemd. Een elektrische hartas die loodrecht staat op een afleiding geeft daarin geen uitslag. In die afleiding zijn de positieve en de negatieve uitslag even groot (afb. 2.16 rechts).

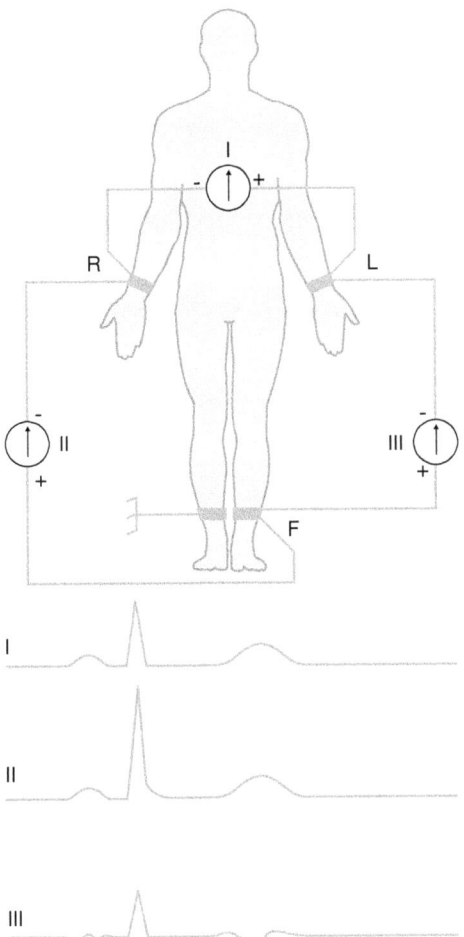

Afbeelding 2.14
De afleidingen volgens Einthoven. De eerste drie afleidingen (I, II en III) zijn de klassieke afleidingen die door Einthoven werden gebruikt.
I: linkerarm-rechterarm
II: rechterarm-linkerbeen
III: linkerarm-linkerbeen
De elektrode op het rechterbeen wordt als referentie-elektrode gebruikt. De potentiaalverschillen worden ten opzicht van elkaar gemeten.

Er zijn meerdere methoden om de positie van de elektrische hartas te bepalen, hier worden er twee beschreven:
– *de driehoek van Einthoven*. Uit het middelpunt van een gelijkzijdige driehoek (van Einthoven) worden de loodlijnen getrokken. Vanaf het snijpunt van de loodlijnen met de zijden van de driehoek wordt de som van de positieve en negatieve uitslagen afgezet. Vanaf die amplitudepunten worden weer

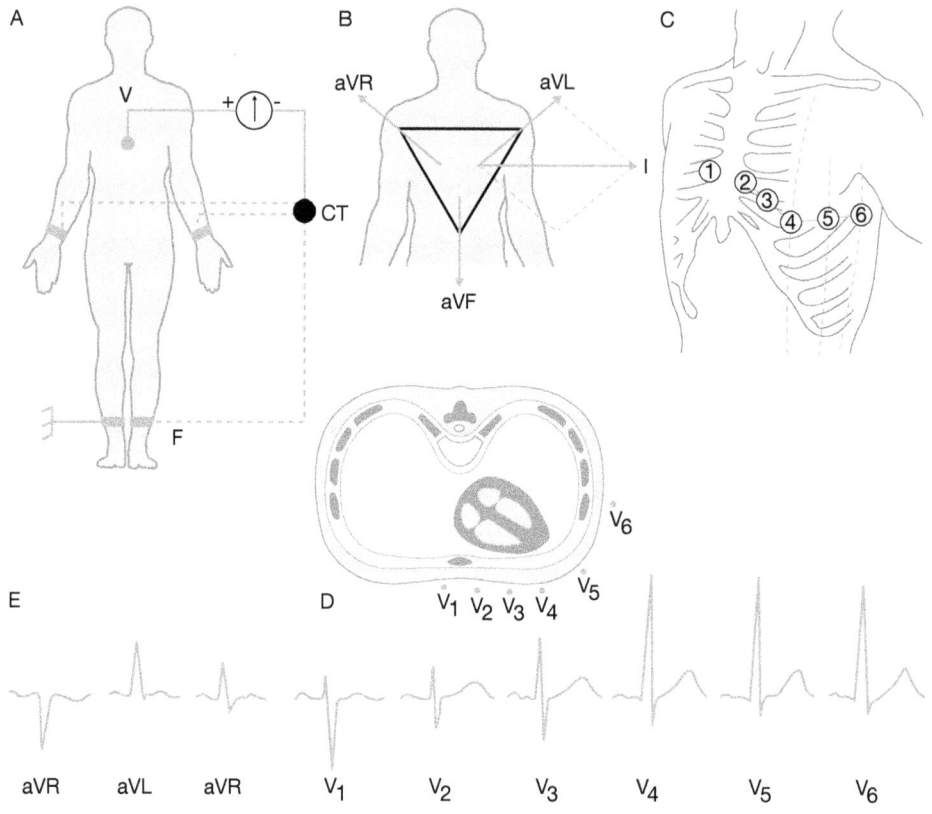

Afbeelding 2.15
Standaard en precordiale afleidingen. Ook de precordiale afleidingen worden gemeten ten opzichte van een nulreferentie die wordt samengesteld door een schakeling tussen alle extremiteitelektroden.

loodlijnen getrokken en waar deze elkaar snijden ligt de top van de vector (afb. 2.16 links);
– *bepaling uit de afleidingen I en AVF*. Zoals blijkt uit afbeelding 2.16 rechts staan de afleidingen I en AVF loodrecht op elkaar. Vanuit het middelpunt van de cirkel worden dan de somvectoren, dus de positieve uitslag min de negatieve uitslag, van de afleidingen I en AVF op respectievelijk de horizontale en de verticale as afgezet. Uit het parallellogram van krachten kan dan de vector worden bepaald.

De normale hartas ligt tussen -30 en +90 graden. Asdraaiing buiten dit bereik in de klokrichting wordt 'deviatie naar rechts' genoemd; asdraaiing tegen de klok in wordt 'deviatie naar links' genoemd (afb. 2.17).

Het normale QRS-complex

Op het ECG zijn de actiepotentialen van de sinusknoop niet te zien. De P-top is de depolarisatie van de atria. De PQ-tijd geeft de vertraging in de AV-

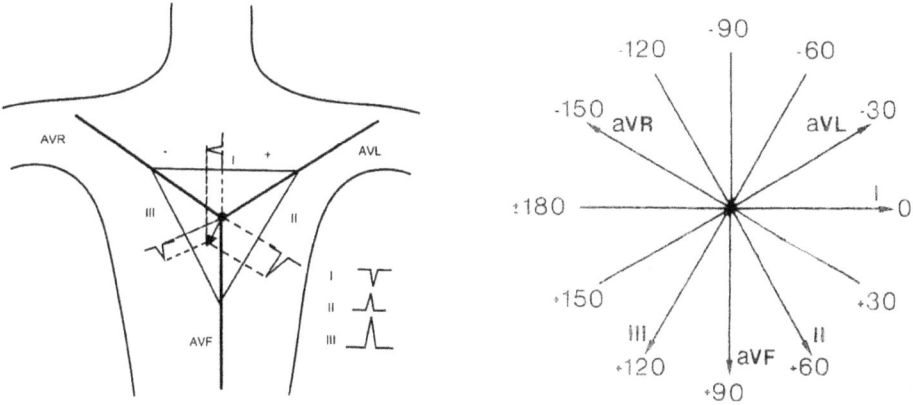

Afbeelding 2.16
De bepaling van de elektrische hartas.
Links: de driehoek van Einthoven. Vanuit het middelpunt van de driehoek worden de loodlijnen op de afleidingen I, II en III afgezet, waaruit dan de hartas kan worden bepaald.
Rechts: door alle zes standaardafleidingen evenwijdig aan elkaar door het middelpunt van de gelijkzijdige driehoek te laten lopen, kan een assenstelsel worden gecreëerd. Zo kan de gemiddelde vector van de ventrikeldepolarisatie (in de tijd) in het frontale vlak ongeveer worden bepaald.

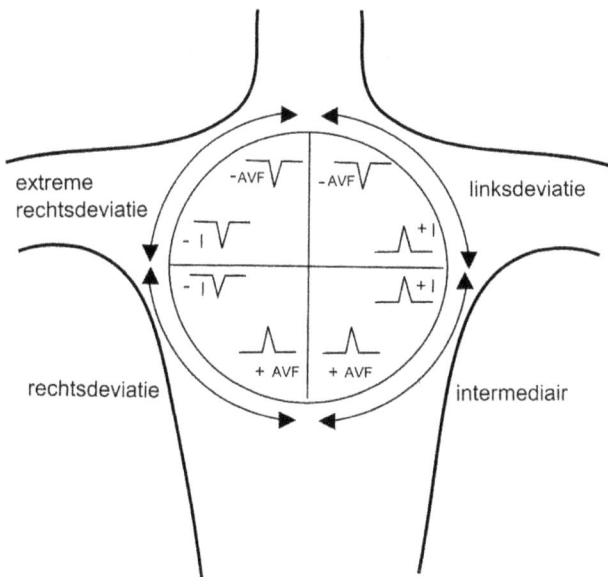

Afbeelding 2.17
Bepaling van de elektrische hartas uit de afleidingen I en AVF. Het kan ook eenvoudiger: de elektrische richting staat loodrecht op de afleiding die iso-elektrisch is, dus een even grote uitslag naar boven als beneden heeft. De grootste uitslag van de andere afleidingen staat hier loodrecht op en deze afleiding toont de elektrische hartas. Een elektrische hartas van 0 graden heeft een overwegend positieve vectoruitslag in I en geen vectoruitslag in AVF. Bij een verticale hartas is dit omgekeerd.

knoop weer. Het QRS-complex is de depolarisatie van de ventrikels. De T-top is de grafische voorstelling van de repolarisatie van de ventrikels. De repolarisatie van de atria valt in het QRS-complex.

Het PQ-interval wordt gemeten vanaf het begin van de P-top tot het begin van het QRS-complex. Als de Q-top afwezig is meet men het PR-interval. Dit is de tijd waarin de prikkel het atriale geleidingssysteem passeert.

Het QRS-complex is de depolarisatie van de ventrikels. Het ST-segment komt overeen met de plateaufase van de actiepotentiaal (fase 2) en de T-top met fase 3 van de repolarisatie.

Het normale PQ- of PR-interval ligt, afhankelijk van de hartfrequentie, tussen 0,12 en 0,20 seconde. De duur van het QRS-complex bedraagt normaliter 0,08 tot 0,10 seconde.

Het QT-segment, het interval tussen het begin van het QRS-complex en het einde van de T-top, wordt de *elektrische systole* genoemd. De lengte hiervan varieert met de hartfrequentie, die door de RR-afstand wordt weergegeven. Het hiervoor gecorrigeerde interval wordt aan de hartfrequentie gerelateerd met de formule:

$QT_c = QT_{(gemeten)} / \sqrt{RR}$ (in seconden).

Van een verlengd QT-interval is sprake bij een duur > 0,45 seconden. Afwijkingen in de intervallen worden bij de ritmestoornissen besproken (afb. 2.18).

Om de hartfrequentie uit de RR-afstand te bepalen geldt het volgende sommetje:

De papiersnelheid is 25 mm per seconde. De afstand van het papier in één minuut afgelegd, is dan: 60 × 25 mm = 1.500 mm. De RR-afstand wordt geteld in mm (kleine hokjes). Dan bedraagt de hartfrequentie: 1.500 gedeeld door het aantal hokjes. Bijvoorbeeld bij een RR-afstand van 25 mm, is de HF: 1.500/25 = 60 sl/min (afb. 2.19).

De vorm van het QRS-complex

Het QRS-complex heeft verschillende vormen, afhankelijk van de plaats van de elektroden en eventuele pathologische processen (afb. 2.20).

De QRS-vector in relatie tot de standaard en de precordiale afleidingen

De depolarisatie van de kamers begint in het interventriculaire septum en de richting van de vector is naar de rechterkamer toe en van de linkerkamer af. Daardoor is er kortdurend een positieve uitslag in AVR. De vector gaat ook iets in de richting van AVF en geeft daar ook een kleine positieve uitslag. Tegelijkertijd is de uitslag in AVL initieel negatief want de vector gaat daar vandaan. Als de wanden van de kamers gedepolariseerd worden, overheersen de elektrische krachten van de veel zwaardere linkerkamer de elektrische krachten van de rechterkamer. Hierdoor loopt de curve naar links-beneden en naar achteren.

De standaard- en precordiale afleidingen

De QRS-patronen en vectoren in de standaardafleidingen zijn weergegeven in afbeelding 2.21.

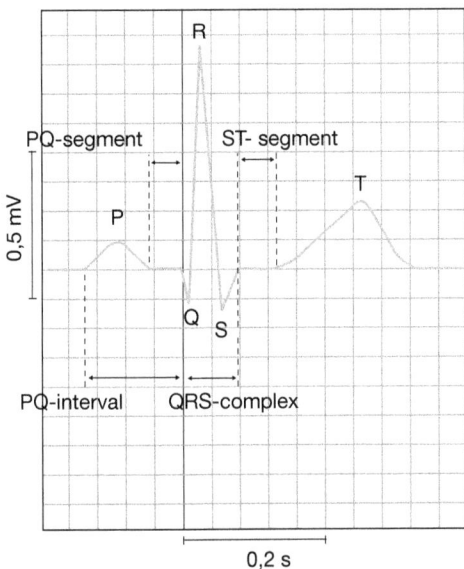

Afbeelding 2.18
Een PQRST-complex. ECG-papier is verdeeld in horizontale en verticale lijnen waardoor er ruitjes zijn van 1 mm hoogte en breedte. Om de vijf ruitjes is er een iets dikkere lijn, eveneens in horizontale en verticale richting. Elk ECG moet goed gekalibreerd zijn: de kalibratielijn moet goed zijn afgesteld op 1 mV en mag geen 'slurring' vertonen, dat wil zeggen dat de naald niet door mechanische oorzaken te traag is (gedempt). Het papier loopt met een snelheid van 25 mm/sec door het apparaat. Om bepaalde ritmestoornissen beter te kunnen analyseren kan de snelheid verdubbeld worden.

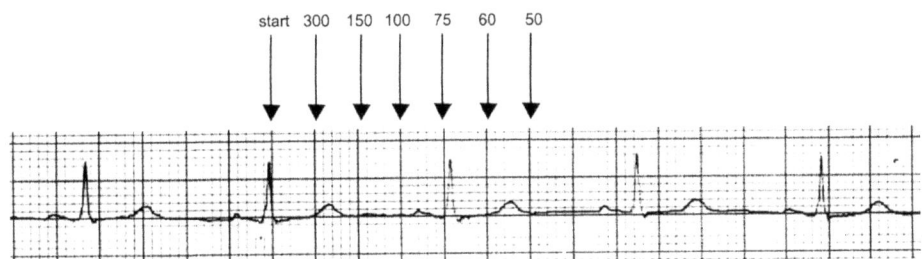

Afbeelding 2.19
Bepaling van het hartritme. Een snellere manier is het tellen van het aantal grote hokjes tussen de R-toppen, waarbij de getalvolgorde uit het hoofd geleerd moet worden.

Voor de precordiale afleidingen kan eenzelfde vectordiagram worden opgesteld, zoals weergegeven in afbeelding 2.22.

Na de technische controle wordt het ECG op de volgende punten beoordeeld (afb. 2.23):

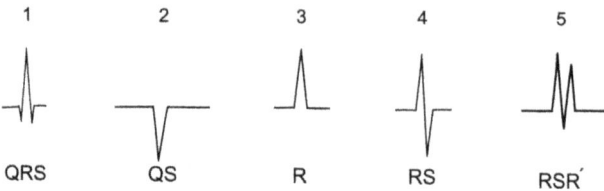

Afbeelding 2.20
QRS-patronen. Als de eerste uitslag naar beneden is, heet deze Q-top (1). Een diep QS-complex ziet men bij een transmuraal infarct (2). Wanneer de Q-top ontbreekt, is de eerste uitslag naar boven de R-top (3). Iedere uitslag naar beneden die volgt op de R-top heet S-top (4). Een RSR'-patroon toont het beeld van een bundeltakblok (5). Een accent (') boven een letter betekent dat het een tweede top in dezelfde richting is.

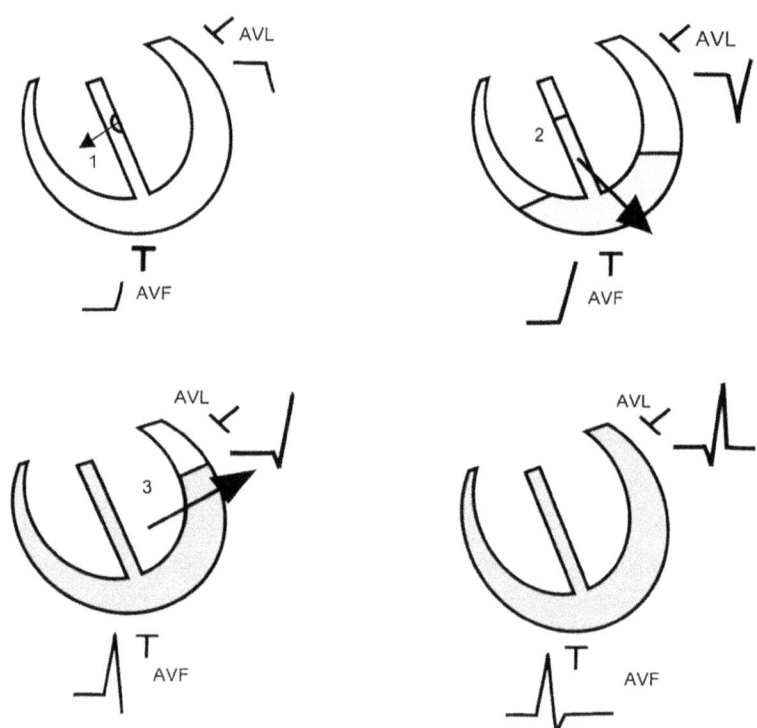

Afbeelding 2.21
QRS-patronen en vectoren in de standaardafleidingen.
1. Activatie van het septum: Het eerste deel van het QRS-complex is positief in AVF (R) en negatief in AVL (Q).
2. De vector loopt naar beneden (richting AVF) en de uitslag daar is wat groter.
3. De vector draait naar links en naar achteren en is groter omdat de massa van de linkerkamer overheerst. Er komt een negatieve uitslag in AVF (S) en een positieve in AVL (R).
4. De depolarisatie is voltooid, de buitenkant is negatief en de binnenkant positief geladen. De afleidingen tonen geen uitslag: de lijn is iso-elektrisch.

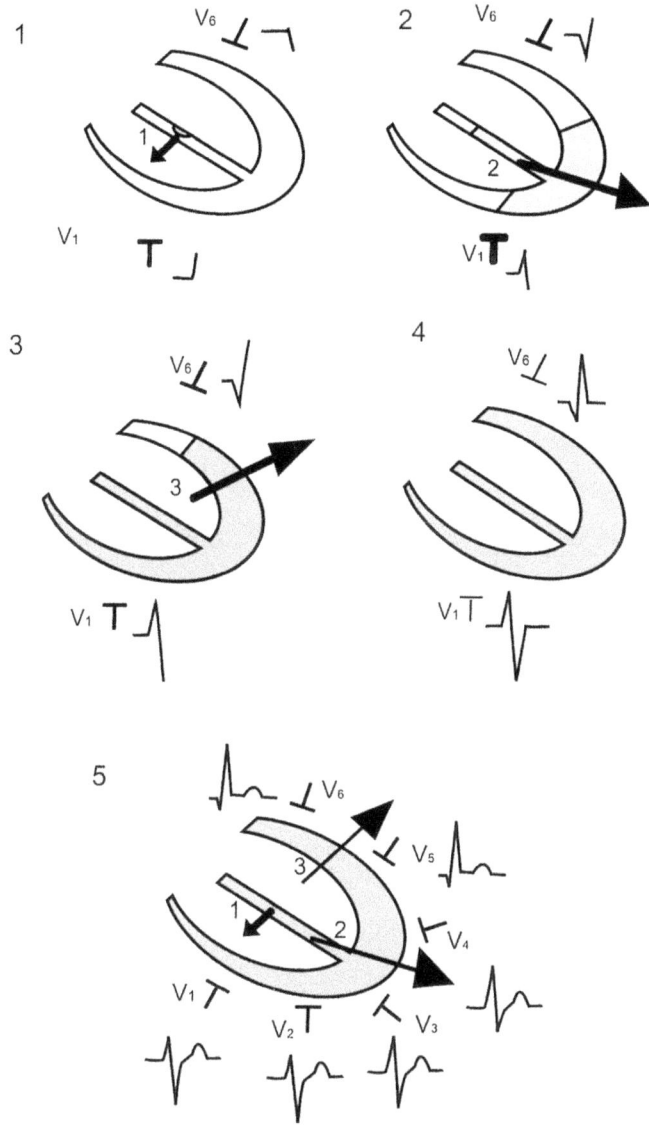

Afbeelding 2.22

De patronen en vectoren in de precordiale afleidingen.

1. De vector begint in het interventriculaire septum en gaat richting rechterkamer. Er is een geringe positieve uitslag in V_1 (R) en een kleine negatieve (Q) in V_6.
2. Door het overwicht van de linkerkamer draait de vector naar links en naar achterwaarts waardoor de uitslag in V_1 negatief wordt terwijl de uitslag in V_6 omhoog gaat.
3. Bij verdere depolarisatie zijn beide kamers geactiveerd maar de linkerkamer overheerst. De uitslag in V_1 wordt negatief (S) en positief in V_6 (R).
4. De depolarisatie is voltooid; er is een RS-complex te zien in V_1 en een QR-complex in V_6.
5. V_2 t/m V_5 tonen de geleidelijke verandering van de complexen. Waar de positieve en negatieve uitslag even groot zijn is de overgangszone.

– ritme. Er is sprake van een sinusritme als het QRS-complex vooraf wordt gegaan door een P-top en iedere P-top wordt gevolgd door een QRS-complex met een vaste PQ-tijd;
– hartfrequentie;
– intervalmeting van PR-tijd, breedte QRS-complex, QT-tijd. Onderzoek van P-toppen, QRS-complex, ST-segment en T-toppen. De normale duur van de P-top is maximaal 0,11 seconde;
– bepaling van de stand van de elektrische hartas.

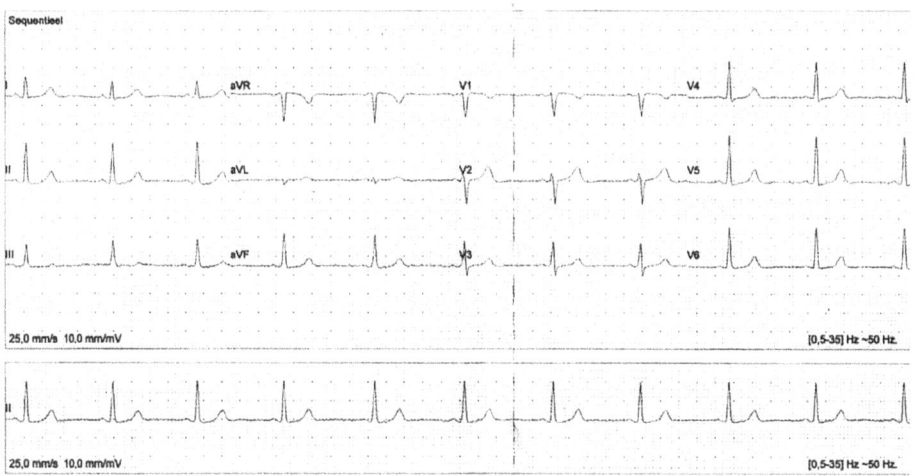

Afbeelding 2.23
Het normale ECG. Intermediaire stand van de elektrische hartas. PQ-tijd 0,09 seconde, QRS-breedte 0,113 seconde, hartfrequentie 63 slagen per minuut. Geen afwijkingen in de complexen.

2.1.8 Afwijkingen in de vorm van het ECG

Afwijkingen in de P-top

De belangrijkste afwijkingen zijn de *P-pulmonale* die gezien wordt bij hypertrofie van de rechterboezem en de *P-mitrale* die men ziet bij vergroting van de linkerboezem. P-toppen zijn het beste te zien in afleiding II. De P-pulmonale is hoog en spits, de P-mitrale toont twee toppen.

Afwijkingen in het QRS-complex

Onderbreking van de prikkelgeleiding in één van de bundeltakken veroorzaakt verbreding van het QRS-complex omdat door de gestoorde bundeltak de purkinjevezels niet voor een snelle en gelijktijdige prikkeling van beide kamers zorgen. De depolarisatie aan de aangedane kant komt dan vanuit de ventrikel met normale geleiding. Men spreekt van een *compleet bundeltakblok* als het QRS-complex breder dan drie hokjes is. Ligt de breedte tussen 0,10 en 0,12 dan is het bundeltakblok incompleet (afb. 2.24).

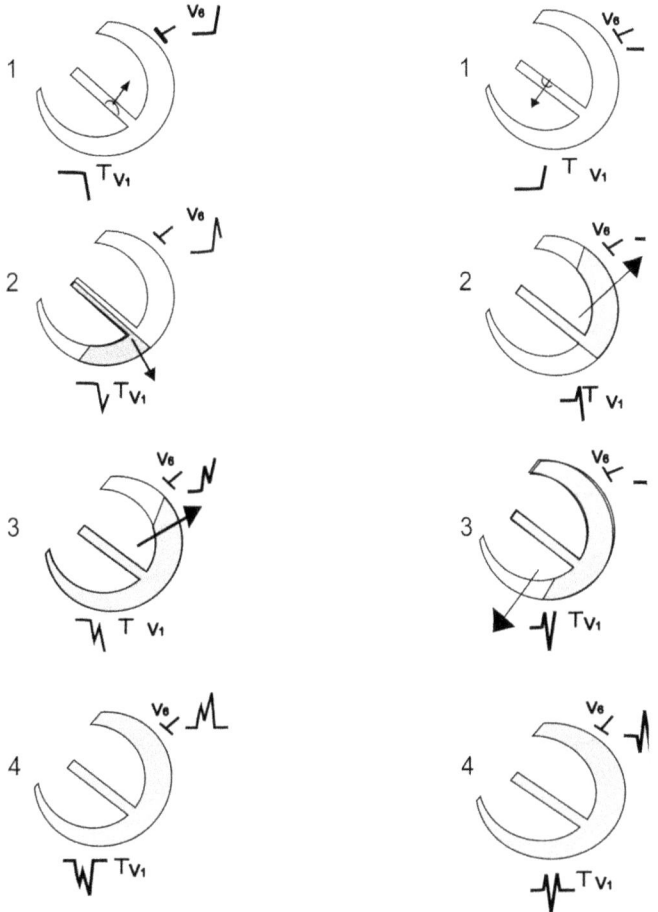

Afbeelding 2.24
Linker en rechter bundeltakblok.
Links: linker bundeltakblok. De initiële depolarisatie van het linker septum is geblokkeerd omdat die normaliter vanuit de linker bundeltak plaatsvindt. De normale R in V_1 en de (kleine) Q in V_6 zijn afwezig. De depolarisatie vindt nu plaats vanuit de rechter bundeltak die het rechter deel van het septum activeert en deze vector is naar links gericht: er is een R in V_6 en een Q in V_1 (1). Vervolgens wordt de rechterkamer gedepolariseerd waardoor een kleine stijging naar positief ontstaat in V_1 en een kleine daling (naar negatief) in V_6 (2). Daarna wordt de linkerkamer vanuit de rechterkamer geactiveerd en gaat de vector weer naar links met het begin van een R' in V_6 en een S' in V_1 (3). Bij volledige depolarisatie zijn de complexen voltooid.
Rechts: rechter bundeltakblok. De septale activatie is normaal en geeft een kleine R in V_1 en een kleine Q in V_6 (1). Daarna wordt eerst de linkerkamer gedepolariseerd waardoor een S in V_1 en een R in V_6 ontstaat (2). Vervolgens wordt de rechterkamer (vanuit de linker) gedepolariseerd en ontstaat het begin van een R' in V_1 en een S' in V_6 (3). Bij volledige depolarisatie zijn complexen voltooid (4).

Linker- en rechterkamerhypertrofie

Bij chronische overbelasting van het hart ontstaat hypertrofie van de hartkamer(s). Voor de linker ventrikel is dat vooral het geval bij hypertensie (hoge bloeddruk), terwijl geïsoleerde rechterkamerhypertrofie vooral wordt gezien bij pulmonale hypertensie. Er zijn voor zowel linker- als rechterkamerhypertrofie tal van andere oorzaken te noemen. De vergrote spiermassa van de linker of de rechter ventrikel komt op het ECG tot uiting door een draaiing van de elektrische hartas en een toename van de uitslagen die op rekening komt van de gehypertrofieerde hartkamer.

Bij hypertrofie van de linkerkamer worden de uitslagen groter in I, AVL, V_5 en V_6. Bij hypertrofie van de rechterkamer geeft het QRS-complex een andere vorm die vooral in V_1 en V_2 kan worden gezien (afb. 2.25).

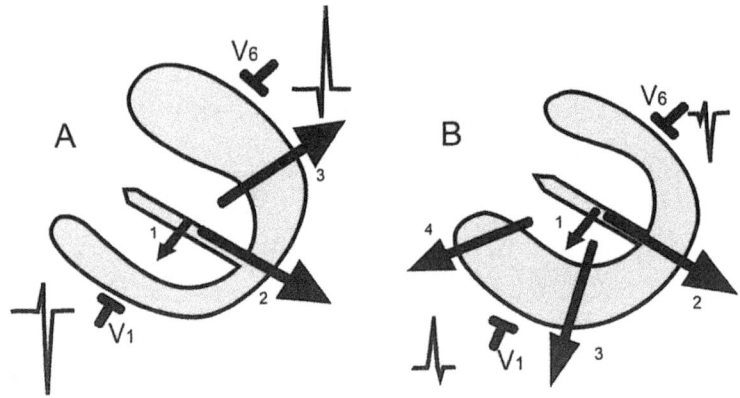

Afbeelding 2.25
Linker- en rechterkamerhypertrofie.
Links: hypertrofie van de linkerkamer. De septale depolarisatie is normaal en geeft een kleine Q in V_6 en een kleine R in V_1 (1). De elektrische krachten van de linkerkamer overheersen zodat bij het naar links zwaaien van de vector een S in V_1 en de R in V_6 ontstaat (2). Het laatste (terminale) deel van het ECG toont een hoge R in V_6 en een diepe S in V_6. Er is meestal ook een deviatie van de elektrische hartas naar links.
Rechts: hypertrofie van de rechterkamer. De depolarisatie begint in het septum en geeft een positieve uitslag R in V_1 en een kleine Q in V_6 (1). De vector zwaait nu naar links (2) om vandaar de twee kamers te depolariseren en geeft dan een kleine R in V_6. De gehypertrofieerde rechterkamer heeft overwicht en zorgt ervoor dat de vector weer naar rechts wijst, richting V_1 (3). Er blijft een positieve uitslag in V_1 en er komt een S in V_6 (4). Bovendien is er meestal deviatie van de elektrische hartas naar rechts.

Afwijkingen in het ST-segment en de T-toppen
ST-segmentafwijkingen kunnen zich presenteren als verhogingen of verlagingen. Een ST-depressie wordt *subendocardiaal* genoemd, een ST-verhoging *subepicardiaal*. Bij hyper- en hypocalciëmie treedt verkorting en respectievelijk verlenging van het ST-segment op.

T-topafwijkingen zijn vaak moeilijk te interpreteren. Zij zijn primair als ze voorkomen in het kader van ischemie van het hart. Secundaire T-topveranderingen heten zo als zij gezien worden bij geleidingsstoornissen zoals linker of rechter bundeltakblok.

T-topveranderingen zijn ook van belang in de diagnostiek van medicamenteuze bijwerkingen of elektrolytafwijkingen. Deze afwijkingen worden later in dit hoofdstuk uitgebreid besproken.

2.2 Cardiale aritmieën

Ritmestoornissen komen zeer frequent voor en omvatten zowel onschuldige hartkloppingen (palpitaties) als levensbedreigende kamertachycardie en adams-stokes-aanvallen.

Hartritmestoornissen ontstaan door abnormale prikkelvorming, abnormale prikkelgeleiding of een combinatie van beide.

2.2.1 Abnormale prikkelvorming

De prikkel ontstaat in gespecialiseerd hartspierweefsel dat over automatisme beschikt, dat wil zeggen het vermogen om spontaan te depolariseren (afb. 2.26). Deze pacemakercellen bevinden zich in de sinusknoop, de AV-knoop en het ventriculaire geleidingssysteem dat de bundel van His en de purkinjevezels omvat. Onder pathologische omstandigheden, met name ischemie, kunnen ook gewone hartspiercellen automatisme ontwikkelen.

De cellen met automatisme in het gespecialiseerde weefsel bestaan uit meerdere typen, elk met een eigen frequentie. Deze laatste wordt bepaald door een drietal factoren:
– de grootte van het 'lek' door de langzame natriumkanalen tijdens fase 4 (de pacemakerstroom);
– de maximale membraanpotentiaal die kan worden bereikt;
– de hoogte van de minimale prikkeldrempel.

Wanneer de prikkel van de dominante cellen de tragere pacemakercellen, die nog niet gedepolariseerd zijn, bereikt, zullen deze ook depolariseren, ongeacht de pacemakerstroom die op dat moment loopt. Hun eigen ritme wordt dan onderdrukt. Dit ritme wordt pas manifest als dat van de dominante pacemakercellen uitblijft of als er geleidingsstoornissen zijn. Als de pacemakercellen van de AV-knoop, de bundel van His of de purkinjevezels (de latente pacemakers) om wat voor reden dan ook geen prikkels van de sinusknoop ontvangen, gaan zij zelf in een lagere frequentie prikkels afvuren. De

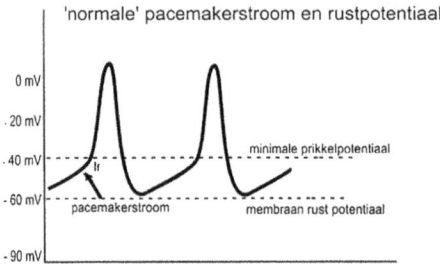
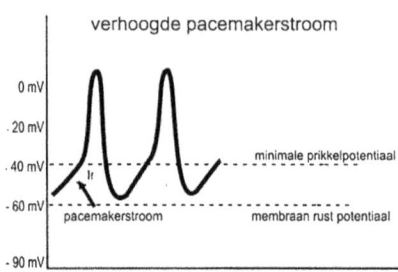
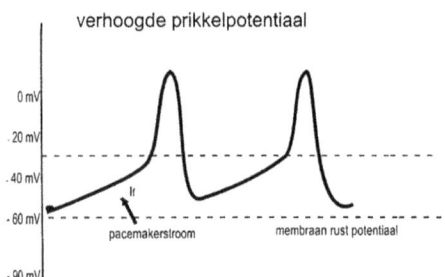
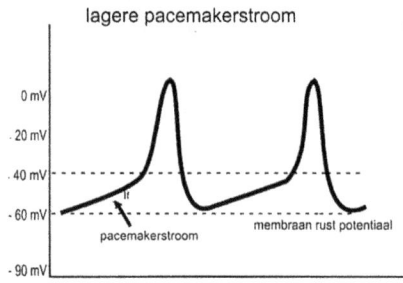

Afbeelding 2.26
De effecten van veranderingen in de pacemakerstroom en de prikkeldrempel. Als de pacemakerstroom, de lekstroom, toeneemt, wordt de prikkelpotentiaal eerder bereikt en stijgt het ritme (rechtsboven). Als de minimale prikkelpotentiaal stijgt duurt het langer voordat deze bereikt wordt: het ritme daalt (linksonder). Als de pacemakerstroom afneemt, daalt het ritme ook omdat de prikkelpotentiaal later bereikt wordt (rechtsonder).

eerste twee hebben een eigen ritme van vijftig tot zestig prikkels per minuut, de purkinjevezels niet meer dan dertig tot veertig.

Het automatisme van de sinusknoop wordt onder normale omstandigheden voornamelijk bepaald door het autonome zenuwstelsel, echter ook de AV-knoop en gewoon atriumweefsel zijn hiervoor gevoelig.

Stimulatie door de sympathische takjes of een toegenomen concentratie van catecholamines zetten meer langzame Na^+-kanalen open waardoor de pacemakerstroom toeneemt en de frequentie stijgt. Omgekeerd veroorzaakt acetylcholine (ACh) bij parasympathische (vagale) stimulatie een vermindering van het aantal lekkende Na^+-kanalen en dus een verlaging van de pacemakerstroom, met daling van de frequentie als gevolg.

Als de sinusknoop het laat afweten verschuift de prikkelvorming naar de latente pacemakers. De hier ontstane prikkel heet dan *escapeslag* en als dit langer gaat duren, kan een *escaperitme* ontstaan. De escapeslag komt aan het einde van een pauze als gevolg van vertraging in de sinusknoop en heeft daardoor als kenmerk dat hij te laat komt.

Latente pacemakercellen kunnen echter ook dominant worden als zij, om wat voor reden dan ook, sneller depolariseren dan de sinusknoop. Door deze hogere frequentie komen deze ectopische slagen, extrasystolen, te vroeg en heten dan ook *premature slagen*. Als er een hele serie van deze slagen is spreekt men van een *ectopisch ritme*. Er is dan een tachycardie van kortere of langere duur ontstaan.

Omstandigheden die tot ectopische prikkelvorming aanleiding geven zijn onder meer ischemie, elektrolytstoornissen, medicijnen zoals digoxine en een verhoogde catecholaminespiegel.

Beschadigde myocardcellen kunnen lekkage van de celmembraan vertonen en daardoor automatisme ontwikkelen. Door de lekkage kan de membraanrustpotentiaal niet gehandhaafd blijven en spontane depolarisatie treedt op. Als de frequentie van de prikkelvorming in deze beschadigde cellen groter is dan die van de sinusknoop, is een ectopisch ritme het gevolg.

Een recent ontdekt mechanisme bij het ontstaan van ectopische prikkels is de 'getriggerde activiteit'. Hierbij zijn er schommelingen in het voltage van de membraan na de repolarisatie van de voorafgaande actiepotentiaal. Deze schommelingen 'triggeren' abnormale actiepotentialen als de drempelpotentiaal van de nabijgelegen cellen wordt overschreden. Deze kunnen zichzelf onderhouden. Dit kan voorkomen als een ectopische slag, maar ook als een tachyaritmie. Dit mechanisme ligt onder andere ten grondslag aan de gevaarlijke ritmestoornis torsade de pointes. Het kan ook een manifestatie van digitalisintoxicatie zijn.

2.2.2 Gestoorde prikkelgeleiding

Er zijn twee typen geleidingsstoornis, namelijk het *geleidingsblok* (conductieblok) dat tot trage hartactie (bradycardie) leidt, en *re-entry*, dat aanleiding geeft tot tachycardie.

Geleidingsblok (conductieblok)
Een geleidingsblok kan tijdelijk of permanent zijn en ontstaat als de prikkelgeleiding geblokkeerd wordt door beschadiging, ischemie, bindweefselvorming of bepaalde medicijnen. De meest voorkomende oorzaak is echter de prikkelblokkade die ontstaat als de prikkel een hartspiercel bereikt die de prikkel niet kan voortgeleiden omdat hij nog in de refractaire periode is. Dit verschijnsel is vooral te zien (en te voelen) als compensatoire pauze na een ectopische slag. Na deze extrasystole, die te vroeg komt, is de cel ongevoelig voor de volgende prikkel van de normale pacemakercel en ontstaat er een pauze die eindigt als de daarop volgende normale slag weer door komt (compensatoire pauze).

Als de normale voorgeleiding van de prikkel uit de sinusknoop binnen het geleidingsweefsel geblokkeerd wordt, komen de latente pacemakercellen in actie, omdat deze niet meer door de sinusknoop in toom worden gehouden en ontstaat er een escapeslag of een escaperitme. Als dit ritme afkomstig is uit de AV-knoop, heet dit een *AV-nodaal ritme*. Als de blokkade in de bundel van His is gelegen, is er sprake van een *atrioventriculair blok*. Indien de blokkade compleet is, ontstaat het escaperitme in de ventrikels, hetzij in het lage deel van de bundel van His, hetzij in het distale geleidingssysteem. Het hartritme is dan laag, ongeveer 30 tot 55 slagen per minuut.

Re-entrymechanisme

Een prikkel die in de sinusknoop ontstaat, verplaatst zich als een 'front' over het gehele atrium en activeert eenmalig alle opvolgende spiercellen. De refractaire periode van elke spiercel verhindert dat deze door de oorspronkelijke prikkel opnieuw wordt geactiveerd.

In het geleidingssysteem kunnen situaties voorkomen waarbij de prikkel wel via het ene gebied, maar niet via een ander gebied het verder gelegen spiergedeelte kan bereiken, doordat in dit laatste gebied een blokkade is ontstaan. Soms is de geleiding wel in de ene richting, maar niet, of niet volledig, in de tegenovergestelde richting geblokkeerd, respectievelijk *antegrade* en *retrograde conductie*. In dat geval keert de prikkel vanuit de tegenovergestelde richting weer op de oorspronkelijke plaats terug. Er zijn dan twee mogelijkheden, namelijk:
– dit plekje is door de refractaire periode ongevoelig voor de teruggekeerde prikkel;
– ook de retrograde geleiding is vertraagd en als de prikkel in het gebied terugkeert waar hij vandaan kwam, is de refractaire periode voorbij en de prikkel wordt opnieuw doorgeleid. Er ontstaat nu een elektrische cirkelbeweging in een hoog tempo waarbij in het hele geleidingssysteem prikkels worden afgevuurd: een cirkeltachycardie (afb. 2.27).

Een speciale vermelding verdient het syndroom van Wolff-Parkinson-White (WPW). Hierbij is er, naast de AV-geleiding, een accessoire geleidingsweg (afb. 2.28). Daardoor kan de eerder voortgeleide prikkel terugkeren naar de AV-knoop en daar aankomen als de refractaire periode hier alweer voorbij is. Het accessoire geleidingspad heet *bundel van Kent*. De patiënten hebben vaak last van tachycardieën. De prikkel gaat door beide geleidingssystemen, maar de snelheid door de bundel van Kent is groter omdat daar de normale vertraging van de AV-knoop ontbreekt. De ventrikels worden daardoor eerder gestimuleerd. Als er geen tachycardie is, toont het ECG een karakteristiek beeld, namelijk een deltagolf als uiting van vroegtijdige prikkeling van de ventrikels.

Een betrekkelijk nieuwe ontwikkeling bij de behandeling van het WPW-syndroom is katheterablatie van de bundel van Kent (afb. 2.29). Het is met moderne elektrofysiologische methoden mogelijk de plaats van deze bundel goed te lokaliseren. Dit wordt *mapping* genoemd. Met een elektrodekatheter wordt een radiofrequente stroom met een vermogen van 25 watt over een klein gebied toegediend waardoor de bundel van Kent wordt doorgesneden. De mapping moet heel nauwkeurig zijn, omdat anders de bundel van His wordt doorsneden en een totaal hartblok ontstaat.

2.2.3 Diagnostiek van ritmestoornissen

Hartritmestoornissen worden onderscheiden in twee typen, namelijk een te snelle of te langzame hartfrequentie (respectievelijk *tachycardie* en *bradycardie*), en de plaats van oorsprong, namelijk de atria of de ventrikels. Bij dit onderscheid is het van belang dat P-toppen geïdentificeerd worden en hun

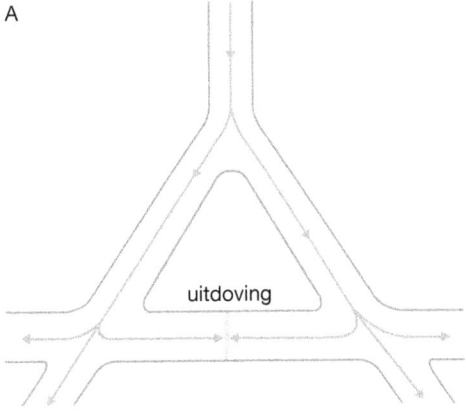

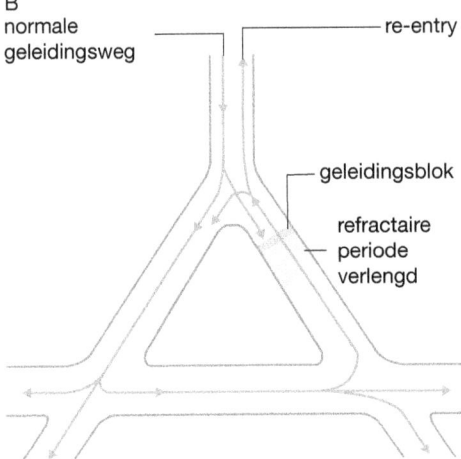

Afbeelding 2.27
Het ontstaan van een cirkeltachycardie. Het re-entrymechanisme ontstaat als de omgevende cellen verschillende geleidingssnelheden en refractaire periodes hebben, zoals dat het geval kan zijn in ischemisch myocardweefsel. Bijna alle supraventriculaire (atriale) en ventriculaire tachycardieën berusten op re-entry, waarvan de laatste voornamelijk voorkomen in al beschadigde harten.

relatie, of het ontbreken daarvan, met het QRS-complex wordt vastgesteld. Bij een atriale oorsprong van de ritmestoornis gaat een P-top altijd aan een QRS-complex vooraf. Bij een ventriculaire herkomst is dat niet het geval. Bij prikkelvorming in het AV-geleidingssysteem (de junction) kan de P-top vlak voor, achter of in het QRS-complex zitten of geheel ontbreken. De plaats van de prikkelvorming kan vaak afgeleid worden uit de PR-afstand en de polariteit, dus of de P-top omhoog of omlaag is gericht.

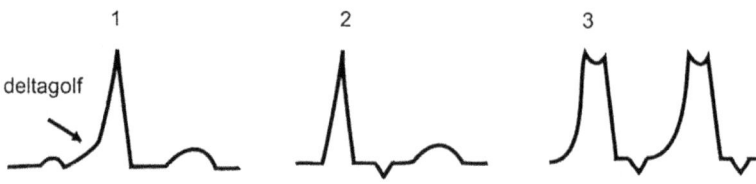

Afbeelding 2.28
Het WPW-syndroom.
1. Verkorte PR-tijd, de typische deltagolf en verbreed QRS-complex.
2. Tijdens een tachycardieaanval: retrograde P-toppen na het QRS-comlex. Geen deltagolf meer.
3. Wijde bizarre QRS-complexen omdat de ventrikels uitsluitend door de accessoire bundel worden gestimuleerd.

Bradyaritmieën
Er wordt van *bradycardie* gesproken als het ritme lager is dan 60 slagen per minuut. Oorzaken zijn gelegen in gestoorde prikkelvorming of blokkade van de prikkelgeleiding.
– *Sinusbradycardie.* Hierbij is er alleen een vertraging van de prikkelvorming in de sinusknoop. Het verschijnsel wordt vooral bij atleten waargenomen en is dan volstrekt normaal. Getest wordt of het ritme bij inspanning oploopt. Bètablokkers en Ca-channelblokkers hebben soms sinusbradycardie als bijwerking. Gebruikers zijn beperkt in hun inspanningsvermogen omdat hun hartfrequentie niet voldoende oploopt. Sinusbradycardie is symptomatisch bij hypothermie en hypothyreoïdie.
– *Sick sinus syndrome.* De sinusknoop heeft een functiestoornis die nu en dan leidt tot uitval. Het is een verzamelnaam voor sinusarrest en sinoatriaal blok, waarbij de prikkel niet naar de atria wordt doorgeleid. Het meest voorkomend is het bradycardie-tachycardiesyndroom, waarbij aanvallen van boezemtachycardie, boezemfladderen en boezemfibrilleren gevolgd worden door sinus arrest of SA-blok. Patiënten hebben periodiek last van duizeligheid en flauwvallen (afb. 2.30).
– *Escapeslagen.* De latente pacemakers komen in actie als de sinusknoop uitvalt of geblokkeerd is. Men onderscheidt: junctionele en ventriculaire escapeslagen:
  • *junctionele escapeslagen.* Het beeld wordt gekenmerkt door een relatief langzaam ritme van normaal uitziende QRS-complexen zonder voorafgaande P-top;
  • *ventriculaire escapeslagen* hebben een ritme van dertig tot veertig slagen per minuut en een verbreed QRS-complex omdat zij in de ventrikels zelf ontstaan en daardoor een bundeltakblokconfiguratie tonen. Deze slagen hebben een beschermend effect als de sinusknoop niet functioneert of als er een blokkade is in de AV-geleiding.
– *Stoornissen in de AV-geleiding.* Deze worden onderverdeeld in vier typen, afhankelijk van de ernst van de geleidingsstoornis (afb. 2.31):

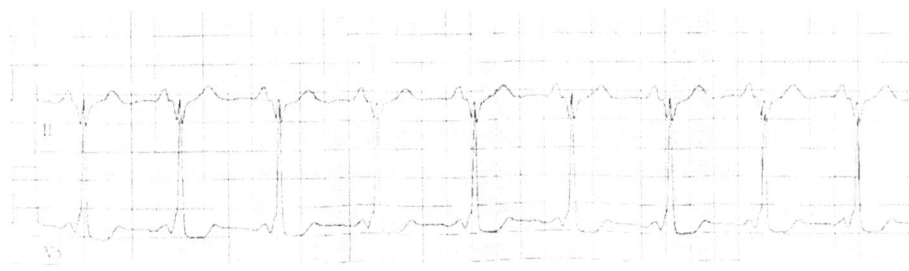

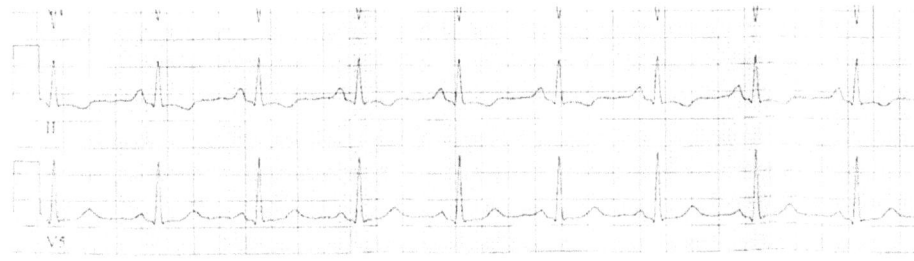

Afbeelding 2.29
Katheterablatie bij een patiënt met het WPW-syndroom. Boven: typisch ECG beeld van een WPW-syndroom. Onder: na geslaagde katheterablatie.

- *1e graads AV-blok*. Dit beeld wordt gekenmerkt door verlenging van het PR-interval. Het is asymptomatisch en behandeling is niet nodig;
- *2e graads AV-blok*. Het betreft hier een intermitterende stoornis in de AV-geleiding. Er zijn van het 2e graads AV-blok twee typen. Het *Wenckebach blok* wordt gekenmerkt door een toenemende verlenging van het PR-interval, totdat er een QRS-complex uitvalt. Ook voor deze stoornis is behandeling gewoonlijk niet nodig. Een andere, ernstiger vorm van 2e graads AV-blok heet *type Mobitz II*. Hierbij is er geen progressieve verlenging van het PR-interval, maar valt er regelmatig een QRS-complex uit. In verband met de ernst van het ziektebeeld dat hieraan ten grondslag ligt, is behandeling met een pacemaker aangewezen;
- *totaal (3e graads) AV-blok*. Er is geen enkel verband tussen de P-toppen en de QRS-complexen omdat de verbinding tussen atria en ventrikels verbroken is. Het kamerritme wordt onderhouden door een junctional of ventriculair escaperitme. In aanvallen kan syncope optreden. Behandeling met een pacemaker is altijd noodzakelijk.

Tachyaritmieën

Zoals eerder gesteld ontstaan tachyaritmieën door een drietal mechanismen, te weten: verhoogd automatisme, getriggerde activiteit als gevolg van

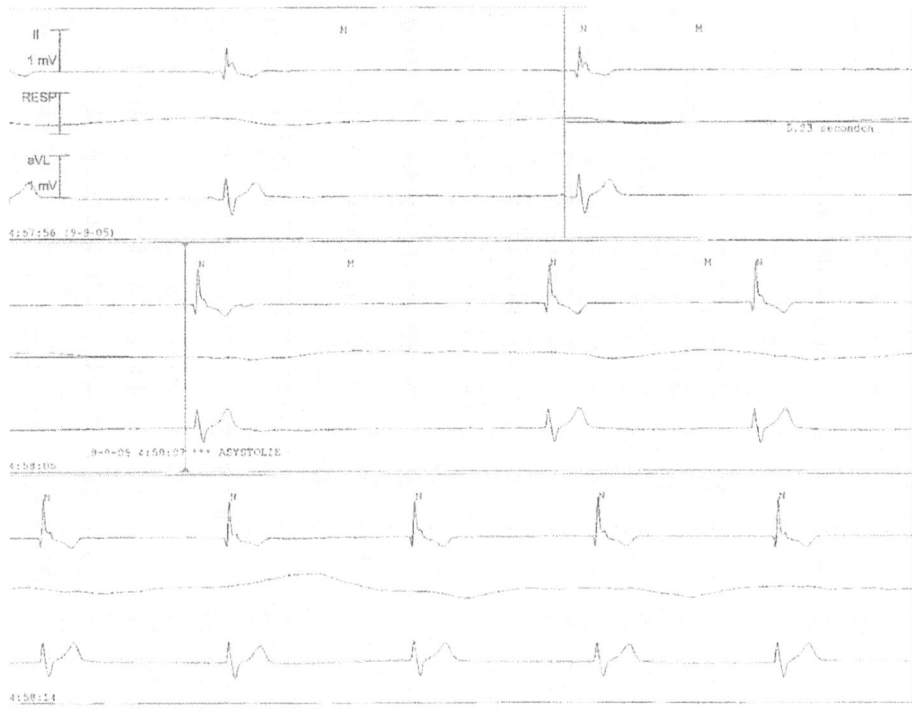

Afbeelding 2.30
Sick sinus met sinusarrest en junctional escaperitme. In de bovenste afleiding is een sinusbradycardie zichtbaar met een frequentie van 27 slagen per minuut. Deze gaat over in een totale uitval van de sinusknoop met een sinusarrest van vijf seconden (bovenste en begin middelste afleiding). Het sinusarrest wordt gevolgd door een junctional escaperitme van 35 slagen per minuut. Het hobbeltje in het afdalende stuk van de R-top is géén retrograde geleide P-top, want dit is ook al in de bovenste afleiding zichtbaar, waarin het QRS-complex door een P-top wordt voorafgegaan. In de onderste afleiding is de frequentie van het escaperitme weer gestegen.

schommelingen in de membraanpotentiaal tijdens of na de repolarisatie van de voorafgaande slag en re-entry. Het ritme ligt altijd boven de honderd slagen per minuut.

Tachyaritmieën worden onderscheiden in *supraventriculair* (atriaal) en *ventriculair*. Een tweede verdeling is gebaseerd op de regelmatigheid of de onregelmatigheid (irregulariteit) van de aritmie.

Supraventriculaire tachyaritmieën
–*Sinustachycardie* ontstaat door een verhoogde sympathische prikkeling van de sinusknoop, met een verhoogd automatisme als gevolg. De oorzaak is meestal passend bij een andere aandoening, zoals hyperthyreoïdie, hypoxemie, ondervulling van het vaatstelsel, forward failure en koorts, maar

1e graads AV blok met zeer lange PR tijd (0,4 seconde)

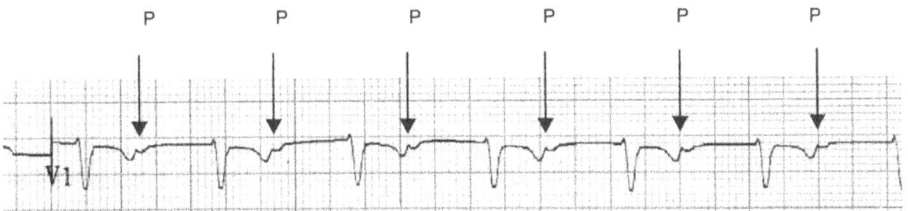

2e graads AV blok type Wenckebach

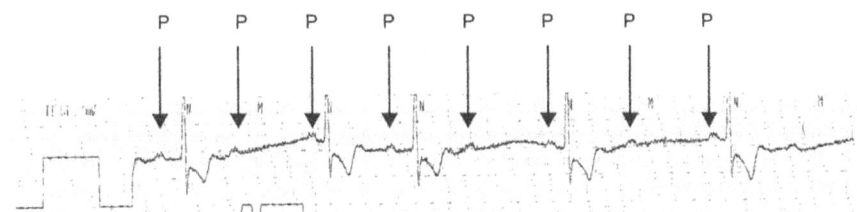

2e graads AV blok type Mobitz II

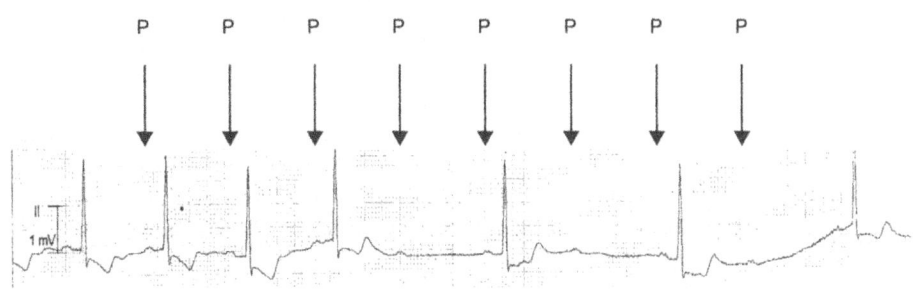

3e graads (totaal) blok

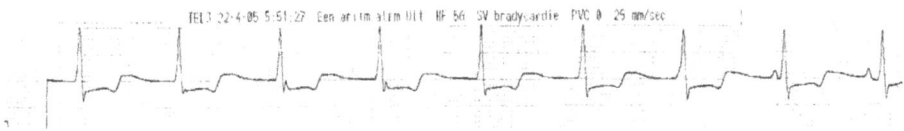

Afbeelding 2.31
1e en 2e graads AV-blok. De P-toppen zijn met pijlen aangegeven. Totaal (3e graads) AV-blok in de AV knoop, dus met smalle complexen (voor uitleg: zie tekst).

kan ook de normale fysiologische respons op inspanning zijn. Daarom mag de behandeling nooit symptomatisch zijn maar dient deze gericht te zijn op de onderliggende oorzaak.

— *Atrium extra systole (AES)*. Deze zijn gewoonlijk goedaardig, tenzij er een organisch hartlijden aanwezig is. Zij komen 'te vroeg' en worden dan gevolgd door een compensatoire pauze omdat de volgende normale slag valt in de refractaire periode van de ES. De QRS-complexen zijn normaal want de slag wordt gewoon doorgeleid naar de ventrikels. De P-top is wel abnormaal, namelijk niet afkomstig uit de sinusknoop. Tijdens de compensatoire pauze wordt het hart extra goed gevuld, wat door de patiënt als een palpitatie wordt ervaren.

— *Paroxysmale boezemtachycardie (supra ventriculaire tachycardie, SVT)*. Hierbij ligt het hartritme tussen de 140 en 240 slagen per minuut. De belangrijkste oorzaak is re-entry (90%). De 'cirkel' ligt gewoonlijk in de sinusknoop, de AV-knoop of de boezemspier. De P-top is door het hoge ritme meestal verstopt in het QRS-complex dat een normale breedte heeft (soms is dat niet het geval omdat er zogenoemde aberrante geleiding in het spel is, bijvoorbeeld bij een bundeltakblok). De aanvallen (paroxisme) beginnen en eindigen plotseling. Sinus caroticusmassage verhoogt de parasympathische tonus en verlaagt daarmee de pacemakerstroom. Het re-entrycircuit kan zo doorbroken worden. Dit is feitelijk het enige voorbeeld van 'hand opleggen' dat echt helpt. In de behandeling zijn de medicijnen adenosine, Ca-channelblokkers en bètablokkers effectief. De belangrijkste oorzaak van SVT die niet op re-entry berust, is digitalisintoxicatie, vaak in samenhang met hypokaliëmie. Voor de behandeling van ernstige gevallen zijn monoklonale antilichamen tegen digitalis beschikbaar.

— *Boezemfladderen (atrial flutter)*. Ook hierbij is er gewoonlijk een re-entrymechanisme dat in de rechterboezem is gelegen. De ritmestoornis wordt gekenmerkt door zaagtandbeeld van de atriumdepolarisaties. Soms worden die pas goed zichtbaar bij sinus caroticusmassage (altijd eenzijdig!). Het atriale ritme ligt tussen 250 en 350 prikkels per minuut. Omdat de refractaire periode van de AV-knoop dat verhindert, worden de prikkels maar deels doorgeleid wat resulteert in een 2:1- of een 3:1-blok. Boezemfladderen wijst altijd op een pre-existent hartlijden. De patiënt kan dit hoge ventrikelritme vaak niet aan en een lage cardiac output is het gevolg. Indien de conditie van de patiënt zienderogen verslechtert, is cardioversie met een laag vermogen (50 watt) aangewezen. Door de lage energie kan dit zonder sedatie. Een andere mogelijkheid is tijdelijke pacemakerstimulatie waarmee het re-entrycircuit soms kan worden doorbroken. Tal van antiarrytmica kunnen worden gebruikt, waaronder digitalis. Boezemfladderen gaat vaak over in boezemfibrilleren.

— *Boezemfibrilleren*. Het aantal atriale prikkels is hierbij nog hoger dan bij boezemfladderen, wat neerkomt op functionele stilstand van de atria. Ook hierbij wordt dit ritme deels geblokkeerd in de AV-knoop, maar op een zeer onregelmatige wijze, zodat boezemfibrilleren gekenmerkt wordt door een onregelmatig ventrikelritme, meestal rond de 150 slagen per minuut. Vroeger noemde men dit een 'telegraafpols'. Boezemfibrilleren is om drie redenen gevaarlijk: 1. door het hoge ventrikelritme daalt de cardiac output; 2. het uitvallen van de 'atrial kick' leidt bij ventrikels met verhoogde stijfheid (verlaagde compliance) tot verslechterde vulling; en 3. door de functionele stilstand van de atria treedt stasis van het bloed in de boezems op met sterk vergrote kans op trombusvorming. Er is daardoor een vergroot risico op embolie, met name in de hersenen.

Pathosfysiologisch zijn er talrijke kleine re-entrycircuits. In eerste instantie moet het ventrikelritme omlaag en antistollingstherapie worden ingesteld. antiarrhytmica van de verschillende groepen zijn meestal werkzaam, maar voor tachyaritmieën met een re-entrymechanisme is amiodarone (Cordarone) waarschijnlijk het meest effectief, met name in hardnekkige gevallen die op andere medicatie niet reageren. Ondanks de bijwerkingen als fotosensibiliteit, longafwijkingen en aandoeningen van de schildklier, wordt het veelvuldig toegepast. Als dit alles niet helpt kan tot elektrocardioversie worden overgegaan. Het vermogen moet dan aanzienlijk zijn (> 300 watt) en sedatie met bijvoorbeeld midazolam is noodzakelijk. Daarna wordt nogal eens amiodarone als onderhoudsmedicatie gegeven.

Soms moet boezemfibrilleren eenvoudigweg geaccepteerd worden. De aard van de stoornis, talloze re-entrycirkeltjes, maakt behandeling met een pacemaker onmogelijk (afb. 2.32).

Ventriculaire tachyaritmieën
— *Kamer extrasystolen*. Deze worden gekarakteriseerd door een verwijd QRS-complex omdat de prikkel in een ectopisch focus ontstaat en via cel-op-celcontact wordt voortgeleid en niet via de snelle purkinjevezels. Er is ook geen voorafgaande P-top. Een nieuwe naam is 'premature ventricular contraction' (PVC).
Ventriculaire extra systolen (VES) komen ook bij gezonde mensen voor, bijvoorbeeld onder stress waarbij de catecholaminespiegel verhoogd is. In aansluiting aan een hartinfarct is het frequente voorkomen van deze extrasystolen zorgelijk. Als zij met twee of drie achter elkaar komen noemt men dit *doubletten* of *tripletten*. Als elke normale slag gevolgd wordt door een VES, heet dit *bigemini*, als twee sinusslagen steeds gevolgd worden door een VES is er sprake van *trigemini*. Het voorkomen van meer dan tien VES per uur op de CCU duidt op verhoogde mortaliteit. VES hebben wel of niet een compensatoire pauze, dat hangt ervan af of het geleidingssysteem wordt gepenetreerd en daardoor refractair wordt voor de volgende sinusslag, zo deze al komt. Dit heet een *geïnterpoleerde VES*.
— *Ventriculaire tachycardieën*. Deze komen meestal alleen voor bij een beschadigd hart. De ernst wordt bepaald door de duur. Als deze VT langer duurt dan dertig seconden wordt dit een *sustained VT* genoemd.
De QRS-complexen zijn sterk verwijd en kunnen wisselen van vorm. Daarom wordt er een onderscheid gemaakt tussen monomorfe en polymorfe VT's. Het laatste type wijst op meerdere ectopische foci. De frequentie is meestal wat lager dan bij de paroxysmale boezemtachycardieën en ligt tussen de honderd en tweehonderd slagen per minuut. De laatste

1e graads AV blok met gekoppelde extrasystolen

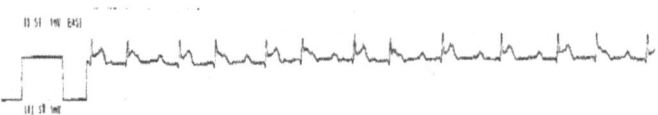

supra ventriculaire tachycardie

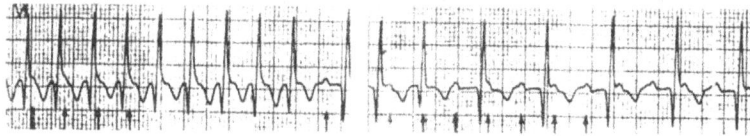

boezemfladderen

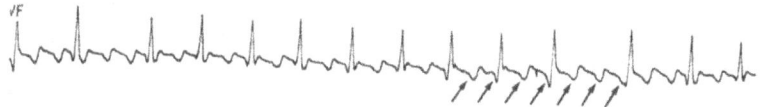

boezemfibrilleren

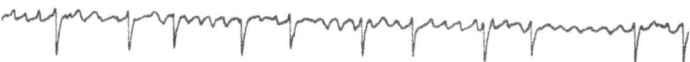

Afbeelding 2.32
Enkele boezemaritmieën (voor uitleg: zie tekst). Eerste graads AV-blok met gekoppelde extrasystolen; supraventriculaire tachycardie; boezemfladderen en boezemfibrilleren.

kunnen een VT imiteren als er bij de patiënt tevens een bundeltakblok bestaat.

Soms ziet men dat een extrasystole op de T-top valt en zo een kamertachycardie kan veroorzaken omdat de VES valt in de zogenoemde 'vulnerabele periode' van de hartcyclus, waardoor een VT of erger kan ontstaan. Een bijzondere vorm van polymorfe VT is de *torsade de pointes*, waarbij de grootte van de QRS-complexen wisselt en slingert om de basislijn. Dit beeld wordt vooral gezien bij het syndroom van het verlengde QT-interval (LQTS), dat aangeboren kan zijn of door bepaalde antiarrhytmica kan worden veroorzaakt. Het LQTS is een gevolg van een vertraagde repolarisatie, waardoor ernstige ritmestoornissen van de ventrikel kunnen ontstaan die tot plotselinge dood op jeugdige leeftijd kunnen leiden. De keuze van het juiste medicament vereist grote ervaring (afb. 2.33).

Een VT van langere duur veroorzaakt een sterke verlaging van het hartminuutvolume (cardiac output) en is levensgevaarlijk omdat de VT kan overgaan in kamerfibrilleren. Het is de voornaamste oorzaak van sterfte bij

een acuut myocardinfarct. Daarom wordt meestal elektrocardioversie toegepast gevolgd door antiaritmische therapie. Daarbij hoort de ontlading gesynchroniseerd te zijn met het QRS-complex, omdat een prikkel op de T-top juist tot kamerfibrilleren leidt.
– *Kamerfibrilleren*. Hierbij treedt functioneel stilstand van de kamers op. De enige behandeling is niet-gesynchroniseerde elektrocardioversie. Er zijn immers geen QRS-complexen meer. Deze behandeling dient onmiddellijk plaats te vinden.

Q on T met ventriculaire tachycardie als gevolg

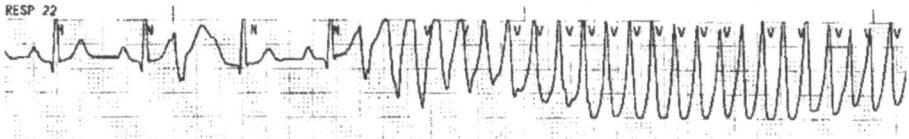

Torsade de points

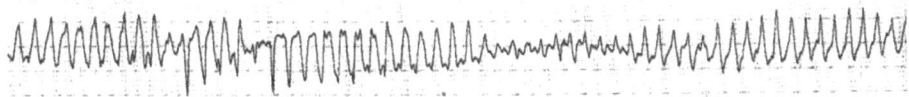

Afbeelding 2.33
Enkele ventriculaire tachyaritmieën. Het Q-on-T-syndroom met een ventriculaire tachycardie. Een extrasystole valt in de vulnerabele periode (de T-top) van de voorafgaande slag. Torsade de pointes met de typische voltagewisselingen en de draaiende basislijn. Er is een korte episode met sinusritme.

2.3 De pompfunctie van het hart

Het hart is een ritmisch werkende pomp waarin ontspanning, de relaxatie, van de hartspier gevolgd wordt door samentrekking, de contractie. Systole en diastole zijn respectievelijk de ventriculaire contractie en de relaxatie. Als de linker ventrikel tijdens de systole een groot deel van zijn inhoud in de aorta pompt, ontstaat daarin een drukverhoging. De aorta is elastisch en functioneert als een expansievat (windketel). De acute drukverhoging wordt opgevangen door de aorta doordat de wandspanning toeneemt. De elasticiteit van de aorta verhindert dat de druk in het arteriële stelsel te snel vermindert tijdens de diastole. Er is niettemin een behoorlijk drukverschil in de grote arteriën tussen de systolische en de diastolische fase. Het verschil tussen de systolische en de diastolische bloeddruk heet *polsdruk*.

Het rechter atrium ontvangt gedurende de hele hartcyclus bloed uit de venen door negatieve druk in de thorax en de druk in het veneuze systeem.

Als het hart zich na de systole ontspant, daalt eerst de druk zonder dat het volume verandert. Dit heet de *isovolumetrische relaxatiefase*. Als de druk in de linkerkamer lager is geworden dan de druk in het linker atrium opent zich de mitraalklep. De diastole gaat door en bloed stroomt door het drukverschil de linker ventrikel in. Tijdens deze 'rapid-fillingfase' geeft de atriumcontractie nog een duwtje. Deze 'atrial kick' wordt weergegeven in de venedrukcurve door de a-top. De c-top wordt veroorzaakt door de sluiting van de mitraalklep die doorbuigt in het atrium. Tijdens de systole treedt passieve vulling van het atrium op vanuit de pulmonale venen, dit veroorzaakt de v-top.

In afbeelding 2.34 wordt de gang van zaken tijdens diastole en systole van de linker ventrikel (LV) aangegeven, waarbij de drukken in het atrium, de ventrikel en de aorta in de tijd zijn gerelateerd.

De eerste harttoon (S_1) wordt geproduceerd door de zich sluitende atrioventriculaire kleppen, de tweede toon (S_2) door de sluiting van de semilunaire kleppen.

De duur van systole en diastole kan geschat worden naar het interval van de harttonen: de systole is de periode tussen S_1 en S_2 en de diastole tussen S_2 en S_1. De diastole duurt veel langer dan de systole.

Het hart wordt door takken van het autonome zenuwstelsel, de parasympatische en de sympathische vezels, geïnnerveerd. Deze vezels eindigen in het hart en in de grote vaten. Sympathische vezels vormen een netwerk dat reflectoir de contractiliteit van het myocard regelt via β-adrenerge receptoren, die ook door catecholamines worden gestimuleerd. De sinusknoop en de AV-geleiding staan zowel onder sympathische als parasympathische controle, het hartritme wordt hierbij geregeld.

Het hartminuutvolume (de 'cardiac output') wordt uitgedrukt in liters per minuut en is gelijk aan het slagvolume maal de hartfrequentie: HMV = SV × hartfrequentie. Het slagvolume is de hoeveelheid bloed die per slag wordt uitgepompt. Omdat de ventrikel zich niet geheel ledigt is dit getal niet gelijk aan het einddiastolische volume van de ventrikel. De verhouding tussen slagvolume en einddiastolische ventrikelvolume heet *ejectiefractie*. Deze ligt normaliter tussen 55 en 75% en kan echografisch worden gemeten. Een verlaagde ejectiefractie wijst op slechte contractiliteit van de hartspier.

De meting van de cardiac output kan zonder hartkatheterisatie plaatsvinden door meting van het arterioveneuze zuurstofverschil en het zuurstofgebruik per minuut:

O_2-verbruik = O_2 verwijderd in de weefsels × de bloedstroom.

Het Hb-gehalte van het bloed is normaal 15 g%, of 15 gram per 100 ml Hb. Eén gram Hb kan 1,34 ml O_2 vasthouden bij een verzadiging van 97 tot 100%. Bij 100 ml bloed is dat 15 × 1,34 = 20 ml O_2. Veneus bloed is meestal voor 75% verzadigd en bevat dan 75/100 × 20 = 15 ml O_2/100 ml bloed. Het arterioveneuze zuurstofverschil is dan: 20 (arterieel) - 15 (veneus) = 5 ml O_2 per 100 ml bloed, dus 50 ml O_2/liter bloed. Als het zuurstofverbruik 250 ml per minuut bedraagt geldt: 250 ml O_2 = 50 ml O_2 × hartminuutvolume (cardiac output). Het HMV = 250/50 = 5 liter. Het zuurstofverbruik in rust ligt meestal tussen de 250 en 300 ml per minuut.

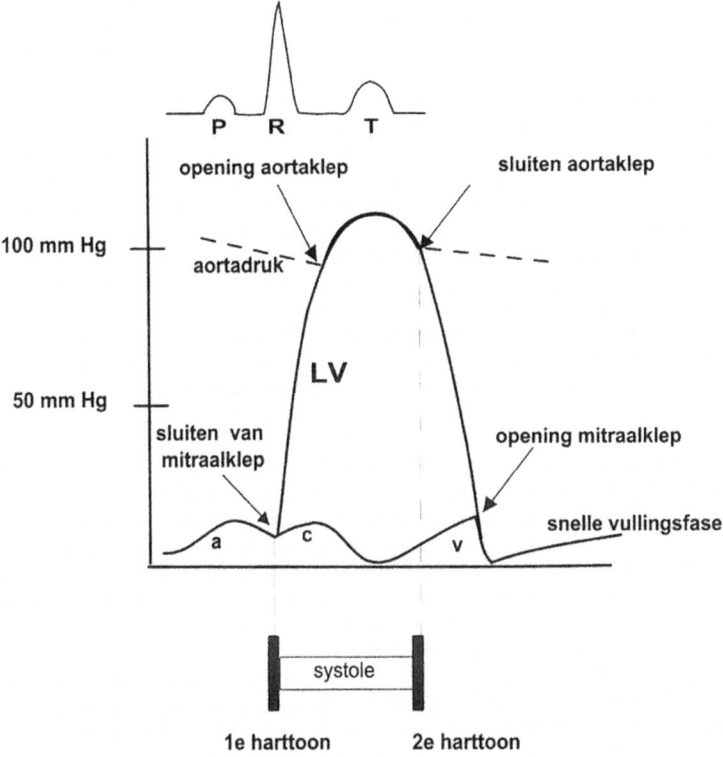

Afbeelding 2.34
Tijdsrelatie tussen de drukken linker atrium, linker ventrikel en aorta. De systole begint direct na de depolarisatie van het myocard, het QRS-complex. Tijdens de systole stijgt de druk in de LV en als deze hoger is dan de druk in de atria sluit de mitralisklep zich. Kortdurend, namelijk tot het opengaan van de aortaklep, verandert het volume van de ventrikel niet; dit is de isovolumetrische contractiefase. Als de druk in de ventrikel de diastolische druk in de aorta overschrijdt, opent zich de aortaklep en wordt het bloed in de grote circulatie gepompt. Na deze ejectiefase daalt de druk in de ventrikel weer tot beneden die van de aorta, waarop de aortaklep zich weer sluit: De overdruk duwt de klep dicht. Na sluiting hiervan begint de diastole en daalt de druk in de ventrikel. Voor de rechterharthelft geldt dezelfde beschrijving, alleen zijn de drukken hier veel lager.

Bij een lage cardiac output wordt meer zuurstof uit het bloed gehaald en stijgt het AV-verschil. Het hartminuutvolume varieert binnen wijde grenzen. Jonge mensen die een zware conditietraining ondergaan kunnen een HMV van 30 liter/minuut bereiken. In rust bedraagt het slagvolume tussen 70 en 80 ml, bij zware inspanning kan het oplopen tot 120 ml. Topatleten kunnen wel 160 ml halen, zij hebben dan meestal een sporthart, dat wil zeggen dat er sprake is van hypertrofie van de linkerkamer. In rust hebben deze mensen dan ook een lage hartfrequentie, soms minder dan vijftig slagen per minuut.

Drukmetingen via hartkatheterisatie
Om drukken te meten in de aorta en de linker ventrikel wordt een katheter in de lies ingevoerd (a. femoralis), in de arm (a. brachialis) of in de pols (a. radialis). Met een transducer kan de druk dan geregistreerd worden. De drukmeting in het rechterhart wordt uitgevoerd met een swan-ganzkatheter. Deze heeft naast een drukkopje en een kanaal voor vloeistoftoediening een ballonnetje. De v. brachialis, v. jugularis, v. femoralis of v. subclavia (meestal) kunnen hiervoor worden gebruikt. Als de tip de rechter ventrikel heeft bereikt wordt het ballonnetje opgeblazen en meegenomen door de bloedstroom. Bij verder opvoeren door de pulmonaalkleppen komt de katheter vast te zitten in een klein longvat, dat hierdoor kortdurend wordt afgesloten. Er bevindt zich dan een kolom bloed tussen de kathetertip en de longcapillairen die als een soort verlengstuk van de katheter functioneert. De druk die dan wordt geregistreerd is gelijk aan de druk in het linker atrium. Tijdens diastole is de druk in het linker atrium gelijk aan die van de linker ventrikel, zodat ook die druk geregistreerd kan worden. Dit is de linker ventrikel einddiastolische druk (LVEDP), een maat voor de zogenoemde *preload*. Omdat de katheter zich 'wigt' in een longvat, heet de procedure *wiggedrukmeting*.

Determinanten van de hartfunctie
Er zijn vier determinanten van de cardiac output.
– *De preload, het einddiastolische volume (EDV)*. Een eigenschap van de hartspiervezel is dat bij rekking de contractiekracht van de vezels toeneemt, althans binnen fysiologische grenzen. Dit is neergelegd in de *wet van Frank-Starling*, die stelt dat een vergroot diastolisch volume een verhoging van het slagvolume bewerkstelligt (afb. 2.35). Klinisch wordt niet zozeer het volume als wel de druk bepaald, de LVEDP. De belangrijkste determinant van de preload is het circulerende bloedvolume. Allerlei ziekteprocessen kunnen tot een verlaagd circulerend bloedvolume leiden, zoals als bloedverlies en uitdroging.

Een andere belangrijke determinant is de atriale contractie. Hoewel deze normaliter slechts 10% bijdraagt aan de effectieve vulling van de ventrikel, verandert dat drastisch onder pathologische condities zoals een acuut hartinfarct. De *compliance* van het hart is de verhouding tussen volume en drukverandering: $C = \Delta V/\Delta P$. Deze verhouding heeft betrekking op de rekbaarheid van de hartkamer. De compliance kan bij allerlei pathologische toestanden veranderen. Bekend is vooral de verminderde compliance vlak na een hartinfarct. De bijdrage van de hartboezems kan dan oplopen tot 40 à 50% van het slagvolume en het ontstaan van boezemfibrilleren, wat neerkomt op functionele stilstand van de boezems, verandert de toestand in ernstige mate.
– *De afterload (nabelasting)*. Dit is de weerstand die de ventrikel moet overwinnen om zijn inhoud te kunnen uitpompen. In feite gaat het hier om de wandspanning die gegenereerd moet worden tijdens de systole. Daarom is de systolische wandspanning van de ventrikel een betere maatstaf voor de afterload. De Wet van Laplace geeft deze relatie weer:
$T = P \times r / 2 \times h$ waarin T is de wandspanning, P is de druk, r is de straal

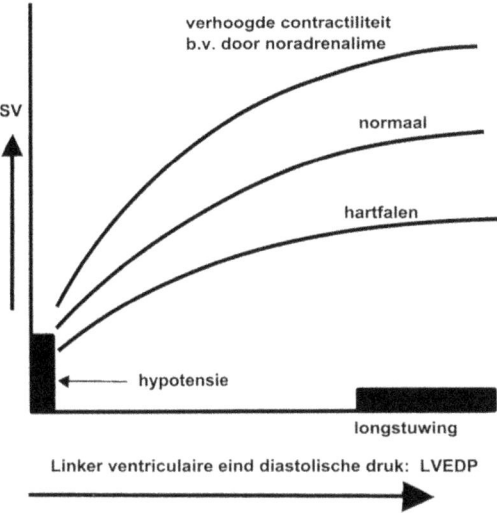

Afbeelding 2.35
De wet van Frank-Starling. De curve geeft het verband aan tussen het slagvolume en de preload, in dit geval de vullingsdruk van de linker ventrikel. Bij een gezond hart stijgt bij toenemende vulling de contractiekracht en dus het slagvolume. Toediening van noradrenaline verhoogt de contractiliteit van het hart. Een daling van de preload, zoals bij uitdroging en bloeding, verlaagt het slagvolume en veroorzaakt hypotensie. Bij hartfalen is de contractiliteit verminderd en neemt het einddiastolische volume door de gestoorde ontlediging van de ventrikel toe. Dit werkt tijdelijk compensatoir, maar veel minder dan onder normale omstandigheden. Bij verdere vulling stijgt het slagvolume niet meer, maar er ontstaat wel longstuwing.

van de 'bol' en h is de dikte van de wand. Een hogere drukbelasting doet de wandspanning dus toenemen evenals een vergrote hartkamer, terwijl de wandspanning weer afneemt als de kamerwand dikker wordt.

Door een verhoogde afterload moet de druk in de linker ventrikel toenemen en moet er meer arbeid door de spiervezels verricht worden. Dit betekent dat, als het hart meer kracht moet leveren voor de uitstroom, dat ten koste gaat van de verkorting van de spiervezels, waarbij ook de snelheid van de vezelverkorting afneemt. Op het moment waarop de diastole begint is er nog veel bloed in de kamer, want er wordt minder bloed uitgepompt: er is een toename van het eindsystolische volume (ESV) en het slagvolume is verminderd. Het verband tussen ESV en afterload is ongeveer lineair.

Een verhoogde afterload veroorzaakt dus aanvankelijk een verhoogd ESV. Na enkele slagen heeft het hart zich echter weer aangepast omdat de verhoogde vullingsdruk tijdens de diastole een versterkte contractie tot gevolg heeft (wet van Frank-Starling). Uiteindelijk is echter de toename van het ESV groter dan de toename van het einddiastolische volume (EDV), zodat netto het slagvolume toch wat afneemt. De afterload wordt gewoonlijk

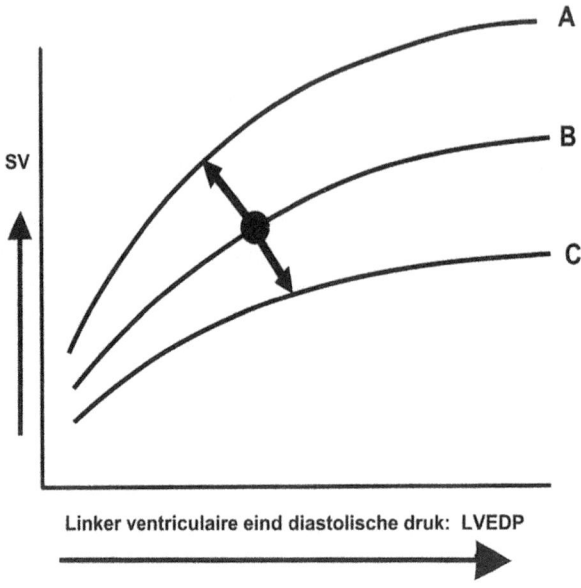

Afbeelding 2.36
Effecten van de afterload. De curve B zal zich naar C bewegen als de afterload toeneemt. Als de afterload afneemt, bijvoorbeeld door een ACE-remmer, treedt verschuiving naar A op.

gelijk gesteld met de druk in de aorta, behalve als er sprake is van een stenose van de aortaklep (afb. 2.36).

– *De contractiliteit.* Dit wordt ook wel de *inotrope status* genoemd. Deze factor heeft betrekking op de kracht van de contractie en wordt in fysiologische zin gedefinieerd als de snelheid en de mate van de spiervezelverkorting bij ongewijzigde preload en afterload. Onder normale omstandigheden verandert de contractiliteit door prikkeling van de β1-receptoren in de celmembraan. Deze receptoren behoren tot de GPCR-receptoren die één van de G-proteïnen stimuleren waardoor via cAMP de Ca^{2+}-kanaaltjes in aantal toenemen (zie afb. 1.46). De prikkeling vindt plaats door liganden zoals noradrenaline en andere catecholamines.

Veranderingen in de contractiliteit zijn kenmerkend voor de hartspier, skeletspieren missen deze eigenschap. Zo wordt door β1-adrenerge stimulatie de frank-starlingcurve naar boven en naar links verplaatst (afb. 2.36). Bij ziekteprocessen die de contractiliteit verminderen, zoals bij hartfalen, gaat de normale curve naar beneden en naar rechts.

– *De hartfrequentie.* Dit is de belangrijkste factor voor het verhogen van de hartprestatie op korte termijn, aangezien bij ongetrainde mensen de verhoging van het slagvolume meestal bescheiden is. Wanneer, zoals bij hartfalen, het slagvolume belangrijk is afgenomen, geeft een verhoging van de hartfrequentie (een sinustachycardie) enige compensatie. Anderzijds verlaagt een zeer hoge frequentie de tijd voor de vulling van de ventrikels tijdens de diastole. Daarom is de hartfrequentie een belangrijke indicator van de cardiale status. Daarnaast is een sinustachycardie ook een verschijnsel dat bij ander aandoeningen, zoals hyperthyreoïdie, anemie en koorts, voorkomt.

2.4 Anatomie en fysiologie van het vaatstelsel

Zuurstofrijk bloed dat daarnaast talrijke andere belangrijke stoffen bevat wordt in de systemische circulatie via het slagaderlijke (arteriële) stelsel naar de weefsels gepompt. Er vindt een intensieve uitwisseling plaats tussen het bloed en de weefsels in wat de *microcirculatie* wordt genoemd. Zuurstof en voedingsstoffen worden aan de weefsels overgedragen, terwijl de door de cellen geproduceerde metabolieten (zoals CO_2) en andere celproducten door de circulatie worden meegenomen. Het bloed keert vervolgens via het veneuze stelsel terug naar het hart.

Naast deze systemische circulatie waarin onder een forse druk het bloed naar de organen wordt gepompt, zijn er twee systemen die zorgen voor de gaswisseling in de longen en de toevoer van voedingstoffen en andere gewichtige moleculen, respectievelijk de longcirculatie en het vena-portasysteem.

– De *longcirculatie*. De longcirculatie staat in serie met de systemische circulatie. Het uit de weefsels terugkerende bloed dat via het veneuze stelsel wordt aangevoerd, is relatief O_2-arm en CO_2-rijk. Dit bloed komt terecht in het rechterdeel van het hart, dat het door de longen pompt waardoor het bloed O_2 opneemt uit en CO_2 afstaat aan de longen. Vervolgens gaat dit, nu relatief O_2-rijke en CO_2-arme bloed, naar de linkerharthelft waarin het een drukverhoging ondervindt, waardoor het naar de diverse organen wordt geperst.

– Het *vena-portasysteem*. Het maag-darmkanaal wordt vanuit de systemische circulatie van bloed voorzien. Het bovenste deel van de tractus digestivus heeft als voornaamste taak het afbreken van het voedsel (eiwitten, vetten, koolhydraten, vitaminen en sporenelementen) tot een zodanige omvang en vorm dat deze moleculen door de dunne darm kunnen worden geresorbeerd. De veneuze afvloed gaat niet direct naar het veneuze afvoersysteem, maar de bloedvaten verenigen zich tot een dikke ader, de v. porta, die de voedingsstoffen naar de lever brengt. De lever is een gecompliceerde chemische fabriek waarin de voedingsstoffen worden bewerkt en nieuwe stoffen worden gesynthetiseerd. Het resultaat van de chemische bewerking door de lever wordt via de vv. hepaticae naar de onderste grote holle lichaamsader, de v. cava inferior, en vandaar naar het hart getransporteerd.

De longcirculatie wordt in hoofdstuk 3 besproken. Het volgende gedeelte gaat nader in op de systemische circulatie.

De bloedstroom door het vaatstelsel wordt voornamelijk bepaald door twee factoren, namelijk door het *hartminuutvolume* (cardiac output) en de *totale*

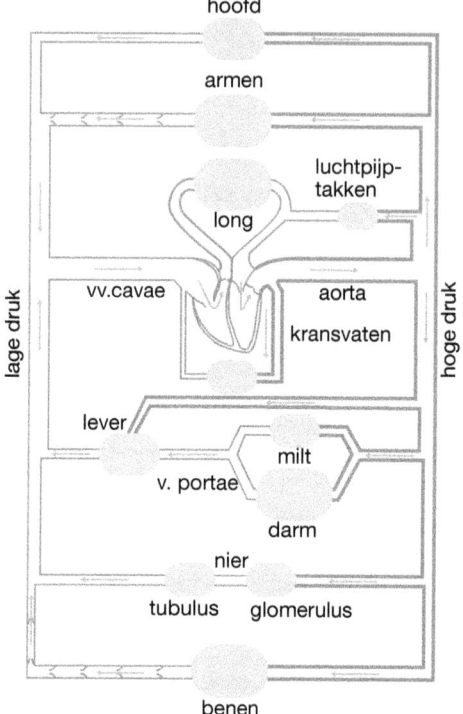

Afbeelding 2.37
Het gehele circulatiestelsel van het lichaam bestaat uit parallel en serieel geschakelde vaatnetwerken. De arteriële en veneuze vaatsystemen van de grote organen zijn parallel geschakeld, behalve het zogenoemde splanchnicusgebied (v. porta-gebied) en de nieren, waarvan het glomerulaire en het tubulaire capillaire netwerk in serie staan. In elk orgaan bestaat het vaatnetwerk uit zowel parallel als serieel geschakelde elementen. De grootste weerstand is gelegen in de kleine arteriën en arteriolen. De stromingsweerstand is in de grotere arteriën veel kleiner, daarom treden effecten hier pas op als er een vernauwing is van meer dan 50%. Dit is de zogenoemde 'kritische stenose'.

perifere vaatweerstand (TPVR). Het HMV is reeds eerder behandeld bij de pompfunctie van het hart en de afterload (afb. 2.37).

2.4.1 De vaatweerstand

De bloedstroom door de vaten is onderhevig aan factoren die met elkaar de vaatweerstand vormen. Dat zijn: de lengte van het vat, de diameter van het vat en de viscositeit (de 'stroperigheid') van het bloed. De verhouding tussen deze factoren wordt weergegeven in de formule van Poiseuille:

$R \propto \eta \times L / r^4$ waarin R is de weerstand, L is de lengte, r de diameter van het vat en η de viscositeit van het bloed.

De belangrijkste factor in de formule is r, de diameter. Zo wordt begrijpelijk dat tonus van een vat een grote invloed op de weerstand heeft. Onder de tonus verstaan we de mate van vernauwing (vasoconstrictie) van een vat. Arteriolen en venen hebben onder basale condities een zekere tonus die veroorzaakt wordt door de gladde spiervezels in hun wand. Deze staan op hun beurt weer onder controle van het autonome zenuwstelsel, waarvan het sympathische systeem het hart stimuleert en de vaten doet vernauwen, terwijl het parasympathische deel het hart juist langzamer en minder krachtig doet kloppen terwijl het ook de vaten verwijdt. De hormonale invloed wordt uitgeoefend door de catecholamines uit het bijniermerg, het antidiuretisch hormoon (ADH) en nog een aantal andere stoffen. De totale perifere vaatweerstand (TPVR) staat onder regulatie van cardiovasculaire reflexen waardoor gezorgd wordt voor de handhaving van de gemiddelde arteriële druk. Wiskundig kan berekend worden dat:

de gemiddelde arteriële druk = [(2 × diastolische druk) + systolische druk] / 3.

De diastole neemt namelijk twee derde deel van de hartcyclus voor zijn rekening. Bij houdingsveranderingen als bukken en staan, waarbij de veneuze terugvloed vermindert en het HMV daalt, blijft de bloeddruk gehandhaafd door reflectoire tonusverhoging van de arteriolen en de venen waardoor de TPVR stijgt.

De algemene formule, vergelijkbaar met de wet van Ohm (V = I × R) voor elektriciteit luidt:

de TPVR = (gemiddelde arteriële druk - de centraalveneuze druk) / HMV.

Omdat de CVP ongeveer op nul gesteld kan worden geldt:

gemiddelde bloeddruk = HMV × TPVR (V = I × R).

Daarnaast is de vulling van het vaatstelsel van grote betekenis, zoals blijkt bij een massieve bloeding of bij uitdroging.

De belangrijkste factoren bij deze reflectoire controle zijn het autonome zenuwstelsel en de catecholamines uit het bijniermerg. Deze invloeden op de tonus worden extrinsiek genoemd omdat ze hun oorsprong buiten het desbetreffende orgaan hebben. Baroreceptoren in de sinus caroticus en de aortaboog zijn gevoelig voor rekking in deze vaten en zenden prikkels uit naar de cardiovasculaire regelcentra in de medulla oblongata (verlengde merg) als de bloeddruk stijgt of daalt. Bij stijging van de bloeddruk wordt de nervus vagus gestimuleerd en het hartritme verlaagd, terwijl tegelijkertijd het vasoconstrictiecentrum wordt afgeremd. De tonus van de arteriolen wordt verlaagd en de TPVR daalt. Ook de tonus van het veneuze stelsel vermindert, waardoor de veneuze druk omlaag gaat en de terugvloed naar het hart afneemt.

Het omgekeerde gebeurt bij bloeddrukdaling, zoals bij shock kan worden waargenomen: het hartritme loopt op en vasoconstrictie wordt manifest, onder meer in een koude bleke huid. Daarbij voegt zich een uitstorting van catecholamines uit het bijniermerg met hetzelfde effect. Intrinsieke factoren zijn bepalend voor de lokale doorstroming zoals de pO_2, de pCO_2, NO en stoffen als histamine en bradykinine.

De systemische circulatie kan verdeeld worden in drie compartimenten:
- het *arteriële stelsel* waarvan de aorta als drukreservoir dient;

– de *microcirculatie*, bestaande uit de capillairen waarin de uitwisseling plaatsvindt tussen de intravasculaire vloeistof en de weefsels (exchange vaten);
– het *veneuze stelsel* dat het bloed weer terugvoert naar het hart maar tegelijkertijd het grootste deel van het circulerende bloedvolume omvat, namelijk ongeveer drie van de in totaal vijf liter (dit zijn de zogenoemde capaciteitsvaten).

2.4.2 Het arteriële stelsel

De intermitterende drukverhogingen die het hart veroorzaakt, worden door de aorta (windketel) opgevangen. Hierdoor wordt gezorgd voor een meer gelijkmatige stroom, die echter in de grote arteriën nog steeds als een verschil tussen de systolische en de diastolische druk aan de pols te voelen is. De elasticiteit van de aorta kan vergeleken worden met het opblazen van een ballon: de toename van de wandspanning van de ballon zet de kinetische blaasenergie om in potentiële energie. Zo houden de aorta en de grote arteriën de druk enige tijd vast als het hart van systole in diastole overgaat terwijl het bloed naar de rest van het circulatiesysteem 'weglekt'. Dit heet de *windketelfunctie* van de aorta (afb. 2.38).

Het grootste vat is de aorta met een diameter van 2,5 cm die verdeeld wordt in een thoracaal en een abdominaal gedeelte. Vanuit beide delen ontspringen de grote arteriën die onder druk de organen van bloed voorzien. Zij worden in vele generaties van vertakkingen steeds kleiner. Aanvankelijk zijn de arteriën van het elastische type, dat wil zeggen dat ze nog wat rekbaar zijn. Naarmate de vertakkingen kleiner worden nemen de gladde spiercellen, die overigens ook in de grote vaten naar verhouding in ruime mate aanwezig zijn, in hoeveelheid toe. Als de diameter kleiner is geworden dan 0,1 mm zijn ze aan het begin van de microcirculatie aangekomen en heten de vertakkingen *arteriolen*.

De verdeling van de cardiac output over de verschillende organen wisselt sterk: de nieren ontvangen 1.200 ml per minuut, dus circa 20% van het HMV met een relatief geringe zuurstofonttrekking, terwijl de coronaire circulatie veel minder bloed per tijdseenheid ontvangt maar waarvan de zuurstofonttrekking veel hoger is. Elk orgaan regelt afhankelijk van de metabole behoefte de eigen bloedvoorziening door zijn perifere vaatweerstand te reguleren via vasodilatatie en vasoconstrictie van de arteriolen.

Het gemiddelde van de systolische en de diastolische bloeddruk is ongeveer 95 tot 100 mm Hg. Over het traject tot in de kleinste vertakkingen van het arteriële stelsel treedt een aanzienlijke drukdaling op. Deze drukdaling is in het arteriolaire gebied het grootst door de tonus van de gladde spiervezels in de kleinste arteriolen, de *precapillaire sfincters*. Deze vaatjes zijn rijkelijk geïnnerveerd door takjes van het autonome zenuwstelsel en voorzien van α_1- en α_2-adrenerge receptoren.

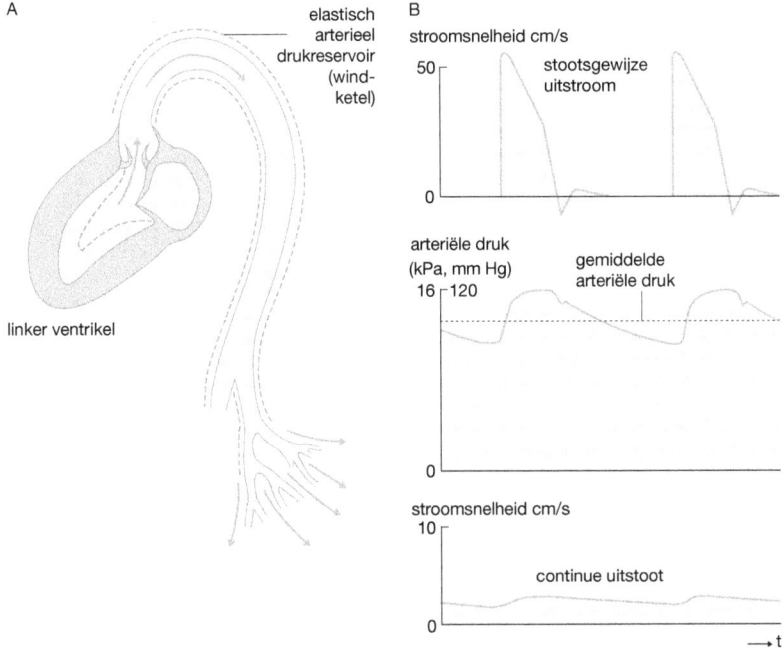

Afbeelding 2.38
De windketelfunctie van aorta en grote arteriëen.
A. De elasticiteit van de aorta zorgt bij drukverhoging voor een toename van de wandspanning die de druk onderhoudt tijdens het weglekken van het bloed tijdens de diastole (windketelfunctie).
B. De drukveranderingen in de aorta zijn veel minder dan die in het hart. In het arteriële systeem is het verschil tussen de systolische en de diastolische druk ook al minder. In de arteriolen is er nog wel voldoende druk voor weefselpersfusie, maar de deze is min of meer continu.

2.4.3 De microcirculatie

Na passage van de kleinste arteriolen die nog een heel dunne spierlaag hebben komt het bloed terecht in de *capillairen* (afb. 2.39). In de spieren, maar ook in andere weefsels, is een deel van de capillairen gesloten door de precapillaire sfincters, die zich overigens snel kunnen ontspannen als daaraan behoefte is. De gladde spiercellen in de arteriolen en de precapillaire sfincters tonen ontspanning en aanspanning zodat de bloedstroom door deze vaatjes een wisselend karakter heeft. Dit heeft dus niets te maken met de systolische en diastolische bloeddruk. De druk varieert als gevolg van wisselingen in de zuurstofspanning van het bloed. In de huid zijn er directe arterioveneuze (AV-)verbindingen die als shunt werken en dan ook niet bijdragen aan de uitwisseling van stoffen tussen het bloed en de weefsels. Zij zijn van belang voor het regelen van de lichaamstemperatuur.

De belangrijkste taak van de microcirculatie is de uitwisseling van stoffen tussen de weefsels en de circulatie. Dit gebeurt voornamelijk in de capillai-

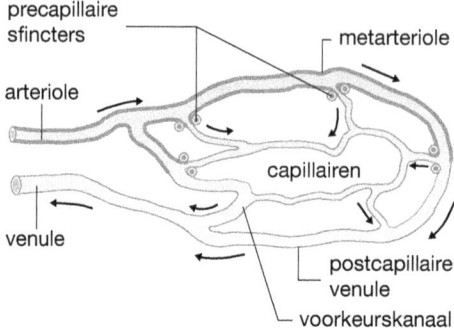

Afbeelding 2.39
Het capillaire netwerk. De druk is intussen gedaald tot 30 mm Hg. De wand van de capillairen bestaat dan nog slechts uit een laagje endotheelcellen en de capillairen zijn zo smal dat erytrocyten er in een file doorheen moeten. Ze vormen met elkaar een zeer uitgebreid netwerk waardoor de stroomsnelheid laag is, ongeveer 1 mm per seconde. Er is dan ook uitgebreid contact mogelijk met het uiterst dunne laagje extracellulaire vloeistof dat de weefselcellen omgeeft.

ren en in mindere mate in de kleine postcapillaire venules, die met elkaar *uitwisselingsvaatjes* (exchangevaten) worden genoemd.

De capillairen zijn hier zeer smal, tussen de 5 en 10 µ (1 µ = 10^{-6} m). De overdrachtsnelheid hangt af van de permeabiliteit van de capillaire wand en de dikte van de endotheellaag. Er zijn twee capillaire endotheeltypen: *aaneengesloten* en *gefenestreerd* endotheel (met venstertjes). De aaneengesloten endotheelcellen hebben de geringste permeabiliteit. Het gefenestreerde type heeft de grootste permeabiliteit, vooral voor grote moleculen. Deze cellen komen vooral in het darmslijmvlies en de glomerulus voor en het watertransport is hier veel sneller.

Onder normale omstandigheden bedraagt het lichaamswater ongeveer 60% van het lichaamsgewicht. In het lichaamswater onderscheiden we twee compartimenten, namelijk de *intracellulaire* en de *extracellulaire* ruimte.

De 'regel van de derden' maakt het onthouden van de verdeling gemakkelijk: de totale hoeveelheid lichaamswater is ongeveer twee derde van het lichaamsgewicht.

De intracellulaire ruimte betreft het water in de lichaamscellen en omvat circa twee derde van het totale lichaamswater. De extracellulaire ruimte omvat het overige water (een derde deel). Dit kan verdeeld worden in het bloedvolume (een derde van de extracellulaire ruimte) en het interstitiële water (twee derde van de extracellulaire ruimte), dat is het water tussen de cellen in de weefsels.

De uitwisseling van voedingsstoffen, zuurstof, metabolieten (zoals CO_2), hormonen en andere 'gewichtige' stoffen vindt plaats door middel van twee mechanismen: diffusie en filtratie.

Diffusie is de beweging, in dit geval door de capillaire wand heen, op basis van concentratieverschil. Dit wordt weergegeven in de formule van Fick:

Flux = A × D × (C1-C2) / T waarin flux is de diffusiehoeveelheid van een bepaalde stof, A is het diffusieoppervlak, D is de permeabiliteitfactor, T is de dikte van de membraan en (C1-C2) is het concentratieverschil over de capillairwand.

Doordat er voor gassen, voedingsstoffen elektrolyten en metabole producten concentratieverschillen zijn tussen de intravasculaire en extracellulaire vloeistof, is de voornaamste drijvende kracht hiervoor diffusie (> 99%). De waterbeweging over de capillairen is ongeveer 80.000 liter per dag, maar vindt in beide richtingen plaats. Netto is er dus geen watertransport door diffusie. Daarbij is ook de oplosbaarheid in vet (de bilipidelaag van de celmembraan) van groot belang, evenals de grootte van de deeltjes. Zuurstof, CO_2, steroïde hormonen en anaesthetica passeren de wand gemakkelijk. Water en elektrolyten verplaatsen zich door de wand via poriën, vooral in gefenestreerd endotheel.

Een tweede capillair transportmechanisme is de *filtratie*. Het verschil in hydrostatische druk tussen de compartimenten veroorzaakt een filtratieproces. Hierbij werkt de hydrostatische druk in de capillairen tegengesteld aan de colloïdosmotische druk (COD). Deze druk wordt zo genoemd omdat de osmotische druk hier op rekening komt van colloïden, grote moleculen zoals eiwitten in het bloed, die het endotheel niet kunnen passeren. Het betreft hier voornamelijk albumine, het kleinste bloedeiwit, dat een betrekkelijk hoge concentratie in het plasma heeft en dus voor een osmotische aanzuiging zorgt. Aan de arteriolaire kant van de capillairen vindt door een relatieve hoge hydrostatische druk een waterbeweging naar de weefsels plaats van circa twintig liter per dag, die aan de veneuze kant grotendeels weer terugvloeit, circa achttien liter, omdat daar de hydrostatische druk lager is en de COD door de filtratie van water in het voorafgaande deel is gestegen. Het verschil wordt afgevoerd door de lymfe.

Bij aaneengesloten endotheel is filtratie kwantitatief niet van belang. In de glomerulus echter wel omdat de permeabiliteit van het capillaire endotheel daar hoog is. Terwijl in de rest van het lichaam de netto uitscheiding van water over de capillaire wand slechts twee tot vier liter bedraagt, is dit in de glomerulus 180 liter per dag. Daardoor neemt de COD in de capillairen van het nefron toe, wat weer van belang is bij de terugresorptie in de proximale tubulus (zie hoofdstuk 4).

Filtratie heeft vooral betrekking op massaal transport van water en elektrolyten door intercellulaire spleten. De hydrostatische druk in de capillairen is hierbij van groot belang. Deze druk wordt zowel door de druk in de arteriolen als in de venulen bepaald, maar de invloed van de druk in de venulen is veel groter. Hormonen als histamine en bradykinine vergroten de intercellulaire poriën en daarmee het transport naar de extracellulaire ruimte. Bij oedeem is de extracellulaire ruimte in omvang toegenomen, er bevindt zich meer vocht in het interstitium. Tot de oorzaken hiervoor behoren een verhoogde veneuze druk waardoor de hydrostatische druk in de capillairen is gestegen, maar ook een daling van het albuminegehalte van het bloed waardoor de aanzuigende werking naar het intravasale compartiment verlaagd is.

2.4.4 Het veneuze stelsel

Voor de veneuze druk wordt meestal de term centraalveneuze druk (CVD) gebruikt, dat is de druk in de v. cava bij het rechter atrium. Er is een drukverschil tussen de veneuze druk (P_v) en de druk in het rechter atrium (P_{ra}). Aan de andere kant is er de stromingsweerstand van het veneuze systeem, R_v. Beide factoren bepalen de veneuze stroom naar het hart (venous return):

VR (venous return) = (P_v - P_{ra}) / R_v.

Na het passeren van de microcirculatie is er van de oorspronkelijke bloeddruk nog maar weinig over, ongeveer 15 mm Hg. De postcapillaire druk is net voldoende om het hart te vullen in liggende houding en in rust. Er moeten dan ook additionele factoren zijn die de P_v beïnvloeden. De venen hebben kleppen, die vooral onder het niveau van het hart aanwezig zijn. Zij verhinderen het terugstromen van het bloed dat een zijdelingse druk in de venen ondergaat van de skeletspieren. De realtief lage intrathoracale druk heeft een belangrijke aanzuigende werking. Via het frank-starlingmechanisme zal het HMV toenemen als de veneuze terugvloed stijgt en zo compensatoir werken.

Een toename van het bloedvolume zal ook optreden door activatie van het het renine-angiotensine-aldosteronsysteem (RAAS, zie verder).

Bij een verandering in de druk kan in het veneuze stelsel een venenpols zichtbaar worden, die niets met arteriële drukschommelingen van doen heeft. Deze drukvariaties zijn niets anders dan verhogingen en verlagingen van de druk in het rechter atrium.

2.5 Pathologie van hart- en vaatstelsel

Hart- en vaatziekten zijn in de westerse wereld de belangrijkste doodsoorzaak. Atherosclerotische veranderingen van het hart en de bloedvaten nemen ongeveer 40% van de totale mortaliteit voor hun rekening; coronaire hartziekten vormen hiervan weer de belangrijkste groep, waarvan het hartinfarct de hoofdmoot vormt.

Dat is niet altijd zo geweest. Tot ongeveer 1930 waren het vooral infectieziekten als tuberculose en andere infectieziekten die een grote tol eisten. Reumatische hartziekten met verwoesting van de hartkleppen kwamen veelvuldig voor. De afgelopen veertig jaar is er een spectaculaire daling (> 90%) van deze ziekten opgetreden, maar in ontwikkelingslanden met hun grote armoede is de incidentie nog hoog. Aangenomen wordt dat 30 tot 40% van alle hartziekten in de derde wereld veroorzaakt wordt door hartziekten in aansluiting op acuut reuma. Slechte woonomstandigheden en onvoldoende medische zorg zijn hierbij van grote betekenis.

2.5.1 Atherosclerose

Atherosclerose is een ziekte van de grote en middelgrote slagaders, met vooral gevolgen voor hart en hersenen. Onze levensduur wordt in hoge mate door atherosclerose bepaald: 'Een mens is zo oud als zijn bloedvaten'.

De afwijkingen bij atherosclerose treden voornamelijk aan de binnenkant, de intima, op. Deze binnenkant bestaat uit endotheelcellen die door een spierlaag is omgeven, de media. Het endotheel staat dus in contact met het bloed dat door de slagaders stroomt en voor wat betreft het ontstaan van atherosclerose zijn het vooral de bloedplaatjes daarin die van belang zijn. De afwijkingen die door aderverkalking ontstaan zijn excentrische verdikkingen die, als ze groot genoeg worden, het vat kunnen afsluiten en zo de bloedstroom naar het gebied dat door het vat wordt verzorgd kunnen afsluiten, met afsterven als mogelijk gevolg. Al op jeugdige leeftijd zijn vaak vetstrepen in de intima te zien, die bestaan uit lymfocyten en schuimige cellen die vet, vooral cholesterol bevatten. Cholesterol wordt door zogenoemd 'low density lipoprotein' (LDL) in de intima gedeponeerd. Na verloop van tijd gaan de vetstrepen over in een verdikking, de fibreuze plaque, die bedekt is met bindweefsel, dat ook gladde spiercellen bevat. De plaque zelf bestaat uit necrotische celresten, cholesterol en lymfocyten (afb. 2.40).

In de plaque treden vaak de volgende processen op:
- verkalking waardoor het vat stijf en breekbaar wordt;
- ulceratie van het bedekkende bindweefsel, waarop zich trombotisch materiaal legt;
- aneurysmavorming door lokale verzwakking van de media (spierlaag);
- vorming van een hematoom in de plaque, waardoor deze in omvang toeneemt;
- de plaque kan scheuren, waarbij zich een thrombus kan vormen die de omvang van de plaque doet toenemen en de stenose versterkt.

Risicofactoren

Er zijn verschillende risicofactoren voor het ontstaan van atherosclerose.
- *Hyperlipidemie.* Uit epidemiologische onderzoekingen is gebleken dat het ontstaan van atherosclerose nauw verbonden is met hoge consumptie van vet en vlees. Dat is het geval in de Verenigde Staten en Europa, terwijl aderverkalking veel minder vaak voorkomt in Japan en in Zuid-Europa, waar vooral vis wordt gegeten. Dit verband komt vooral tot uiting in een toename van de cholesterol bevattende low density lipoprotein (LDL). De lipoproteïnen zijn transportmoleculen die vetten (triglyceriden en cholesterol) door het bloed naar de perifere organen en terug verplaatsen. Men onderscheidt, afhankelijk van het gedrag van deze moleculen bij ultracentrifuge of elektroforetisch onderzoek, naast LDL nog de *very low density lipoproteins* (VLDL) en de *high density lipoproteins* (HDL). Voor een uitgebreidere bespreking wordt verwezen naar hoofdstuk 5. Een verhoging van het LDL (en ten dele ook van het VLDL) is dus verbonden met een vroeger optredende en ernstiger verlopende aderverkalking. Het omgekeerde geldt voor het HDL, een verhoging hiervan heeft een beschermende invloed. Bij

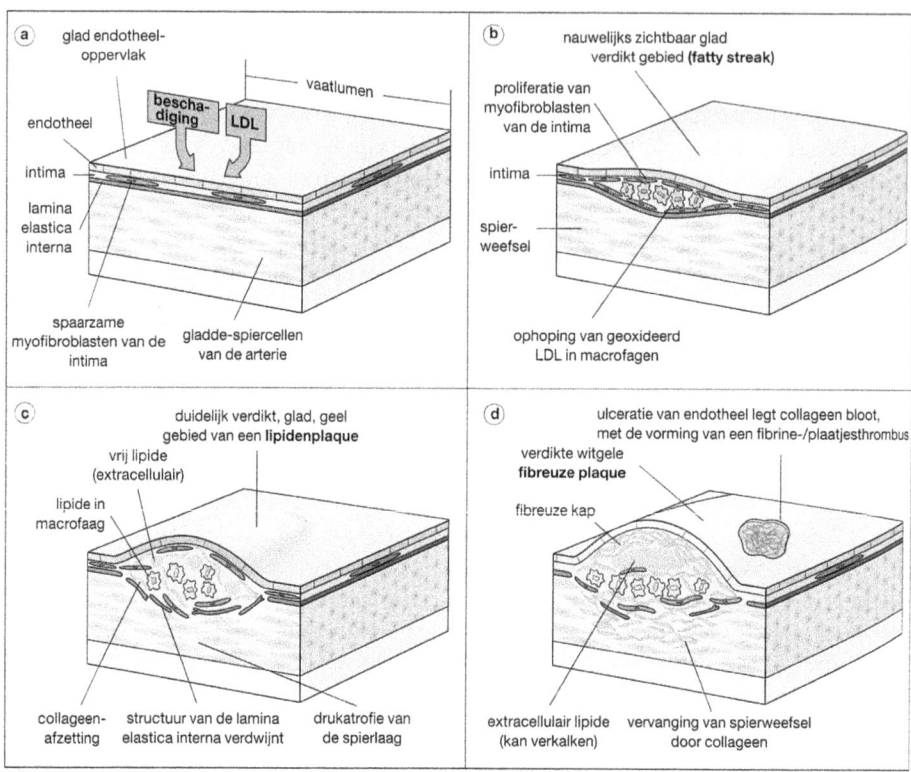

Afbeelding 2.40
Het ontstaan van atherosclerose (voor uitleg: zie tekst).

laboratoriumonderzoek is dan ook een bepaling van het totale cholesterol in het bloed minder zinvol, het gaat juist om het cholesterol dat in het LDL en het HDL wordt getransporteerd en de verhouding hiertussen.

– *Sigaretten.* Er is een vier- tot vijfvoudige toename van het risico op ischemische hartziekten bij mensen die meer dan één pakje sigaretten per dag roken. Dit risico wordt binnen een jaar genormaliseerd als roken wordt gestopt. De reden waarom roken atherogeen is, is niet bekend, maar heeft te maken met het CO-gehalte van het bloed en stimulatie van het autonome zenuwstelsel door nicotine.

– *Hypertensie.* Het risico van atherosclerose neemt toe bij bloeddrukverhoging wanneer deze de 160/95 mm Hg overschrijdt. Behandeling hiervan doet de kans op ischemische hartziekten, CVA en decompensatio cordis belangrijk verminderen. In dierproeven is gebleken dat hoge bloeddruk het endotheel beschadigt en de permeabiliteit van de vaatwand voor lipoproteïnen vergroot. De daling van de sterfte aan hart- en herseninfarcten van de afgelopen twintig jaar wordt grotendeels toegeschreven aan hypertensiebehandeling.

– *Diabetes mellitus.* Diabetespatiënten hebben vaak hypertensie en hyperlipidemie en deze effecten kunnen niet gescheiden worden van de stoornis in

de glucosestofwisseling. Uit recent onderzoek is gebleken dat glycosylering, het koppelen van glucosemoleculen aan de bloedeiwitten en dus ook aan de lipoproteïnen, ertoe leidt dat cholesterol gemakkelijker uit het bloed door de macrofagen in de plaque kan worden afgezet.
– *Vetzucht (adipositas)*. Vetzucht versnelt aderverkalking, vooral bij mensen jonger dan vijftig jaar. Meestal gaat vetzucht gepaard met een verhoogd vetgehalte van het bloed, hypercholesterolemie, glucose intolerantie en hypertensie.

2.5.2 Behandeling van atherosclerotische complicaties

De voortgang van atherosclerose kan verhinderd worden door verlaging van het cholesterolgehalte in het bloed. De moderne statines zoals simvastatine en atorvastatine remmen de synthese van cholesterol in de lever, waardoor het LDL in het bloed belangrijk daalt. Het cholesterolgehalte van de plaques neemt eveneens af, waardoor de kans op scheuren en daarop volgende trombusvorming sterk vermindert.

De sterfte aan ischemische hartziekten is door het gebruik van statines belangrijk gedaald. Deze daling is groter dan op grond van de verlaging van het LDL- en VLDL-cholesterol kon worden verwacht. Lage doses aspirine verminderen de plakkerigheid van de bloedplaatjes en daarmee de kans op trombusvorming op de plaque.

2.5.3 Hemostase en trombose

Een groot deel van de jaarlijkse sterfte, circa 40%, wordt veroorzaakt door atherosclerotische afwijkingen aan hart en bloedvaten, met name door hart- en herseninfarcten. Daarbij komt nog de invaliditeit die ontstaat als de patiënt de aandoening overleeft. Meer dan 30.000 mensen worden jaarlijks wegens een myocardinfarct opgenomen in een ziekenhuis.

Het overgrote deel van de hartinfarcten wordt veroorzaakt door een acute afsluiting van een kransslagader die atheromateus gedegenereerd is. De afsluiting ontstaat door de ruptuur van een atheromateuze plaque, die enerzijds een trombotisch proces, anderzijds een bloeding in de gerupureerde plaque tot gevolg kan hebben.

Er is de afgelopen jaren een enorme vooruitgang geboekt in de behandeling van deze ziekten. Kennistoename heeft geleid tot een grote verbetering van de overlevingskansen en vermindering van de invaliditeit. Daarom is een korte bespreking van de normale hemostase en de gang van zaken bij de vorming van een trombus of een bloeding in de plaque noodzakelijk.

De normale hemostase
Het beëindigen van een bloeding komt tot stand door een drietal mechanismen:
– *vasoconstrictie*. Vaatvernauwende stoffen als serotonine, endotheline en tromboxaan A_2 komen vrij uit het beschadigde weefsel en uit de bloedplaatjes en zij kunnen de kleine vaatjes (tijdelijk) volledig afsluiten;

– *plaatjesaggregatie*. De plaatjes vormen met elkaar een prop die samentrekt en waarbij ook vasoactieve stoffen vrijkomen;
– *de bloedstolling*. Hierbij wordt een hele cascade van in het bloed circulerende eiwitten in gang gezet die elkaar activeren en uiteindelijk leiden tot de omzetting van in het bloed circulerend fibrinogeen tot een neergeslagen fibrinenetwerk. Door samentrekking hiervan ontstaat een vast stolsel, een trombus.

Er wordt onderscheid gemaakt tussen bloedingen op capillair, veneus en arterieel niveau. Bij *capillaire bloedingen*, zoals een sneetje bij het scheren, treedt onmiddellijk vasoconstrictie op, gevolgd door plaatjesaggregatie die de bloeding stelpt. De tijd die nodig is voor het stoppen van de bloeding heet de *bloedingstijd* en deze duurt gewoonlijk slechts enkele minuten.

Bij veneuze bloedingen blijft het (donkere) bloed langzaam stromen en de vasoconstrictie is niet voldoende. Er moet dus gewacht worden op het op gang komen van de plaatjesaggregatie en de activatie van de stollingscascade.

Bij een arteriële bloeding staat het (helderrode) bloed onder druk en spuit het uit het geopende vat. Tijdens de bloeding vormen de bloedplaatjes de eerste defensielijn omdat zij zich hechten aan de beschadigde vaatwand en een 'witte' trombus vormen. De stollingscascade komt pas laat op gang omdat fibrine door het snel stromende bloed niet kan neerslaan. Ingrijpen is daardoor noodzakelijk, bijvoorbeeld met behulp van een tourniquet of een drukverband.

De plaatjesaggregatie

De bloedplaatjes hechten zich aan het onder het endotheel liggende collageen, waarbij de in de plaatjes opgeslagen korreltjes vrijkomen (degranulatie). Deze korreltjes bevatten vasoactieve stoffen, zoals serotonine, tromboxaan A_2 en ADP, die ook andere bloedplaatjes aantrekken en het hechtingsproces bevorderen. Door een proces van samenklontering (aggregatie) vormen zij zo een soort plug op het beschadigde endotheel. Tegelijkertijd activeert het blootliggende collageen allerlei factoren uit de stollingscascade. Eén van die stoffen is trombine, dat ook de aggregatie bevordert.

Voor de hechting aan het collageen heeft het bloedplaatje een aantal receptoren. Daarbij is een belangrijke rol weggelegd voor de von-willebrandfactor (VWF), die voorkomt in endotheel, megakaryocyten, bloedplaatjes en plasma. De hechting komt voor 40% op rekening van de VWF.

Afwijkingen in dit mechanisme kunnen ontstaan door een defect in de plaatjes, de vaatwand of de VWF. Zij uiten zich in slijmvlies- en neusbloedingen, bloeduitstortingen in de huid (ecchymosen) en puntvormige huidbloedinkjes (petechiën). Ook kunnen bloedverlies per anum en hematurie het gevolg zijn. Het normale endotheel voorkomt hemostase doordat het plaatjesremmende stoffen afscheidt, zoals NO en prostacycline (afb. 2.41).

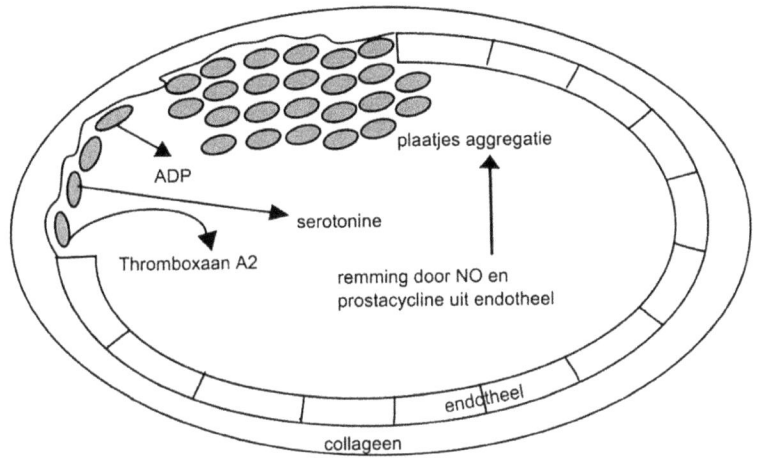

Afbeelding 2.41
Plaatjeshechting aan het beschadigde endotheel, gevolgd door aggregatie en het vrijkomen van vasoactieve stoffen zoals TXA$_2$ en serotonine. Deze stoffen bevorderen de aggregatie, daarbij geholpen door trombine, dat intussen een beetje in de stollingscascade is vrijgekomen.

De stollingscascade

De stollingscascade heeft betrekking op een aantal circulerende stollingsfactoren die als enzymen werken en daarbij cofactoren nodig hebben. Er wordt gesproken van een cascade omdat activatie van de ene stof de omzetting van een andere bewerkstelligt, die op zijn beurt weer als enzym fungeert.

Traditioneel wordt de stollingscascade onderverdeeld in een *intrinsiek* en een *extrinsiek* systeem met een gemeenschappelijk eindpad. Waarschijnlijk is het intrinsieke systeem alleen van belang buiten het lichaam, dus in het laboratorium. Sommige factoren van het intrinsieke systeem versterken wel het effect van het extrinsieke systeem.

Het uiteindelijke resultaat van de stolling is de vorming van een fibrinenetwerk, dat ontstaat door koppeling tussen fibrinogeenmoleculen (polymerisatie) die in opgeloste vorm in het bloed aanwezig zijn in een concentratie van 4 gram/liter. Door samentrekking van de gevormde draden wordt het serum uit het stolsel geperst en wordt het stevig. Daarbij worden additioneel nog bloedplaatjes ingevangen.

De eerste fase van de stolling begint als weefseltromboplastine (TF) uit het collageen in contact komt met bloed en een complex aangaat met het plasma-eiwit factor VII (proconvertine), dat door de koppeling wordt geactiveerd tot factor VIIa. Dit is de belangrijkste initiërende stap in de vorming van fibrine.

Fase 1: het TF/VIIa-complex klieft (proteolytisch) factor X, de stuart-prower-factor, tot factor Xa waarna, samen met geactiveerde factor V het zogenoemde protrombinasecomplex ontstaat, dat protrombine in trombine omzet. De fibrineneerslag is begonnen.

Fase 2: het stollingsproces wordt versterkt. TF + factor VIIa zetten nu ook de proteolytische omzetting in van factor IX (christmasfactor) tot de actieve vorm, die de activatie van factor Xa flink versnelt. Factor VIII, de antihemofiliefactor, is door het reeds gevormde trombine eveneens geactiveerd en versterkt het protrombinasecomplex. Ca^{2+} heeft in dit alles een belangrijke functie (afb. 2.42).

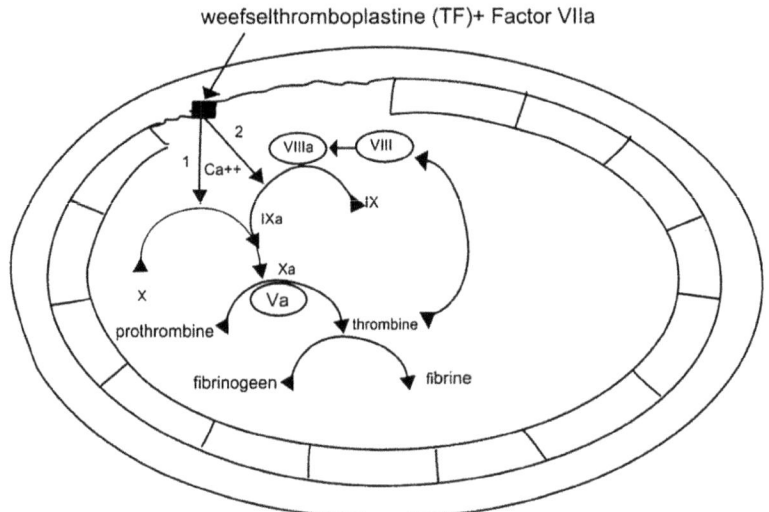

Afbeelding 2.42
De bloedstolling. TF uit de vaatwand komt vrij na contact met bloed en vormt met geactiveerde factor VIIa een complex dat factor X in Xa omzet. Dit is fase 1. De stolling wordt geconsolideerd als hetzelfde complex direct factor IX activeert, dat met behulp van factor VIIIa de proteolytische splitsing van X in Xa sterk versnelt. Dit is fase 2. Ten slotte wordt protrombine in trombine omgezet en slaat er veel fibrine, afkomstig uit het opgeloste fibrinogeen, neer. Een stevig stolsel wordt gevormd.

Het stollingsysteem moet fijn afgesteld worden opdat het niet te ver doorslaat en het hele vat door trombose dicht gaat zitten. In het bloed is een aantal antistollingsmoleculen normaliter aanwezig (afb. 2.43).

2.5.4 Coronairtrombose

Onder normale omstandigheden zijn bovenvermelde mechanismen voldoende om trombose te voorkomen. De belangrijkste oorzaak voor coronairtrombose in de kransvaten is echter de atherosclerotische plaque. Een ruptuur van de fibreuze kap die de necrotische en vetachtige massa bedekt,

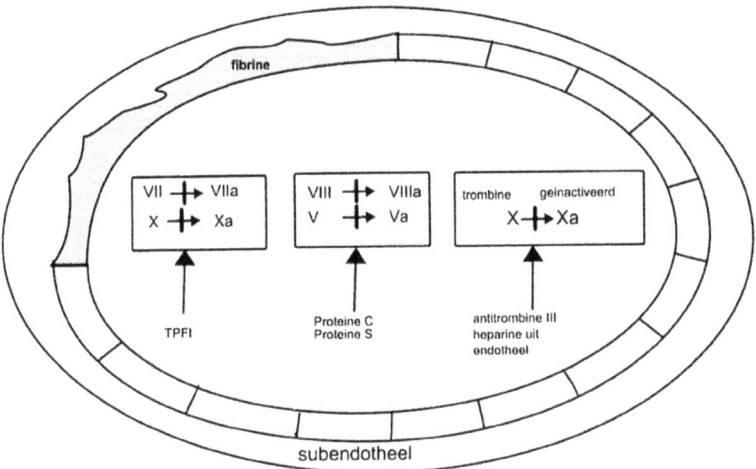

Afbeelding 2.43
Het einde van de bloedstolling. De belangrijkste factor is tissue factor pathway inhinbitor (TFPI). Het wordt in de lever en het endotheel geproduceerd. TFPI gaat een complex aan met de factoren VIIa en Xa en beëindigt fase 1. Antitrombine III (AT III) en proteïne C met zijn cofactoren, evenals proteïne S, beëindigen de vorming van trombine en inactiveren Va en VIIa.

leidt tot afzetting van bloedplaatjes, aggregatie hiervan en het activeren van de stollingscascade. Daarbij is er ook slecht endotheel dat minder NO uit het endotheel en prostacycline maakt, wat vasoconstrictie in de hand werkt. Eén van de belangrijkste maatregelen is dan ook het toedienen van plaatjesaggregatieremmers, vasodilatatoire middelen en heparine.

Antistollingstherapie
Antitrombotische therapie is gericht op ingrijpen in de plaatjesactivatie en in de stollingscascade.
– *Remming van de plaatjes.* Aspirine in lage dosis remt het enzym cyclo-oxygenase (COX) en daarmee tromboxaan A2 (TXA2). Plaatjes hebben geen celkern en de TXA2-productie in de plaatjes wordt volledig geblokkeerd omdat zij geen nieuwe COX kunnen maken. In hoge doses remt aspirine ook de TXA2-productie in de endotheelcellen, die wel COX kunnen synthetiseren. Aspirine werkt in lage doses alleen op de bestaande plaatjes en veroorzaakt daarom geen belangrijke bloedingen. Daarnaast worden nieuwe stoffen gebruikt met een ongeveer gelijke werking, zoals abciximax (Reopro®) en clopidogrel (Plavix®). Het laatste middel wordt vooral toegepast bij een dotterprocedure met plaatsing van een stent. Als de toediening van lage dosie aspirine wordt gestaakt, zijn er weer nieuwe plaatjes ontstaan die wel over COX beschikken. Daarom moeten alle operatiepatiënten die aspirine gebruiken ongeveer tien dagen voor een operatie het gebruik staken.

– *Remming van de stolling.* Heparine werkt voornamelijk door interactie met AT III. Het resulterende complex blokkeert het vermogen van trombine om fibrinogeen in fibrine om te zetten. Daarnaast bindt heparine zich aan de von-willebrandfactor en vermindert zo de hechting van de plaatjes. Het moet intraveneus gegeven worden na een bolusdosis. Een voordeel is dat bij een bloeding de werking van heparine direct beëindigd kan worden met protaminsulfaat.

Sinds enkele jaren zijn laagmoleculaire heparineproducten beschikbaar. Een belangrijk voordeel is dat er minder bloedingcomplicaties ontstaan dan met gewone heparine en dat het eenmaal per dag subcutaan zonder bloedcontrole kan worden gegeven. Het wordt standaard profylactisch bij operaties gegeven, met name bij grote orthopedische ingrepen. Er is discussie gaande over de vraag of laagmoleculaire heparine volledig het oorspronkelijke heparine kan vervangen.

Orale anticoagulantia worden al decennia gegeven en werken door de blokkade van vitamine K, dat nodig is voor de synthese van de stollingsfactoren II, VII, IX en X, die in de lever worden gemaakt. De voornaamste gebruikte middelen zijn coumarinederivaten als sintrom mitis en marcoumar. De werking treedt pas op na enkele dagen zodat, als onmiddellijk effect nodig is, met heparine moet worden begonnen. Bij bloedingen kan deze therapie ook niet direct worden beëindigd omdat het toedienen van het antidotum, vitamine K (Konakion®), pas na enkele dagen effect heeft. Op dringende indicatie worden dan stollingsfactoren toegediend. Het bloed moet regelmatig gecontroleerd worden door de protrombinetijd (PT) te meten. Dat is de tijd die nodig is voor weefseltromboplastine, dat uit hersenweefsel wordt gemaakt, om bloed te doen stollen. De getallen worden uitgedrukt in International Normalized Ratio (INR) omdat de waarden in de laboratoria nogal verschillen. De streefwaarden liggen tussen 2,5 en 4,0.

Het spreekt vanzelf dat al deze middelen gecontraïndiceerd zijn bij bloedingsziekten en bij bloedingen door andere oorzaken, zoals bloedverlies uit de tractus digestivus.

2.6 Ischemische hartziekten

De belangrijkste ischemische hartziekten zijn de diverse vormen van angina pectoris en het myocardinfarct.

2.6.1 Angina pectoris

In zijn klassieke vorm wordt angina pectoris gekenmerkt door het optreden van pijn op de borst bij lichamelijke inspanning, die bij rust weer verdwijnt. Andere vormen, die deze typische kenmerken soms missen, zijn de *instabiele angina pectoris*, de *variant angina van Prinzmetal* en de *stille ischemie*.

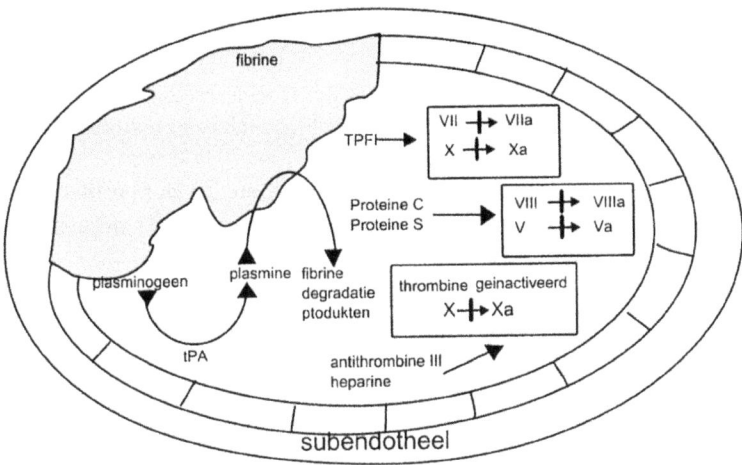

Afbeelding 2.44
Lysis van een grote trombus. Weefselplasminogeenactivator (tPA) wordt geproduceerd in endotheelcellen. Het plasma-eiwit plasminogeen wordt erdoor omgezet in plasmine. Plasmine lost het stolsel op doordat fibrine wordt afgebroken tot fibrinedegradatieproducten (FDP). De moderne trombolytische behandeling bestaat uit het toedienen van gesynthetiseerd tPA.

Pathofysiologie

Het kenmerk van angina pectoris is de discrepantie tussen de zuurstofbehoefte van het hart en de voorziening daarvan via de kransvaten. In tegenstelling tot de meeste andere weefsels onttrekt het hart de maximale hoeveelheid zuurstof aan het bloed. Een verhoging van de behoefte kan dan ook niet tot stand komen door een verhoogde zuurstofextractie, maar alleen door een toegenomen bloedstroom. Deze wordt door het ontstaan van atheromateuze plaques in de kransslagaders beperkt.

Eveneens in tegenstelling tot andere weefsels, vindt de maximale bloedstroom plaats tijdens de diastole. Dat komt omdat de stroom tijdens de systole beperkt wordt vanwege compressie van de kransvaten door de samentrekking van de hartspiervezels. Een verlaging van de diastolische druk, zoals bij hypotensie, kan de doorstroming dus verminderen.

De zuurstofvoorziening van de kransvaten wordt voorts bepaald door metabole processen. Zuurstof zelf doet de precapillaire sfincters samentrekken en hypoxie leidt tot vasodilatatie. Hetzelfde doet de stof adenosine die ontstaat als ATP niet voldoende wordt geregenereerd door tekort aan zuurstof in de mitochondriën. Dan hopen ADP en AMP (adenosinemonofosfaat) zich op en vervallen later tot adenosine. Ook maakt het endotheel bij hypoxie NO, zoals elders beschreven.

De belangrijkste bepalende factoren voor de zuurstofbehoefte van het myocard zijn:
- de wandspanning neemt toe bij hoge bloeddruk (verhoogde afterload) en bij hartdilatatie, daardoor is er een toegenomen druk in de ventrikels (wet

van Laplace). Vandaar dat er een verhoogde zuurstofbehoefte is. Maatregelen die de druk verminderen, zoals behandeling met nitraten, verlagen daarom de zuurstofbehoefte;
– de hartfrequentie bepaalt in hoge mate het arbeidsvermogen, zodat verlaging van het ritme door bijvoorbeeld bètablokkers, de zuurstofbehoefte doet afnemen;
– de contractiliteit, de contractiekracht, wordt versterkt door positief inotrope stoffen zoals dobutaminehydrochloride (Dobutrex®), die echter de zuurstofbehoefte verhogen.

De aanvoer van zuurstof door de bloedstroom in de kransvaten kan onder normale omstandigheden bij inspanning tot een veelvoud stijgen. Deze stroomtoename vindt plaats op het niveau van de arteriolen die hun diameter aan de hand van de zuurstofbehoefte veranderen.
Het zijn de proximale grote kransvattakken die de stenoserende plaques bevatten.
Er is een evenwicht tussen de mate van verwijding van de distale takjes en de stenose van de hoofdtakken. Bij een vernauwing van minder dan 60% kunnen de distale takjes nog verder verwijden bij inspanning, bij 70% zijn zij al volledig permanent verwijd en daarboven kan ischemie optreden. Bij meer dan 90% stenose is er ischemie in rust, tenzij er een redelijke collaterale circulatie vanuit andere, minder aangetaste vaten is ontstaan.

Stabiele angina pectoris
Kenmerkend hiervoor is de vaste relatie tussen pijn op de borst bij inspanning die weer verdwijnt bij rust. Toch is deze relatie niet constant, omdat naast de stenose door plaques ook vasoconstrictie van betekenis is. Door een disfunctie van de endotheelcellen kan juist vasoconstrictie van de perifere takjes optreden en zo de situatie verergeren. Daarom kan de situatie van een patiënt toch van dag tot dag veranderen.

Instabiele angina pectoris
De angina pectoris kan plotseling verergeren zodat pijn al bij geringe inspanning of spontaan optreedt. Vaak is dit een voorbode van een myocardinfarct ('impeding infarction'). Als oorzaak vermoedt men een ruptuur in een plaque met trombusvorming die tot een plotselinge toename van de vernauwing leidt.

Variant angina pectoris (Prinzmetal)
Bij deze patiënten zijn er spasmen van de kransslagaders bij geheel of gedeeltelijk ontbreken van duidelijke stenosen. De spasmen zijn vermoedelijk een gevolg van een endotheliale disfunctie.

Stille ischemie
Deze komt voor en kan alleen gedetecteerd worden door continue ambulante ECG-registratie en bij inspanningstesten.

Diagnostiek van coronairinsufficiëntie

Voor het objectiveren van dit syndroom beschikt men over meerdere technieken waarvan het (inspannings-)ECG, het isotopenonderzoek met thallium of technetium en de coronaire angiografie de belangrijkste zijn.

Het ECG kan tijdens een pijnaanval kenmerkende afwijkingen tonen die een voorbijgaand karakter hebben. Ischemie komt tot uiting in een stijging of daling van het ST-segment en afplatting of omkering van de T-top. Een elevatie van het ST-segment wijst op transmurale ischemie, op een instabiele angina pectoris of het begin van een infarct. De ST-elevatie wordt gemeten op een punt, twee kleine hokjes na het QRS-complex (het J-punt).

Bij het inspannings-ECG doet de patiënt een fietsproef met een bepaalde inspanning, waarbij continu het ECG wordt gecontroleerd. De test is positief als een ST-depressie van > 1 mm wordt geregistreerd (afb. 2.45).

subendocardiale ischaemie

 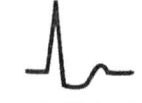 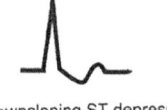 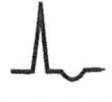

normaal   horizontale ST depressie   downsloping ST depressie   geinverteerde T top

Afbeelding 2.45
Subendocardiale ischemie. Wanneer de ischemie beperkt is tot de spierlaag vlak onder het endocard (het deel dat het eerst te lijden heeft) treedt alleen een ST-depressie op. Het wordt ook gezien bij een subendocardiaal infarct (non-Q-wave infarction). Verder kan het een uiting zijn van ST-elevatie aan de reciproque zijde van het hart. Het downsloping-type wordt ook waargenomen bij digitalismedicatie.

Isotopenonderzoek vindt vooral plaats als door bestaande ECG-afwijkingen de diagnostiek beperkt is, zoals bij hypertrofie van de linkerkamer of bij linkerbundeltakblok. Tijdens inspanning wordt de isotoop ingespoten en gebieden van lokale ischemie worden op de scan zichtbaar als 'koude' zones.

Coronaire angiografie wordt vooral verricht als een interventie wordt overwogen, omdat meestal met non-invasieve methoden voldoende inzicht kan worden verkregen. Hierbij wordt röntgencontrast via een katheter in de a. femoralis tot in de kransvaten gebracht. De plaques kunnen hiermee worden gevisualiseerd en met een ballonnetje kunnen de stenosen worden gedilateerd. Tegenwoordig wordt altijd een stent ingebracht om de gedilateerde stenose open te houden. De kans op restenose wordt hiermee aanzienlijk beperkt. Deze techniek heet percutane transluminale coronaire angioplastiek (PTCA), veelal *dotteren* genoemd.

Behandeling

De behandeling van angina pectoris bestaat in de acute fase (dus tijdens pijn) uit toediening van nitroglycerine (NTG) onder de tong. Nitraten werken door ontspanning van de gladde spiervezels, waardoor de kransslagaders zich ontspannen, terwijl ook de wandspanning van het hart afneemt. Er bestaan langwerkende preparaten, waarvan een nadeel is dat na verloop van tijd gewenning optreedt.

Patiënten die nitraten gebruiken mogen geen sildenafil (Viagra®) innemen, omdat dit de werking van nitraten sterk potentieert en patiënten in een irreversibele shock kunnen komen. Omgekeerd mogen patiënten die sildenafil gebruiken op de IC of CCU niet met NTG worden behandeld.

Bèta-blokkers verminderen de contractiekracht van het myocard en de hartfrequentie doordat ze de β1-receptoren in het hart voor catecholamines blokkeren. Zij kunnen echter bronchospasme en door hun negatief-inotrope effect hartfalen teweegbrengen, terwijl eventuele prikkelgeleidingsstoornissen die tot bradycardie leiden negatief worden beïnvloed.

Calciumkanaalblokkers zoals nifedipine (Adalat®) werken via het blokkeren van de calciumkanalen in de gladde spiercellen van de vaten en de myocyten in het myocard, waardoor dilatatie van venen en arteriën plaatsvindt en de contractiekracht van het hart vermindert. Door dit effect zijn deze middelen eerste keuze bij de variant angina die door coronaire spasmen wordt gekenmerkt. Tegenwoordig worden alleen de langwerkende preparaten gebruikt, omdat de kortwerkende snelle hemodynamische veranderingen teweegbrengen die negatief kunnen uitpakken.

Lage dosis aspirine wordt gebruikt om de plaatjesaggregatie te remmen om zo trombusvorming op de plaques te voorkomen.

Coronary artery bypass graft (CABG) wordt toegepast indien PTCA niet geschikt is voor een patiënt, bijvoorbeeld als er een stenose is in de hoofdstam of als er talrijke stenosen zijn. Hierbij worden stukjes van de v. saphena uit het been gebruikt die het gestenoseerde vat vanaf de aorta tot voorbij de stenose overbruggen. Ook wordt de a. mammaria int. verplaatst, die vooral wordt gebruikt als bypass voor de linker a. anterior descendens (LAD).

2.6.2 Het myocardinfarct

Hartziekten nemen meer dan 30% van de totale sterfte voor hun rekening, de overgrote meerderheid daarvan door het hartinfarct. Dit ziektebeeld kan een kenmerkende presentatie hebben, maar ook volkomen atypisch verlopen. Bij ongeveer een derde van de patiënten is de aandoening op korte termijn fataal.

Het klassieke beeld bestaat uit heftige pijn op de borst, transpireren, shock, decompensatio cordis en hartritmestoornissen, maar een infarct kan ook als een griepje, een indigestie, een pneumothorax, een acuut buiksyndroom of een galsteenkoliek verlopen.

De onmiddellijke sterfte vindt plaats door kamerfibrilleren, hartruptuur, het afscheuren van papillairspiertjes (waardoor mitraal- of tricuspidaalklepinsufficiëntie) of een pompfunctiestoornis met cardiogene shock.

De overgrote meerderheid van de myocardinfarcten wordt veroorzaakt door een acute trombus die zich afzet op een atheromateuze plaque in een coronairarterie, die deze volledig afsluit. Het lichaam beschikt over de mogelijkheden om dit trombotische proces tegen te gaan: remmers van de stollingscascade kunnen de vorming van stolsels verhinderen zoals antitrombine-III en proteïne-C. Gevormde stolsels kunnen worden opgelost door plasmine dat gevormd wordt door weefselplasminiogeenactivator (tPA) dat fibrinestolsels oplost (afb. 2.44).

Een infarct kan subendocardiaal of transmuraal zijn. In het eerste geval is het gedeelte van het myocard aangetast dat vlak onder het endocard ligt, weinig collateralen heeft en bloot staat aan de hoogste, intraventriculaire, druk. Bij een transmuraal infarct is de gehele dikte van het myocard ter plaatse aangetast. Het myocardweefsel dat door het afgesloten vat wordt verzorgd, sterft binnen twintig minuten. Nabijgelegen weefsel kan overleven, afhankelijk van de aanwezigheid van collateralen, maar kan ook later nog te gronde gaan.

Er is hierbij geen sprake van alles of niets: myocyten kunnen ernstig beschadigd zijn zonder te sterven en tonen dan alleen een verminderde contractiliteit, die omkeerbaar is. Onherstelbaar beschadigde hartspiercellen kunnen niet regenereren; deze cellen worden door macrofagen opgeruimd en vervangen door bindweefsel. De hartwand wordt hierdoor zwakker en dunner en de kans op een hartruptuur is aanwezig.

De belangrijkste functionele storing is verminderde contractiliteit van het hart, meestal leidend tot een verlaagde cardiac output. Een beschadigd myocardgedeelte dat niet deelneemt aan de contractie beweegt minder of buigt zelfs naar buiten uit (dyskinesie).

Een deel van de beschadigde myocyten toont alleen een contractiele disfunctie zonder dat ze te gronde gaan. Groepen van deze cellen kunnen met een PET-scan en met MRI worden afgebeeld en revascularisatie kan er mogelijk toe bijdragen dat dit hartspierweefsel weer gaat deelnemen aan de contractie.

Complicaties van het myocard op langere termijn: ongeveer een kwart van de MI-patiënten ontwikkelt angina pectoris, terwijl de recidiefkans binnen zes weken 20% bedraagt. Indien daarvoor aanwijzingen zijn is PTCA of CABG aangewezen als er tenminste geen contra-indicaties bestaan.

Symptomatologie
De pijn op de borst staat op de voorgrond, maar wordt ook vaak in schouders, hals, kaken of armen waargenomen. De pijn kan zeer heftig zijn en met doodsangst gepaard gaan, maar bij een kwart van de patiënten verloopt het infarct asymptomatisch en wordt de diagnose retrospectief op het ECG gesteld.

Door de verminderde contractiliteit van het hart kan hypotensie ontstaan die leidt tot een reactie van het sympathische zenuwstelsel met tachycardie, zweten, vasoconstrictie van de huidvaten en verminderde urineproductie.

Als het slagvolume verlaagd is stijgt de druk in de linker ventrikel met drukverhoging in het linker atrium en longstuwing, zich uitend in dyspnoe.

Aritmieën komen tijdens het acute MI zeer frequent voor en kunnen onbehandeld tot de dood leiden. Deze complicatie is aanvankelijk de reden geweest voor het oprichten van zogenoemde 'coronary care units'. Deze doodsoorzaak is daardoor in het ziekenhuis zeldzaam geworden.

Diagnose

De diagnose wordt gesteld op basis van de klinische verschijnselen, het ECG en het laboratoriumonderzoek op enzymen afkomstig uit de hartspier (afb. 2.46).

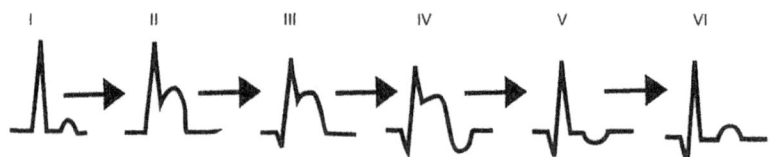

Afbeelding 2.46
De evolutie van een transmuraal infarct over een periode van dagen tot weken. De Q-top manifesteert het ontbreken van een bijdrage aan de elektrische vectorkrachten in het geïnfarceerde gebied.
I. Normaal.
II. In de acute fase: ST-segmentverhoging.
III. Binnen enkele uren: kleinere R-top, beginnende Q-top, ST-elevatie.
IV. Na enkele dagen: T-top-inversie, diepere Q-top.
V. Na circa één week: iso-elektrisch ST-segment, geïnverteerde T-top.
VI. Na één maand: persisterende Q-top, normaal ST-segment en T-top.

Laboratoriumonderzoek

Onherstelbaar beschadigd myocardweefsel lekt een aantal enzymen en andere moleculen in de circulatie die diagnostisch zijn voor het optreden van een infarct. De belangrijkste zijn de CK-MB, de ASAT en de LDH, waarvan de CK-MB als eerste piekt en wel na 24 uur, maar de eerste verhoging is al na vier tot acht uur zichtbaar. De stijging over een bepaalde periode ('area under curve', AUC) is een maat voor de hoeveelheid myocardweefsel die necrotisch is geworden.

Het subendocardiaal infarct toont geen Q-toppen, maar alleen ST-segmentafwijkingen en T-topveranderingen. Dit is alleen van ischemie te differentiëren met behulp van laboratoriumonderzoek. Sinds kort kan troponine (TnT en TnI) in het bloed bepaald worden. De test is zeer specifiek voor beschadigd hartspierweefsel en toont al na drie uur een stijging die tot veertien dagen kan aanhouden.

De lokalisatie van het infarct op het ECG

Het gebied van de hartspier waar het infarct is opgetreden toont als het ware een 'elektrisch gat' omdat daar een aantal spiervezels is uitgevallen die daardoor niet meer bijdragen aan de elektrische krachten waaruit de vector ontstaat. De pathologische Q-top is het kenmerk van het hartinfarct. Een kleine Q is normaliter aanwezig in de afleidingen V₆ en AVL, als uiting van de depolarisatie van het septum.

Een pathologische Q-top wordt gekenmerkt door een duur langer dan 0,04 seconde en een uitslag groter dan een kwart van de lengte van de R-top. De meestvoorkomende infarcttypen zijn het anteroseptale, het anterolaterale en het onderwandinfarct (afb. 2.47, 2.49 en 2.50).

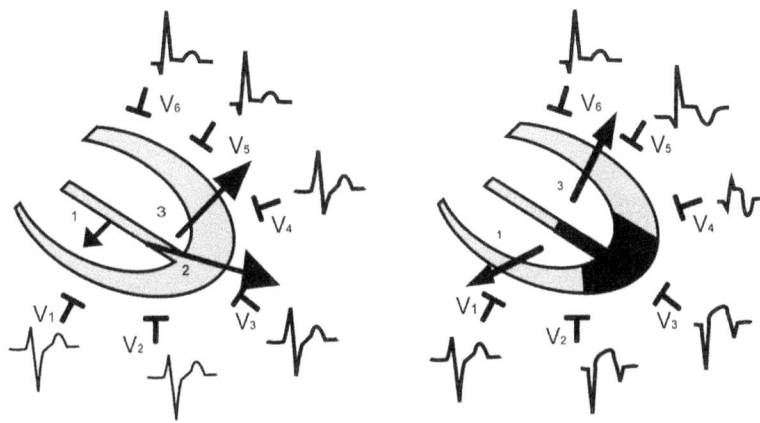

Afbeelding 2.47
Elektrische krachten bij een anteroseptaal infarct in de precordiale afleidingen. Links: een normaal beeld: de vectoren 1, 2 en 3 die respectievelijk het septum, daarna het anteroseptale deel en ten slotte beide ventrikels depolariseren. Rechts: over het anteroseptale deel wordt een Q-top gezien, want het necrotische hartspierweefsel genereert geen elektrische krachten. Het gezonde spierweefsel genereert wel een vector die van het getroffen gebied vandaan loopt.

Het necrotische hartspierweefsel genereert geen elektrische krachten, want er wordt daar niets gedepolariseerd. Op de plaats van de elektrode die over dat gebied ligt wordt alleen de vector waargenomen van het tegenoverliggende (gezonde) hartspierweefsel en die vector loopt van de afleiding weg.

Bij een achterwandinfarct zijn er hoge R-toppen in de afleidingen V_1 en V_2 omdat de vector van de voorwand niet in toom wordt gehouden door de vectoren van de achterwand.

Gewoonlijk kan eveneens worden vastgesteld in welke coronairarterie de afsluiting zich bevindt. Een afsluiting van de rechter coronairarterie (RCA) veroorzaakt een onderwandinfarct. De linker coronairarterie splitst zich in een ramus circumflexus (CFX) en de afdalende tak, de linker anterior descendens (LAD). Een afsluiting in de linker coronairarterie vóór de splitsing (de hoofdstam) veroorzaakt dan ook een infarct over de hele voorwand (afb. 2.48).

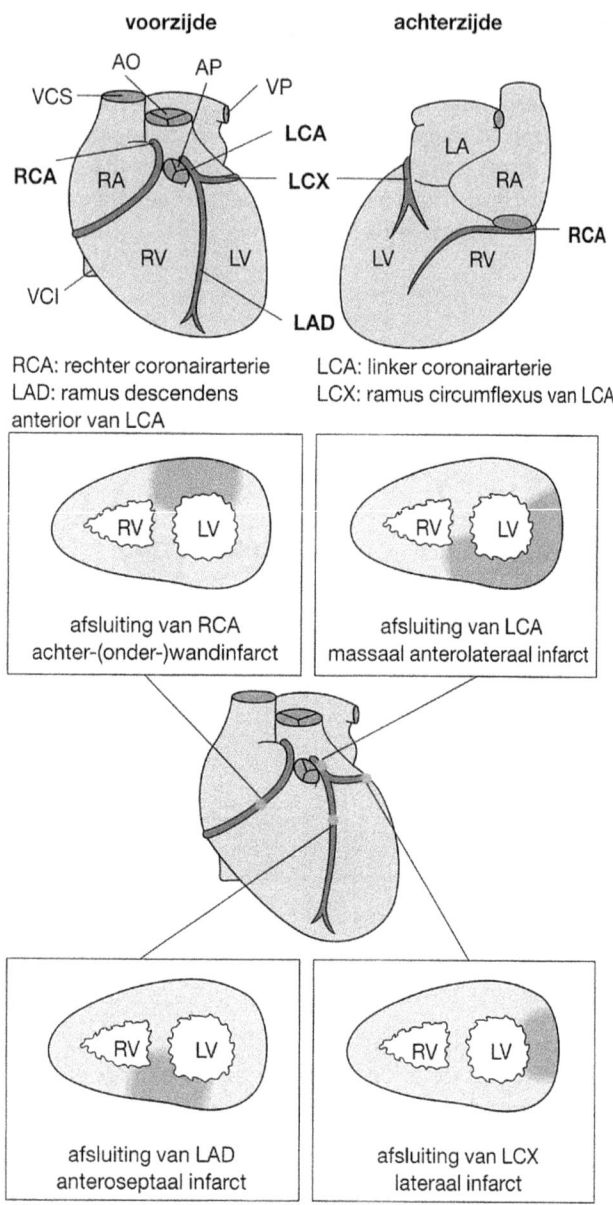

Afbeelding 2.48
De belangrijkste coronairarteriën en de gevolgen van afsluiting van één van deze vaten. Een veel voorkomende afsluiting is die van de LAD. Als echter de hoofdstam, de LCA, is afgesloten, is de hele voorwand van het linkerhart geïnfarceerd en wordt 40% van de kamer bedreigd. Vroeger durfde men een dergelijke stenose niet te dotteren, tegenwoordig in een aantal gevallen wel.

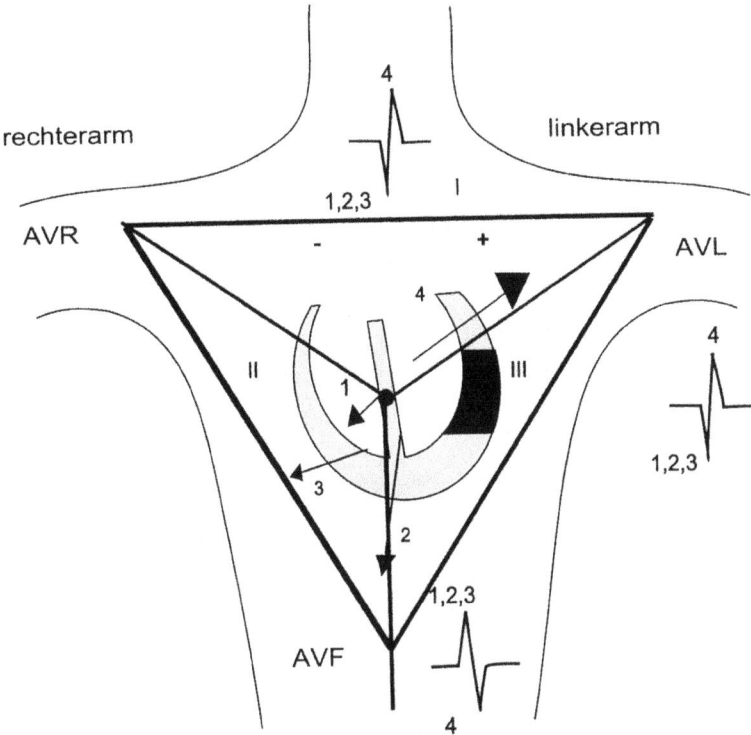

Afbeelding 2.49
Een anterolateraal infarct in de standaardafleidingen. De initiële vectoren (1, 2 en 3) wijzen van het necrotische deel vandaan: er is een Q-top in de afleidingen I en AVL. Pas tegen het einde van de depolarisatie komt een positieve uitslag vanuit het nog gezonde laterale deel (4). In de precordiale afleidingen zijn er bij een anterolateraal infarct in de afleidingen V_5 en V_6 Q-toppen te zien (T-toppen niet weergegeven).

Behandeling

De acute behandeling heeft twee mogelijkheden, namelijk trombolyse en primaire (rescue) PTCA. Doel is de doorbloeding zo snel mogelijk te herstellen. Streptokinase en tissue plasminogen activator (tPA) kunnen de trombus oplossen en toediening binnen enkele uren kan de reperfusie tot bijna 80% herstellen, wat gepaard gaat met een aanzienlijke vermindering van de sterfte. Het belangrijkste hierbij is spoed: onmiddellijk starten met de behandeling binnen twee uur.

Een primaire PTCA is alleen mogelijk in cardiologische centra die over de juiste apparatuur en expertise beschikken. Het resultaat is iets beter dan trombolyse en de ingreep kan ook uitgevoerd worden als er een contra-indicatie voor trombolyse bestaat, zoals bij bloedingsneiging en manifeste bloedingen.

Pijnbestrijding is essentieel en morfine is het aangewezen middel, ook al omdat het de venen dilateert en dus de preload vermindert, terwijl de in-

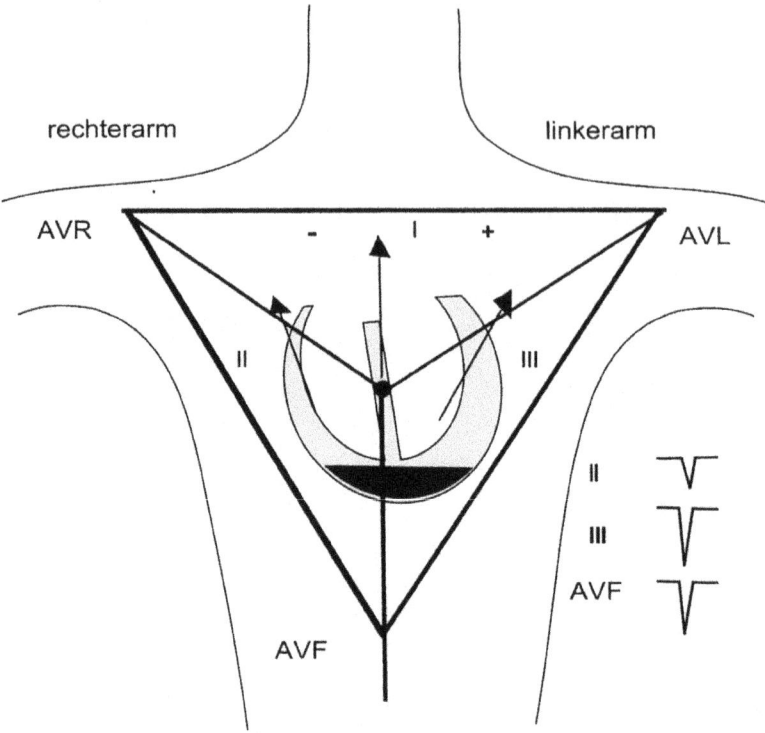

Afbeelding 2.50
Een onderwandinfarct zichtbaar in de standaardafleidingen. Alle vectoren 'lopen weg' van het necrotische gedeelte. Er is een initiële negatieve uitslag, een pathologische Q-top, in de afleidingen II, III en AVF (de T-toppen zijn hier niet weergegeven).

vloed van de sympathicus wordt beperkt. Zuurstof wordt gegeven om voor de hand liggende redenen; bètablokkers beperken de arbeid van het myocard. In tegenstelling tot de voorbijgaande ischemische aandoeningen is nitroglycerine van beperkte waarde. Het heeft vooral effect bij hypertensie en hartfalen. Heparine is bij het dreigende infarct van groot belang. ACE-remmers werken goed bij patiënten met een verlaagde ejectiefractie en dreigend hartfalen.

2.63 Complicaties van het myocardinfarct in de acute fase

Ritmestoornissen

Tijdens het myocardinfarct treden bijzonder vaak ritmestoornissen op. Deze kunnen worden veroorzaakt door prikkeling van het autonome zenuwstelsel (sinustachycardie en sinusbradycardie), door perfusiestoornissen van het prikkelgeleidingssysteem in het hart en door een gestoord metabolisme. Kamerextrasystolen (VES) treden vaak op maar worden pas behandeld als ze vanuit verschillende plaatsen in de ventrikel komen (multifocaal) of als de frequentie zodanig toeneemt dat van aanvallen (runs) van ventriculaire tachycardieën kan worden gesproken. Het grote gevaar is dat deze overgaan in ventrikelfibrilleren, dat de voornaamste doodsoorzaak is voor het MI buiten het ziekenhuis. Boezemaritmieën zoals boezemfibrilleren en atriumextrasystolen kunnen een uiting zijn van overrekking van het atrium. Een sinustachycardie kan een manifestatie zijn van hartfalen. Geleidingsblok (AV-blok) en bundeltakblok komen vaak tijdens het MI voor. Sterke vagusprikkeling kan een oorzaak zijn, maar ook ischemie van het geleidingssysteem.

Cardiogene shock

Deze shock wordt gekenmerkt door een verlaagd slagvolume, de meest voorkomende oorzaak is het myocardinfarct, met name het voorwandinfarct. De mortaliteit ligt rond de 70% en bij de meeste patiënten is 40% van het myocard beschadigd. Een aantal complicaties van het myocardinfarct gaat soms gepaard met cardiogene shock, door ruptuur van papillairspiertjes met acute mitralisinsufficiëntie of ruptuur van het ventrikelseptum of de wand als gevolg.

Angina pectoris en nieuwe infarcering

Angina pectoris en nieuwe infarcering komen bij 5 tot 30% van de patiënten voor. Dit is meestal een indicatie voor een revascularisatie-ingreep.

Hartfalen

Dit onderwerp wordt afzonderlijk besproken.

2.6.4 De prognose van het myocardinfarct op langere termijn

Deze wordt vooral bepaald door de omvang van het geïnfarceerde gebied en de mate waarin de linkerventrikelfunctie is aangetast. De laatste kan goed met echocardiografie, de ejectiefractie, worden bepaald.

Verder is een inspannings-ECG aangewezen. Indien ST-afwijkingen al bij geringe belasting na enkele weken weer zichtbaar worden wijst dat op een verhoogde sterftekans. Hetzelfde geldt natuurlijk voor patiënten met hartfalen en angina pectoris. Dit kan een reden zijn om de angiografie te herhalen en eventueel, als dat mogelijk is, een revascularisatie door te voeren.

2.6.5 Therapie na ontslag uit het ziekenhuis

De standaardtherapie bestaat uit:
- *aspirine* in lage dosis (als plaatjesaggregatieremmer);
- *een bètablokker*;
- *een ACE-remmer* bij disfunctie van de linkerkamer;
- *een cholesterolsyntheseremmer*. Los van het cholesterolverlagende effect blijken deze medicamenten een gunstige invloed op de atherosclerose te hebben doordat zij de plaque verstevigen. Men neigt tot het voorschrijven van hogere doses, bijvoorbeeld 40 mg atorvastatine;

–*scherpe instelling van hypertensie en diabetes mellitus*. Bestrijding van vetzucht (adipositas).

2.6.6 Hartfalen

Door de veroudering van de bevolking neemt de incidentie van hartfalen toe en wel zodanig dat thans speciale poliklinieken voor patiënten met hartfalen worden georganiseerd, mede omdat er de laatste decennia een uitgebreid therapeutisch arsenaal ter beschikking is gekomen. Hartfalen kan de uitkomst zijn van talrijke hartziekten zoals hartinfarct, klepgebreken, aangeboren hartafwijkingen, hypertensie en cardiomyopathieën.

Veel patiënten zijn geruime tijd asymptomatisch, hetzij omdat de klachten gering zijn, hetzij door compensatiemechanismen. De eerste verschijnselen worden soms door een andere ziekte of toestand geprecipiteerd, zoals koorts, infectie, operatie, ernstige hypertensie, tachyaritmieën, zwangerschap en nierinsufficiëntie.

De prognose is slecht, tenzij de onderliggende oorzaak kan worden behandeld. Dit geldt voor klepgebreken, ernstige hypertensie en revascularisatieprocedures bij coronairinsufficiëntie.

Na vijf jaar is nog maar 50% van de patiënten in leven. Bij patiënten met ernstige verschijnselen is de prognose nog ongunstiger.

Hartfalen wordt meestal gedefinieerd als de toestand waarin het hart niet voldoende bloed naar de weefsels kan pompen bij een normale vullingsdruk. De cardiac output is het product van de hartfrequentie en het slagvolume. Zolang contractiliteit en afterload normaal zijn, zal het hart op een verhoging van de preload, bijvoorbeeld door het toedienen van intraveneus vocht, reageren met een verhoging van het slagvolume.

Het einddiastolische volume en de einddiastolische druk worden vaak door elkaar gebruikt, maar dat is niet helemaal juist. Het verband tussen einddiastolische druk en -volume heet *compliance*. Een lage compliance, een 'stijf' hart, betekent dat het hart zich bij een normale druk moeilijker vult met een verlaagd slagvolume als gevolg. Omgekeerd kan alleen een normaal slagvolume opgebracht worden ten koste van een verhoogde preload.

Oorzaken voor hartfalen zijn in grote lijnen: verhoogde afterload, gestoorde diastolische vulling en verlaagde contractiliteit.

Hartfalen kan in twee groepen worden onderscheiden, namelijk systolische en diastolische disfunctie. Er is sprake van *systolische disfunctie* als er onvoldoende vermogen is om bloed uit te pompen. Het slagvolume daalt hetzij door een verhoogde afterload, hetzij door een verminderde contractiekracht. Er blijft meer bloed in de ventrikel achter (verlaagde ejectiefractie) en wanneer daaraan de normale hoeveelheid bloed uit de longen wordt toegevoegd, stijgt het einddiastolische volume, waardoor ook de druk, de preload, stijgt. Hierdoor gaat het slagvolume weer omhoog.

Men spreekt dus ook van hartfalen als het slagvolume binnen normale grenzen is maar dit ten koste gaat van een verhoogde vullingsdruk. Een 'left ventricular end diastolic pressure' (LVEDP) die hoger is dan 15 mm Hg is een aanwijzing voor beginnend hartfalen. De continu verhoogde LVEDP wordt doorgegeven naar de longcirculatie en bij een druk van 20 mm Hg ontstaan verschijnselen van longstuwing.

Bij de *diastolische disfunctie* is de contractiliteit en dus het slagvolume normaal, maar zal door de grotere stijfheid van de kamer een hogere LVEDP nodig zijn. Deze patiënten hebben vaak longstuwing en oedeem. Deze toestand wordt gezien in de acute fase van het hartinfarct en bij linkerkamerhypertrofie. Boezemfibrilleren dat in het kader van het acute hartinfarct optreedt is daarom extra gevaarlijk. Juist bij een stijf hart is de 'atrial kick' voor de LVEDP van groot belang. De conditie van deze patiënt zal hierdoor verslechteren. Ongeveer twee derde van de decompensatiepatiënten heeft een systolische disfunctie, de rest heeft voornamelijk een diastolische disfunctie.

Het lichaam beschikt over een aantal compensatiemechanismen om aan de verlaagde cardiac output het hoofd te bieden.

– Het *frank-starlingmechanisme*. Zowel bij een systolische als bij een diastolische disfunctie doet een verhoogde preload het slagvolume toenemen. Bij een ernstige overrekking van de myocardvezels zal het slagvolume bij stijgende LVEDP echter niet verder toenemen, maar zelfs dalen: 'het hart is over de top van de curve van Starling'.

– *Hormonale compensatie*:
  • *het sympathische zenuwstelsel*. Daling van het HMV, de cardiac output, wordt waargenomen door de baroreceptoren in de sinus caroticus en via het verlengde merg. De sympathische zenuwvezels worden geactiveerd wat leidt tot versnelde hartactie, versterkte contractiliteit van het hart en venoconstrictie. De preload zal stijgen. Ook de arteriolen vernauwen waardoor de perifere weerstand toeneemt en de hypotensie als gevolg van daling van het HMV wordt tegengegaan. De zuurstofbehoefte van het hart wordt echter verhoogd;
  • *activatie van het renine-angiotensine-aldosteronsysteem (RAAS)*. De verminderde nierdoorstroming die optreedt bij een verlaagd hartminuutvolume prikkelt de cellen van het juxtaglomerulaire apparaat om renine af te scheiden. Renine katalyseert de omzetting van angiotensinogeen in angiotensine I dat op zijn beurt wordt omgezet in angiotensine II door het angiotensine converting enzyme (ACE). Angiotensine II stimuleert de bijnierschors tot verhoogde productie van aldosteron, daarbij heeft het zelf sterke vasoconstrictoire eigenschappen. Aldosteron bevordert water- en zoutretentie door de nier en verhoogt daarmee de preload;
  • *baroreceptoren* in de atria stimuleren de hypofyseachterkwab tot secretie van antidiuretisch hormoon (ADH) dat de vochtretentie in het distale nefron verhoogt.

– *Harthypertrofie* is de toename van de spiermassa van het hart om de contractiliteit te verhogen en de wandspanning te verminderen. Die is verhoogd door het toegenomen diastolisch volume of een stijging van de afterload door bijvoorbeeld hypertensie. Men onderscheidt *concentrische hypertrofie*, waarbij er voornamelijk sprake is van een toegenomen wanddikte, en *eccentrische hypertrofie* waarbij hartdilatatie op de voorgrond staat.

Klinische verschijnselen

De symptomen van hartfalen kunnen afkomstig zijn van de linker- of de rechterhartkamer. Bij linksdecompensatie staan longstuwing en longoedeem op de voorgrond, bij rechtsdecompensatie is dat veneuze stuwing en perifeer oedeem.

– *Linksdecompensatie.* Kortademigheid is het belangrijkste symptoom, eerst alleen bij inspanning, later ook in rust. Deze wordt erger bij plat liggen. Vochtuittreding in het longparenchym verhoogt de stijfheid van de longen (verminderde compliance) waardoor de ademinspanning toeneemt. Stuwing in de kleine bronchustakjes en de alveoli beperken de luchtstroom (airway resistance). Nachtelijke dyspnoe ontstaat omdat vocht dat zich overdag in buik en benen heeft verzameld 's nachts de longen instroomt (astma cardiale).

– *Rechtsdecompensatie.* Het voornaamste verschijnsel is perifeer oedeem van enkels en voeten, vooral overdag. In de ochtend is het, na bedrust, vaak weer verdwenen. Soms is er een vage pijn in de rechter bovenbuik door leverstuwing als gevolg van rekking van het leverkapsel.

De bevindingen bij onderzoek zijn gevarieerd en afhankelijk van ernst en duur van de aandoening. Waargenomen kan worden:

– als uiting van de verlaagde cardiac output: koude extremiteiten, sufheid, sinustachycardie, pulsus alternans, cheyne-stokes-ademhaling (een 'stokkende' ademhaling, afgewisseld met hyperventilatie);
– als uiting van linksdecompensatie: basale crepitaties, bronchospasmus, tachypnoe, soms cyanose;
– als uiting van rechtsdecompensatie: zwelling van de vv. jugulares, leververgroting, presacraal oedeem, enkeloedeem. In alle gevallen kan een pleura-exudaat aanwezig zijn.

De therapie heeft twee aspecten, namelijk het behandelen van de vaatovervulling zowel in de longen als perifeer en het verbeteren van de cardiac output. Daarnaast zijn vasodilatatoire middelen belangrijk omdat zij ongunstige compensatiemechanismen van het lichaam tegengaan.

– *Diuretica.* Omdat de meeste patiënten over de top van de starlingcurve zijn (in het vlakke stuk) heeft de uitscheiding van water en zout via de nieren geen nadelig effect op de cardiac output. De LVEDP moet zodanig verlaagd worden dat de longstuwing verdwijnt, maar zonder dat het HMV daalt. Daarom worden diuretica alleen bij vochtretentie gegeven. Zogenoemde 'loopdiuretica' die werken op het opstijgende been van de lis van Henle, zoals furosemide, zijn door hun snelle werking het meest effectief bij hartfalen.

– *Inotropica* als digitalis en β-adrenergica verbeteren de contractiliteit doordat zij het intracellulaire calcium verhogen. De curve van Starling, die bij deze patiënten vlakker is en veel lager in het coördinatenstelsel ligt, wordt hierdoor 'opgetild'. Stoffen als dopamine en dobutamine kunnen slechts kortdurend gegeven worden omdat ze na enige tijd onwerkzaam worden door 'down-regulation' van de receptoren in het myocard. Digitalis maakt

een comeback door, maar helpt alleen bij systolische disfunctie. De zuurstofbehoefte van het myocard stijgt echter wel.
– *ACE-remmers* als captopril hebben een vasodilatatoire werking op zowel venen als arteriolen, waarmee zowel preload als afterload worden verlaagd. Daarbij blokkeren zij deels de schadelijke neurohormonale compensatie van het RAAS-systeem. ACE-remmers hebben de prognose van hartfalenpatiënten belangrijk verbeterd.

Het acute longoedeem is een dramatisch ziektebeeld waarbij zich vocht verzameld heeft in de longalveolen en het interstitium. Door een gestoorde ventilatie-perfusieverhouding, waarbij niet-geoxygeneerd bloed langs de niet-geventileerde alveolen wordt 'geshunt', ontstaat er hypoxie en centrale cyanose. De patiënt vertoont tachypneu, heeft een koude klamme huid en is extreem benauwd. Hij moet rechtop zitten om het bloed zo veel mogelijk naar de benen te laten zakken. Furosemide i.v. wordt gegeven om zo snel mogelijk veel vocht te verwijderen; morfine heeft een heilzaam effect omdat het de longreflexen, die het subjectieve gevoel van benauwdheid geven, afremt. Hier ligt ook nog een van de weinige indicaties voor een aderlating.

2.6.7 Cardiogene shock

Shock is een syndroom dat wordt gekarakteriseerd door het onvermogen van de circulatie om een normale weefselperfusie te handhaven waardoor in onvoldoende mate zuurstof en nutriënten aan de perifere weefsels worden aangeboden en metabole afvalproducten daaruit worden verwijderd. De doorstroming wordt bepaald door de bloeddruk en de weerstand van het vaatbed in de perifere weefsels. De laatste kan worden beschouwd als een afgeleide van het kaliber van alle arteriële bloedvaten in de organen.

Het belangrijkste kenmerk van shock is hypotensie. Een eerste verdedigingsmechanisme van het lichaam is stijging van de hartfrequentie, zoals het lichaam dat ook doet als bij lichamelijke inspanning hogere eisen aan het HMV worden gesteld. Daarbij moet bedacht worden dat een zeer hoge hartfrequentie de tijd voor het vullen van de ventrikel tijdens diastole beperkt, waardoor het slagvolume verlaagd kan worden. De totale hoeveelheid functionerend hartspierweefsel is de belangrijkste determinant van de contractiliteit. Een verlies hiervan van 40% is niet of nauwelijks verenigbaar met overleving.

Bèta-adrenerge receptoren in het hart worden gestimuleerd via het autonome zenuwstelsel en door catecholamines uit het bijniermerg. De contractiekracht en de hartfrequentie worden hierdoor verhoogd.

2.6.8 Algemene beschouwing over shock en de microcirculatie

Volumedepletie (bloedingen, uitdroging) zal aanleiding geven tot vasoconstrictie van de precapillaire sfincters. Onder invloed van verhoogde activiteit van de sympathicus zal een daling van de capillaire hydrostatische druk ontstaan, waardoor vloeistof vanuit de extracellulaire ruimte naar de intravasculaire ruimte gaat, in een poging het circulerende bloedvolume te herstellen. Later kan door vasoconstrictie van de postcapillaire venules dit effect weer teniet worden gedaan.

Een verhoogde permeabiliteit van het capillaire vaatbed en vasodilatatie treden op bij shocksyndromen als anafylactische shock, septische shock en de shock bij slangengif. De toegenomen capillaire hydrostatische druk en de lekkage van plasma-eiwitten van de intravasculaire naar de extracellulaire ruimte leiden tot hypovolemie en verhoogde viscositeit van het bloed. Deze verhoogde permeabiliteit komt op rekening van histamine en een aantal andere factoren, zoals activatie van de complementcascade, die tot agglutinatie en destructie van bloedelementen leidt. Dit proces heet *sludging*. Bij septische shock stimuleren de endotoxinen uit de celwand van gramnegatieve bacteriën de vorming van TNF-α, dat hetzelfde effect heeft.

2.6.9 Classificatie van shock

De verschillende vormen van shock kunnen in vier categorieen worden ingedeeld.

Hypovolemische shock
Dit betreft een absolute daling van het circulerende bloedvolume door bloeding of verlies aan vocht en elektrolyten in het kader van braken, diarree, excessief waterverlies via de nieren of via de huid zoals bij verbrandingen. Meestal treden hierbij de klassieke shockverschijnselen op, echter soms wordt geen tachycardie maar juist bradycardie waargenomen. Dit komt omdat bij een acute verlaging van de vullingsdruk van het hart de baroreceptoren in de sinus caroticus die reflexmatig een tachycardie horen op te roepen bij hypotensie, aan de rekkingreceptoren in het myocard ondergeschikt worden gemaakt. De 'niet goed gevulde kamer' probeert krachtig te contraheren en remt daarbij de sympathicus.

Een plotselinge vermindering van het circulerende volume van 10% geeft alleen een kortdurende verlaging van de tensie en de cardiac output (bloeddonoren). Bij een verlies van 20% treden duidelijke verschijnselen op en bij een verlies van 40% is er sprake van ernstige shock. Bij vermindering die geleidelijk ontstaat, is er gelegenheid voor autotransfusie van vocht en elektrolyten via de nieren. Shockverschijnselen blijven uit, maar er treedt wel anemie op.

Cardiogene shock
Deze shock wordt gekenmerkt door een verlaagd slagvolume, de meest voorkomende oorzaak is het myocardinfarct, met name het voorwandinfarct. De mortaliteit is rond de 70% en bij de meeste patiënten is 40% van het myocard beschadigd. Een aantal complicaties van het myocardinfarct gaat gepaard met cardiogene shock, namelijk door ruptuur van papillairspiertjes met acute mitralisinsufficiëntie of ruptuur van het ventrikelseptum of de -wand.

Obstructieshock

Acute obstructies van de grote vaten treden op bij harttamponade, wat al kan gebeuren bij 200 ml in het pericard en waarvoor pericardiocentese ook direct helpt. Andere ziektebeelden zijn longembolie in de grote vaten, aneurysma dissecans en spanningspneumothorax.

Distributieshock

Dit type shock wordt gekenmerkt door een daling van de perifere vaatweerstand zonder voldoende cardiale compensatie. Het belangrijkste voorbeeld is septische shock. De meeste patiënten die een infectie hebben, lopen deze op in het ziekenhuis en een deel heeft bacteriëmie. Ongeveer 10% hiervan ontwikkelt een echte septische shock met eindorgaanbeschadiging (multi organ failure, MOF) waaronder het 'adult respiratory distress syndrome' (ARDS). Dit geldt vooral voor patiënten met een gramnegatieve sepsis, waarbij de endotoxinen uit de bacteriewand de permeabiliteit van de capillairen beschadigen. De mortaliteit van deze patiënten ligt rond de 50%.

Aanvankelijk is er sprake van een sterk verhoogde cardiac output bij verlaagde perifere vaatweerstand, maar de geactiveerde tumornecrosefactor (TNF-α) heeft een negatieve invloed op de contractiliteit waardoor de cardiac output weer daalt.

2.6.10 De verschillende stadia van shock

Stadium I: gecompenseerde shock

Als de bloeddruk daalt als gevolg van een verlaagde cardiac output of een daling van de perifere vaatweerstand door vasodilatatie, treden compensatiemechanismen op die proberen de bloeddruk te herstellen, vooral in hart en hersenen. De bloeddruk is meestal in geringe mate verlaagd, de pols is snel en er bestaat perifere vasoconstrictie die tot uiting komt in een koude bleke huid, met zweten als uiting van adrenerge activiteit. In dit stadium kan vaak herstel met de juiste maatregelen optreden.

Stadium II: gedecompenseerde shock

De compensatiemechanismen schieten tekort en er ontstaat het complete shockbeeld met hypotensie, een snelle, weke (filiforme) pols, zweten, versnelde ademhaling en perifere cyanose. De doorbloeding van organen als hersenen, hart en nieren is gestoord en komt tot uiting in myocardischemie, mentale verwardheid en oligurie of anurie.

Stadium III: irreversibele shock

Door de extreme vasoconstrictie is de weefselperfusie tot een minimum gedaald en beschadiging van de cellen is aan de gang. Celmembranen gaan lekken, bloedelementen vormen aggregaten wat aanleiding geeft tot 'sludging' en diffuse intravasale stolling (DIC) treedt op. Door de anaerobe glycolyse (door gebrek aan zuurstof) ontstaat er een lactaatacidose. In de nieren komt acute tubulusnecrose (ATN) op gang en voor zover het myocard niet al beschadigd was gaat dit nu gebeuren. Meestal heeft therapeutische interventie dan nog maar weinig effect.

2.6.11 Complicaties en maatregelen bij shockbestrijding

De belangrijkste complicaties van shock zijn:
- acute nierinsufficiëntie in de vorm van acute tubulus necrose die ontstaat door renale onderperfusie;
- diffuse intravasale stolling (DIC): het tegelijkertijd optreden van intravasale stolling en fibrinolyse, waarbij de bloeding op de voorgrond staat;
- adult respiratory distress syndrome (ARDS), gekenmerkt door ernstige hypoxie, verspreide uitgebreide longinfiltraten en een normale wiggedruk. De infiltraten berusten op afgestorven alveolaire cellen en atelectasen en verspreid longoedeem.

Algemene bewakingsmaatregelen omvatten onder meer:
- continue ECG-bewaking om aritmieën en ischemische veranderingen vast te stellen;
- continue intra-arteriële drukmeting, waardoor ook geregeld bloedmonsters voor pO_2, pCO_2 en pH-bepaling beschikbaar zijn;
- continue bewaking van de preload met behulp van een schwan-ganzkatheter;
- verblijfskatheter om continu de urineproductie te meten.

Afhankelijk van het type shock zijn voor shockbestrijding verschillende maatregelen mogelijk.
- Bij cardiogene shock wordt eerst geprobeerd de *cardiac output te verbeteren met inotropica* zoals dobutamine en dopamine waarbij in het algemeen getracht wordt de diastolische druk op 80 mm Hg te houden. Dobutamine werkt voornamelijk direct op het hart; het gebruik van dopamine is een tweesnijdend zwaard omdat het perifere vasoconstrictie geeft, althans in grotere doses, en dus de 'workload' van het hart verhoogt. Soms kan het daarom juist wenselijk zijn om een vaatverwijder te geven.
  Andere inotrope stoffen zijn noradrenaline, dat perifere vasoconstrictie geeft door stimulatie van de α-receptoren in huid, spieren en splanchnicusgebied. In de coronairvaten zijn er alleen β1-receptoren die vaatverwijding geven. Adrenaline en isoproterenol zijn andere, minder vaak gebruikte medicijnen.
- Via een intra-aortale ballonomp (IABP), die door de a. femoralis kan worden ingebracht in de thoracale aorta, is het mogelijk het hart te ondersteunen door deze ballon op te blazen tijdens diastole en leeg te maken tijdens systole. Dit kan tijdelijk van groot belang zijn als revascularisatie wordt overwogen.
- *Correctie van hypovolemie*. Bij een cardiogene shock is het nodig om een goede vullingsdruk te krijgen. Daarom wordt op geleide van de wiggedruk een cristalloïde vloeistof zoals NaCl 0,9% toegediend. Deze stoffen verdienen ook bij hypovolemie in het begin de voorkeur omdat de geschrompelde

extracellulaire ruimte beter met cristalloïden dan met plasma-eiwitten of plasma-expanders kan worden opgevuld, want die blijven door hun COD intravasaal.
– *Zuurstof.* Toediening is van belang omdat de afgifte van zuurstof in de microcirculatie gestoord is. Bij een aantal patiënten is beademing noodzakelijk als er sprake is van respiratoire acidose door hypoventilatie of als de ademarbeid moet worden overgenomen. Zo kan ernaar gestreefd worden de inademingslucht voor 50% uit zuurstof te laten bestaan. Dit kan ook met een venturimasker, wat het voordeel heeft dat de patiënt niet gesedeerd hoeft te worden.
– Bij shock is er vaak metabole acidose door de anaerobe glycolyse waarmee weefselanoxie gepaard gaat. Dit heeft ernstige consequenties voor het verloop van de metabole processen. Als de pH lager is dan 7,20 en er geen respiratoire acidose is, wordt Na-bicarbonaat toegediend totdat de pH is genormaliseerd.
– *Pijnbestrijding* is vaak aangewezen omdat veel shocksyndromen met pijn gepaard gaan, wat ook een sterke adrenerge prikkel is. Opiaten zijn effectief, maar kunnen het ademcentrum deprimeren en misselijkheid veroorzaken. Opiaten hebben een vasodilatatoire werking en kunnen bradyaritmieën als neveneffect hebben. Bijwerkingen of overdosering kunnen bestreden worden met naloxon.

2.7 Klepgebreken

Het hart is een zuig-perspomp met kleppen en deze kleppen kunnen door ziekte of ouderdom defect raken. Zoals bij iedere intermitterend werkende pomp zijn klepproblemen van tweeërlei aard: zij kunnen zich niet goed openen of ze zijn lek. In het ene geval spreken we van *klepstenose*, in het andere geval van *klepinsufficiëntie*.

Stenose en insufficiëntie komen voor bij alle kleppen, maar de voornaamste aandoeningen betreffen de mitraalklep tussen linkerboezem en linkerkamer en de aortaklep tussen linker ventrikel en aorta.

Ook de tricuspidaalklep en de pulmonaalklep kunnen defect zijn, maar deze afwijkingen zijn uiterst zeldzaam en worden hier niet besproken.

Vroeger kwam acuut gewrichtsreuma veel voor en was het één van de belangrijkste oorzaken van hartklepaandoeningen. In de geïndustrialiseerde wereld is de ziekte zeldzaam geworden. Acuut reuma is een beschadiging van het collageen die veroorzaakt wordt door streptokokken van een bepaald type, namelijk die van groep A. Deze bacteriën zetelen tijdens een infectie in de farynx en veroorzaken enkele weken na het begin van de infectie acuut gewrichtsreuma met koorts. De meest voorkomende klinische verschijnselen betreffen verspringende gewrichtsklachten, vooral van de grote gewrichten die rood, gezwollen en zeer pijnlijk zijn. In de periode voorafgaande aan de gewrichtsklachten heeft het lichaam antistoffen tegen de streptokokken gemaakt, die in het lichaam met de antistreptolysinetiter (AST) aangetoond kunnen worden.

De hartafwijkingen tijdens acuut reuma worden waarschijnlijk veroorzaakt door een immunologische reactie tussen een bacterieel antigeen en antigenen in het endocard. Op de hartkleppen ontstaan dan wratachtige afwijkingen die verbindweefselen, verdikken en schrompelen. Dit proces kan lang duren, zodat klepafwijkingen soms pas jaren later manifest worden.

2.7.1 Mitraalstenose

Mitraalstenose is bijna altijd een gevolg van acuut reuma. Meestal melden patiënten met klachten een episode van acuut reuma die vele jaren tevoren is opgetreden. De twee blaadjes van de klep zijn voor een deel gefuseerd, verdikt en verkalkt. De instroom vanuit het linker atrium in de ventrikel tijdens de diastole wordt door deze stenose ernstig gehinderd en er ontstaat een drukgradiënt tussen boezem en ventrikel. Normaal gesproken is de opening van de klep circa 5 tot 6 cm^2 en hemodynamische gevolgen treden op als de opening tot minder dan 2 cm^2 is gereduceerd. Door de drukgradiënt stijgt de druk in het linker atrium die zich voortplant tot in de longcirculatie, zodat pulmonale hypertensie ontstaat. De vulling van de linker ventrikel is verminderd waardoor de preload en daarmee het slagvolume daalt. De verhoogde druk in de pulmonale circulatie leidt meestal tot verhoogde druk in de a. pulmonalis en hypertrofie van de rechterkamer. Er treedt longstuwing op en uiteindelijk ontstaat 'backward failure' rechts. De longstuwing heeft transudatie van vocht in het longinterstitium en de alveoli tot gevolg, met dyspnoe en zelfs hemoptyse, omdat ook een vena bronchialis kan barsten.

De overrekking van het linker atrium belast ook het geleidingssysteem wat tot boezemfibrilleren aanleiding kan geven, wat op zijn beurt de vulling van de linkerkamer nog verder belemmert en de cardiac output doet dalen. Het boezemfibrilleren moet dan ook medicamenteus of met cardioversie behandeld worden.

Vóór de komst van penicilline en verbetering van de woonsituatie van de arme bevolkingsgroepen, was het opgeven van bloed met hoesten een veelvoorkomend verschijnsel. De twee belangrijkste oorzaken waren tbc en mitraalstenose (afb. 2.51).

Er moet geïntervenieerd worden wanneer pulmonale hypertensie ontstaat. Vaak is ballondilatatie van de verkleefde klepbladen mogelijk, anders moet operatief een kunstklep ingebracht worden.

2.7.2 Mitraalinsufficiëntie

Voor deze klepaandoening zijn meerdere oorzaken aan te wijzen, waaronder acuut reuma. Dilatatie van het linkerhart, door welke oorzaak dan ook, kan de klep overrekken waardoor deze insufficiënt wordt. Andere oorzakelijke factoren zijn: endocarditis lenta, hartinfarct en hypertrofische cardiomyopatie.

Bij mitraalinsufficiëntie stroomt tijdens de systole een deel van het slagvolume terug in het linker atrium. Dit heeft een aantal gevolgen:

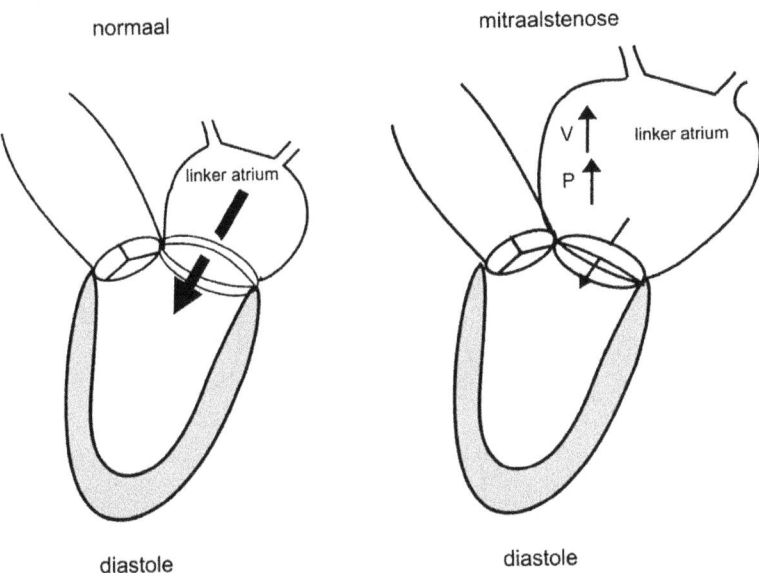

Afbeelding 2.51
Bij langdurig bestaande mitraalstenose treedt dilatatie van het linker atrium op met drukverhoging, die zonder behandeling leidt tot pulmonale hypertensie. De bemoeilijkte instroom van de linker ventrikel veroorzaakt een verlaagde LVEDP en dus ook een verlaagd slagvolume.

– het slagvolume neemt aanvankelijk af;
– de druk in het linker atrium kan stijgen of gelijk blijven;
– de omvang van het atrium kan toenemen of gelijk blijven;
– op grond van het frank-starlingmechanisme zullen LEDV en LEDVP toenemen waardoor het slagvolume ook weer omhoog gaat.

Het klinische beeld wordt dus bepaald door het type mitraalinsufficiëntie (afb. 2.52). Bij de acute vorm moeten patiënten in het algemeen geopereerd worden en krijgen zij medicamenteuze ondersteuning tot de operatie. Patiënten met een chronische mitraalinsufficiëntie kunnen vele jaren met afterloadreductie (ACE-remmers), diuretica en digoxine stabiel blijven. Om die reden is men terughoudend met kunstkleppen, maar wel wordt steeds meer overgegaan tot reparatie van de klep.

2.7.3 Aortastenose

De meeste patiënten met aortastenose zijn tegenwoordig ouder dan 65 jaar, omdat acuut reuma, vroeger de belangrijkste oorzaak, tegenwoordig haast niet meer voorkomt. De aortastenose is het resultaat van verbindweefseling en verkalking van de aortaklep, die pas na vele jaren manifest wordt. Dit is

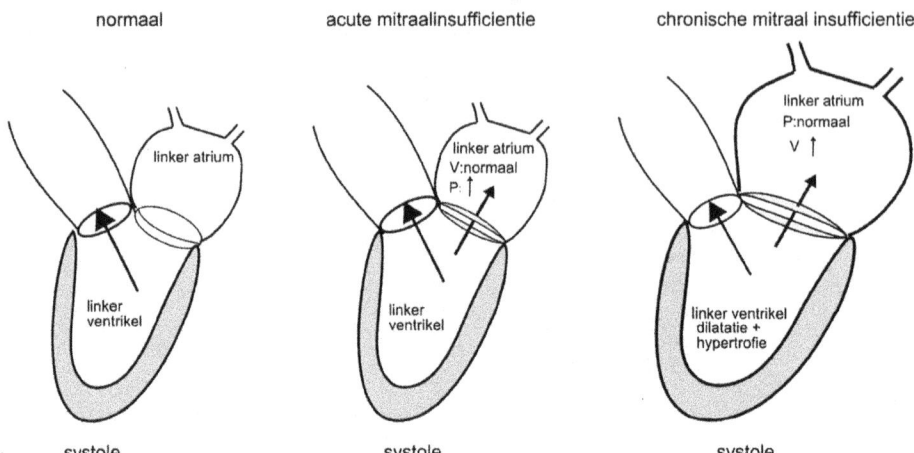

Afbeelding 2.52
Acute en chronische mitraalinsufficiëntie. Wat er uiteindelijk gebeurt, hangt af van de vraag of de mitraalinsufficiëntie acuut is ontstaan of zich in de loop van de tijd heeft ontwikkeld. Een acute mitraalinsufficiëntie, bijvoorbeeld door ruptuur van een papillairspiertje of een chorda tendinae, zal een plotselinge drukverhoging in het linker atrium veroorzaken met longstuwing en longoedeem als gevolg. Dit is een cardiologisch spoedgeval. Wanneer een mitraalinsufficiëntie zich geleidelijk ontwikkelt (chronische mitraalinsufficiëntie) heeft de linker ventrikel de gelegenheid compensatoir te hypertrofiëren, de rekbaarheid te laten stijgen (verhoogde compliance) en zo een normaal slagvolume te handhaven. Ook het linker atrium kan zijn compliance doen toenemen waardoor wel het volume vergroot wordt, maar de druk normaal of iets verhoogd is. In de loop der jaren zal echter een systolische disfunctie van de linker ventrikel optreden.

vooral het geval bij mensen met een aangeboren afwijking, de bicuspide aortaklep, die twee klepvliezen heeft (afb. 2.53).

De verhoogde druk die het linker atrium uiteindelijk moet opbrengen om de 'stijve' linker ventrikel te vullen heeft tot gevolg dat er longstuwing en longoedeem kan ontstaan, maar dat gebeurt laat in het ziektebeloop. Door de verhoogde wandspanning en de hypertrofie is echter de zuurstofbehoefte toegenomen terwijl de bloedvoorziening te lijden heeft, aangezien ook de druk tijdens de diastole moet stijgen. Angina pectoris kan daarom al vroeg optreden, vooral bij ouderen.

Daarnaast zijn syncope en duizeligheid, gewoonlijk toegeschreven aan de ouderdom, verschijnselen die frequent bij aortastenose worden gevonden. Wanneer klachten ontstaan, moeten patiënten geopereerd worden (kunstklep).

2.7.4 Aorta-insufficiëntie

Het kenmerk van aorta-insufficiëntie is het terugstromen van bloed uit de aorta in de linker ventrikel tijdens de diastole. Naast doorgemaakt acuut

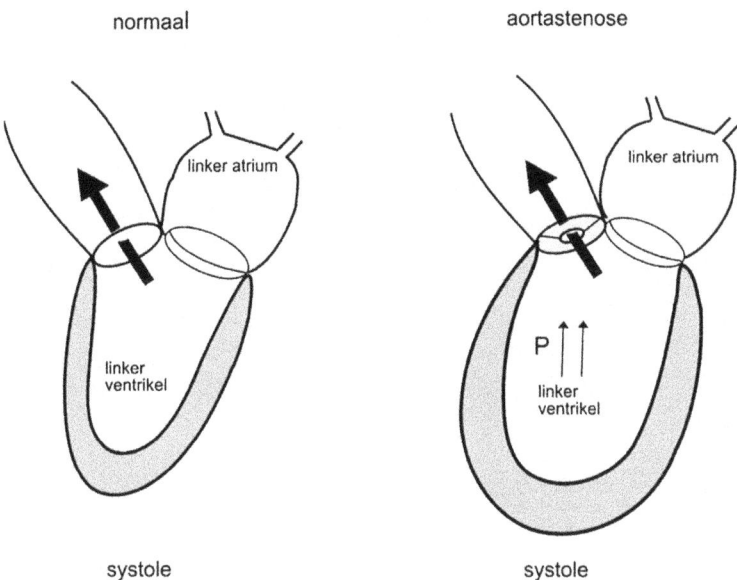

Afbeelding 2.53
Het kenmerk van aortastenose is een belemmering van de ejectie tijdens de systole. Als een stenose meer dan 50% bedraagt, moet het hart compensatoir de drukgradiënt verhogen. Deze kan oplopen tot 100 mm Hg. Het hart moet dit opbrengen door de contractiekracht te verhogen en de ejectietijd te verlengen. Hiervoor moet een concentrische hypertrofie ontwikkeld worden waardoor het slagvolume lange tijd gehandhaafd kan blijven. Daardoor neemt de compliance echter af en stijgt de LVEDP. De 'atrial kick' is dan juist belangrijk en het optreden van boezemfibrilleren verslechtert de situatie.

reuma en endocarditis, is tegenwoordig vooral een verbreding van de aortawortel een van de belangrijkste oorzaken. Dit laatste wordt gezien bij patiënten met de ziekte van Marfan en mensen met een aneurysma aortae of een aneurysma dissecans, een scheur in de intima van de aorta waardoor er een vals lumen ontstaat.

Het meest kenmerkende verschijnsel van chronische aorta-insufficiëntie is de sterk toegenomen polsdruk, het verschil tussen de verhoogde systolische en de verlaagde diastolische druk. De laatste beperkt de coronaire doorbloeding, zodat angineuze klachten kunnen ontstaan.

Hoewel patiënten jarenlang asymptomatisch kunnen zijn, ontstaan uiteindelijk klachten die de voorbode zijn van hartfalen. Medicamenteus kan dan nog zeer lang de situatie in de hand worden gehouden, met name door de Ca-channelblokkers zoals nifedipine en ACE-remmers. Uiteindelijk komen patiënten voor een kunstklep in aanmerking.

De verschijnselen zijn klassiek: 'homo pulsans'; door de hoge polsdruk zijn pulsaties soms zichtbaar aan de hals en kan zelfs het hoofd mee schudden (afb. 2.54).

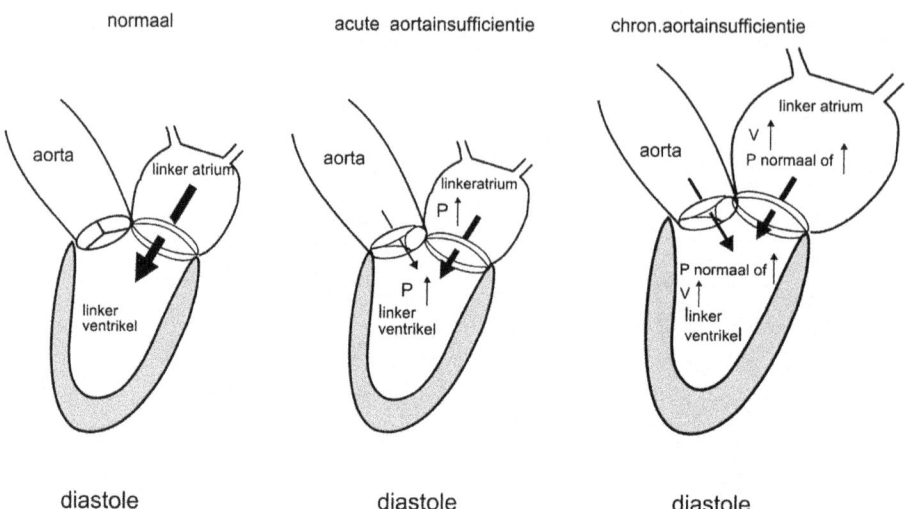

Afbeelding 2.54
Acute en chronische aorta-insufficiëntie. Het teruggestroomde bloed moet, samen met het bloed dat uit het atrium de linker ventrikel instroomt, tijdens de systole weer worden uitgepompt om een normaal slagvolume te bewerkstelligen, hetgeen op grond van het frank-starlingmechanisme ook gebeurt. Net als bij de mitraalinsufficiëntie is de pathofysiologie afhankelijk van de vraag of de aorta-insufficiëntie acuut of langzaam optreedt. De acuut optredende klepafwijking is in beide gevallen een cardiologisch spoedgeval (bij aorta-insufficiëntie een kunstklep). Bij de acute aorta-insufficiëntie is er geen tijd voor aanpassing van de linkerkamer. De hoge LVEDP wordt doorgegeven aan het linker atrium en de longcirculatie, met longstuwing en oedeem als gevolg. Bij de chronische aorta-insufficiëntie kan de linker ventrikel zich aanpassen aan de volumetoename en het verhoogde slagvolume (waarvan een deel immers terugvloeit) door dilatatie en hypertrofie. De systolische druk in de aorta stijgt, maar omdat een deel van het geëjecteerde bloed weer terugstroomt in de linker ventrikel, daalt de diastolische druk.

Infectieuze endocarditis

Infectieuze endocarditis is een ontsteking van het endocard en de hartkleppen die gewoonlijk al tevoren abnormaal waren, zoals een bicuspide aortaklep, een kunstklep of aangeboren hartgebreken. Men onderscheidt een *fulminant verlopende vorm*, veroorzaakt door een virulente bacterie als de *Stafylococcus aureus* en een langzame chronische vorm, de *endocarditis lenta*, die als verwekker streptokokken heeft. Deze bacteriën leven vaak als commensaal in het lichaam, met name de neus- en keelholte. Het zijn deze weinig virulente bacteriën, met name de *Streptococcus viridans*, die zich goed op al beschadigde kleppen hechten. Soms moet er bij verdachte patiënten vele malen een bloedkweek worden afgenomen voordat de bacterie kan worden aangetoond. Dit is een sluipend ziekteproces, in tegenstelling tot de acute septische endocarditis die vooral door stafylokokken wordt veroorzaakt. Die kunnen in korte tijd de klep(pen) volledig verwoesten, zodat na behandeling op de intensivecareafdeling de patiënt klepchirurgie moet ondergaan.

2.8 Cardiomyopathie

Cardiomyopathie betreft een groep hartziekten waarvan de pathologie beperkt is tot het myocard en die etiologisch geen verband heeft met andere, veelvoorkomende hartziekten zoals ischemie, hypertensie of klepaandoeningen.

Tal van ziekten hebben consequenties voor het functioneren van de hartspier, zoals hyper- en hypothyreoïdie, auto-immuunziekten en bindweefselpathologie. Deze afwijkingen noemt men secundair. Voorts hebben veel medicamenten en andere stoffen een toxische invloed op het myocard, met name alcohol en cytostatica. Lifestylemiddelen als cocaïne en amfetamine zijn berucht, terwijl avitaminose en ondervoeding in onderontwikkelde landen veel voorkomen.

Van de primaire vorm, waarvan de afwijking beperkt is tot de hartspier, wordt een aantal oorzaken vermoed, maar deze zijn zelden goed te bewijzen. Een virale myocarditis, die bijvoorbeeld optreedt bij een coxsackie-B-infectie, kan spontaan genezen maar ook in een cardiomyopathie overgaan. Men heeft gezocht naar een genetische predispositie, maar er is (nog) geen genetische oorzaak gevonden.

Er wordt onderscheid gemaakt tussen *gedilateerde cardiomyopathie* (DCM), *hypertrofische cardiomyopathie* (HCM) en *restrictieve cardiomyopathie*.

2.8.1 Gedilateerde cardiomyopathie

Hierbij is er een systolische disfunctie, die het frank-starlingmechanisme in werking zet wat vervolgens leidt tot dilatatie die gaat overheersen. In de loop van de ziekteontwikkeling treedt een zodanige stijging van de LVEDP op dat longstuwing ontstaat. De voornaamste klacht is dan ook dyspnoe. Het ECG toont geen specifieke afwijkingen maar de hoeksteen van de diagnostiek berust op echocardiografie, waarop zowel de dilatatie als de verlaagde ejectiefractie te zien zijn.

2.8.2 Hypertrofische cardiomyopathie

Dit is een aangeboren ziekte die familiair voorkomt en dominant erfelijk is met wisselende expressie. Het betreft hier een idiopatische hypertrofie van de linker ventrikel, maar die in veel gevallen asymmetrisch is, wat vooral veroorzaakt wordt door een verdikt septum interventriculare. Pathofysiologisch is er een diastolische disfunctie, dat wil zeggen: er is een verlaagde compliance van de linkerkamer zodat de normale vulling gehinderd wordt en de LVEDP stijgt. Daardoor neemt ook de druk in het linker atrium en de longcirculatie toe, resulterend in kortademigheid.

Daarbij voegt zich in een aantal gevallen ook een obstructie in de uitstroombaan, deels door het verdikte septum, deels doordat er zich tijdens de contractie een soort venturi-effect voordoet dat de voorste slip van de mitraalklep tegen het septum aanzuigt. Het effect hiervan is dat er vroeg in de systole een subvalvulaire aortastenose in de uitstroombaan ontstaat die toeneemt naarmate de systole vordert. Later in de systole sluit die mitraalklep zich niet goed en ontstaat dus ook mitraalinsufficiëntie. Al deze verschijnselen nemen in hevigheid toe bij inspanning en stress door de heftigheid van de contractie en de toename van de uitstroomobstructie. In feite is de toegenomen contractiliteit dan dus contraproductief.

De symptomen zijn zeer wisselend, maar dyspnoe (door longstuwing) staat op de voorgrond. Omdat er nogal eens aritmieën voorkomen kan syncope zich voordoen, vooral bij inspanning. Dramatisch is de plotselinge dood van jonge volwassenen (door kamerfibrilleren) die intensief sport beoefenen.

Het ECG toont tekenen van linkerkamerhypertrofie, maar diagnostisch is de echocardiografie, waarop de asymmetrische hypertrofie goed kan worden gezien. Bij tweedimensionale echografie, gecombineerd met doppleronderzoek, kan de abnormale beweging van de mitraalklep worden waargenomen (afb. 2.55).

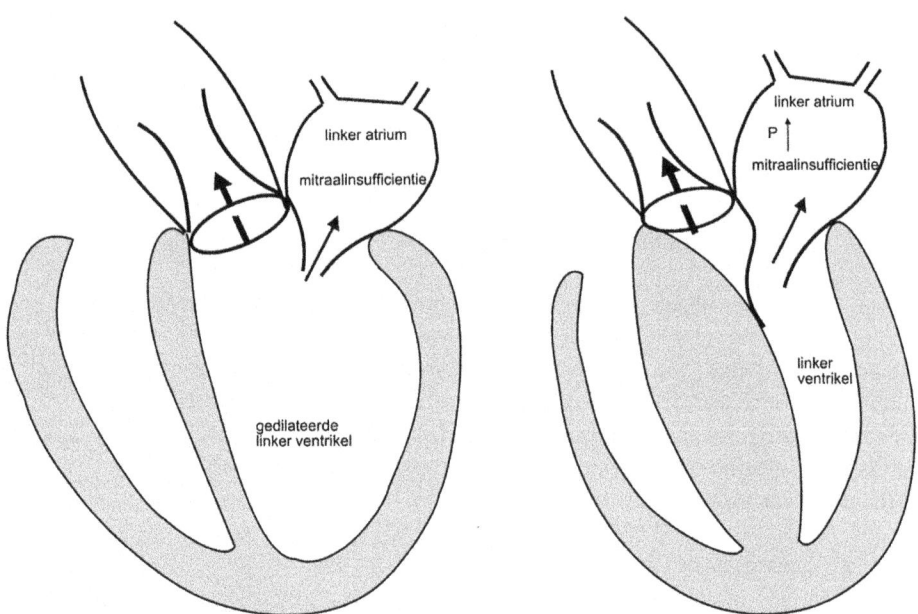

Afbeelding 2.55
Gedilateerde en hypertrofische cardiomyopathie. Bij de DCM (links) staat de dilatatie op de voorgrond. De pompfunctie is primair gestoord, later kan door de dilatatie mitraalinsufficiëntie voorkomen. Bij de HCM is er vooral een diastolische disfunctie die leidt tot een verhoging van de LVEDP. Een vernauwing van het uitstroomtraject, een zogenoemde subvalvulaire aortastenose, wordt veroorzaakt door het vernauwde septum en de aanzuiging van het voorste blad van de mitraalklep. Later treedt ook hier mitraalinsufficiëntie op.

De behandeling bestaat voornamelijk uit bètablokkers omdat deze de contractiekracht verminderen en zo de uitstroomobstructie beperken. Voor sommige patiënten zijn Ca-channelblokkers ook geschikt.

2.8.3 Restrictieve cardiomyopathie

Dit is in tropische landen een relatief veelvoorkomend ziektebeeld, maar in onze streken zeldzaam. Het hart wordt soms door amyloïdose of door bindweefsel geïnfiltreerd, waardoor het abnormaal stijf wordt en de compliance dus afneemt. De ziekte is moeilijk behandelbaar en de prognose slecht.

3 Pathofysiologie van de longen

De ademhaling omvat alle processen die betrokken zijn bij de opname van zuurstof en de afgifte van koolzuur. Deze gaswisseling is van doorslaggevende betekenis voor alle metabole gebeurtenissen in het lichaam.
Het ademhalingsquotiënt is de verhouding tussen O_2 en CO_2 tijdens de verbranding. Omdat er bij de verbranding van koolhydraten evenveel moleculen O_2 worden gebruikt als CO_2 worden gevormd, heeft het quotiënt de waarde 1. Bij de verbranding van vetten is het ademhalingsquotiënt 0,7 en in een gemiddeld dieet 0,8.
Het is de taak van de ademhaling om te zorgen voor zuurstofrijk bloed dat door de circulatie naar de perifere weefsels wordt gebracht en de eliminatie van het in de weefsels gevormde kooldioxide dat hier vandaan door de circulatie naar de longen wordt getransporteerd (afb. 3.1).

3.1 Anatomie en fysiologie van het ademhalingsstelsel

De ademhaling kan worden onderverdeeld in een viertal processen:
- *ventilatie*. Dit is de verplaatsing van lucht van buiten het lichaam via de luchtwegen naar de longblaasjes (alveoli) waar de gaswisseling plaatsvindt;
- *diffusie*. De overgang van O_2 en CO_2 over het alveolocapillaire membraan heen die de grens vormt tussen het longblaasje en de longcapillairen;
- *perfusie*. De doorbloeding van de capillaire longcirculatie waarbij zuurstofarm (veneus) bloed naar de alveoli wordt getransporteerd en omgekeerd zuurstofrijk (arterieel) bloed naar de weefsels wordt vervoerd;
- *regulatie van de ademhaling* afhankelijk van de metabole behoefte.

3.1.1 Functionele anatomie

De luchtwegen bestaan uit de neus-keelholte, de mond, de larynx, de trachea, de bronchiën met alle vertakkingen en de bronchioli.
Lucht kan zowel via de neus als via de mond in de luchtwegen komen, waarbij de bouw van de neus ervoor zorgt dat de lucht gezuiverd, verwarmd en bevochtigd wordt, wat bij mondademhaling veel minder goed mogelijk

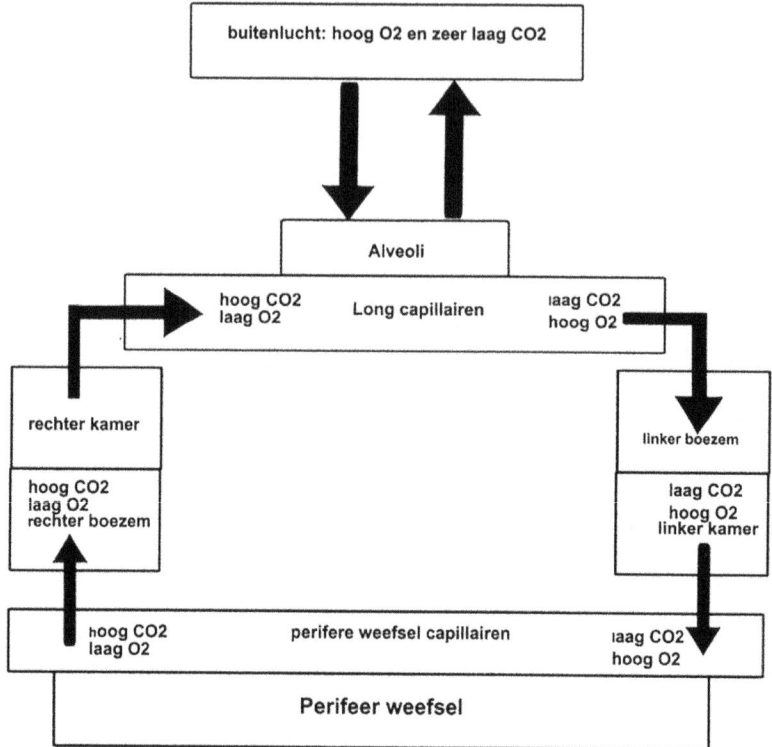

Afbeelding 3.1
Schema van de gaswisseling tussen de weefsels en de buitenlucht waarbij zuurstof naar de weefsels wordt getransporteerd en het koolzuur wordt verwijderd.

is. Bij flinke inspanning, waarbij de gaswisseling aanzienlijk moet toenemen, is de nauwe doorgang van de neus een belemmering voor de snelle ventilatie en vindt voornamelijk mondademhaling plaats. Bij neusademhaling kan zeer koude lucht snel opgewarmd worden tot meer dan 30 graden Celsius in de keelholte. Koude lucht kan bij personen met een aanleg voor astma een aanval bewerkstelligen. Ondanks de nauwe doorgang van de neuspassage die door de neusschelpen (conchae) wordt veroorzaakt, lukt het normaliter goed om een sonde door de neus tot in de farynx te brengen.

De keelholte (farynx) is een gemeenschappelijke ruimte voor de slokdarm en de luchtwegen. De larynx (strottenhoofd) steekt er als het ware als het mondstuk van een fluit aan de ventrale kant van de farynx in uit. De epiglottis is aan het schildklierkraakbeen verbonden en reikt omhoog tot over het tongbeen. Bij slikken wordt het door de tong naar achteren geduwd waarmee het de larynx afdekt, zodat voedsel het strottenhoofd niet kan binnendringen. Bij sommige hersenstamprocessen (bulbairparalyse) is de coördinatie van de spieren die dit regelen verstoord en is er een flinke kans op de gevaarlijke verslikpneumonie.

De larynx zet zich voort als trachea die zich tussen beide longen in het mediastinum bevindt. Hij is bekleed met trilhaarepitheel waarvan de trilharen (cilia) door hun beweging onbewust verontreinigingen en de kleine hoeveelheid secretiemateriaal, dat onder normale omstandigheden wordt geproduceerd, naar de farynx transporteren.

In de grote bronchustakken bevinden zich ook slijmproducerende slijmbekercellen en hoestprikkelreceptoren. Onder normale omstandigheden is de activiteit van de cilia voldoende om het secretiemateriaal te verwijderen en is hoesten overbodig. Wanneer de hoeveelheid slijm, door welke oorzaak dan ook, toeneemt, is hoesten noodzakelijk. Dit gebeurt vrijwillig of reflexmatig. Hoesten begint met een diepe inspiratie waarna sluiting van de glottis en aanspanning van de uitademingsspieren optreedt. Hierdoor ontstaat er een sterk verhoogde intrathoracale druk die plotseling minder wordt als de glottis zich opent en er een sterke uitademingsstroom ontstaat. Er is hierbij echter een verschil tussen de intrathoracale druk en de druk in de luchtwegen, waardoor het niet-kraakbenige gedeelte van de luchtwegen naar binnen klapt en het lumen sterk vernauwd raakt. De lineaire stroomsnelheid door de vernauwde luchtwegen neemt hierbij zodanig toe dat slijm en dergelijk gemakkelijk losraken.

De trachea splitst zich in de twee hoofdbronchi waarvan de linker bronchus iets meer horizontaal verloopt dan de rechter. Een te lange endotracheale tube komt dus wat eerder in de rechter bronchus terecht en kan de linker dan afsluiten. Ook corpora aliena belanden wat gemakkelijker in de rechter hoofdbronchus.

Door de aanwezigheid van het hart is de linkerlong, die uit twee kwabben bestaat, wat kleiner dan de uit drie kwabben bestaande rechterlong. Linker en rechter hoofdbronchus splitsen zich dan ook in twee respectievelijk drie grote bronchustakken. Deze splitsen zich in segmentbronchiën waarvan er acht in de linker en tien in de rechterlong zijn. Deze vertakken zich verder tot uiteindelijk de bronchioli ontstaan waarvan de wand geheel uit bindweefsel, glad spierweefsel en slijmvlies bestaat.

Iedere nieuwe vertakking wordt een generatie genoemd. Er zijn tien tot 23 generaties. Vanaf de zeventiende generatie bevinden zich alveoli tussen de bronchioli die verbonden zijn aan de bronchioli van de twintigste tot tweeëntwintigste generatie. Een mens heeft circa 300 miljoen alveoli en het totale oppervlak, bschikbaar voor gasdiffusie, varieert tussen de vijftig en honderd vierkante meter. Per alveolus zijn er ongeveer duizend capillairen (afb. 3.2 en 3.3).

3.1.2 Ventilatie

Het transport van in- en uitademingslucht van en naar de longblaasjes vindt plaats op basis van de wet van Boyle voor een afgesloten ruimte: $P \times V = C$. De gasdruk (P) in die ruimte is omgekeerd evenredig met het volume (V). Om lucht in of uit te ademen moeten drukverlaging of drukverhoging bewerkstelligd worden die alleen door volumeveranderingen in de thorax tot stand kunnen komen.

zone	luchtweg	generatie	aantal	diameter (mm)	totale doorsnede (cm²)
geleidingszone	trachea	0	1	19	3
geleidingszone	bronchi	1			
geleidingszone		2			
geleidingszone		3	20	6	6
geleidingszone	bronchioli	4	50	5	10
geleidingszone		5			
geleidingszone	terminale bronchioli	15	$3 \cdot 10^4$	0,6	85
geleidingszone	terminale bronchioli	16			
overgangs- en respiratoire zone	bronchioli respiratorii	17			
overgangs- en respiratoire zone	bronchioli respiratorii	18	$2 \cdot 10^5$	0,5	390
overgangs- en respiratoire zone	bronchioli respiratorii	19			
overgangs- en respiratoire zone	alveolaire buisjes	20			
overgangs- en respiratoire zone	alveolaire buisjes	21			
overgangs- en respiratoire zone	alveolaire buisjes	22			
overgangs- en respiratoire zone	alveoli	23			

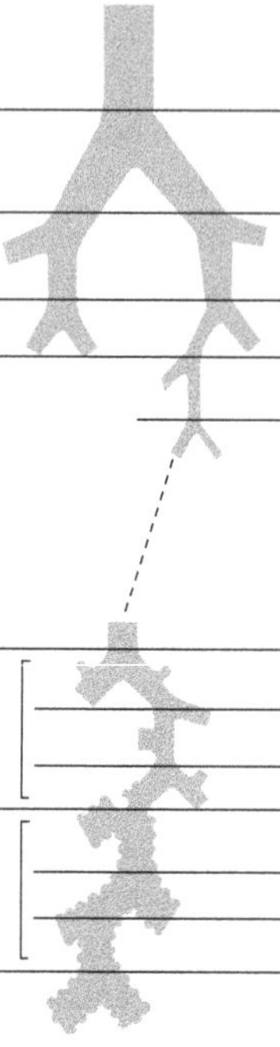

Afbeelding 3.2
Terminale bronchioli en gaswisselingseenheden (alveoli).

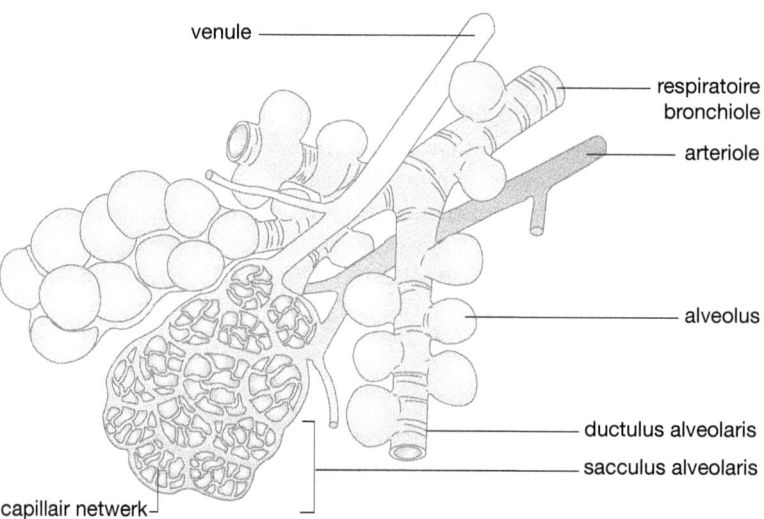

Afbeelding 3.3
Bronchioli en alveoli.

We onderscheiden verschillende soorten druk:
P_L = intrapulmonale (intra-alveolaire druk) en P_B = barometerdruk.
Lucht beweegt van hoge naar lage druk:
Voor inademen geldt: $P_L < P_B$. V moet toenemen zodat P_L kan dalen.
Voor uitademen geldt: $P_L > P_B$. V moet afnemen zodat P_L kan stijgen.
Intrapleurale (intrathoracale) druk = druk in de pleuraholte: P_{ip}.

De transmurale druk is de druk over de alveoluswand die de alveolus tot uitzetten brengt. Deze wordt berekend door de intrapleurale druk van de intra-alveolaire druk af te trekken. De intra-alveolaire druk is de druk in de alveoli. De intrapleurale druk is normaliter ongeveer 4 mm Hg lager dan de intra-alveolaire druk (als de intrapleurale druk groter is dan de atmosferische druk, klappen de longen in). De barometerdruk is ongeveer constant, daarom is ademhalen afhankelijk van veranderingen in de intra-alveolaire druk (P_L) (afb. 3.4).

De negatieve druk die zo in de borstkas en dus in de alveoli ontstaat is de drijvende kracht voor de inademing. De alveoli zetten daarbij uit, maar niet allemaal evenveel. De hoeveelheid lucht die de alveoli bereikt, wordt bepaald door de kracht van de ademhalingsspieren, de elasticiteit van het longparenchym, de stijfheid van de borstkas en de doorgankelijkheid van de luchtwegen. Voor het verkrijgen van een inzicht in de ventilatoire mogelijkheden van de longen heeft men een meting ontwikkeld die *spirometrie* heet en een indeling gemaakt die in de longpathologie nuttig is (afb. 3.5). De *totale capaciteit* (TC) is de hoeveelheid lucht die de longen bij volledige inademing kunnen bevatten. De *vitale capaciteit* (VC) is de hoeveelheid lucht die iemand na maximale inademing kan uitademen. De lucht die hierna overblijft, wordt *residuair volume* (RV) genoemd. Ook bij maximale uitademing blijft er dus een hoeveelheid lucht in de longen achter. De lucht die in rust met een ademteug naar binnen komt heet het *tidale volume* (TV) en de lucht die in de longen aanwezig is na een uitademing in rust heet de *functionele reservecapaciteit* (FRC). Verder onderscheidt men nog de hoeveelheid lucht die ingeademd kan worden na een rustige inademing en lucht die nog uitgeademd kan worden na een rustige uitademing, respectievelijk het *inspiratoire* en het *expiratoire reservevolume* (IRV en ERV).

De belangrijkste parameter is echter de 1 secondewaarde (FEV_1). Dat is de hoeveelheid lucht die na maximale inspiratie in één seconde kan worden uitgeblazen. De FEV_1 kan als absoluut getal of als percentage van de VC worden opgegeven (tabel 3.1).

De borstwand en de longen zijn elastische structuren die kunnen uitzetten door aanspannen van de ademhalingsmusculatuur en weer terugvallen in de uitgangspositie als de spieren niet meer aangespannen zijn ('inward en outward recoil'). In rust zijn outward en inward recoil met elkaar in evenwicht, waarbij er een negatieve druk heerst in de pleuraholte. Tijdens de ademhaling ligt dit 'rustpunt' aan het einde van een uitademing in rust. Het dunne filmpje pleuravocht gelegen tussen pleura parietale en pleura viscerale houdt de longen tegen de borstwand aan, de hoeveelheid ligt tussen de 5

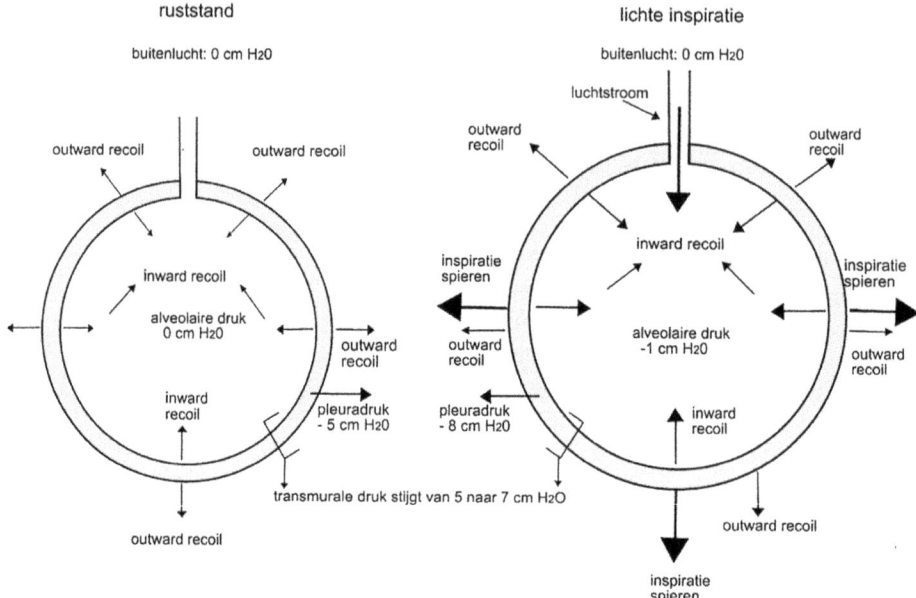

Afbeelding 3.4

Een alveolus in rust en bij lichte inspiratie.

Links: aan het einde van een rustige uitademing zijn de ademhalingsspieren ontspannen en is de naar binnen gerichte elastische kracht van de long in evenwicht met de naar buiten gerichte elastische kracht van de borstkas. In de pleura heerst een negatieve druk van ongeveer -5 cm H_2O. Omdat er op dat moment geen luchtstroom is, is de druk in de alveolus gelijk aan de atmosferische druk en dus 0 cm H_2O. De druk over de alveoluswand, de transmurale druk, is daarom 0 - (-5) cm H_2O = 5 cm H_2O.

Rechts: tijdens inspiratie veroorzaakt aanspannen van de ademhalingsspieren een sterker negatief worden van de intrapleurale druk. De intrapulmonale (intra-alveolaire) druk daalt tot -1 cm H_2O. De transmurale druk bedraagt nu -1 cm H_2O - (-8) cm H_2O = +7 cm H_2O. Door de drukdaling in de alveolus tot beneden de atmosferische druk stroomt lucht in de longen in. Alle drukken worden berekend ten opzichte van de druk van de buitenlucht (de atmosferische druk) die op 0 cm H_2O wordt gesteld.

en 10 ml. De longen kunnen niet loskomen van de thoraxwand maar zich er wel ten opzichte van bewegen.

De intercostaalspieren trekken de ribben, die in uitademing schuin naar beneden lopen, omhoog en horizontaal. De voor-achterwaartse en de transversale diameter nemen daardoor toe en de inhoud van de borstkas wordt bij inademing dan vergroot. Het diafragma bevat een centrale pees en de spiervezels die eraan hechten lopen naar perifeer waar ze aan de ribbenkas vastzitten. Bij aanspannen van het diafragma wordt de buikinhoud naar beneden geduwd terwijl ook de ribben omhoog en naar buiten worden getrokken. Hierdoor neemt de borstinhoud toe. Bij het ademen in rust kost uitademing geen moeite, maar bij krachtige expiratie (het expiratoire

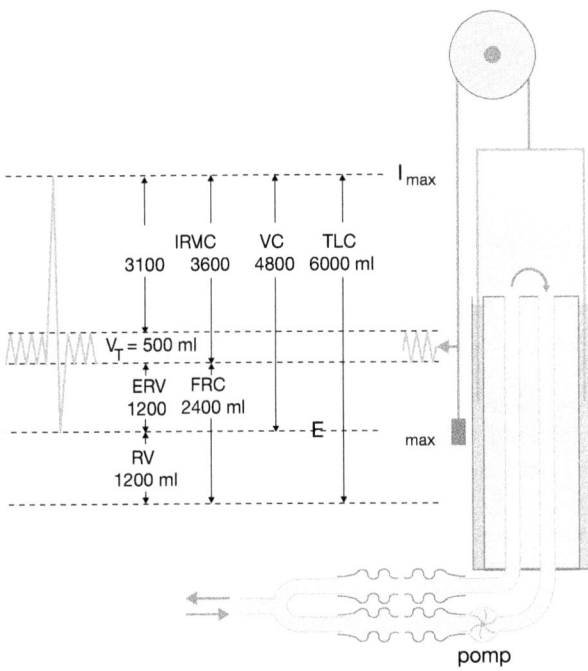

Afbeelding 3.5
Spirometrie en spirogram met afgeronde gemiddelde waarden, die in lichte mate afwijken van die in tabel 3.1.

Tabel 3.1 Een overzicht van de longvolumina.

V_T	tidaal volume	0,5 L	
IRV	inspiratoir reservevolume	2,5 L	
ERV	expiratoir reservevolume	1,5 L	
IC	inspiratoire capaciteit	3,0 L	V_T + IRV
VC	vitale capaciteit	4,5 L	IRV + V_T + ERV
RV	residuair volume	1,5 L	
TLC	totale longcapaciteit	6,0 L	VC + RV
FRC	functionele residuaire capaciteit	3,0 L	ERV + RV
FEV_1	1 secondewaarde	percentage van de VC dat in 1 seconde kan worden uitgeademd	

reservevolume) moeten de uitademingsspieren flink aangespannen worden waarbij de intrapleurale druk positief en dus de 'inward recoil' versterkt wordt. Bij zware inspanning en bij longziekten met dyspnoe wordt de hulpademhalingsmusculatuur ingeschakeld, bestaande uit de mm. scaleni en mm. sternocleidomastoidei.

De compliance

De elastische eigenschappen van borstkas en longen zijn verschillend, zoals blijkt uit afbeelding 3.6 die het verband aangeeft tussen volumeverandering (ΔV) en drukverandering (ΔP) in de longen. Dit verband heet *compliance*. De verhouding tussen ΔV en ΔP is geen rechte lijn. Bij hoge longvolumes zijn de rekbare elementen in de alveolaire wand al behoorlijk uitgezet en is er voor een toename van de rek meer kracht nodig. Uit de curve voor de longcompliance blijkt dat voor een uitademing in rust (het tidale of het ademteugvolume) nauwelijks kracht nodig is, maar dat voor een zeer diepe uitademing of inademing de kracht moet toenemen. De curve gaat bij hoge en lage longvolumes steeds meer horizontaal lopen. Bij inademing naar de top van de VC ontmoeten de inspiratiespieren een steeds sterkere tegenkracht van de inward recoil, afkomstig van de longen en de borstkas die niet verder kan uitzetten. Om dezelfde reden kan nooit alle lucht in de longen worden uitgeademd. Hoe krachtig de uitademingsspieren ook werken, op het niveau van het residuaire volume kunnen zij niet op tegen de outward recoil van de thoraxwand.

Verder is er een verschil in de compliance bij in- en bij uitademing, een verschijnsel dat *hysteresis* wordt genoemd. De statische compliance wordt steeds bepaald gedurende momenten dat er geen luchtstroom is. Bij continu ademen, als we een dynamische curve schrijven, wijkt de curve af van de statische compliance: bij inspiratie naar rechts, bij expiratie naar links. Dat komt omdat bij continue ademhaling de luchtstroom een tegenkracht ondervindt, namelijk de stromingsweerstand: er is dan een drukverschil tussen de buitenlucht en de alveolaire druk. Omdat de statische compliance steeds tijdens ademstilstand wordt bepaald, is er geen luchtstroom, want de intra-alveolaire druk is dan gelijk aan die van de buitenlucht.

De surfactant

Tot dusver is de inward recoil alleen besproken als een eigenschap van de elastische structuur van het longweefsel. Er is echter een belangrijke additionele factor, namelijk de *oppervlaktespanning*.

Gelijksoortige moleculen in de vloeistoffase oefenen een niet-chemische aantrekkingskracht op elkaar uit. Deze kracht wordt cohesiekracht genoemd. In een vloeistof houden de moleculen elkaar in evenwicht, maar op het grensvlak van vloeistof en gas heeft die cohesiekracht tot effect dat het kleinst mogelijke volume door de vloeistof wordt ingenomen omdat er boven het scheidingsvlak geen vloeistofmoleculen zijn. Een plas vloeistof op een glad oppervlak heeft een licht bollend oppervlak, water neemt in zeer kleine hoeveelheid de vorm van een druppel aan.

Alveoli kunnen beschouwd worden als bolvormige structuren gevuld met

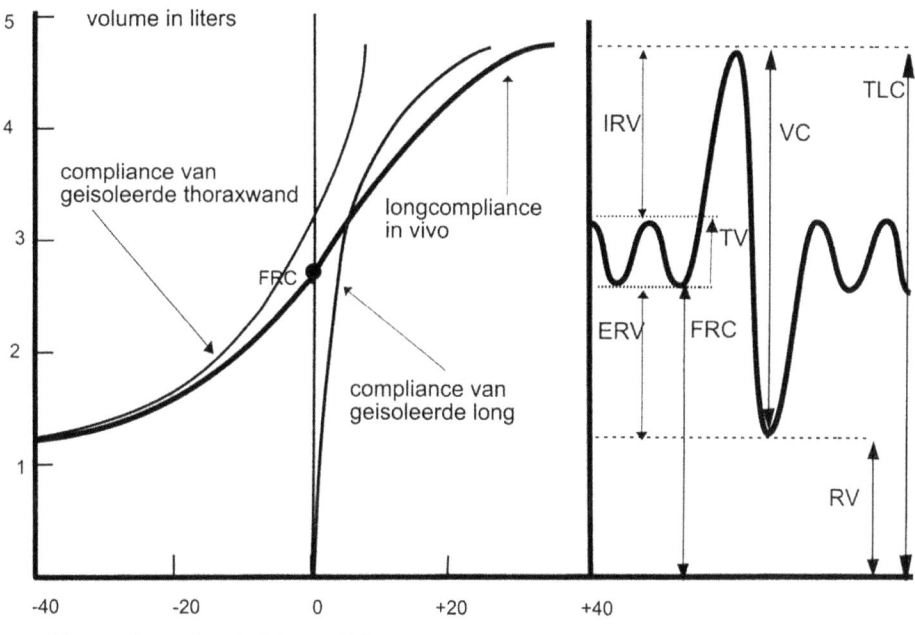

Afbeelding 3.6
De compliance van de borstwand, de geïsoleerde long en in vivo. De statische longcompliance wordt weergegeven met de vloeiende S-vormige lijn. De thoraxwand heeft in rust een trekkende kracht naar buiten. Deze kracht heet thoraxveer of outward recoil. Deze kracht is in de ruststand in evenwicht met de elastische kracht in de longen, die zich tegen uitzetting verzetten: de longenveer of inward recoil. In de ruststand zijn de ademhalingsspieren niet actief. Het rustpunt ligt aan het einde van een uitademing van het TV en aan het begin van de FRC. De ruststand is dus een moment in de ademhaling wanneer er geen luchtbeweging is en de druk in de alveoli gelijk is aan de P_B. Vanaf dit punt kan, met behulp van de uitademingsspieren, het expiratoire reservevolume nog uitgeademd worden. Zonder de trekkracht van de thoraxwand collabeert de long. Dit gebeurt als de pleuraholte in verbinding staat met de buitenlucht, zoals bij een pneumothorax.

gas; ze zijn verschillend van grootte en staan met elkaar in verbinding. De inward elastic recoil, de *wandspanning*, wordt niet alleen gevormd door de elastische eigenschappen van het longweefsel maar ook door de oppervlaktespanning. De alveoli zijn aan de gaskant bedekt met een dun vloeistoflaagje (interstitiële vloeistof) en er is dus een grenslaag vloeistof-gas.

De wet van Laplace stelt dat de wandspanning van een bol omgekeerd evenredig is met de straal van die bol, met andere woorden: bij gelijke wandspanning (T) is de druk (P) in een kleine bol groter dan in een grote bol.
$T = P \times r / 2 h$. Aangezien h geen rol speelt bij een alveolus luidt de formule:
$T = P \times r / 2$.

Wanneer de wandspanning van kleine en grotere alveoli overal gelijk zou zijn, zouden de kleine alveoli een hogere druk hebben dan de grote, daarin

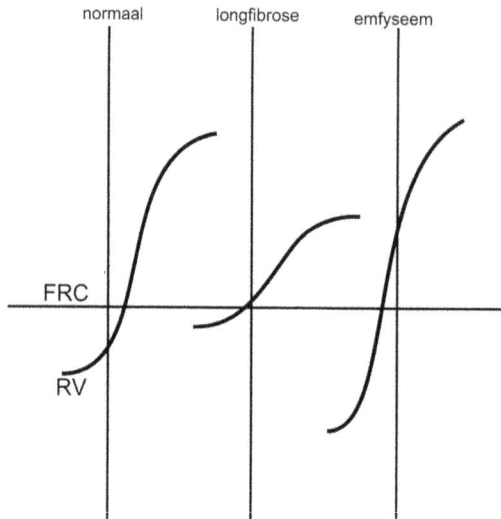

Afbeelding 3.7
De compliance bij restrictieve en obstructieve longaandoeningen. Een afname van de compliance, dus een 'stijver' worden van de long, wordt gezien bij een toename van bindweefsel in de long zoals bij longfibrose, longstuwing en atelectase. Hierbij moet dus een grotere kracht aangewend worden voor de respiratie. Bij longemfyseem zijn talrijke alveolaire septa, die bijdragen aan de elasticiteit van de longen, verdwenen en is het omgekeerde het geval. Het totale oppervlak voor gasdiffusie is hierbij echter afgenomen.

leeglopen en collaberen. De vloeistoflaag aan de binnenkant van de alveoli bevat echter een detergentachtige stof die de oppervlaktespanning verlaagt. De stof wordt afgescheiden door type 2-epitheelcellen van de alveoli en heet *surfactant*. Kleine alveoli hebben een lagere oppervlaktespanning dan grote. Daardoor is de druk in alle alveoli gelijk en zullen de kleine niet collaberen.

Door de surfactant vermindert de inward recoil en neemt de compliance van de longen toe. Met andere woorden: de surfactant zorgt ervoor dat kleine alveoli niet geheel collaberen bij uitademing en ook dat zij bij inademing gemakkelijk uitzetten. Het weer 'opblazen' van gecollabeerde alveoli zou bijzonder veel kracht van de ademhalingsspieren vragen.

Surfactant is een lipoproteïne dat continu geproduceerd en verwijderd wordt. Een deel wordt gerecycled, een deel wordt door macrofagen opgeruimd.

De betekenis van de surfactant wordt duidelijk in situaties van een tekort ervan, namelijk bij premature babies en bij het 'adult respiratory distress syndrome' (ARDS), dat soms optreedt na zware traumata en chirurgische ingrepen die met hypoxie gepaard gaan. Deze patiënten moeten dan zodanig beademd worden dat de alveolaire druk boven de atmosferische druk blijft. Dit heet 'positive end expiratory pressure' (PEEP)-beademing.

Ten slotte speelt de onderlinge samenhang van de alveoli een rol: een neiging tot schrompeling van de ene groep alveoli roept elastische krachten in omliggende alveoli op die dit tegengaan.

Het berekenen van de statische compliance

De complianceformule is de volumeverandering gedeeld door de drukverandering ($\Delta V / \Delta P$), uitgedrukt in liters per cm H_2O-druk. De druk is de transmurale druk, dus het verschil tussen de intra-alveolaire druk en de intrapleurale druk. Voor het in- of uitademen wordt de transmurale druk bepaald. Na het in- of uitademen van een bepaald volume wordt de transmurale druk opnieuw bepaald en de eerste bepaling wordt van de tweede afgetrokken. Daarmee weet men dan de drukverandering bij een bepaalde volumeverandering. De drukken worden gemeten in ademstilstand, dus als de alveolaire druk (P_A) gelijk is aan de atmosferische druk, dus 0. De intrapleurale druk (P_{ip}) wordt gemeten met een slokdarmballonnetje, omdat daar de druk gelijk is aan die in de pleuraholte.

Compliance = $\Delta V / (P_A2 - P_{ip}2) - (P_A1 - P_{ip}1)$.

Een voorbeeld: een patiënt heeft aan het einde van een uitademing een intrapleurale druk van -5 cm H_2O. Na inademen van 500 ml bedraagt de intrapleurale druk -10 cm H_2O.

De compliance is dan 0,5 liter / {0 - (-10)} - {0 - (-5)} = 0,5 / (10 - 5) = 0,10 liter per cm H_2O = 100 ml/cm H_2O. Na een diepe inademing moet de proefpersoon in stappen uitademen waarbij volume en druk gemeten worden tijdens een pauze in de uitademing. Op die momenten is de alveolaire druk namelijk gelijk aan de atmosferische druk.

Bepaling van de statische compliance kan van betekenis zijn bij oudere patiënten die anesthesie moeten ondergaan. Bij veroudering verandert de longfunctie, waarbij zowel restrictieve als obstructieve afwijkingen voorkomen. Problemen ontstaan nogal eens enkele dagen na de operatie (afb. 3.7).

Regionale verdeling van de alveolaire ventilatie

In staande en zittende houding is de intrapleurale druk, P_{ip}, niet gelijkmatig over de long verdeeld. De P_{ip} is groter in de longtoppen dan in de longbases. De verklaring hiervoor is de invloed van de zwaartekracht die aan de toppen een grotere invloed heeft dan aan de bases. Hierdoor is er een drukgradiënt van de P_{ip} van de bases naar de toppen.

In de ruststand zijn de inward en de outward recoil met elkaar in evenwicht. Dit is het punt van de functionele residuaire capaciteit, het volume dat achterblijft in de longen na een uitademing van het tidale volume (circa 500 ml). De intra-alveolaire druk (P_L) is dan nul, want gelijk aan de atmosferische druk.

De P_{ip} is in de longtoppen ongeveer -9 cm H_2O en in de bases slechts -1,5 cm H_2O. De transmurale druk, het verschil tussen P_{ip} en P_L, is in de alveoli in de toppen veel groter is dan in die in de longbases. De alveoli in de longtoppen hebben dan ook een veel groter volume dan die aan de bases. Een tweede aspect is echter dat in de ruststand de alveoli in de longtoppen met een hogere transmurale druk zich in een minder steil gedeelte van de compliancecurve bevinden. Daarom is hun volumeverandering geringer bij in-

ademen vanaf de FRC dan die van de alveoli in de longbases: hoewel hun omvang aanzienlijk groter is, worden ze relatief minder goed geventileerd omdat hun compliance veel lager is (afb. 3.8). De gevolgen hiervan zijn:
- het grootste deel van de FRC (RV + ERV) bevindt zich in de alveoli in de longtoppen;
- het grootste deel van het IRV bevindt zich in de alveoli in de longbases.

Bij liggende patiënten in het ziekenhuis is er een belangrijke afname van alle longvolumina, vooral van de functionele residuaire capaciteit. Hierdoor worden de laaggelegen luchtwegen eerder afgesloten en is de oxygenatie van de betrokken alveoli verminderd.

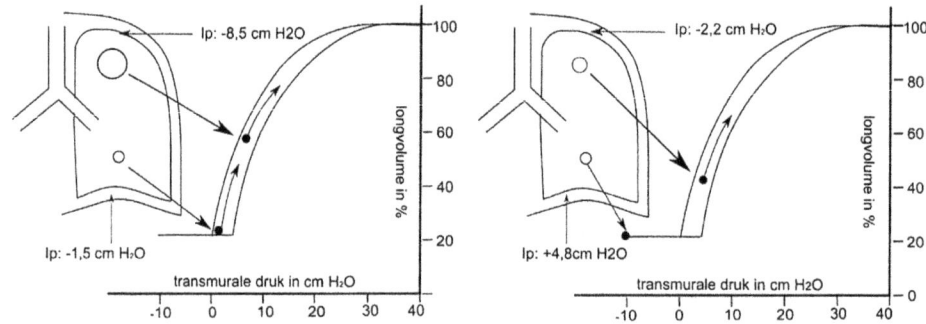

Afbeelding 3.8
Longzones met verschillende compliance.
Links: de kleine en middelgrote alveoli bevinden zich bij ademhaling rond de FRC (het rustpunt) in het relatief steile deel van de curve. De grote alveoli in de longtoppen moeten een grotere transmurale (transpulmonale) druk ondergaan om verder te kunnen uitzetten, want zij bevinden zich in het minder steil lopende deel van de curve. De kleinere alveoli kunnen met geringe kracht geventileerd worden.
Rechts: de kleinere alveoli ondervinden bij uitademing tot het RV echter een zodanig lage transmurale druk, dat zij bij krachtige expiratie eerder afgesloten zullen worden door dynamische compressie. Bij inspiratie moet eerst een grote negatieve druk worden opgebouwd (zie het horizontale deel) voordat zij geopend worden en lucht kan instromen (naar een idee van Milic-Emili, 1977).

De luchtwegweerstand

Naast de compliance is de stroomsnelheid van lucht door de luchtwegen een zeer belangrijke factor bij het verplaatsen van lucht van en naar de alveoli. Lucht beweegt van hoge naar lage druk. De luchtstroom is recht evenredig met het drukverschil, de *drukgradiënt*, en omgekeerd evenredig met de luchtwegweerstand van het buizenstelsel.

Drukgradiënt = luchtstroom × luchtwegweerstand.

$P = R \times V$ (vergelijk de wet van Ohm: $V = I \times R$).

De stroming door een buizenstelsel, of dat nu vloeistof is zoals bloed in de circulatie of lucht in de luchtwegen, kent twee typen, namelijk *laminaire* en *turbulente* stroming (afb. 3.9).

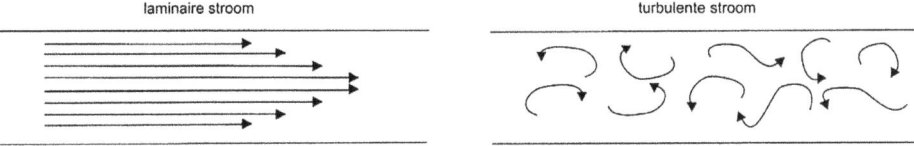

Afbeelding 3.9
Het verschil tussen laminaire en turbulente stroom. Bij laminaire stroming verplaatsen de deeltjes zich in de zelfde richting, zij het met verschillende snelheid. De deeltjes die langs de wand bewegen gaan langzamer dan de centrale deeltjes. De weerstand R is volgens de wet van Poiseuille direct evenredig met de lengte van de buis en de viscositeit van gas of vloeistof en omgekeerd evenredig met de vierde macht van de straal van de buis. De enige variabele is dus de diameter van de buis. Turbulente stroming treedt op bij grote snelheid en onregelmatige wand. De stroom toont wervelingen en de deeltjes gaan verschillende kanten uit. Voor dezelfde hoeveelheid gas of vloeistof is dan een veel groter drukverval nodig omdat de invloed van de stroomsnelheid veel groter wordt. In de trachea en de grote bronchi is de stroming turbulent, in de kleinste luchtwegen is de snelheid gering en de stroming laminair, behalve op vertakkingen, waar de stroming een mengvorm is van laminair en turbulent.

De luchtweerstand wordt vooral bepaald door het kaliber van de bronchustakken. Hoewel het kaliber bij verdere vertakking afneemt, neemt het aantal takjes toe en netto is de luchtweerstand dan ook hoger op het niveau van de grotere bronchustakjes dan op het niveau van de kleinere, waar de stroomsnelheid ook laag is vergeleken met de grote luchtwegen. Vergelijk dit met een netwerk van slootjes dat via een kanaal uitkomt op een rivier. De kleinste luchtwegen hebben geen kraakbeen in hun wand en kunnen daardoor zowel wijder als nauwer worden. Omdat de luchtwegweerstand omgekeerd evenredig is met de vierde macht van de straal van de luchtwegen, hebben veranderingen in de diameter grote gevolgen voor de luchtweerstand.

De smalle luchtwegen met glad spierweefsel maar zonder kraakbeenringen staan onder controle van het autonome zenuwstelsel. De parasympathische vezels veroorzaken bronchoconstrictie, de sympathische stimuleren de β_2-adrenerge receptoren en bewerkstelligen bronchodilatatie. Talrijke andere stoffen veroorzaken ook bronchoconstrictie, zoals sigarettenrook, stof en chemische prikkels zoals histamine.

De luchtwegweerstand is sterk afhankelijk van het longvolume. Bij diep inademen (groot longvolume) worden de kleine luchtwegen uitgerekt door de vergrote transmurale druk en omdat de luchtwegweerstand omgekeerd evenredig is met de vierde macht van de straal, vermindert deze aanzienlijk. Het tegengestelde gebeurt bij krachtig uitademen.

Dynamische luchtwegcompressie ontstaat bij krachtige expiratie (dus bij lage longvolumes) waarbij de P_{ip} zo sterk wordt dat de kleine luchtwegen worden dichtgedrukt en de daarbij behorende alveoli worden afgesloten ('air trapping'). Bij gezonde mensen treedt dit pas op bij zeer sterke expiratie, maar bij emfyseempatiënten en bejaarden al veel eerder. Het punt waarop de dynamische luchtwegcompressie begint heet het *sluitingsvolume* ('closing volume') (afb. 3.10). Naarmate de krachtige expiratie doorzet, komt het punt waarop dit in de kleine brochustakjes begint dichter bij de alveoli te liggen. De enige kracht die dit kan tegengaan is de alveolaire recoil omdat deze aan de omliggende kleine luchtwegen trekt. Deze kracht neemt echter af bij veroudering. Door de dynamische compressie collaberen kleine luchtwegen en worden de daarop drainerende alveoli, die nog lucht bevatten, afgesloten. Deze lucht moet aan het RV worden toegevoegd.

Bij gezonde jonge mensen is het sluitingsvolume gelijk aan het residuaire volume, maar bij veroudering gaat het een deel van de FRC in beslag nemen. Zoals later bij de gaswisseling wordt besproken, heeft de FRC een belangrijke functie. Een ander aspect is echter de zware arbeid die moet worden verricht om de gecollabeerde alveoli weer open te krijgen. Vergelijk dit maar met het opblazen van een lege ballon: in het begin is dat zeer zwaar, maar als er een beetje lucht in zit gaat het veel gemakkelijker.

Vernauwing van de luchtwegen komt bij tal van ziekten voor, door bronchospasmus (kramp van de gladde spieren), secretiemateriaal en oedeem van het slijmvlies. De vernauwing manifesteert zich vooral bij expiratie, omdat dan ook onder normale omstandigheden al een lichte bronchoconstrictie optreedt. De belangrijkste parameter is de 1 secondewaarde. Een daling ervan kan niet alleen veroorzaakt worden door vernauwing van de luchtwegen, maar ook door verminderde elasticiteit van de longen.

Aan het ziekbed wordt ook vaak een peak-flowmeter gebruikt, die dan wat beter te hanteren is. Hierbij wordt de stroomsnelheid in een buisje met een draaiend vinnetje gemeten en gerelateerd aan het geïnspireerde of geëxpireerde volume. Het is dezelfde methodiek als de 1 secondewaarde, maar kan ook aan het ziekbed of voor zelfmonitoring worden gebruikt.

Het maximale ademminuutvolume is de hoeveelheid lucht of zuurstof die een persoon per minuut kan ventileren. Deze kan bij gezonde jonge mensen wel 100 liter bedragen. Dit getal correleert sterk met de 1 secondewaarde (afb. 3.11).

Onder normale omstandigheden is er in rust een ongelijkmatige ventilatie: de lage longdelen ventileren sterker dan de toppen. Deze ongelijkmatigheid verdwijnt normaal bij diepe respiratie en bij inspanning; dit heet *recruitment*.

Bij inademing wordt de lucht in de alveoli niet volledig ververst, het residuaire volume wordt immers niet uitgeademd en alleen door menging met nieuw geïnspireerde lucht treedt verversing op. Daardoor wisselt de gasspanning in de alveoli ook veel minder sterk dan het geval zou zijn bij volledige verversing van het longvolume. Het effect van ademhalen is het toevoegen van O_2 en het uitwassen van CO_2. Daarbij wordt de lucht dus niet in zijn geheel vervangen. Het residuair volume kan niet met spirometrie worden bepaald. De functionele residuaire capaciteit heeft een bufferfunctie

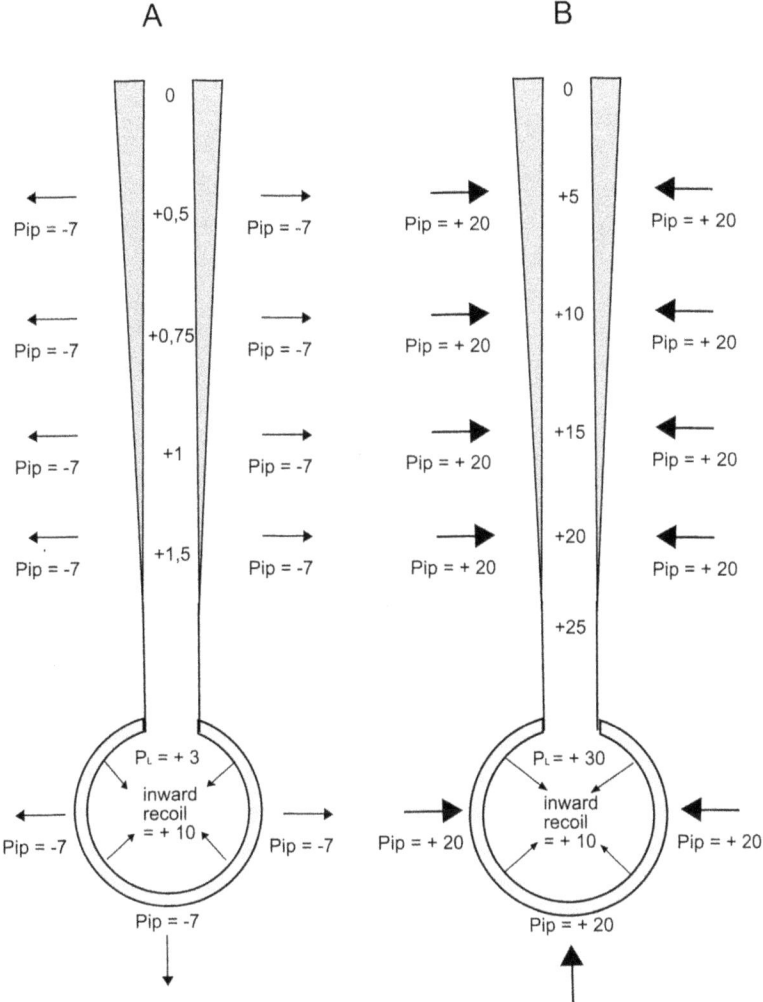

Afbeelding 3.10
Het effect van diepe uitademing: dynamische compressie.
A. Bij een uitademing rondom het tidale volume is deze passief: de intrapleurale druk is negatief (-7 cm H_2O). De uitademing komt tot stand door de alveolaire recoil van +10 cm H_2O. De alveolaire druk = 10 − 7 = 3 cm H_2O. Door het drukverval is de druk in de bronchioli 1 cm H_2O en de transmurale druk hier: 1 cm H_2O − (−7) cm H_2O = 8 cm H_2O. De luchtweg blijft open.
B. Bij een diepe krachtige uitademing doen de uitademingsspieren de intrapleurale druk stijgen tot +20 cm H_2O. Daardoor is de intra-alveolaire druk 20 + 10 = 30 cm H_2O. Deze druk daalt geleidelijk in de kleine luchtwegen tot 25 cm H_2O en wordt dan gelijk aan de intrapleurale druk. Op dit punt beginnen de luchtwegen te collaberen. Dit heet dynamische compressie. Een verdere krachtsinspanning zal alleen maar tot een hogere intrapleurale druk en dus tot meer compressie leiden en daarmee ook tot een hogere weerstand in de kleine luchtwegen.

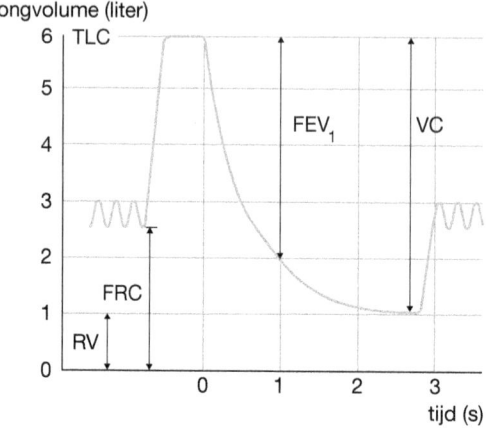

Afbeelding 3.11
De FEV_1 en de vitale capaciteit. De FEV_1 is de hoeveelheid lucht die na maximale expiratie en daarna maximale inspiratie, de VC, in één seconde kan worden uitgeblazen. In de curve is die 4 liter. Aangezien de VC 5 liter bedraagt, is de FEV_1 80%.

tegen grote veranderingen in de alveolaire PO_2 en pCO_2 bij elke ademhaling. Het is een reservoir voor O_2 en een stortkoker voor CO_2.

Ventilatiestoornissen

Ventilatiestoornissen worden verdeeld in restrictieve en obstructieve stoornissen. *Restrictieve ventilatiestoornissen* hebben betrekking op een afname van de longcapaciteit, voornamelijk de totale longcapaciteit. Deze komt tot uitdrukking in een daling van de VC. Beperkingen in de longcapaciteit kunnen veroorzaakt worden door afwijkingen in de borstkas zoals kyfoscoliose. Andere voorbeelden zijn ziekten van de ademhalingsspieren, aandoeningen van het longparenchym (pneumonieën, longfibrose, longoedeem) en de pleura (pleura-exudaat). *Obstructieve ventilatiestoornissen* betreffen afwijkingen in de uitademing, veroorzaakt door vernauwingen in de tracheobronchiaalboom en verlies aan elasticiteit. Dit komt voor bij bronchitis en emfyseem. De verzamelnaam is 'chronic obstructive pulmonary disease' (COPD).

De meest gebruikte en eenvoudigste test is de 1 secondewaarde in absoluut getal of als percentage van de VC (tabel 3.2). Met een 1 secondewaarde van 600 ml kan iemand nog van zijn bed naar de tafel komen. Als bijvoorbeeld een patiënt wegens longkanker een pneumectomie moet ondergaan en hij heeft een 1 secondewaarde van 1.200 ml, dan is een dergelijke operatie niet goed mogelijk (afb. 3.12).

3.1.3 Diffusie

Onder diffusie verstaat men de beweging van moleculen van een hogere naar een lagere concentratie. Het is een passief proces. In de perifere weefsels gaat

longfunctietest	restrictief	obstructief
vitale capaciteit	verminderd	verminderd of normaal
residuair volume	verminderd of normaal	toegenomen
totaal longvolume	verminderd	normaal of toegenomen
FEV_1 / VC	normaal of toegenomen	verminderd
FEV_1 absoluut	verminderd	verminderd

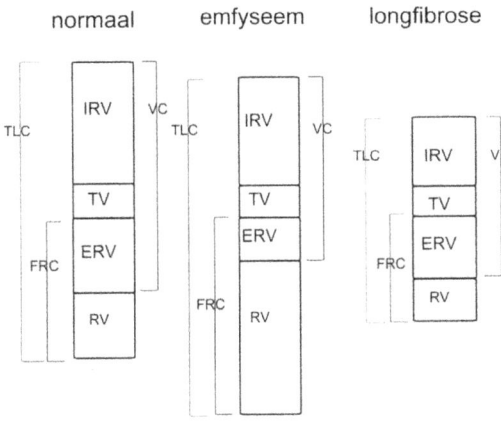

Afbeelding 3.12
De longcapaciteiten bij obstructieve en restrictieve longaandoeningen. Bij obstructieve longziekten zoals emfyseem zijn alle longvolumina verkleind behalve het RV, dat is toegenomen. Hierdoor is de TLC vaak groter dan normaal. Bij restrictieve longziekten zijn alle longvolumina in omvang afgenomen.

de zuurstof door diffusie vanuit het bloed de cellen in en gaat het koolzuur in omgekeerde richting vanuit de cellen naar het bloed. In de longen gaat zuurstof vanuit het alveolaire gasmengsel naar de longcapillairen en omgekeerd gaat de CO_2 vanuit de longcapilairen naar de alveoli.

Op zijn weg vanaf de buitenlucht naar de weefsels wordt zuurstof verdund (met waterdamp) en overgedragen aan de weefsels, zodat van de oorspronkelijke 159 mm Hg in de buitenlucht er op cellulair niveau (in de mitochondriën) soms maar 4 tot 20 mm Hg overblijft. Op deze weg zijn er talrijke hindernissen die de zuurstofoverdracht kunnen belemmeren.

Het deel van de long dat niet aan de gaswisseling deelneemt, dat wil zeggen het totale volume van de luchtwegen, heet *anatomische dode ruimte* en bedraagt ongeveer 150 ml. De *alveolaire dode ruimte* is dat deel van de alveoli dat wel geventileerd maar niet doorbloed wordt. Samen vormen zij de *fysiologische dode ruimte*. De uitademinglucht bevat lucht uit beide compartimenten.

V_T is het tidale volume, V_E is het *ademminuutvolume*: de hoeveelheid die per minuut wordt uitgeademd:

VE = VT × F (F is de ademfrequentie).

De hoeveelheid lucht die de alveoli per minuut bereikt en deelneemt aan de gaswisseling is:

$V_A = V_E - V_D$, waarin V_A is de alveolaire ventilatie en V_D is de doderuimteventilatie: doderuimtevolume × F.

De alveolaire en doderuimteventilatie zijn wel te meten maar daarmee is nog niet bekend of de V_A voldoende is om de in het lichaam geproduceerde CO_2 te verwijderen. In rust is de CO_2-productie (VCO_2) ongeveer 200 ml per minuut, dat is 288 liter per 24 uur. Afgezien van 1% die als bicarbonaat door de nieren wordt uitgescheiden, moet dit door de longen worden verwijderd.

Partiële gasdruk in ademhalingsgassen

De normale druk van de buitenlucht is 1 atmosfeer, wat ongeveer overeenkomt met 760 mm Hg.

Volgens de wet van Dalton betreffende gasmengsels wordt de druk van een afzonderlijk gas bepaald door het percentage (fractie) van dat gas in het gasmengsel. De buitenluchtsamenstelling is onder normale omstandigheden: zuurstof 21%, stikstof 79% en 0,04% CO_2. De bijbehorende partiële gasdrukken zijn dus respectievelijk 159 mm Hg, 600 mm Hg en 0,3 mm Hg. De CO_2-spanning van de buitenlucht is dus verwaarloosbaar. F staat voor fractie (bij zuurstof dus 0,21), de letters I, E en A duiden aan of het om inspiratie, expiratie of alveolaire lucht gaat. Zoals we zullen zien zijn al die luchtsoorten verschillend van samenstelling.

Stikstof is een inert gas waarvan de diffusie uitsluitend door de oplosbaarheid in vloeistof en weefsel wordt bepaald. Daardoor is er nauwelijks verschil in percentage stikstof in de in- en uitademinglucht, respectievelijk 79 en 77%. Het zuurstofgehalte van de in- en uitademinglucht daalt van 21 naar 16%, van koolzuur stijgt het van 0 naar 3% (tabel 3.3).

De lucht wordt bij inademing volledig met waterdamp verzadigd en deze waterdamp heeft een partiële druk van 47 mm Hg. Omdat het hier geen afgesloten ruimte betreft zal de druk niet toenemen maar nemen de fracties van de andere gassen af wat tot 'verdunning' van stikstof en zuurstof leidt.

De PO_2 van met waterdamp verzadigde inspiratielucht (P_iO_2) is gelijk aan de fractie van de zuurstof (F_iO_2) in de buitenlucht maal de barometerdruk minus de spanning van de waterdamp:

$P_iO_2 = F_iO_2 \times (760 - 47) \rightarrow 0{,}21 \times 713 = 149$ mm Hg.

Het verschil tussen de alveolaire lucht en de expiratielucht komt op rekening van de menging van de inspiratielucht en alveolaire lucht in de fysiologische dode ruimte.

Onder de *diffusiecapaciteit* van de longen verstaat men de hoeveelheid gas

gas	inspiratielucht	alveolaire lucht	expiratielucht	buitenlucht
PO_2	149	104	120	159
PCO_2	0,3	40	27	0,3
PN_2	564	569	566	600
PH_2O	47	47	47	wisselend

die, onderhevig aan het verschil in relatieve gasdruk tussen de alveoli en het pulmonaire capillaire bed, over het alveolocapillaire membraan verplaatst wordt per tijdseenheid. Dit is geheel verschillend van de gasverplaatsing in de luchtwegen die plaatsvindt op basis van een totaal drukverschil over het hele traject. Van de grotere luchtwegen naar de kleine toe neemt de stroomsnelheid sterk af en wordt op het niveau van de alveoli nihil. Verdere verplaatsing van het gasmengsel vindt niet plaats door drukverschil maar door diffusie, wat een passief proces is. Diffusie tussen twee gebieden vindt plaats door moleculaire bewegingen en gebeurt in beide richtingen, waarbij moleculen als het ware 'ontsnappen'. Bij een hogere partiële gasspanning zijn er meer moleculen en daardoor meer 'ontsnappingen'.

Zuurstof zal door diffusie het alveolocapillaire membraan passeren en daarvoor eerst overgaan van de gasfase in de vloeistoffase. Dit gebeurt in overeenstemming met de wet van Henry die stelt dat de oplosbaarheid van een gas in een vloeistof direct evenredig is met de partiële gasdruk en een voor elk gas specifieke oplossingsconstante.

De diffusiesnelheid door de alveolocapillaire membraan volgt het principe van Fick:

$V_{gas} = A \times D \times (P_1 - P_2) / T$ waarin V_{gas} is de hoeveelheid gas per tijdseenheid (ml/min).

A is het oppervlak van de membraan; D is de diffusieconstante; T is de dikte van de membraan; P_1 is alveolaire partiële spanning en P_2 is capillaire partiële spanning van de gassen die de membraan passeren.

De diffusieconstante van een gas is recht evenredig met de oplosbaarheid van een gas en omgekeerd evenredig met de vierkantswortel van het moleculaire gewicht:

D = oplosbaarheidscoefficiënt / $\sqrt{}$ moleculair gewicht (MW).

De oplosbaarheidscoëfficiënt van zuurstof is 0,00003 ml / ml H_2O / mm Hg, voor CO_2 is deze 0,0006 ml / ml H_2O / mm Hg. Zo lost bij 100 mm Hg, de normale partiële gasspanning van O_2 in arterieel bloed (de PO_2), 0,3 ml O_2 op in 100 ml bloed. Voor CO_2 geldt dat in arterieel bloed de normale gasspanning van CO_2 (PCO_2) 40 mm Hg bedraagt, waarbij dan 2,4 ml CO_2 is opgelost.

Het MW van O_2 is 32 en van CO_2 is dit 44. CO_2 heeft een iets grotere dichtheid dan O_2 en de diffusiesnelheid van O_2 is iets groter (een factor 1,2) dan de diffusiesnelheid van CO_2 in de gasfase. Bij de passage door de alveo-

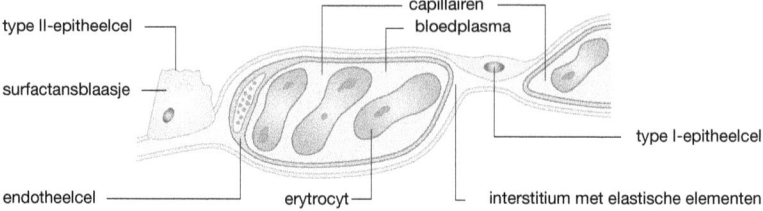

Afbeelding 3.13
De alveolaire membraan. Een interalveolair septum vormt de scheidingswand tussen twee alveoli. Aan de gaszijde bevindt zich de basale membraan waarop epitheelcellen type I en II. Slechts 5% van de alveolaire cellen is van het type II dat surfactant produceert. De endotheelcellen van de capillairen zijn in nauw contact met de basale membraan. Het alveolocapillaire membraan is vergeleken met de diameter van een erytrocyt buitengewoon dun: 0,2 tot 0,5 μm.

locapillaire membraan is echter de oplosbaarheid van CO_2 24 maal groter dan die van O_2, zodat de totale diffusiesnelheid van CO_2 ongeveer twintig maal groter is. Dit verklaart waarom ongeveer gelijke hoeveelheden O_2 en CO_2 de membraan in tegengestelde richting passeren ondanks het grote verschil in drukgradiënt die voor CO_2 maar 5 mm Hg bedraagt en voor O_2 64 mm Hg.

Afwijkingen in de membraanfunctie leiden eerder tot hypoxie dan tot CO_2-retentie (hypercapnie) omdat CO_2 zo veel beter oplost.

Het oppervlak dat zowel geventileerd als geperfundeerd wordt, ligt tussen de 50 en 100 m². Ook onder normale omstandigheden zijn er verschillen in de perfusie van de longtoppen en de bases. Bij rustige inspiratie worden de alveoli in de longbases niet alleen beter geventileerd, maar ook beter doorstroomd. Er is sprake van een ongelijkmatige ventilatie-perfusieverhouding: V_A/Q_c, waarbij V_A staat voor de alveolaire ventilatie en Q_c voor de capillaire doorbloeding. Deze verhouding is dus ook onder normale omstandigheden niet overal gelijk: er zijn alveoli die wel geventileerd maar niet doorbloed worden en omgekeerd. Bij inspanning neemt het aantal alveoli dat doorbloed wordt toe. Het wordt minder bij shock en bij 'positive end expiratory pressure' (PEEP-)beademing.

Volgens de diffusiewet van Fick is de snelheid van het gastransport over de membraan heen bij constant blijven van de andere factoren, afhankelijk van de partiële drukken van de gassen aan weerszijden van de membraan.

Zuurstof moet oplossen in de surfactant, de alveolaire epitheelcellen, het interstitium en de capillairwand. Vervolgens moet het diffunderen door het plasma, waarna het de erytrocyt binnendringt en met hemoglobine een chemische reactie aangaat. Voor koolzuur is de gang van zaken precies omgekeerd (afb. 3.13).

In het geval van stikstof en lachgas zal het verschil tussen de partiële druk in de alveolaire lucht en in het longcapillaire bloed snel opgeheven zijn omdat het evenwicht meteen tot stand komt. Beide gassen passeren de membraan gemakkelijk en de partiële gasspanning van de gassen in de capillairen is snel gelijk aan die in de alveolaire lucht. In dit geval zal de hoeveelheid gas die getransporteerd wordt voornamelijk door de circulatie worden bepaald.

Volgens de hemoglobine-zuurstofdissociatiecurve (zie verder) stijgt de PO_2 in de longcapillairen snel tot 100 mm Hg en bij verzadiging van het hemo-

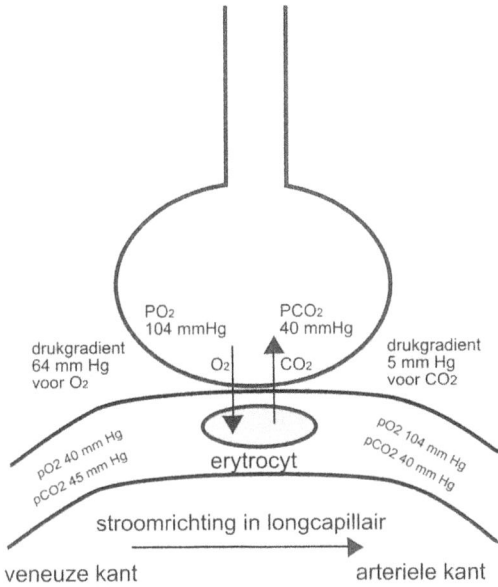

Afbeelding 3.14
Gaswisseling over het alveolocapillaire membraan. Zuurstof gaat een chemische verbinding aan met het hemoglobine in de erytrocyten en moet daarvoor eerst in oplossing in het plasma. De PO_2 van veneus bloed (P_vO_2) is normaal 40 mm Hg. De partiële gasspanning van O_2 in de alveoli is 104 mm Hg. De diffusiegradiënt is dus 104 - 40 = 64 mm Hg. Zolang deze blijft bestaan zal er zuurstofoverdracht plaatsvinden van de alveolus naar het bloedplasma. Pas als het hemoglobine in de erytrocyt geheel verzadigd is, wat gebeurt bij een PO_2 van circa 100 mm Hg, houdt de overdracht op. CO_2 wordt in het plasma voor 90% als bicarbonaat vervoerd. In de erytrocyt wordt dit gesplitst in CO_2 en H_2O, waarna het CO_2 het alveolocapillaire membraan passeert en naar de alveolaire ruimte diffundeert.

globine is de diffusiegradiënt dan verdwenen. De hoeveelheid zuurstof die wordt opgenomen is daarom mede bepaald door de stroomsnelheid van het bloed door de longcapillairen, want een vergroting van de transportcapaciteit kan alleen tot stand komen door meer erytrocyten te verzadigen. Het zuurstoftransport is *perfusiebepaald* (afb. 3.14).

Met koolstofmonoxide (CO) ligt dat totaal anders. Dit gas wordt gebruikt om te onderzoeken of er een stoornis in het alveolaire membraan is. De affiniteit van CO voor hemoglobine is meer dan 250 keer zo sterk als die van zuurstof. Deze is zo groot dat er bij inademing van CO nauwelijks een fractie

CO in het plasma opgelost is omdat het meteen de erytrocyt in gaat. De stroomsnelheid van het bloed - het bloed blijft in rust maar 0,75 seconde in de longcapillairen - oefent op de getransporteerde hoeveelheid geen invloed uit. Het CO-transport is *diffusiebepaald*, dat wil zeggen: alleen de eigenschappen van de alveolocapillaire membraan zijn hierbij van belang (afb. 3.16).

De diffusiecapaciteit wordt Dl_{gas} genoemd en uitgedrukt in ml/min/mm Hg. De formule is afgeleid van het principe van Fick:

$DL_{gas} = V_{gas} / (P_1 - P_2)$ of: $DL_{gas} = V_{gas} / \Delta P_{gas}$.

V_{gas} is de snelheid van het gastransport, $(P_1 - P_2)$ is de partiële drukgradiënt voor dat gas. Omdat er voor CO geen gasspanning in het bloed wordt opgebouwd, geldt voor CO:

$DL_{CO} = V_{CO} / P_{A\,CO}$.

$P_{A\,CO}$ is de partiële gasspanning voor CO in alveolaire ruimte. De bepaling vindt gewoonlijk plaats een zogenoemde '1 teugmethode' waarin de patiënt een mengsel van zuurstof en (een heel klein beetje) CO inademt. De overdracht van CO kan berekend worden uit het verschil in CO-concentratie tussen het geïnspireerde en uitgeademde CO nadat de proefpersoon de adem tien seconden heeft vastgehouden.

De bepaling is bij een aantal ziekten van belang, zoals pneumonie en longoedeem, waarbij er vocht in de alveoli is. Bij longembolie is het longcapillaire bed verkleind. Bij sarcoïdose en longfibrose zijn de interalveolaire septa aangetast en capillairen verwoest.

NB Een koolmonoxide-intoxicatie is buitengewoon gevaarlijk. Veel mensen die bij een brand in eerste instantie gered zijn overlijden later nog door het CO in hun bloed. De weefselanoxie door de verdringing van de zuurstof door CO uit het hemoglobine wordt nog versterkt door het feit dat de hemoglobine-zuurstof dissociatiecurve naar links verschuift. De zuurstof die aan dit type Hb gebonden is komt bij een daling van de PO_2 van 100 naar 40 mm Hg nog maar voor de helft vrij. Als meer dan 20% van het hemoglobine aan CO is gebonden, is behandeling met hyperbare zuurstof (3 atm) aangewezen.

Het zuurstoftransport in het bloed

Onder normale omstandigheden en bij een temperatuur van 37 graden Celsius heeft arterieel bloed ongeveer een PO_2 van 100 mm Hg (P_aO_2) en is daarin, in overeenstemming met de wet van Henry, 0,3 ml zuurstof per 100 ml bloed fysisch opgelost (0,3 volumeprocent). Omdat onder basale condities circa 250 ml zuurstof per minuut nodig is, is de op deze wijze getransporteerde hoeveelheid volstrekt onvoldoende: er is dan 3 ml zuurstof per liter bloed beschikbaar en er zou dan in rust 83,3 liter bloed per minuut door de weefsels moeten stromen. De normale cardiac output is in rust 5 liter per minuut en bij inspanning een veelvoud hiervan.

Dankzij het hemoglobine kan echter een veel grotere hoeveelheid zuurstof in het bloed getransporteerd worden. Hemoglobine (Hb) is een ingewikkeld

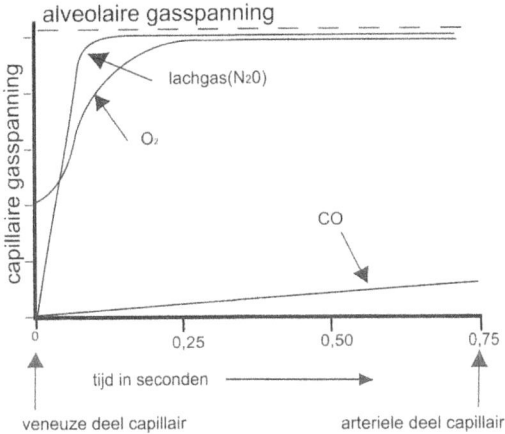

Afbeelding 3.15
De partiële gasspanning van O_2, N_2O en CO in de longcapillairen. Uit de curve blijkt dat de partiële gasspanningen van N_2O in de alveolaire ruimte en capillair bloed snel met elkaar in evenwicht zijn: er vindt dan geen transport meer plaats. De PO_2 stijgt in de capillairen relatief langzaam omdat het O_2 meteen het Hb in vliegt. Pas als het Hb verzadigd is heeft de capillaire PO_2 (P_aO_2) het niveau van de alveolaire O_2-spanning (P_AO_2) bereikt en is de gradiënt verdwenen. De affiniteit van Hb voor CO is zo groot, dat een partiële CO-druk in de capillairen nauwelijks wordt opgebouwd (naar een idee van Comroe, The Lung, 1962).

molecuul met een moleculair gewicht van 64.500, dat bestaat uit een viertal ruimtelijk geordende ketens, die elk weer met een zogenoemde *haemgroep* verbonden zijn. Elke haemgroep heeft een ijzeratoom in het centrum. Het atoom heeft één bindplaats over voor zuurstof (of CO) en aangezien er vier haemgroepen zijn, kan elk molecuul Hb vier zuurstofmoleculen binden:
$$Hb + 4\,O_2 \rightarrow Hb(O_2)_4$$

Deze binding is omkeerbaar: er treedt binding met de zuurstof op in het capillaire bed van de longen, de zuurstof wordt vastgehouden tijdens het transport door de circulatie en wordt weer losgelaten in de weefsels met een lage zuurstofspanning. Bij volledige saturatie (verzadiging, SaO_2) bevat bloed bijna 20 volumeprocent zuurstof. In minder dan 1/100 seconde is de helft van het Hb verzadigd als het aan zuurstofrijke lucht wordt blootgesteld. Omdat de transportcapaciteit van bloed voor zuurstof niet alleen door de saturatie, de SaO_2, maar ook door het Hb-gehalte wordt bepaald, is voor de zuurstoftransportcapaciteit de term CaO_2 ingevoerd.

De transportcapaciteit van Hb is 1,34 ml zuurstof per gram Hb. Bij een normaal Hb van 15 gr% (10 mmol/l) is deze capaciteit dus ongeveer 20 ml O_2 per 100 ml bloed (20 vol%). Theoretisch moet daarbij het fysisch opgeloste zuurstof nog worden opgeteld, te weten 0,3 ml O_2 per 100 ml bloed. Het veneuze bloed dat in de longcapillairen komt heeft een PO_2 van 40 mm Hg en is dan voor 75% verzadigd. Het fysisch opgeloste zuurstof buiten beschouwing latend (wegens de geringe hoeveelheid), kan de volgende berekening gemaakt worden: transportcapaciteit O_2 (CaO_2): 20 ml O_2 per 100 ml bloed.

Bij een verzadiging van 75%, dus bij een PO_2 van 40 mm Hg, is de transportcapaciteit 75/100 × 20 ml O_2 per 100 ml bloed. De zuurstofdragende capaciteit van veneus bloed heet CvO_2. De CvO_2 = 15 ml O_2 per 100 ml bloed. In de longcapillairen komt het bloed in evenwicht met de alveolaire PO_2 van 100 mm Hg waarbij het bloed voor 97% verzadigd is: 97/100 20 ml O_2 = 19,4 ml O_2 per 100 ml bloed. Dit is dus de zuurstof die nu aan het Hb gebonden is.

Na passage door de longen is het bloed dus met 19,4 - 15 = 4,4 ml O_2 per 100 ml bloed verrijkt, waarbij het fysisch opgeloste zuurstof niet is mee berekend. De laatste factor is wel van belang bij toediening van 100% zuurstof. Verhoging van de alveolaire PO_2 tot boven de 100 mm Hg doet de transportcapaciteit niet toenemen omdat de verzadiging bij 100 mm Hg al praktisch volledig is.

In de weefsels is de PO_2 veel lager en het oxyhemoglobine zal de zuurstof loslaten. Volgens de curve is het traject tussen 40 en 20 mm Hg zeer steil en de hoeveelheid zuurstof die vrijkomt tamelijk veel: bij PO_2 van 40 mm Hg is de saturatie 75% en is het O_2-gehalte 15 ml per 100 ml bloed. Bij een PO_2 van 20 mm Hg is de saturatie 34% wat neerkomt op 34/100 × 20 = 6,8 ml O_2 per 100 ml bloed. Wanneer door weefselanoxie de PO_2 van 40 naar 20 mm Hg is gedaald, kan er nog 8,2 ml O_2 per 100 ml bloed afgestaan worden, namelijk 15 - 6,8 = 8,2 ml O_2 per 100 ml bloed. Een lichte daling van de PO_2 maakt nog veel zuurstof vrij. Alleen de coronaircirculatie maakt van deze grote reservecapaciteit onder normale omstandigheden gebruik (afb. 3.16).

Het 2,3-difosfoglyceraat (2,3-DPG) wordt in de erytrocyten gemaakt en bindt zich aan het hemoglobine. Het voorkomt een verhoging van de affiniteit van Hb voor zuurstof waardoor de overdracht van zuurstof aan de perifere weefsels niet gestoord wordt. Dit is een probleem bij transfusiebloed, waarin 2,3-DPG laag is.

Als meer dan 5 gr Hb per 100 ml arterieël bloed in gereduceerde staat is, dat wil zeggen geen zuurstof bevat, treedt cyanose op. Dit is een blauw-paarse verkleuring van lippen, huid en nagelbed. Dit kan zowel door hypoxie als door stoornissen in de bloeddoorstroming veroorzaakt worden. Cyanose wordt gewoonlijk pas manifest bij een PO_2 van 50 mm Hg. Bij anemie, waarbij het absolute Hb-gehalte verminderd is, kan dit dan niet manifest worden. Bij patiënten met 'te veel bloed', zoals polycythemie, komt cyanose vaak voor terwijl de PO_2 normaal is. Een CO-vergiftiging veroorzaakt geen cyanose omdat CO-hemoglobine dezelfde kleur heeft als oxyhemoglobine. Het bijtijds herkennen van cyanose moet geleerd worden.

Wanneer bij verminderde doorbloeding de PO_2 daalt tot 20 mm Hg, kan de saturatie tot 25% dalen en daarbij nog 10 ml O_2 afstaan.

Bij een patiënt met anemie is de CaO_2 ondanks een goede saturatie verminderd. Het ademhalingscentrum reageert niet op veranderingen in de PO_2, dat is de taak van de perifere chemoreceptoren. Deze zijn alleen gevoelig voor daling van de PO_2 en niet voor de CaO_2. Dit wordt verder be-

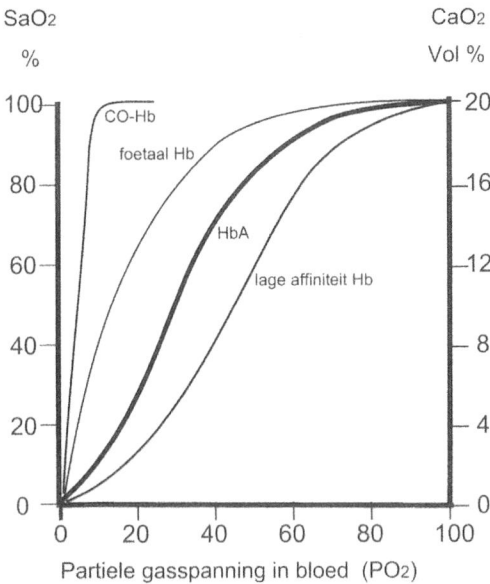

Afbeelding 3.16
De hemoglobine-zuurstofdissociatiecurve voor het normale HbA en drie afwijkende hemoglobines. Bij koolmonoxydevergiftiging neemt CO niet alleen plaats van O_2 in, maar het zuurstofbindend vermogen dat over is krijgt ook een 'hoge affiniteit' voor O_2 ('high affinity Hb'). De curve verplaatst zich naar links. Dit leidt tot verdere weefselanoxie en een versterkte Hb-aanmaak. Zware rokers hebben vaak een verhoogd Hb door de opname van CO. De curve wordt naar rechts verplaatst bij acidose en bij een stijging van de pCO_2.

sproken bij de regulatie van de ademhaling. Een ventilatoire respons kan bij anemie uitblijven.

NB 15 g% Hb = 10 mmol Hb/l. De meeste laboratoriumwaarden worden in mmol/l uitgedrukt.

Het CO_2-transport in het bloed

Van de CO_2 is 5 tot 10% fysisch opgelost in water. De oplossingsconstante voor CO_2 in water is 0,0006 ml/mm Hg. Dit betekent:
Bij pCO_2 40 mm Hg in 100 ml bloed: 2,4 ml (40 × 100 × 0,0006)
Bij pCO_2 45 mm Hg in 100 ml bloed: 2,7 ml (45 × 100 × 0,0006)

Deze hoeveelheden hebben dus alleen betrekking op het fysisch opgeloste CO_2. Het totale CO_2-gehalte van veneus en arterieel bloed bedraagt respectievelijk 52,5 en 48 ml CO_2/100 ml bloed dat zich daar in drie vormen bevindt:
–fysisch opgelost (iets meer dan 5%);

– 80 a 90% in de vorm van bicarbonaat;
– 5 tot 10% gebonden aan hemoglobine en plasma-eiwitten.

In rust wordt ongeveer 250 ml CO_2 door het weefselmetabolisme geproduceerd en dat moet door het bloed naar de longen worden getransporteerd. Het fysisch opgeloste CO_2 dringt in de perifere weefsels de erytrocyt binnen. Erytrocyten bevatten het enzym carboanhydrase dat H_2CO_3 vormt uit CO_2 en water. Dit enzym versnelt de reactie, die anders zeer traag zou zijn, met een factor duizend.

Het H_2CO_3 splitst zich in H^+ en HCO_3^- volgens:
$CO_2 + H_2O \leftrightarrow H_2CO_3 \leftrightarrow H^+ + HCO_3^-$.

Het betreft hier een chemisch evenwicht dat hetzij naar links, hetzij naar rechts verloopt afhankelijk van het verdwijnen van één de componenten uit het evenwicht. Dit is het bohr-haldane-effect: in de weefsels met een hoge pCO_2 en een lage PO_2 diffundeert de CO_2 de erytrocyt in en wordt deels omgezet in bicarbonaat terwijl de H^+-ionen zich aan het Hb binden (afb. 3.17). Daardoor vermindert de affiniteit voor zuurstof dat wordt losgelaten. In de longen gebeurt het omgekeerde: hier combineert zuurstof zich met Hb waardoor het H^+ wordt losgelaten, dat met HCO_3^- in verbinding gaat. Daarbij wordt H_2CO_3 gevormd dat als CO_2 via de longen het lichaam verlaat.

De formule kan dan ook zo geschreven worden:
$H\,Hb + O_2 \leftrightarrow H^+ + HbO_2$.

In de weefsels verloopt de reactie naar links en in de longen naar rechts, omdat in de weefsels de PO_2 laag is en de pCO_2 hoog, terwijl in de longen het omgekeerde het geval is.

De alveolaire ventilatie en de pCO_2

Inspiratielucht bevat praktisch geen CO_2. De lucht in de alveoli bevat CO_2 die over het alveolocapillaire membraan is gediffundeerd door de drukgradiënt die bestaat tussen de veneuze pCO_2 (P_VCO_2) en de alveolaire pCO_2 (P_ACO_2).

De hoeveelheid lucht die de alveoli per minuut bereikt en deelneemt aan de gaswisseling is:

$V_A = V_E - V_D$, waarin V_A is de alveolaire ventilatie en V_D is de doderuimteventilatie (V_E is het ademminuutvolume).

De hoeveelheid CO_2 die per minuut door de longen wordt uitgescheiden is geheel afkomstig uit de alveoli en kan VCO_2 worden genoemd (dit is ook de hoeveelheid die in een minuut wordt geproduceerd door het lichaam). Deze maakt dus een fractie uit van het totale gasmengsel (V_A) in de alveoli: F_ACO_2, dus: $VCO_2 = V_A \times F_ACO_2$ waaruit bij herschikking volgt: $F_ACO_2 = VCO_2 / V_A$.

Omdat de partiële gasspanning van een gasmengsel gelijk is aan de fractie van de totale druk in dit mensel (wet van Dalton) geldt:

alveolaire pCO_2 (P_ACO_2) = ($P_B - P_{H_2O}$) × F_ACO_2.

$P_B - P_{H_2O}$ is de druk van de buitenlucht die verdund is met waterdamp, dus: $760 - 47 = 713$ mm Hg (inspiratielucht). Omdat $P_B - PH_2O$ min of meer constant is geldt:

$P_ACO_2 \propto VCO_2 / V_A$.

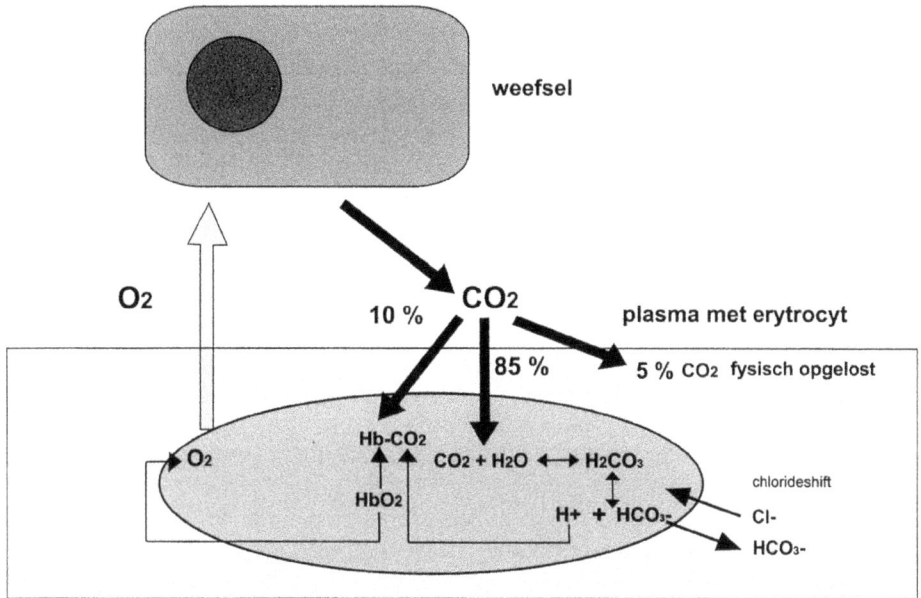

Afbeelding 3.17
Het bohr-haldane-effect. Het H^+-ion combineert in de weefsels met desoxyhemoglobine (zuurstofarm of gereduceerd hemoglobine) omdat dit een zwakker zuur is dan oxyhemoglobine en daardoor gemakkelijker het H^+-ion kan opnemen. Het HCO_3^--ion verlaat de erytrocyt via een bicarbonaatpomp en wordt geruild tegen een Cl^--ion in verband met elektrische neutraliteit (dit heet chlorideshift). In het plasma draagt het bij aan bicarbonaatgeneratie. In de longen combineert het H^+-ion met het HCO_3^- waaruit H_2CO_3 ontstaat dat dan volgens $H_2CO_3 \leftrightarrow CO_2 + H_2O$ uiteenvalt, waarbij de reactie naar rechts verloopt en de CO_2 wordt afgestaan aan de alveolaire lucht.

Dit betekent dat de P_ACO_2 zal verdubbelen als hetzij de productie toeneemt bij gelijkblijvende ventilatie, bijvoorbeeld bij inspanning, hetzij de ventilatie afneemt bij gelijkblijvende productie. Dit is een belangrijke formule.

Omdat CO_2 zeer goed diffundeert kan de P_ACO_2 gelijk worden gesteld aan de P_aCO_2, de arteriële CO_2-spanning. Dit is niet helemaal juist omdat een kleine fractie (3%) van de cardiac output vanuit de pulmonale arteriën direct 'geshunt' wordt naar de grote circulatie. Voor een groot deel gebeurt dit ook door passage van het bloed door wel geperfundeerde maar niet geventileerde alveoli.

Als inspiratielucht in de alveoli komt is het een mengsel van O_2, N_2 en waterdamp. Stikstof en waterdamp nemen niet aan de gaswisseling deel. De totale alveolaire druk is gelijk aan de druk van de inspiratielucht. Dit betekent dat de daling van de partiële gasspanning van zuurstof van 149 naar 104 Hg gelijke tred houdt met de stijging van de partiële CO_2-spanning in de alveoli. In formule: $P_AO_2 = P_IO_2 - P_ACO_2$.

De opgenomen O_2 en de afgegeven CO_2 zijn echter alleen aan elkaar gelijk bij verbranding van koolhydraten waarbij het ademhalingsquotient (RQ) 1 is. Gemiddeld, bij een normaal dieet, is het echter 0,8.

Er wordt meer zuurstof aan de longcirculatie toegevoegd dan dat daaruit CO_2 wordt verwijderd. In rust respectievelijk 250 ml O_2 en 200 ml CO_2.

De *alveolaire gasvergelijking* geeft dit in een formule weer, waarbij voor het RQ wordt gecorrigeerd:

$P_AO_2 = P_IO_2 - P_ACO_2 / R$ waarbij P_IO_2 de partiële gasspanning van de O_2 in de inspiratielucht is en P_ACO_2 de partiële spanning van de alveolaire CO_2 is.

Bijvoorbeeld: iemand met een RQ van 0,8 heeft een P_ACO_2 van 40 mm Hg en een P_AO_2 van 104 mm Hg bij een barometer van 760 mm Hg. Door te hijgen verdubbelt hij zijn alveolaire ventilatie. Wat zijn dan de nieuwe waarden?

$P_ACO_2 \infty VCO_2 / V_A$. Als V_A verdubbeld is wordt de P_ACO_2 gehalveerd: $P_ACO_2 = 20$ mm Hg.

$P_AO_2 = P_IO_2 - P_ACO_2 / R$. De partiële spanning van waterdamp is 47 mm Hg: $P_IO_2 = 0,21 \times (760 - 47) = 149$ mm Hg. $P_AO_2 = 149 - 20 / 0,8 = 124$ mm Hg.

Deze formule is van groot belang omdat van de P_ACO_2 wordt aangenomen dat die gelijk is aan de P_aCO_2. Dat is vaak, maar niet altijd juist. De P_AO_2 kan van de P_aO_2 echter belangrijk verschillen, wat in de $P_{(A-a)}$-gradiënt tot uitdrukking komt. Deze kan bij de later te bespreken mismatchproblemen flink verhoogd zijn.

De fysiologische dode ruimte

De *fysiologische dode ruimte* bestaat uit de *anatomische dode ruimte* en de *alveolaire dode ruimte*. De laatste betreft lucht die in niet-geperfundeerde alveoli is gekomen en daardoor verloren is gegaan voor de ademhaling. Bij gezonde mensen is deze ruimte gering, maar bij tal van ziekteprocessen kan de alveolaire dode ruimte belangrijk toenemen, zoals bij een verlaagde cardiac output.

De omvang van deze ruimte kan berekend worden met de vergelijking van Bohr. Het uitgangspunt is het principe dat alle CO_2 in de expiratielucht afkomstig moet zijn uit alveoli die zowel geventileerd als geperfundeerd zijn. Expiratielucht uit de anatomische en alveolaire dode ruimte wordt weer onveranderd uitgeademd in de samenstelling die deze had bij inademing. De berekening is tamelijk ingewikkeld en wordt hier verder niet besproken.

3.1.4 De longperfusie

Omdat de longcirculatie en de systemische circulatie in serie geschakeld zijn in een gesloten systeem, is de hoeveelheid bloed die door de longen wordt gepompt gelijk aan de cardiac output (hartminuutvolume); circa vijf liter per minuut. De longen bevatten bijna een halve liter bloed, waarvan zich ongeveer 100 ml bevindt in de longcapillairen. In rust stroomt het bloed in ongeveer vijf seconden door de longen onder basale condities, het verblijf in de capillairen duurt 0,75 seconde.

Vergeleken met de grote circulatie zijn de bloedvaten in het longvaatstelsel dunwandig met weinig glad spierweefsel en er zijn geen arteriolen. Daardoor zijn ze comprimeerbaar en uitrekbaar. De druk in de longcirculatie is dan ook veel lager dan in de grote circulatie en de rechterkamer hoeft veel minder werk te doen dan de linker. De wand van de rechterkamer kan daarom veel dunner zijn.

De hoge druk in de aorta garandeert dat in het hele lichaam voldoende druk aanwezig is om aan de talrijke en variërende eisen van de organen onder wisselende omstandigheden te kunnen voldoen. In de longen heeft de circulatie maar één taak, namelijk de alveoli met bloed te doorstromen.

De *pulmonaire vaatweerstand* is slechts een fractie van de systemische perifere vaatweerstand. De wet van Ohm, eigenlijk in dit geval wet van Poiseuille, geldt ook voor de circulatie:

$V = I \times R \rightarrow R = V / I$.

De stroom I kan vergeleken worden met de stroom in de circulatie. Deze is voor grote en kleine circulatie gelijk. V (het potentiaalverschil) is echter in de grote circulatie circa 100 mm Hg en in de kleine circulatie maar circa 10 mm Hg, zodat de vaatweerstand (R) in de longen een factor tien kleiner is.

De geringe pulmonaire vaatweerstand heeft een tweetal aspecten:
- onder normale omstandigheden neemt bij inspanning het hartminuutvolume (cardiac output) aanzienlijk toe zonder dat de bloeddruk in de longslagaders belangrijk stijgt. De pulmonaire vaatweerstand daalt sterk. Deze daling is een gevolg van *recruitment*. Tevoren niet- of ondergeperfundeerde capillairen worden bij inspanning 'gerekruteerd' en ingeschakeld bij de gaswisseling. Het totale oppervlak beschikbaar voor gaswisseling wordt groter en de diffusiecapaciteit (DL_{gas}) neemt hierbij dan ook toe. In het hooggebergte is dit na acclimatisering ook het geval;
- gelet op de anatomische verhoudingen is het begrijpelijk dat de uiterst fijne interalveolaire capillaire netwerkjes worden dichtgedrukt als de alveoli uitzetten tijdens inademing. Daartegenover staat dat de grotere arteriën en venen onder invloed van de intrapleurale druk bij inspiratie uitzetten en bij expiratie vernauwen. Het netto-effect is onder fysiologische omstandigheden nihil, maar bij 'positive end expiratory pressure'-beademing kan de perifere longvaatweerstand belangrijk toenemen doordat de intrapleurale en intra-alveolaire druk steeds positief zijn en de longvaten gecomprimeerd worden. De cardiac output kan hierdoor in het gedrang komen.

Pulmonaire vasoconstrictie en pulmonale hypertensie

Alveolaire hypoxie kan lokaal of in de hele long optreden. Lokaal is dat het geval bij obstructie in een luchtweg met atelectase; in de hele long bij alveolaire hypoventilatie of op grote hoogte. De hypoxie werkt direct op de gladde spiervezels van de longvaatjes wat tot contractie aanleiding geeft. Bij gelokaliseerde hypoxie stroomt veneus bloed naar een gebied waar geen gaswisseling is; het bloed ondergaat dus geen oxygenatie. In het linker atrium aangekomen mengt dit veneuze bloed zich met geoxygeneerd bloed waardoor een daling van de gemiddelde PO_2 en een stijging van de gemiddelde pCO_2 ontstaat. Door lokaal, dus in het hypoxische gebied, de vaatweerstand te verhogen, wordt het veneuze bloed naar wel-geventileerde gebieden gestuurd. Verhoging van de pulmonale bloeddruk zal bij algemene hypoxie een aantal eerder niet-geperfundeerde capillairen 'rekruteren' en zo de oxygenatie verbeteren. Bij hypercapnie is dat eveneens het geval.

De ventilatie-perfusieverhouding

In rust is de alveolaire ventilatie ongeveer even groot als de cardiac output, namelijk beide vier tot zes liter per minuut. De opname van O_2 en de eliminatie van CO_2 voltrekken zich alleen goed als de ventilatie en de perfusie op capillair niveau op elkaar zijn afgestemd. Genoemde processen vinden bijvoorbeeld niet plaats als al het bloed naar de ene long en al de lucht naar de andere long gaat.

De verhouding tussen de alveolaire ventilatie en perfusie wordt de V_A/Q_c genoemd (afb. 3.18).

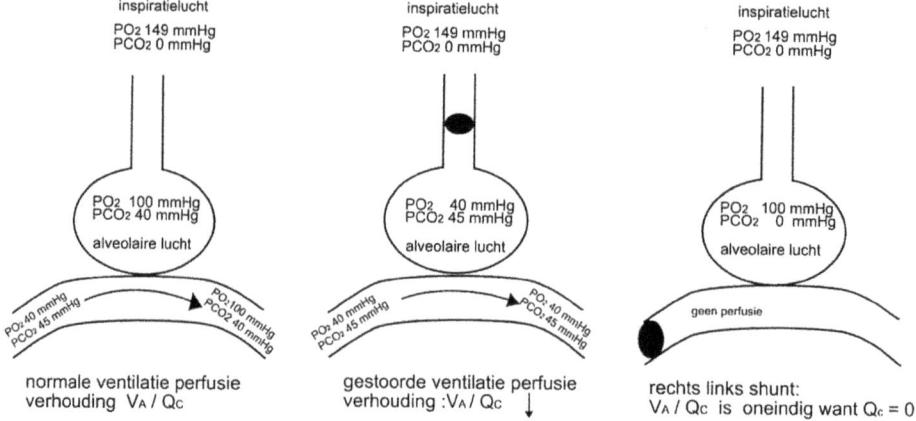

Afbeelding 3.18
De ventilatie-perfusieverhouding (V_A/Q_c). De alveolus links heeft een normale ventilatie-perfusieverhouding. Inspiratielucht met een P_iO_2 van 149 mm Hg en zonder CO_2 bereikt de alveoli, ververst daar de residuaire lucht en heeft daar dan een P_AO_2 van 100 mm Hg. Veneus bloed doorstroomt de bijbehorende capillairen met een P_vO_2 van 40 mm Hg en een P_vCO_2 van 45 mm Hg. De drukgradiënt voor O_2 van de alveolus naar het capillair is 100 - 40 = 60 mm Hg, de drukgradiënt voor CO_2 van het capillair naar de alveolus is 45 - 40 = 5 mm Hg. De luchtweg van de alveolus in het midden is volledig afgesloten. Omdat de alveolaire lucht niet ververst wordt is er geen drukgradiënt voor beide gassen en het veneuze bloed komt ongewijzigd in de v.v. pulmonales en verder in de grote circulatie. De bloedtoevoer naar de alveolus rechts is volledig afgesloten, bijvoorbeeld door een longembolus. De alveolaire lucht is gelijk aan de inspiratielucht want er is geen O_2 overgedragen, noch CO_2 opgenomen. Deze alveolus behoort tot de alveolaire dode ruimte.

Een lichte ongelijkmatige ventilatie-perfusieverhouding is ook bij gezonde mensen aanwezig. Idealiter is deze in rust 0,8. Een gestoorde mismatch is de meest voorkomende oorzaak van hypoxie in de kliniek. Bijna alle longziekten gaan gepaard met een aantoonbaar gestoorde ventilatie-persfusieverhouding. Bij een mismatch van enige omvang moet de PO_2 in het arteriële bloed dalen. De pCO_2 stijgt, maar kan niet stijgen boven de veneuze pCO_2. Op de hypoxie wordt gereageerd met redistributie van bloed naar de goedgeventileerde longgedeelten. Daardoor zal de V_A/Q_c-verhouding daar toenemen en wordt het teveel aan CO_2 geëlimineerd door een stijging van de drukgradiënt. In deze gebieden kan, door de S-vorm van de hemoglobinezuurstofdissociatiecurve, echter niet méér zuurstof worden opgenomen. In deze situaties is hypercapnie dan ook zeldzaam, maar is hypoxie een probleem.

Ongelijkmatige ventilatie heeft in het algemeen twee oorzaken, namelijk luchtwegobstructie en ongelijke compliance in verschillende longregio's.

Een gestoorde ventilatie-perfusieverhouding (V_A/Q_c-mismatch, de verhouding tussen de alveolaire ventilatie en de capillaire doorstroming) omvat een heel spectrum dat alveoli omvat die wel geventileerd maar niet doorbloed worden, en alveoli die wel doorbloed maar niet geventileerd worden. In het eerste geval is er sprake van *doderuimteventilatie*, in het tweede geval hebben we met een echte *shunt* te maken: het bloed komt in de systemische circulatie terecht zonder dat het aan gaswisseling heeft deelgenomen.

Klinisch is het van groot belang om te weten aan welke kant van het spectrum de V_A/Q_c-mismatch zich bevindt. Ligt het accent op de gestoorde ventilatie (V_A/Q_c gedaald) of is deze oneindig groot ($V_A/Q_c \infty$)? In beide gevallen treedt een daling van de P_aO_2 op. In het eerste geval worden alveoli slecht geventileerd, in het tweede geval is er overwegend een shunt van rechts naar links, waardoor het geoxygeneerde bloed vermengd wordt met veneus bloed, waarbij de saturatie daalt. Door de vorm van de zuurstofdissociatiecurve komt de PO_2 in het steile gedeelte en ontstaat er hypoxie.

Een deel van de veneuze systemische circulatie komt normaliter terecht in het linkerhart, circa 2 tot 5%, zoals via de bronchiale venen. Daarnaast zijn er, behalve deze anatomische shunts, ook 'shuntachtige toestanden' omdat er ook alveoli zijn met een slechte V_A/Q_c. De shuntfractie kan berekend worden, maar is eenvoudiger te bepalen uit de $P_{(A-a)}$-gradiënt. Men gebruikt hiervoor de *alveolaire gasvergelijking*.

Het alveolair-arteriële PO_2-verschil

Onder fysiologische omstandigheden is er slechts een gering A-a PO_2-verschil omdat de normale mismatch slechts 0,8 bedraagt.

Bijvoorbeeld: alveolaire ventilatie 6 liter per minuut, cardiac output 4,8 liter/minuut. De normale $P_{(A-a)}O_2 = < 10$ mm Hg. Nogmaals de alveolaire gasvergelijking:

$P_AO_2 = P_IO_2 - P_ACO_2 / 0,8$.

P_aO_2 en P_aCO_2 zijn bekend uit de bloedgasanalyse. P_ACO_2 is gelijk aan de P_aCO_2 (er is geen A-a verschil voor CO_2).

Casus

Een jonge vrouw komt met hyperventilatie op de afdeling Spoedeisende Hulp en een bloedgasanalyse geeft de volgende waarden:
$P_aO_2 = 83$ mm Hg en $P_aCO_2 = 31$ mm Hg.
Dan geldt: $P_AO_2 = P_iO_2 - P_aCO_2 / 0{,}8 = 0{,}21 \times 713 - 31 / 0{,}8 = 149 - 39 = 110$ mm Hg.
$P_AO_2 - P_aO_2 = 110 - 83 = 27$ mm Hg.
$P_{(A-a)}O_2 = 27$ mm Hg (normaal < 10 mm Hg).
Deze patiënt hyperventileert niet zomaar, waarschijnlijk is er een longembolie in het spel.
Het verschil tussen een ventilatie-perfusiemismatch en een belangrijke shunt kan vastgesteld worden door de patiënt 100% zuurstof toe te dienen. Als na enige tijd alle stikstof is verdwenen raakt de P_aO_2 in evenwicht met de P_AO_2 (circa 600 mm Hg) en zal de P_aO_2 stijgen. Bij een aanzienlijke shunt gebeurt dat niet.

Capnografie

Deze techniek berust op de absorptie door CO_2 van bepaalde golflengten in het infrarode spectrum. De concentratie van CO_2 in de uitademingslucht kan zo worden gemeten. De alveolaire concentratie van CO_2 wordt bepaald door de V_A/Q_c-verhouding.

Aan het einde van een inspiratie zijn de luchtwegen gevuld met CO_2-vrije lucht (de anatomische dode ruimte). Als de patiënt weer uitademt zal een CO_2-sensor, bijvoorbeeld in de mond, in het begin geen CO_2 detecteren. Bij voortzetten van de uitademing stijgt het CO_2-gehalte en bereikt het een plateau als de alveolaire lucht de sensor bereikt. De concentratie zakt weer snel tot nul als de inademing begint (afb. 3.19).

Het plateau toont normaliter een geringe stijging wat wijst op een lichte toename van de CO_2-concentratie in de alveolaire lucht doordat de V_A/Q_c-verhouding ook onder normale omstandigheden wisselt. Fase 3 eindigt bij de het begin van de inspiratie en de top wordt PET CO_2 genoemd: de eindtidale pCO_2.

De PET CO_2 is onder fysiologische omstandigheden een goede maatstaf voor de P_aCO_2. Bij een aanzienlijke toename van de alveolaire dode ruimte kan de PET CO_2 echter lager zijn als gevolg van de menging van de alveolaire lucht afkomstig uit wel- en niet-geventileerde alveoli. Het plateau loopt ook schuin omhoog door de ongelijkmatige ventilatie-perfusieverhouding, waardoor de hoek α groter wordt. Het gebied onder het capnogram, de *area under curve*, is een maatstaf voor de effectieve alveolaire ventilatie-perfusieverhouding. Het gebied tussen het plateau en de gebroken lijn die de P_aCO_2 aangeeft, is een aanwijzing voor de omvang van de alveolaire dode ruimte.

In de anesthesie wordt de capnograaf veel gebruikt, onder meer ter controle van de juiste plaatsing van de endotracheale tube. Ook een daling van de

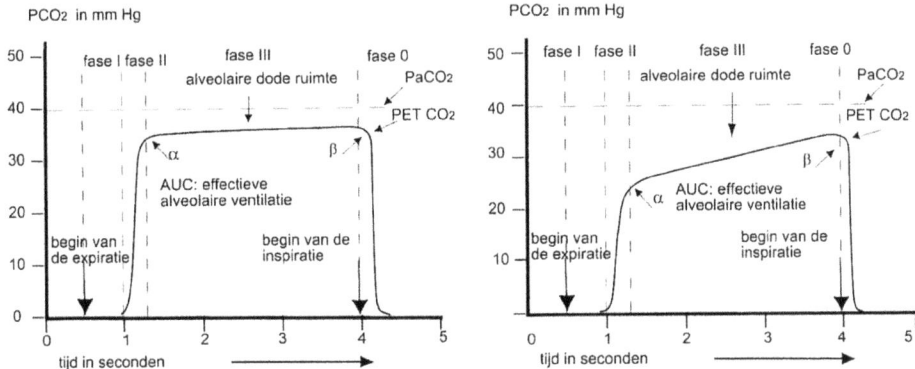

Afbeelding 3.19
Een capnogram. Links normaal, rechts met een aanzienlijke V/Q-mismatch. Gedurende fase 1, tussen begin expiratie en de opstijgende lijn, wordt geen CO_2 gedetecteerd. Fase 2 is de S-vormige steile lijn, waarin de doderuimtelucht en alveolaire lucht zijn gemengd. Fase 3 toont het alveolaire plateau dat CO_2-rijk is.

cardiac output en bronchospasmus worden direct gesignaleerd, evenals het effect van spierverslappers.

3.2 De regeling van de ademhaling

De steeds wisselende eisen die onder allerlei omstandigheden, zoals inspanning, aan de ademhaling worden gesteld maken de aanwezigheid van een integrerend systeem dat informatie uit het lichaam ontvangt en verwerkt onmisbaar. De belangrijkste taak van dit *respiratoire controlesysteem* is het handhaven van de homeostase van O_2, CO_2 en de pH. Het systeem kan gezien worden als een cybernetisch (terugkoppeling) principe dat impulsen uit het lichaam ontvangt en daarop reageert. Het is een cyclisch proces, dat door allerlei processen veranderd, versterkt en onderdrukt kan worden.

De ademhaling is dus een spontaan en automatisch proces, dat door de activiteit van de hogere hersencentra gemodificeerd kan worden. Ademen vindt vooral automatisch plaats, maar kan ook bewust geregeld worden. Gezonde mensen kunnen rustig gaan slapen en hoeven niet bang te zijn dat ze vergeten te ademen. Ook spreken, dat deels via de ademhaling plaatsvindt, is een proces waarbij men niet aan ademhalen hoeft te denken.

De ademhalingsspieren, namelijk de intercostaalspieren, de buikspieren, de mm. scaleni en de mm. serrati worden geïnnerveerd door zenuwtakken vanuit de motorische voorhoorncellen in het cervicale en thoracale deel van het ruggenmerg. Het diafragma ontvangt zijn prikkels van de n. frenicus waarvan de voorhoorncellen zich in het ruggenmerg van de halswervels bevinden (C3 tot C5).

Een overzicht van de afkortingen die in de (patho)fysiologie worden gebruikt:
P_AO_2 = alveolaire O_2-spanning in mm Hg
P_aO_2 = arteriële O_2-spanning in mm Hg
P_ACO_2 = alveolaire CO_2-spanning in mm Hg
P_aCO_2 = arteriële CO_2-spanning in mm Hg
P_vO_2 = veneuze O_2-spanning in mm Hg
P_vCO_2 = veneuze CO_2-spanning in mm Hg
SaO_2 = saturatie in %
CaO_2 = transportcapaciteit in ml O_2/ml bloed

In de medulla oblongata (het verlengde merg) ligt de formatio reticularis, waarin zich groepen neuronen bevinden die met elkaar een netwerk vormen waarin de prikkels voor de ademhaling worden gegenereerd. Dit wordt het *ademcentrum* genoemd. Hiervandaan loopt in het ruggenmerg de tractus reticulospinalis naar bovengenoemde motorische voorhoorncellen.

Een bewuste ademinspanning vindt plaats buiten het verlengde merg om: de prikkels van de hersenschors gaan dan direct naar de motorische voorhoorncellen in het ruggenmerg. Het automatisme kan door een bewuste inspanning voor enige tijd volledig onderdrukt worden, zoals bij parelduiken, totdat de prikkels van hoge pCO_2, lage PO_2 en lage pH de overhand krijgen en de ademhaling weer begint. Het grootste deel van de tijd is het ademen onbewust en is het feedbackmechanisme continu operationeel.

In het ademhalingscentrum wordt de input van sensorsystemen geïntegreerd en verwerkt en ontstaan de effectorprikkels die uiteindelijk via het ruggenmerg en de innerverende zenuwen de ademhalingsspieren tot activiteit brengen. Het ademhalingscentrum staat echter ook onder invloed van hogere centra in de hersenen zoals de thalamus, het limbische systeem en de pons.

Het ademhalingscentrum

In het ademhalingscentrum bevinden zich een tweetal bilaterale verzamelingen van neuronen, respectievelijk aan de dorsale en de ventrale kant gelegen. Deze verzamelingen heten de *dorsale respiratoire groep* (DRG) en de *ventrale respiratoire groep* (VRG).

In de DRG wordt vermoedelijk het ritme gegenereerd tijdens ademen in rust. Tijdens een rustige inspiratie van het tidale volume vuren de neuronen in deze groep prikkels af en vallen dan stil tijdens een passieve expiratie. De DRG bevat dus voornamelijk inspiratoire neuronen.

De centrale chemoreceptoren liggen vlak bij de neuronen van de inspiratoire cellen in de DRG. De afferente (aanvoerende) zenuwvezels van de n. glossofaryngeus en de n. vagus uit de sinus caroticus en de aortaboog komen hier ook uit met informatie van chemoreceptoren betreffende PO_2, pCO_2 en pH. Informatie komt eveneens van de baroreceptoren en de rekkingreceptoren in de longen (afb. 3.20 en 3.21).

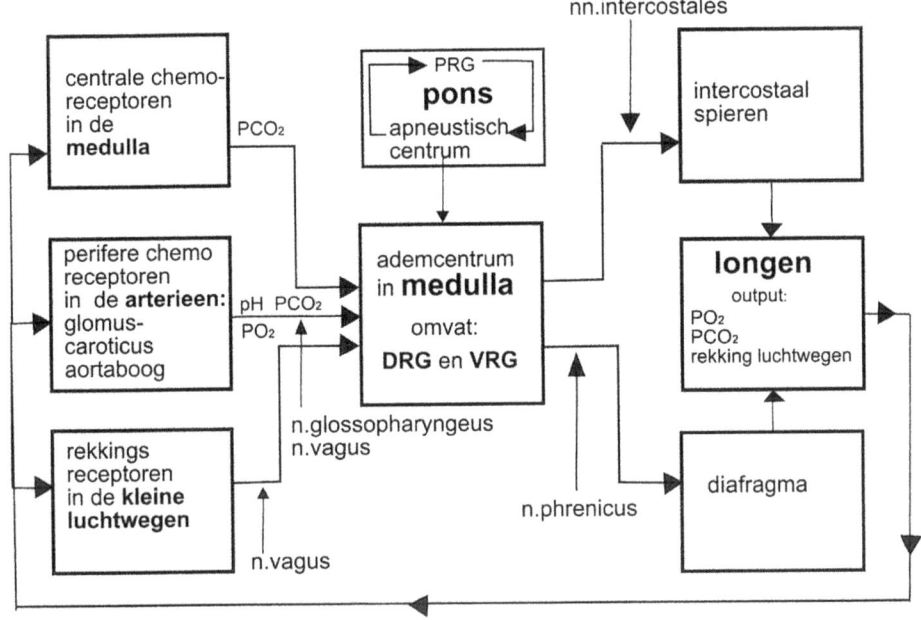

Afbeelding 3.20
Het ademhalingscentrum (voor uitleg: zie tekst).

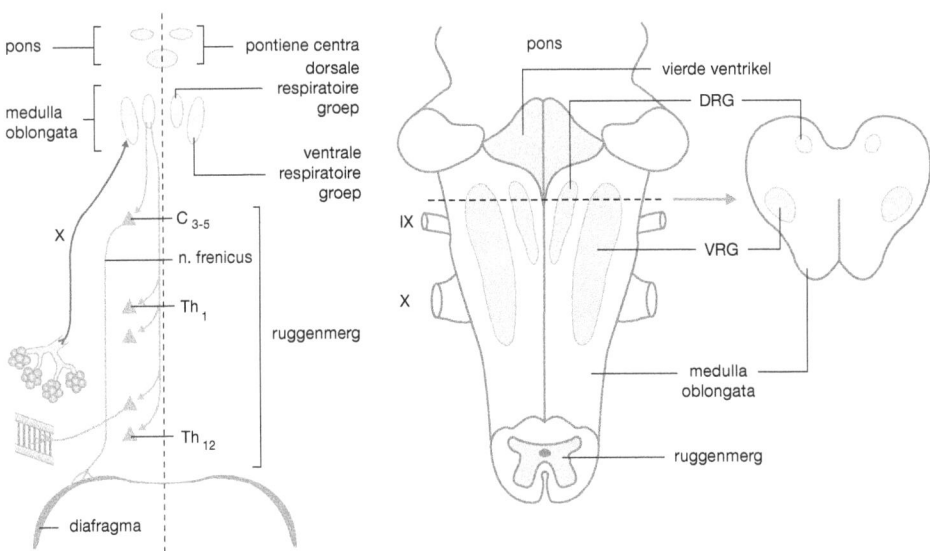

Afbeelding 3.21
Links: afferente impulsen vanuit de longen naar het ademcentrum en innervatie van de ademhalingsspieren via n. glossofaryngeus, n. frenicus en vanuit de motorische voorhoorncellen in het ruggenmerg. Rechts: lokalisatie van de dorsale en ventrale respiratoire neuronen (DRG en VRG) in de medullaoblongata.

Er zijn drie groepen sensoren die de input leveren: de centrale chemosensoren, de perifere chemosensoren en de de pulmonale rekkingreceptoren.

De centrale chemosensoren

In de medulla oblongata bevinden zich ventrolaterale chemosensoren die in nauw contact staan met de liquor cerebrospinalis. De pCO_2 van de liquor is in evenwicht met de P_aCO_2. Omdat H^+ en HCO_3^- geladen deeltjes zijn, kunnen zij de bloed-liquorbarrière niet passeren. CO_2 kan dit echter wel en verbindt zich met water tot H_2CO_3 dat zich deels splitst in H^+- en HCO_3^--ionen. De liquor heeft slechts een geringe bufferfunctie (alleen bicarbonaat) door het ontbreken van eiwitten, zodat de verandering in de pCO_2 direct in de pH tot uitdrukking komt. De pH stimuleert de effectorcellen in het ademcentrum. De ventilatoire reactie is lineair, zoals het verband tussen alveolaire ventilatie en productie ook aangeeft:

$P_ACO_2 \infty VCO_2 / VA$.

Deze sensoren zijn niet gevoelig voor veranderingen in de PO_2. Dit circuit reageert dus alleen op veranderingen in de P_aCO_2 en neemt 70 tot 80% van de onbewuste ventilatoire controle voor zijn rekening. Een stijging van de P_aCO_2 doet de ademfrequentie toenemen.

De perifere chemosensoren

De perifere chemosensoren zijn kleine organen gelegen op de bifurcatie van de aa. carotides en heten *glomus caroticum*. De bloedstroom door de glomera is zeer hoog en zij zijn daarmee gevoelig voor veranderingen in de PO_2. Andere lichaampjes liggen in de aortaboog: *glomera aortica*. Deze sensoren zijn iets minder gevoelig.

De sensoren reageren op de pH, de P_aCO_2 en de PO_2, de prikkels worden overgebracht naar de medulla via de n. vagus en de n. glossofaryngeus. Dit zijn de enige sensoren die reageren op veranderingen in de P_aO_2 en de pH.

De pulmonale rekkingreceptoren

Deze zijn gelegen in het gladde spierweefsel van de luchtwegen:
– de *Hering-Breuer-inflatiereflex* reageert op rekking door overmatige inspiratie met bronchodilatatie, vertraging van de respiratie en uiteindelijk apneu. Overrekking van de alveoli wordt daarmee voorkomen;
– de *Hering-Breuer-deflatiereflex* is een reactie op sterk verminderde rekking van de receptoren en het effect is hyperventilatie. Mogelijk is deze reflex verantwoordelijk voor de diepe zuchten die af en toe bij een normale ademhaling optreden en misschien zijn deze reflexen ook van belang bij het optreden van de hyperventilatie in aansluiting op een pneumothorax;
– *reflexen uit de longcirculatie*. De sensors hiervan zijn gelegen in de wand van longcapillairen en worden geprikkeld door longembolie, longstuwing of oedeem. Het effect is een snelle oppervlakkige ademhaling (tachy-hypopneu).

3.2.2 Het effect van veranderingen in de pCO_2

Ook bij zware inspanning verandert, onder normale omstandigheden, de P_aCO_2 minder dan 1 mm Hg. Er is een lineair verband tussen de alveolaire P_aCO_2 en de ventilatie in het gebied tussen 35 en 50 mm Hg, daarboven neemt de ventilatoire respons af.

Bij hypoxie wordt de respons versterkt: de curve gaat naar links en wordt steiler. Dit geldt eveneens voor metabole acidose.

De perifere en de centrale chemoreceptoren dragen elk bij aan ventilatierespons op een verhoging van de P_aCO_2, waarbij de perifere receptoren vooral op acute veranderingen reageren en de centrale meer op termijn, dus op een *steady-state-hypercapnie*. De rol van de centrale receptoren is echter overheersend in de respons op CO_2-stijging.

Tijdens de slaap is er een enigszins vertraagde respons van de ventilatie op de P_aCO_2, die dan licht verhoogd is. Bij sommige mensen kan tijdens de slaap apnoe optreden doordat de CO_2-prikkel dan onvoldoende is om de normale ventilatoire respons te bewerkstelligen. De ademhaling wordt dan pas weer hervat als de P_aCO_2 flink gestegen is. De wiegendood wordt wel met dit fenomeen in verband gebracht: bij een aantal baby's blijken dan de carotislichaampjes slecht ontwikkeld te zijn.

Deze centrale apnoe dient onderscheiden te worden van de obstructieve apnoe, waarbij de tonus van de spieren rond de keelholte tijdens de slaap zodanig afneemt, dat obstructie van de luchtwegen ontstaat. Dit manifesteert zich als zwaar snurken, waarna de patiënt wakker wordt. Het beeld wordt gekenmerkt door snurken, ontwaken, slaaptekort en sufheid overdag. Deze verschijnselen vormen samen het pickwicksyndroom, naar de bekende dikke Joe uit de Pickwickpapers van Charles Dickens. Het komt echter ook bij volwassenen voor die aan vetzucht lijden.

Slaapmiddelen, opiaten en anesthetica kunnen de ventilatoire respons sterk verlagen. Overdosering met opiaten is een bekend overlijdensrisico voor drugsverslaafden, de zogenoemde 'drug overdose' (DOD) (afb. 3.22).

De combinatie van opiaten met benzodiazepines is niet ongevaarlijk. Ademdepressie kan het gevolg zijn. Dit wordt op de verkoeverkamer nog wel eens gezien en het fenomeen vraagt om extra waakzaamheid.

Zeer hoge P_aCO_2-spiegels (> 70 mm Hg) kunnen ademdepressie veroorzaken door het ongevoelig worden van het ademcentrum: bewustzijnsdaling, krampen en convulsies komen hierbij voor. Hoofdpijn is een belangrijke klacht bij chronische hypercapnie, door de vaatverwijdende werking van CO_2.

3.2.3 Het effect van veranderingen in de PO_2

De ventilatoire respons op hypoxie is een taak van de perifere chemoreceptoren, de centrale receptoren spelen hierin geen rol. Voor wat de P_aO_2 betreft lijkt de responscurve van de glomus caroticum ongeveer op de Hb-dissociatiecurve. Er is slechts een bescheiden reactie op een daling van de P_aO_2 tussen 100 en 60 mm Hg. Daaronder wordt de curve veel steiler zodat de ventilatie

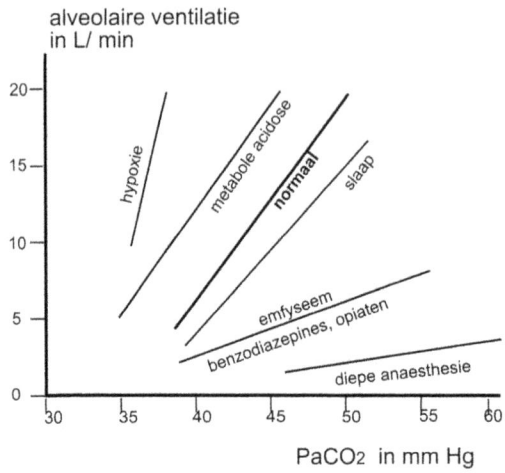

Afbeelding 3.22
Het verband tussen de P_aCO_2 en de alveolaire ventilatie onder verschillende omstandigheden. Links van de normale curve is het effect van hypoxie en metabole acidose te zien. Rechts van de normale curve wordt het verband getoond met slaapmiddelen en opiaten, patiënten met emfyseem en bij diepe anesthesie.

pas aanzienlijk toeneemt wanneer de P_aO_2 tot beneden de 60 mm Hg gedaald is. De ventilatieprikkel is maximaal bij een aanzienlijke P_aCO_2-stijging en een P_aO_2-daling.

Bij afwezigheid van de perifere chemoreceptoren heeft hypoxie ademdepressie tot gevolg. De respons wordt bepaald door de PO_2 en niet door de saturatie, omdat de bloeddoorstroming van de glomera zo hoog is. Dit betekent dat in gevallen van anemie een ventilatierespons kan uitblijven.

3.2.4 Het effect van veranderingen in de pH

De ventilatierespons van metabole acidose is direct afkomstig van de perifere chemoreceptoren en toont een lineair verband met de daling van de pH. Omdat noch H^+, noch HCO_3^- de bloed-liquorbarrière snel passeren duurt het lang voordat de pH in de liquor bij metabole acidose of alkalose verandert (uren tot dagen). De perifere chemosensoren versterken of verzwakken echter direct de ventilatoire drive van veranderingen in de P_aCO_2 bij respectievelijk metabole acidose of alkalose. Metabole acidose doet de ventilatie dus toenemen en metabole alkalose vermindert de ventilatoire respons (zie verder par. 3.3).

3.2.5 Het effect van grote hoogte

Bij toenemende hoogte daalt de atmosferische druk omdat deze wordt bepaald door het gewicht van de luchtkolom op die hoogte. Het aandeel van de zuurstof daarin verandert niet en blijft 21%.

Indachtig de formule $[P_IO_2 = 0{,}21 \times (P_B - P_{H_2O})]$, kan de P_IO_2 op bijvoorbeeld vijfduizend meter berekend worden:

P_b = 429 mm Hg; P_{H_2O} = 47 mm Hg; P_IO_2 = 80 mm Hg.

Deze daling leidt tot een versterkte ventilatie waardoor de P_ACO_2 gaat dalen, stel tot ongeveer 32 mm Hg volgens: $P_ACO_2 \infty VCO_2 / V_A$.

Gebruikmakend van de alveolaire luchtvergelijking wordt de P_AO_2 dan (bij een RQ van 0,8):

$P_AO_2 = P_IO_2 - P_ACO_2 / R$.

P_AO_2 = 80 - 32 / 0,8 = 40 mm Hg. Hierbij is de saturatie slechts 80%. De P_ACO_2 zal dus door versterkte ventilatie veel meer moeten dalen om nog een redelijke saturatie te bewerkstelligen.

Op vijftienduizend meter is de barometerdruk slechts 100 mm Hg. Minus de partiële druk van de waterdamp wordt de P_IO_2 dan slechts 0,21 × 53 = 11 mm Hg. Omdat dit gelijk moet zijn aan $P_AO_2 + P_ACO_2$ is deze situatie niet met het leven verenigbaar.

Het acclimatiseren in het hooggebergte begint met een versterkte ventilatie; de respiratoire alkalose die dan ontstaat wordt binnen een dag renaal gecompenseerd. Een ander gevolg is versterkte erytropoëse: binnen vijf dagen worden onder invloed van versterkte secretie van erytropoëtine in de nieren, extra erytrocyten geproduceerd waardoor het zuurstofdragend vermogen van het bloed toeneemt. De alveolaire respons op stijging van de P_ACO_2 neemt toe door de lagere P_AO_2.

3.2.6 Het effect van lichamelijke inspanning

Gedurende korte periodes van zware lichamelijke inspanning kan het maximale ademminuutvolume (MAMV) wel 150 liter per minuut bedragen. De cardiac output is maximaal twintig tot dertig liter. Daarom is het hartvaatstelsel en niet de ademhaling de beperkende factor. Training berust dan ook voornamelijk op veranderingen in het cardiovasculaire systeem, waarbij vooral het slagvolume toeneemt. Daarnaast gaan de spieren efficiënter met zuurstof om. Bij maximale inspanning neemt het tidale volume toe tot circa 60% van de vitale capaciteit. De longvaatweerstand neemt af door recruitment, vooral in de bovenste longgebieden.

3.2.7 Het effect van duiken

Bij het afdalen in water speelt de hydrostatische druk een doorslaggevende rol. Iemand die alleen met zijn hoofd boven water uitsteekt, ervaart al een druk van 20 cm H_2O boven de atmosferische druk, waardoor het ERV tot 70% kan afnemen. De ademinspanning bij inspiratie neemt ook toe. Op een diepte van één meter kan men niet via een buisje ademen, het heeft dus geen zin om een snorkelpijpje te verlengen.

Op een diepte van tien meter is de druk al 2 atmosfeer. Lichaamsweefsel is niet goed samendrukbaar, maar gas wel, zodat de longvolumina volgens de wet van Boyle gehalveerd worden. De partiële drukken van de luchtcomponenten zijn verdubbeld en er kan CO_2-retentie optreden.

Als een duiker niet uitademt tijdens het opstijgen kunnen alveoli te veel gerekt raken en barsten.

Tijdens de afdaling gaat er veel meer stikstof in oplossing, die bij stijgen als belletjes vrij komt. Deze bellen kunnen de bloedvaten verstoppen. Daarom moet een duiker altijd zeer langzaam opstijgen naar het wateroppervlak, anders ontstaat *decompressieziekte* (caissonziekte).

3.3 Het zuur-basenevenwicht

Water is een polair molecuul. De twee waterstofatomen zijn met een covalente binding aan het zuurstofatoom gebonden. Er is een ongelijkmatige verdeling van de elektrische krachten in het watermolecuul, omdat positieve lading aan de ene kant van het molecuul ligt en de negatieve lading aan de andere kant (zie hoofdstuk 1).

3.3.1 Zuren en basen

In water bestaat er een evenwicht waarbij protonen (H^+-ionen) heen en weer springen tussen de ongesplitste watermoleculen, waarbij een uiterst klein deel van het water gesplitst is in een hydroniumion, H_3O^+ en een OH^--ion. Voor het gemak noemen we het hydroniumion het H^+-ion.

Omdat het H^+-ion zich zo snel aan andere moleculen kan hechten is het noodzakelijk dat de zuurgraad, de H^+-concentratie, binnen nauwe grenzen bewaakt blijft. Eiwitten in de cel kunnen door verandering in de zuurgraad namelijk van conformatie, van ruimtelijke structuur, veranderen wat gevolgen kan hebben voor hun functie. Tal van metabole en transportprocessen van de cel gaan dan anders verlopen.

Slecht één op de tien miljoen watermoleculen is gesplitst in de ionen H^+ (proton) en OH^- (hydroxylion). De concentratie van deze ionen in zuiver water bedraagt dan ook voor beide 10^{-7} mmol/l. Het ionenproduct bedraagt 10^{-14}, dit product moet constant zijn want een toename van de H^+-ionenconcentratie betekent een daling van de OH^--ionenconcentratie omdat er dan water wordt gevormd. Stoffen die, als ze in water worden opgelost, hun protonen gemakkelijk afstaan worden *zuur* genoemd, terwijl stoffen die gemakkelijk protonen opnemen en dus een OH^--ion achterlaten *basisch* heten. Voorbeelden hiervan zijn HCl en NaOH. Deze stoffen zijn een sterk zuur en een sterke base, die volledig gesplitst zijn. Azijnzuur en koolzuur zijn zwakke zuren die de neiging hebben hun proton vast te houden en dit alleen los te laten als de H^+-concentratie $[H^+]$ laag is. Omgekeerd zijn er ook zwakke basen die alleen in een zure omgeving een proton van een H_2O-molecuul kunnen opnemen en een OH⁻ overlaten, bijvoorbeeld stoffen met een aminogroep NH_2:

$NH_2 + H_2O \rightarrow NH_3 + OH^-$.

3.3.2 De pH

Omdat de [H⁺] van zuiver water 1×10^{-7} mmol/l is, worden volgens afspraak concentraties die hoger zijn *zuur* en concentraties die lager zijn *alkalisch* genoemd.

In het lichaam zijn er compartimenten die een zeer lage en een zeer hoge zuurgraad hebben, bijvoorbeeld maagsap dat een [H⁺] van 10^{-1} mmol/l kan hebben en pancreasvocht dat sterk alkalisch is met een [H⁺] van $10^{-7,5}$. Om het berekenen te vereenvoudigen wordt gewerkt met de negatieve logaritme van de waterstofionenconcentratie, dit wordt pH genoemd.

Als [H⁺] = 10^{-7} dan is de pH -log[H⁺] = 7. Een zuur milieu wordt dus aangegeven met een pH die lager is en een alkalisch milieu door een verhoging van de pH. Normaal ligt de pH tussen 7,38 en 7,42 (tabel 3.4). Overschrijding van deze grenzen naar beneden tot 6,8 en naar boven tot 7,8 zijn niet met het leven verenigbaar.

pH	[H⁺] nmol/l
7.7	20
7.5	31
7.4	40
7.3	50
7.1	80
7.0	100
6.8	160

De vorming van zuur in het lichaam vindt ongeveer als volgt plaats:
- bij de verbranding van koolhydraten tot CO_2 en water in de perifere weefsels ontstaat zuurvorming volgens:

$C_6H_{12}O_6 + 6 O_2 = 6 CO_2 + 6 H_2O$.

Erytrocyten bevatten het enzym carboanhydrase. Dit zet CO_2 met H_2O om in koolzuur (H_2CO_3) dat weer deels uiteenvalt in H⁺ en HCO_3^- volgens de vergelijking:

$CO_2 + H_2O \leftrightarrow H_2CO_3 \leftrightarrow H^+ + HCO_3^-$.

Hierbij wordt dus 'gasvormig' zuur geproduceerd waarbij de H⁺-ionen in de erytrocyten aan hemoglobine worden gebonden en het HCO_3^--ion de erytrocyt uitgaat naar de extracellulaire vloeistof in ruil voor een chloorion. Dit heet *chlorideshift*.

In de longen gaat HCO_3^- weer de erytrocyt in, verbindt zich met het aan Hb gebonden H^+ en vormt volgens:

$H^+ + HCO_3^- \leftrightarrow H_2CO_3 \leftrightarrow CO_2 + H_2O$ waarbij het CO_2 via de ademhaling weer het lichaam verlaat. Dagelijks wordt circa 15.000 tot 25.000 mmol CO_2 door de longen uitgescheiden. Alleen wanneer door hypoventilatie de CO_2 niet wordt verwijderd zal de pH dalen. Een eventuele daling van de pH stimuleert echter de ventilatie evenals een PO_2 lager dan 60 mm Hg;
– bij het intracellulair afbreken van aminozuren en andere stoffen worden onder andere zwavelzuur en fosforzuur geproduceerd. Dit is het niet-gasvormige zuur. De excretie van dit zuur vindt plaats in de nieren. De tubuluscel bevat namelijk ook carboanhydrase dat CO_2 omzet in H_2CO_3 en dat zich dan weer splitst in H^+ en HCO_3^-. Daarbij moet een onderscheid worden gemaakt tussen de proximale en de distale tubulus. In de proximale tubulus wordt al het HCO_3^- uit het glomerulusfiltraat teruggeresorbeerd en hierin vindt geen netto H^+-secretie plaats. In de distale tubuli kunnen H^+-ionen direct worden uitgescheiden waarbij HCO_3^- wordt gegenereerd en teruggeresorbeerd en waarbij de pH flink daalt. In de proximale tubulus wordt NH_3 geproduceerd en dit diffundeert naar de verzamelbuisjes waar het H^+ wordt 'weggevangen' en als NH_4^+ in de urine wordt uitgescheiden. In de urine kan een pH tussen 4 en 5 onder normale omstandigheden worden bereikt. Om de elektrische neutraliteit te handhaven wordt Na^+ tegen H^+ in de distale tubulus uitgewisseld en er functioneert ook een H^+/K^+-pomp in de verzamelbuisjes. Vandaar dat stoornissen in het zuur-basenevenwicht ook consequenties hebben voor de K^+-huishouding. Ongeveer 50 tot 100 mEq niet-gasvormig zuur wordt dagelijks door de nieren uitgescheiden, terwijl 70 mEq bicarbonaat worden teruggeresorbeerd.

Het buffersysteem

Een buffer is een waterige oplossing van een zwak zuur en zijn zout. Een dergelijk mengsel kan een verhoging van [H^+] opvangen en ervoor zorgen dat de H^+-concentratie veel minder stijgt dan wanneer het zuur aan zuiver water zou worden toegevoegd.

Voor een continue bewaking van de pH beschikt het lichaam over buffersystemen die een verhoging of een verlaging van de zuurgraad kunnen opvangen en de pH constant houden. De belangrijkste extracellulaire buffer is het *bicarbonaatsysteem*, omdat beide componenten, namelijk CO_2 en HCO_3^-, door respectievelijk de longen en de nieren uitgescheiden respectievelijk geretineerd kunnen worden. Daarnaast hebben het hemoglobine en de eiwitten een bufferfunctie, evenals de fosfaatbuffer. Deze buffers werken voornamelijk intracellulair.

Eiwitten zijn opgebouwd uit aminozuren die amfoteer zijn, dat wil zeggen dat zij in zuur milieu H^+-ionen binden en in alkalisch milieu loslaten. Intracellulair is dit buffersysteem belangrijk.

Een zuur kan voorgesteld worden als: $HA \leftrightarrow H^+ + A^-$.

Elk zwak zuur heeft zijn eigen dissociatieconstante K die de verhouding aangeeft tussen het niet-gesplitste zuur, het proton en de zuurrest. Dit is in overeenstemming met de wet van de massawerking:

$K = [H^+] \times [A^-] / [HA]$ waaruit volgt:

$[H^+] = K \times [HA] / [A^-]$.

Wanneer dit alles in logaritme wordt genoteerd luidt de formule:

Log $[H^+] = \log K + \log [HA] / [A^-]$ of $-\log [H^+] = -\log K + \log [A^-] / [HA]$

$-\log [H^+] = pH$, terwijl $-\log K$ de Pk wordt genoemd. Deze bedraagt voor de bicarbonaatbuffer 6,1.

$pH = pK + \log \{[A^-] / [HA]\}$.

Alle buffersystemen hebben hun eigen evenwichtsconstante K. Echter, omdat alle K's gerelateerd zijn aan $[H^+]$ geldt:

$H^+ = K_1 \times HA_1 / A_1^- = K_2 \times HA_2 / A_2^-$ et cetera. Dat wil zeggen dat veranderingen in de andere buffersystemen ook in de bicarbonaatbuffer afgespiegeld worden. Dit heet het *isohydrische principe*.

Voor de bicarbonaatbuffer geldt dan:

CO_2 (in gasvorm) $\leftrightarrow CO_2$ (opgelost in water) $+ H_2O \leftrightarrow H_2CO_3 \leftrightarrow HCO_3^- + H^+$, waarbij het evenwicht sterk naar links is gericht en het fysisch opgeloste CO_2 als het niet-gedissocieerde zuur kan worden beschouwd. Er is circa vierhonderd maal meer fysisch opgelost CO_2 dan H_2CO_3.

De formule voor de bicarbonaatbuffer luidt dan:

$pH = pK + \log [HCO_3^-] / [CO_2]$.

De oplossingsconstante voor CO_2 dient nu echter niet in ml/100 ml te worden genoteerd maar in millimol per liter. De omrekeningsfactor is 0,03. De formule luidt dan:

$pH = pK + \log [HCO_3^-] / 0,03 \times pCO_2$. Dit is de bekende *formule van Henderson en Hasselbalch*.

Kennis van deze formule is van groot belang voor het beoordelen van stoornissen in het zuur-basenevenwicht.

De pH is recht evenredig met HCO_3^- en omgekeerd evenredig met de pCO_2.

Wanneer de koolzuurspanning 40 mm Hg bedraagt, dan is de H_2CO_3-concentratie: $0,03 \times 40 = 1,2$ mmol/l. Normaal ligt het bicarbonaatgehalte rond 24 mmol/l.

Vullen we dit in, dan blijkt: $pH = 6,1 + \log 24 / 1,2 = 6,1 + \log 20 = 6,1 + 1,3 = 7,4$.

Uit de formule blijkt voorts dat de pH daalt als de teller van de breuk kleiner of de noemer groter wordt en omgekeerd stijgt de pH als de teller groter of de noemer kleiner wordt. Ook is duidelijk dat de pH constant blijft als teller en noemer van de breuk in gelijke mate toe- of afnemen. Bijvoorbeeld als bij daling van het bicarbonaat in het plasma ook de CO_2-spanning omlaag gaat en omgekeerd als bij hypoventilatie de CO_2-spanning stijgt en het bicarbonaatgehalte ook stijgt.

De buffercapaciteit is gigantisch. In een experiment werd zuur toegevoegd aan plasma met een pH van 7,44 in een hoeveelheid van 14 millimol H^+ per liter. De pH daalde tot 7,14 dat wil zeggen dat [H⁺] slechts steeg van 36 naar 72 nanomol per liter of 0,002% van het toegevoegde zuur.

3.3.4 Stoornissen in het zuur-basenevenwicht

Op basis van het quotiënt {HCO_3^-} / 0,03 × pCO_2 kunnen stoornissen primair als respiratoir of metabool worden ingedeeld. Alveolaire hypoventilatie verhoogt de pCO_2 en verlaagt daarmee de pH. Er is dan een respiratoire acidose. Omgekeerd is bij hyperventilatie de pCO_2 verlaagd, stijgt de pH en is er dan een respiratoire alkalose. Bij vermindering van de [HCO_3^-] door zuurbelasting daalt de pH, men spreekt dan van *metabole acidose* terwijl bij toename hiervan, bijvoorbeeld bij langdurige maagzuigdrainage met chloorverlies, de pH stijgt en *metabole alkalose* ontstaat.

Bij al deze verstoringen treden compensatiemechanismen in werking. Afwijkingen op respiratoire basis met veranderingen in de pCO_2 leiden ertoe dat de nier meer of minder HCO_3^- terugresorbeert om het quotiënt gelijk te houden. Stijging van de pCO_2 betekent een toename van [HCO_3^-] en omgekeerd. Het renale compensatiemechanisme is echter traag en vergt uren (twaalf tot achttien). Primaire metabole afwijkingen veroorzaken een verandering in de ventilatie met stijging of daling van de pCO_2 die veel sneller is. De compensatie is overigens gewoonlijk niet compleet (afb. 3.23 en 3.24).

zuur-base stoornis	pH	PCO₂	HCO₃⁻
niet gecompenseerde resp.acidose	↓↓	↑↑	↑
part.gecompenseerde resp.acidose	↓	↑↑	↑↑
niet gecompenseerde metab.acidose	↓↓	—	↓↓
part.gecompenseerde metab.acidose	↓	↓↓	↓↓
niet gecompenseerde resp.alkalose	↑↑	↓↓	↓
part.gecompenseerde resp.alkalose	↑	↓↓	↑↑
niet gecompenseerde metab.alkalose	↑↑	—	↑↑
part.gecompenseerde metab.alkalose	↑	↑↑	↑↑
metabole en respiratoire acidose	↓↓	↑↑	↓
metabole en respiratoire alkalose	↑↑	↓↓	↑

Afbeelding 3.23
Dit schema kan nuttig zijn bij de beoordeling van stoornissen in het zuur-basenevenwicht.

Respiratoire acidose

Deze ontstaat als de alveolaire ventilatie relatief te laag is ten opzichte van de CO_2-productie. Er bestaan een acute en een chronische vorm.

–*Acuut*. De renale compensatie is niet snel genoeg om pH-daling te voorkomen:

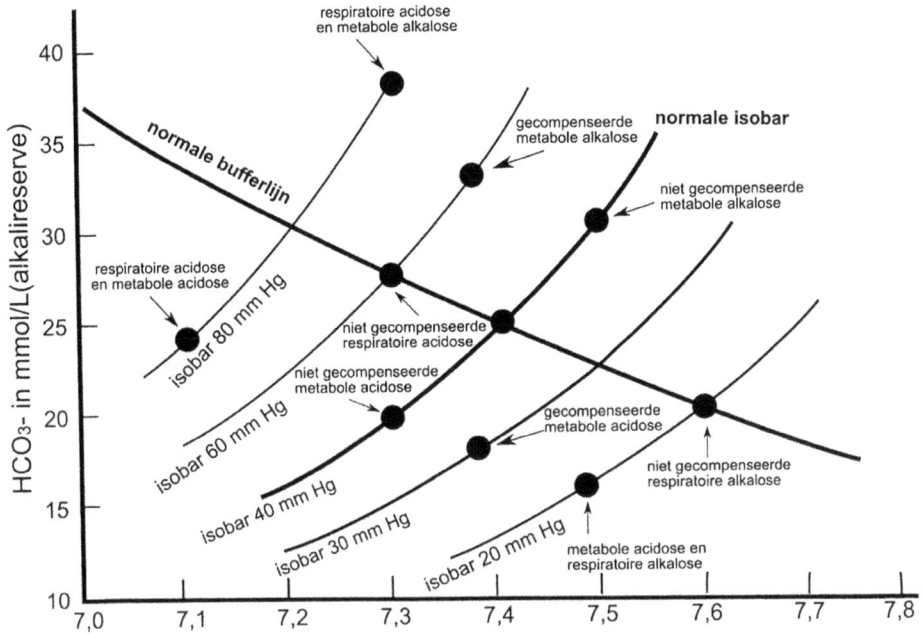

Afbeelding 3.24
Het pH-HCO_3^--nomogram met de pCO_2-isobaren. Men kan de drie variabelen van het zuur-basenevenwicht in een assenstelsel plaatsen. Bij iedere waarde van pH en HCO_3^- hoort een bepaalde pCO_2, terwijl bij iedere pH en pCO_2 een bepaalde HCO_3^- hoort. Men kan de pH variëren, de pCO_2 constant houden en de bijbehorende HCO_3^- meten. Zo ontstaat een aantal isobaren. Voorts kan men de normale bufferlijn invoeren, dat is de lijn die ontstaat als aan bloed een bepaalde hoeveelheid zuur of alkali wordt toegevoegd en de pH wordt gemeten. Het normale punt ligt daar waar de bufferlijn en de isobaar van pCO_2 = 40 mm Hg elkaar snijden: de pH is 7,4 en de HCO_3^- 24 mEq/l. Compensatie bij metabole acidose vindt plaats door hyperventilatie waardoor het pH-HCO_3^--punt op een lagere pCO_2-isobaar komt te liggen en tegelijkertijd op een bufferlijn die lager maar evenwijdig aan de normale bufferlijn ligt. Bij een metabole alkalose verschuift het pH-HCO_3^- naar boven en de pH stijgt. Renale compensatie van respiratoire afwijkingen manifesteert zich in een verplaatsing van de normale bufferlijn naar boven of beneden, dus door retentie of verhoogde uitscheiding van de HCO_3^-. Alle compensatiemechanismen zijn erop gericht om het quotiënt de HCO_3^- / pCO_2 normaal te houden.
Met dit nomogram kunnen ook gemengde stoornissen, die klinisch nogal eens voorkomen, geïdentificeerd worden. Omgekeerd, als een patiënt hyper- of hypoventileert, waardoor de pCO_2 daalt of stijgt, wordt er in feite zuur verwijderd of toegevoegd. Daardoor zal er een verschuiving van het normale punt langs de bufferlijn optreden, omhoog of omlaag. De nieuwe punten wijzen dan op een respiratoire alkalose of acidose.

- depressie van het ademcentrum door drugs, narcotica, sedativa, ziekten van het centraal zenuwstelsel (CZS), schedeltrauma;
- gedecompenseerde chronisch obstructieve longziekten (COLD) en status astmaticus;
- neuromusculaire ziekten waarbij de ademhalingsspieren niet goed werken.

–*Chronisch*. Renale compensatie is hier wel aanwezig want er was voldoende tijd voor het op gang komen van de HCO_3^--respons. Omgekeerd kan het bij herstel van de ventilatie enige tijd duren voordat dit weer is uitgescheiden met tijdelijke pH stijging als gevolg:
- longemfyseem;
- ernstige kyfoscoliose;
- zware vetzucht: pickwicksyndroom.

Respiratoire alkalose

Wanneer de alveolaire ventilatie hoger is dan de productie van CO_2 zal de pH licht stijgen en in de volgende dagen de renale excretie van HCO_3^- op gang komen.

Er zijn verschillende oorzaken.

–*Hypoxie* (PO_2-daling) is de voornaamste prikkel voor hyperventilatie bij:
- verblijf op grote hoogte;
- pneumonie;
- longembolie;
- longoedeem.

–*Centraal zenuwstelsel*:
- angst: hyperventilatiesyndroom;
- aandoeningen van de hersenstam: CVA, tumoren, infecties;
- medicijnen: salicylaten, theofylline, gramnegatieve sepsis (in het begin).

Metabole acidose

Deze wordt gekenmerkt door vermindering van het bicarbonaat in het lichaam door:
–verlies via urine of feces;
–verminderd vermogen van de nier om HCO_3^- te genereren;
–vorming van zuur bij metabole processen, bijvoorbeeld ketonlichamen bij diabetes mellitus type I en melkzuur bij weefselanoxie;
–opname van zuur, bijvoorbeeld methanol en ethyleenglycol.

In al deze gevallen treedt respiratoire compensatie op volgens de henderson-hasselbalchformule. De acidose stimuleert de chemoreceptoren centraal en perifeer en er ontstaat hyperventilatie. De pCO_2 zal dalen om het quotiënt gelijk te houden, al lukt dat niet helemaal en is er altijd wel een lichte pH-daling. De hyperventilatie bij metabole acidose heet het *ademtype van Kussmaul*.

In dit verband is de 'serum anion gap' van belang. De concentratie van kationen in het serum moet gelijk zijn aan het aantal anionen. Het voornaamste kation is Na^+ en de voornaamste anionen zijn HCO_3^- en Cl^-. Het zijn voornamelijk deze ionen die bij laboratoriumonderzoek worden gemeten. Nu is de som van HCO_3^- en Cl^- niet gelijk aan Na^+ en het verschil heet niet-gemeten anionen oftewel *anion gap*.

Serum anion gap = $Na^+ - (Cl^- + HCO_3^-)$. De normale anion gap bedraagt 10 tot 16 mmol/l en komt op rekening van fosfaten, sulfaten afkomstig van het celmetabolisme, lactaat en ketozuren afkomstig van incomplete verbranding van koolhydraten en vetzuren in de cellen. Een toegenomen anion gap komt gewoonlijk op rekening van endogene zuurproductie zoals ketozuren en lactaat of exogene zuuropname van bijvoorbeeld ethyleenglycol.

Metabole acidose kan dus onderscheiden worden in twee typen, namelijk met en zonder anion gap.

Metabole acidose met toegenomen anion gap
– Verminderde zuuruitscheiding met retentie van sulfaten en fosfaten:
  • *acute nierinsufficiëntie*, bijvoorbeeld door acute tubulusnecrose, waarbij de tubuluscellen kapot zijn en geen zuur meer uitgescheiden wordt;
  • *chronische nierinsufficiëntie*, waarbij de hoeveelheid functionerend nierweefsel is afgenomen en de NH_3-synthese gestoord is.
– Overproductie van zuur door gestoord celmetabolisme:
  • *diabetische ketoacidose*. Het glucosemetabolisme is door insulinetekort gestoord. Intracellulair is er een glucosetekort en de cel gaat over op vetverbranding. In de lever hopen zich dan ketonlichamen op. Omdat door de hyperglykemie volumedepletie is ontstaan, is ook de nierperfusie gestoord, wat weer verminderde zuuruitscheiding veroorzaakt;
  • *lactaatacidose* als gevolg van gestoorde weefselperfusie met zuurstof zoals bij shock, hypoxemie en sepsis;
  • *uithongering* (opbranden van het lichaamsvet).

Metabole acidose met een normale aniongap
Hierbij gaat bicarbonaat verloren via de nier of darm of is er onvoldoende productie van bicarbonaat door de nier. Er is dus geen overproductie van zuur. Het serumbicarbonaat is verlaagd en het Cl^- is verhoogd.
– Via de darm bij langdurige en ernstige diarree.
– Via de nier:
  • chronische nierinsufficiëntie;
  • enkele zeldzame tubulaire ziekten zoals renale tubulaire acidose (RTA);
  • aldosteronantagonisten (spironolacton). Deze beperken de H^+- en de K^+-secretie.

Metabole alkalose
Metabole alkalose is niet zeldzaam bij ziekenhuispatiënten. Deze ontstaat als er primair een verhoging is van de HCO_3^--concentratie en de bijbehorende stijging van de pCO_2 niet voldoende is om de pH normaal te houden (tenzij er ook sprake is van lactaatacidose door hypoxie). Er is geen anion gap en het Cl^- is verlaagd. De stijging van de pCO_2 is niet van respiratoire aard, maar compensatoir en pogingen om deze te verlagen, bijvoorbeeld door beademing, kunnen verkeerd uitpakken. De fundamentele stoornis is het onver-

mogen van de nier om het geretineerde bicarbonaat uit te scheiden. De belangrijkste oorzaken hiervan zijn:
- *verlies van Cl⁻ door langdurig braken of langdurige maagdrainage.* Hierdoor ontstaat metabole alkalose die vervolgens door de nier wordt onderhouden omdat er ook volumedepletie is wat leidt tot verhoogde terugresorptie van bicarbonaat;
- *verlies van K^+* uit de cellen gaat gepaard met een shift van H^+ naar de cellen, ook in de tubuli, waardoor de versterkte terugresorptie van bicarbonaat wordt onderhouden;
- *te hoge productie van mineralocorticoïden,* zowel primair (primair hyperaldosteronisme, ziekte van Cushing) als secundair (door volumedepletie). Hierbij is er verhoogde zuuruitscheiding in de urine en tegelijkertijd wordt bicarbonaat gegenereerd;
- *iatrogeen* door ongecontroleerde toediening van $NaHCO_3$ of citraat;
- *langdurig diureticumgebruik* leidt niet alleen tot verlies van Na^+, maar ook van K^+ en Cl^-;
- *gestoorde glomerulaire filtratie.*

3.4 Ademhalingsinsufficiëntie (respiratory failure)

Het is de taak van de longen om voldoende O_2 naar de circulatie te transporteren en daaruit zoveel CO_2 te verwijderen dat de P_aO_2 en de P_aCO_2 binnen normale grenzen blijven. Daarom kan gesteld worden dat respiratoire insufficiëntie een stoornis betekent in de gaswisseling van alveoli naar de longcapillairen en omgekeerd, en wel zodanig dat de P_aO_2 verlaagd en/of de P_aCO_2 verhoogd is. De diagnostiek van ademhalingsinsufficiëntie berust op de bepaling van deze waarden in het arteriële bloed. Het is daarom geen klinische maar een laboratoriumdiagnose. Er zijn op deze uitspraak twee uitzonderingen, namelijk de lage P_aO_2 bij niet-pulmonaire rechts-links-shunts en de hoge P_aCO_2 als compensatoir effect bij metabole alkalose. Deze afwijkingen zijn niet van respiratoire aard.

Ventilatie, diffusie, perfusie en regulatie van de ademhaling kunnen alle een rol spelen in het ontstaan van respiratoire insufficiëntie.

3.4.1 Hypoxie

Hypoxie treedt voornamelijk op in de volgende situaties (in volgorde van belangrijkheid):
- *ongelijkmatige ventilatie-perfusieverhouding.* Dit is de meest voorkomende oorzaak. Zoals eerder is opgemerkt helpt een verhoogde ventilatie slechts beperkt door de vorm van de hemoglobine-O_2-curve. Atelectases, afsluiting van bronchussegmenten, treden onder andere op bij een pneumonie en een pneumothorax. Het inademen van zuivere zuurstof doet het verschil tussen de P_AO_2 en de P_aO_2 verdwijnen omdat daarmee de P_AO_2 stijgt in slecht tot matig geventileerde alveoli en er dus een grotere diffusiegradiënt is;

- *rechts-linksshunts* treden op bij allerlei ziekten die ertoe leiden dat alveoli helemaal niet geventileerd worden, zoals atelectase, longontsteking, longoedeem et cetera. Het toedienen van zuurstof heeft hier een veel geringer effect, omdat de shunt het bloed dat langs niet-geventileerde alveoli is gegaan, blijft doorgeven aan de systemische circulatie;
- *hypoventilatie*. Deze wordt gekenmerkt door een stijging van de P_aCO_2 en een bijna even grote daling van de P_aO_2. Als de P_aCO_2 bijvoorbeeld 70 mm Hg is en de P_aO_2 50 mm Hg, dan zijn beide ongeveer evenveel in tegengestelde richting veranderd. Als bij deze hypercapnie de P_aO_2 30 mm Hg is, dan is er een complicerende factor, meestal een mismatch;
- *diffusiestoornissen* geven alleen in ernstige gevallen een toename van het P_AO_2-P_aO_2-verschil. Afwijkingen van het alveolocapillaire membraan (het zogenoemde alveolocapillaire block) zijn zeldzaam als oorzaak van hypoxie.

3.4.2 Hypercapnie

Hypercapnie is een gevolg van alveolaire hypoventilatie ($P_ACO_2 \propto VCO_2 / V_A$). Het koolzuurgehalte stijgt en de pH daalt, waarbij acute afwijkingen eerst de pH verlagen en pas na enkele dagen het bicarbonaatgehalte door renale compensatie stijgt en de pH weer omhoog gaat.

3.4.3 De verschijnselen van ademhalingsinsufficiëntie

Een groot aantal ziekten kan tot ademhalingsinsufficiëntie leiden, waarbij geldt dat de symptomen van deze ziekten het klinische beeld kunnen domineren. Zoals gezegd: de diagnose berust op laboratoriumonderzoek.

Hypoxie toont een beeld dat lijkt op alcoholintoxicatie. Er is motorische onrust en de patiënt is verward. Aanvankelijk is er tachycardie en verhoogde bloeddruk, bij toename is de hersenstam aangetast, daalt de tensie en treedt bradycardie op. Ten slotte ontstaan cardiale insufficiëntie en shock.

Bij *chronische hypoxie* is polyglobulie (verhoogde hematocriet) een markant verschijnsel. Cyanose kan zowel een pulmonale als een cardiale oorzaak hebben. Meestal kan dit pas klinisch waargenomen worden als de PO_2 tot beneden de 50 mm Hg is gedaald.

Bij hypercapnie worden de verschijnselen voornamelijk bepaald door de snelheid waarmee het syndroom zich ontwikkelt.

Bij *acute hypercapnie* staan angst, slaperigheid en verwardheid op de voorgrond. Bij verdere voortgang wordt de patiënt comateus en volgt overlijden. Bij *chronische hypercapnie* is er tijd voor compensatoire mechanismen om zich te ontwikkelen. In deze situatie komen bloedgaswaarden voor die in acute gevallen niet met het leven verenigbaar zijn. Bij patiënten met chronische respiratoire insufficiëntie is het niet ongewoon dat zij rondlopen met een pCO_2 die in de acute situatie dodelijk zou zijn, bijvoorbeeld 100 mm Hg. Deze patiënten krijgen ter bestrijding van hypoxie extra zuurstof uit een zuurstofcilinder die in een tasje om de schouders wordt gedragen. Veel patiënten klagen over hoofdpijn, een gevolg van de vaatverwijdende werking van CO_2.

3.4.4 Oorzaken van ademhalingsinsufficiëntie

Ademhalingsinsufficiëntie wordt gedefinieerd als de aanwezigheid van hypoxie, al of niet samengaand met hypercapnie. Daarom zijn er twee hoofdgroepen, te weten *stoornissen in de ventilatie*, waarbij de P_aO_2 verlaagd en de P_aCO_2 verhoogd zijn, en *stoornissen in de oxygenatie*, waarbij alleen de P_aO_2 verlaagd is.

Een blokkade van de luchtwegen kan overal langs de tracheobronchiaalboom optreden, waarbij een vernauwing in de luchtwegen die buiten de borstkas gelegen zijn inspiratoire stridor veroorzaakt, terwijl intrathoracale blokkades bronchospasmus teweegbrengen, dat wil zeggen expiratoir piepen. Tot de oorzaken behoren corpora aliena (pinda's zijn berucht), acute ontstekingen zoals difterie en verbrandingen door hete gassen, astma en bronchiolitis en (pseudo)kroep.

Parenchymateuze afwijkingen komen vooral voor in het kader van longontstekingen, maar er zijn talloze andere oorzaken.

Aan longoedeem en het acute respiratory distress syndrome (ARDS), dat gezien wordt bij sepsis, ligt een verhoogde permeabiliteit van de longcapillairen ten grondslag. Als gevolg hiervan worden belangrijke delen van de longcirculatie geshunt. ARDS is vaak (40-60% van de gevallen) dodelijk.

Longembolie wordt gekenmerkt door een verlaging van zowel de P_aO_2 als de P_aCO_2. De eerste is een gevolg van de shunting en de tweede van de hyperventilatie die hierbij altijd optreedt.

Sedativa en anesthetica zijn een belangrijke oorzaak van ademhalingsinsufficiëntie omdat zij de prikkeldrempel van het ademcentrum verhogen. Actieve euthanasie wordt soms met behulp van deze middelen uitgevoerd, maar een 'drug overdose' (DOD) door opiaten komt veel meer voor en is een belangrijke doodsoorzaak bij heroïneverslaafden.

3.4.5 Therapie van de ademhalingsinsufficiëntie

Er zijn verschillende behandelmogelijkheden voor ademhalingsinsufficiëntie.

–*Verbeterde oxygenatie*. De P_aO_2 kan verbeterd worden door drie determinanten te beïnvloeden, te weten de P_aCO_2, de P_iO_2 en het alveolocapillaire verschil: de $(P_A-P_a)O_2$-gradiënt. De laatste is bijna altijd het gevolg van shunting. Bij ademhalingsdepressie kunnen naloxon tegen opiaten en flumazenil (Annexate®) tegen benzodiazepines als antidotum levensreddend zijn.

Het toedienen van zuurstof verhoogt de P_iO_2 bij hypoxie door hypoventilatie of door ventilatie-perfusiemismatch en dit kan de P_aO_2 aanzienlijk verbeteren. Daarbij moet ernaar worden gestreefd om deze niet boven de 60 mm Hg te laten stijgen, omdat in dit gebied van de Hb-dissociatiecurve de zuurstofafgifte het meest effectief is. Dat voorkomt dat een hogere P_aO_2 de

ademhalingsprikkel weer zodanig afremt dat de P_aCO_2 stijgt. Grote shunts kunnen gewoonlijk niet met 100% zuurstof behandeld worden, al kan het aandeel van het fysisch opgeloste O_2 wel worden verhoogd.
– *Verbeterde ventilatie.* De V_A kan verbeterd worden door via bronchoscopie of, bij beademde patiënten, via endotracheale afzuiging eventuele blokkades door slijmproppen te verwijderen. Soms kan door een tijdelijke tracheostomie de anatomische dode ruimte verkleind worden. Als het niet lukt om de ventilatie te verbeteren is mechanische beademing aangewezen.
– *Verbeterd zuurstoftransport.* De belangrijkste factoren voor de zuurstofdragende capaciteit (CaO_2) van het bloed zijn de saturatie en het Hb. Daarnaast is optimaliseren van de cardiac output van grote betekenis. Een CO-vergiftiging wordt soms met hyperbare zuurstof (3 atm) behandeld, teneinde de P_aO_2 zo veel mogelijk te verhogen.

Zuurstoftoediening

Er zijn twee mogelijkheden om non-invasief zuurstof toe te dienen, namelijk het *variabele* en het *gefixeerde aanbod*. Het variabele aanbod omvat twee mogelijkheden, namelijk de neuskatheter en het gelaatsmasker. Met een neuskatheter wordt gebruikgemaakt van de dode ruimte in de nasofarynx die hierbij gevuld wordt met zuurstof. Als een patiënt dit inademt wordt de inademingslucht met deze zuurstof gemengd. Een verhoging van de F_iO_2, de fractie van de zuurstof in de inspiratielucht die normaliter 21% is, kan zo bereikt worden. De toename is afhankelijk van de flow: met 1 liter O_2 per minuut is de F_iO_2 24%, met 2 liter/min bedraagt deze 28%. Een hogere flow, bijvoorbeeld zes liter, waardoor een F_iO_2 kan worden bereikt van 44% heeft geen zin door versterkte turbulentie.

Met een venturimasker kan een aanzienlijk hogere F_iO_2 worden bereikt als daaraan tenminste een reservoir is toegevoegd.

Het gefixeerde aanbod geeft een gasstroom die de inspiratoire flow van een patiënt overschrijdt. De flow kan wel zestig liter per minuut bedragen. Deze apparatuur is gewoonlijk alleen op een intensivecareafdeling aanwezig.

O_2 en pCO_2

Lange tijd heeft de vrees bestaan dat bij patiënten met COLD en CO_2-retentie het geven van zuurstof tot ademstildstand zou kunnen leiden omdat de 'hypoxic drive' dan wegvalt. Toch valt dit in de praktijk erg mee, zeker als niet naar een optimale P_aO_2 wordt gestreefd maar genoegen wordt genomen met 60 mm Hg. De toename van de P_aCO_2 die bij zuurstoftoediening wordt waargenomen, komt voor een deel op rekening van de toename van de (alveolaire) dode ruimte, dus van V_D/V_T. De lokale pulmonale vasoconstrictie, die als gevolg van de hypoxie was ontstaan, wordt namelijk opgeheven.

Indicaties voor intuberen en beademing

De indicaties voor intuberen en beademing zijn:
– *acute hypercapnie* ($PCO_2 > 50$ mm Hg);
– *acute hypoxie* ($PO_2 < 50$ mm Hg);

– als de $P_{(A-a)}O_2$ niet verbetert bij inspiratie van zuurstof met een F_iO_2 van 1.0. Waarschijnlijk is er dan intrapulmonale shunting;
– *uitputting*. Het werk van de ademhalingsspieren wordt overgenomen waardoor de VCO_2 daalt;
– *ernstige luchtwegobstructie* (astma, COPD). Met PEEP gaan gecollabeerde alveoli weer open. Bij PEEP: cave pneumothorax, decompensatio cordis;
– *tracheobronchiaal toilet*: afzuigen van secretiemateriaal kan via de tube;
– ARDS.

Indicaties voor tracheotomie zijn:
– intubatie langer dan 14 dagen;
– bij fracturen van de larynx. NB. hogere incidentie van tracheastenose (echter zeldzaam).

3.5 Longpathologie

Slechts de meest voorkomende ziekten op de intensivecareafdeling en anesthesieafdeling worden besproken.

3.5.1 Obstructieve stoornissen

Deze categorie wordt gekenmerkt door vernauwing van de luchtwegen met als gevolg een verhoogde stroomweerstand voor lucht. Er kan een onderscheid gemaakt worden tussen *acute* en *chronische* luchtwegobstructie.

Acute luchtwegobstructie
Astma bronchiale. Hierbij zijn er steeds terugkerende periodes van luchtwegobstructie die hetzij spontaan, hetzij door therapie eindigen. De aanvallen vinden plaats op basis van hyperreactiviteit. De vernauwing heeft een drietal aspecten:
– *contractie van de gladde musculatuur van de kleinere luchtwegen*. Een aantal actieve stoffen (mediatoren) spelen hierbij een rol, zoals histamine, acetylcholine en bradykinine, waarvan histamine de belangrijkste is. De laatste worden geproduceerd in de mestcellen, die in de bronchuswand overvloedig aanwezig zijn;
– *verdikking van het bronchusepitheel*. Er is hyperemie en oedeem van de mucosa en een toename van de slijmbekercellen;
– *ophoping van slijm in het lumen*. Het slijm is viskeus en bevat afgestoten epitheelcellen.

Pathofysiologisch is er tijdens een aanval luchtwegobstructie over het hele traject van de vitale capaciteit. De intrapleurale druk daalt bij inspiratie veel meer dan enkele cm H_2O negatieve druk en stijgt bij expiratie tot waarden van tientallen cm H_2O positieve druk. Deze laatste versterkt de vernauwing bij expiratie, verhoogt de dynamische compressie en daarmee het closing volume.

De peakflow en de FEV_1 zijn verlaagd, vaak is spirometrie niet mogelijk.

Tijdens een (middel)zware aanval is er meestal hypoxie en soms hypercapnie. Door de hypoxie is er hyperventilatie en zal er aanvankelijk een lage P_aCO_2 zijn met een respiratoire alkalose als gevolg die na enige tijd renaal gecompenseerd wordt. Als de patiënt dan door oververmoeidheid toch hypercapnie krijgt en de P_aCO_2 gaat stijgen, zijn de bicarbonaatreserves uitgeput. Daarom wordt bij deze patiënten frequent een bloedgasanalyse verricht. Er is dan sprake van een *status astmaticus* waarvoor de patiënt naast medicamenteuze behandeling soms ook beademd moet worden. In dodelijk verlopende gevallen blijken de kleine luchtwegen dan door taaie slijmpluggen te zijn afgesloten en is er door de beademing alleen maar lucht of zuurstof in de dode ruimte heen en weer geblazen.

Fysische diagnostiek
Tijdens een aanval is er een piepende en bemoeilijkte uitademing, bij verergering ook van de inademing. Bij zeer ernstige bronchusobstructie worden geen bronchospastische geruisen meer waargenomen, de patiënt is dan in levensgevaar.

Therapie
Inhalatietherapie met corticosteroïden, β_2-agonisten en cromoglycaat. Dit laatste medicament blokkeert de afgifte van histamine, leukotriënen et cetera uit de mestcellen.

Chronische luchtwegobstructie

De verzamelnaam is *chronic obstructive lung disease* (COLD). Afhankelijk van het instituut wordt ook de term *chronic obstructive pulmonary disease* (COPD) gebruikt. Een goede Nederlandse benaming is er niet, maar bedoeld wordt: een spectrum van ernstige en minder ernstige aandoeningen; chronische en astmatische bronchitis, chronisch obstructieve bronchitis en emfyseem.

Chronische bronchitis wordt gekenmerkt door enkele maanden durende productieve hoest die vaak gecompliceerd wordt door recidiverende luchtweginfecties en gerelateerd is aan roken. Het komt voor bij circa 25% van de bevolking. Bij oudere rokers ontwikkelt zich soms een bronchitis met astmatische trekken: *chronische astmatische bronchitis*. Het inhaleren van bronchus irritantia leidt tot verhoogde slijmproductie in de luchtwegen (de slijmbekercellen nemen tot het tienvoudige in omvang toe), het verminderen of verdwijnen van het trilhaarepitheel en verhoogde gevoeligheid voor luchtweginfecties.

Bij 15% van de rokers treedt luchtwegobstructie op die aanvankelijk nog omkeerbaar is. Het is niet duidelijk welke additionele factoren hierbij een rol spelen, mogelijk is onvoldoende 'clearance' van geretineerd slijm een oorzaak.

Chronisch obstructieve bronchitis en emfyseem zijn een belangrijke doodsoorzaak en ook nauw met roken verbonden. Rokers hebben veel granulocyten en macrofagen die proteases produceren. Deze proteolytische enzymen lossen het elastine van de alveoli op. Een zeer kleine groep patiënten heeft een deficiëntie van α_1-antitrypsine (een stof die proteases) remt.

De FEV_1 neemt normaliter jaarlijks af met 20 ml, bij rokers is deze afname versterkt tot 50 ml.

Bij *emfyseem* is de kenmerkende afwijking verwoesting van de alveolaire wand waardoor grote longblaasjes ontstaan. Pathofysiologisch is het voornaamste kenmerk een uitademingsstoornis op basis van drie factoren, namelijk luchtwegvernauwing, dynamische compressie van de luchtwegen en een verminderde 'elastic recoil'. De stoornis komt tot uiting in een relatieve en absolute daling van de FEV_1. Bij dit ziektebeeld is er ventilatie-perfusiemismatch met shunting en dus een daling van de PO_2 en een stijging van de P_aCO_2 door een toename van de alveolaire dode ruimte, met name als de patiënt te uitgeput is voor het optimale gebruik van de ademhalingsspieren.

Omdat de vernauwde luchtwegen eerder sluiten bij maximale expiratie stijgt het residuaire volume. Dyspnoe d'effort treedt op bij een FEV_1 tussen 1.200 en 1.500 ml, bij een daling beneden 600 ml zijn de patiënten nauwelijks in staat om van een stoel naar het bed te gaan.

Fysische diagnostiek
Dyspnoe, hyperinflatie van de longen, zacht ademgeruis met een verlengde uitademing. De ademhaling kost veel energie, waardoor de patiënt snel uitgeput raakt.

Therapie
Een proefbehandeling met anticholinergica (omdat acetylcholine bij emfyseem de gladde spiercellen in de bronchuswand stimuleert), inhalatiecorticosteroïden en β_2-agonisten wordt meestal gegeven om te zien of een deel van de uitademingsstoornis omkeerbaar is. Roken moet uiteraard worden gestopt. De frequente luchtweginfecties worden antibiotisch behandeld. Continue of intermitterende zuurstoftoediening verlengt de levensverwachting, maar is gecontraïndiceerd bij rokers (explosiegevaar). Een indicatie is een $P_aO_2 < 55$ mm Hg. Hoewel de vroeger bestaande vrees voor hypercapnie door het wegvallen van de hypoxemische 'drive' ongegrond blijkt, moeten wel de bloedgaswaarden regelmatig worden gecontroleerd.

3.5.2 Restrictieve stoornissen

Het kenmerk van deze ziekten is een verlaging van de longcapaciteit en een vermindering van het ventilerende oppervlak.

Pneumonie
Pneumonie is een ontsteking van de distale luchtwegen, de alveoli en het interstitium. Men onderscheidt pneumonie naar de *verwekker*, bijvoorbeeld bacterieel of viraal, naar de *setting* waarin deze optreedt, bijvoorbeeld aspiratie, en naar de *lokalisatie*, bijvoorbeeld lobaire of bronchopneumonie.

De twee belangrijkste elementen bij een pneumonie zijn infectie door micro-organismen en de individuele weerstand.

De voornaamste weg voor een infectie is door aspiratie van geïnfecteerd materiaal uit de neus-keelholte, dat daar terechtgekomen is door overbrenging van persoon op persoon door hoesten, niezen et cetera.

Het lichaam heeft verscheidene defensiemechanismen, zoals de activiteit van het trilhaar epitheel, de fagocytaire activiteit van alveolaire macrofagen en granulocyten en antilichamen in het bronchusslijmvlies (IgA).

Patiënten die na operatie naar de intensivecareafdeling moeten, hebben een kans van 10% om een pneumonie te krijgen. Dit getal loopt op tot 20% voor mensen die geïntubeerd moeten worden. De mortaliteit hiervan kan tot 50% bedragen, namelijk als het hier een infectie betreft met gramnegatieve staven, zoals *Pseudomonas aeruginosa* of *Aerobacter aerogenes*. Deze bacteriën komen veel voor bij patiënten die al uitgebreid met antibiotica zijn behandeld. Vooral op een intensivecareafdeling zijn zeer virulente bacteriën aanwezig.

Fysiche diagnostiek

Op basis van een thoraxfoto (in twee richtingen) kan vaak al iets gezegd worden over de aard van de pneumonie. Wanneer een homogeen infiltraat de lijnen van een longkwab of een segment volgt, is er meestal een lobaire pneumonie. Deze wordt vaak door bacteriën van het type *Streptococcus pneumoniae*, Klebsiella of *Haemofilus influenzae* veroorzaakt.

Als de infiltraten een meer vlekkig en verspreid karakter hebben, spreekt men van bronchopneumonie. Deze wordt door talrijke bacteriën en virussen veroorzaakt, evenals de bescheiden pneumonie die kan optreden bij de eerste infectie met *Mycobacterium tuberculosis* en die vroeger Frühinfiltrat werd genoemd. Legionella (veteranenziekte) en *Pneumocystis carinii* (bij hiv-geïnfecteerden) kunnen allerlei röntgenbeelden veroorzaken, terwijl het zeer lastig kan zijn om andere ziektebeelden zoals longoedeem, ARDS en interstitiële longziekten van pneumonie te onderscheiden.

Hypoxie kan optreden door shunting, maar hypercapnie is in ongecompliceerde gevallen zeldzaam.

Het klinische beeld is extreem variabel. Een gewoonlijk gezonde persoon met een pneumonie kan zich presenteren met de bekende verschijnselen van koorts, pleuritische pijn bij zuchten en productieve hoest. Bij een bejaarde patiënt met meerdere ziekten kan verwardheid op de voorgrond staan en worden er bij auscultatie alleen hier en daar rhonchi gehoord.

Therapie

De therapie is gericht op het uitschakelen van de verwekker(s), correctie van de bloedgassen en behandeling van eventuele comorbiditeit. Bij bejaarden kan het soms erg moeilijk zijn om sputum voor kweek te verkrijgen. Een fiberbronchoscopie kan dan uitkomst bieden.

Longembolie

Longembolie ontstaat doordat trombi in perifere venen losschieten en via de circulatie naar de longen worden gebracht. Het betreft hier vooral trombi uit de diepe venen van de dijbenen en de onderste extremiteiten, soms het bekken. Niet zelden klonteren trombi samen in het rechter atrium (bij boezemfibrilleren) waarna zij in kleine fragmenten longembolieën veroorzaken (zogenoemde 'pluie des embolies').

Longembolieën verstoppen takken van de arteriële longcirculatie, maar zelden ontstaat een longinfarct doordat de nabijheid van de gaswisselingseenheden en de bronchiale circulatie echte necrose voorkomt.

Zonder profylactische antistollingstherapie kan zich bij 1% van de postoperatieve patiënten ouder dan veertig jaar longembolie ontwikkelen, maar na orthopedische operaties stijgt dit tot 10%, vooral na knie-en heupoperaties. Ook in het kraambed is er een verhoogd risico, vooral na keizersnede.

Een derde van alle longembolieën is dodelijk, veelal binnen een uur na de eerste verschijnselen. De sterfte neemt beduidend af bij profylactische antistolling.

De verstopping van de longvaten leidt tot een toename van de alveolaire dode ruimte, maar de hyperventilatie die ontstaat kan hiermee niet volledig worden verklaard, omdat de pCO_2 naar verhouding vaak zeer sterk verlaagd is. De hyperventilatie komt waarschijnlijk door rekkingreceptoren in het longparenchym in het geëmboliseerde gebied. Hyperventilatie is een kenmerkend verschijnsel dat ook optreedt bij normale saturatie. Wanneer er hypoxie ontstaat, is deze een gevolg van shunting op basis van bijkomende atelectase en longoedeem.

Longembolie is de belangrijkste oorzaak van acute pulmonale hypertensie. Deze ontstaat door blokkade van het vaatbed en vasoconstrictie. Bij obstructie tussen 50 en 75% kan de longdruk tot 40 mm Hg stijgen. Er is dan kans op het ontstaan van acuut cor pulmonale.

Fysische diagnostiek

De diagnose aan het bed is buitengewoon moeilijk, er zijn geen duidelijke kenmerkende verschijnselen. De meeste symptomen worden ook bij andere ziektebeelden gezien. Een plotseling versnelde ademhaling zonder begeleidende andere verschijnselen moet doen denken aan longembolie. Als er sprake is van pijn op de borst en soms pleurapijn, wordt het beeld al duidelijker. Dat is echter zeldzaam, evenals hemoptoë.

Eigenlijk zijn alleen beeldvormende technieken als arteriografie, spiraal-CT en een ventilatie-perfusiescan in staat om de nodige helderheid te verschaffen, maar deze zijn vaak bij deze ernstig zieke mensen niet goed uitvoerbaar. De bloedgasanalyse levert echter belangrijke informatie: P_aO_2 en P_aCO_2 zijn beide verlaagd.

Pneumothorax

Dit is een accumulatie van gas (lucht) in de pleuraholte. Men onderscheidt primaire en secundaire pneumothorax. De fysisch-diagnostische verschijnselen zijn gewoonlijk duidelijk, maar een enkele keer moeilijk vast te stellen als de patiënt slechts oppervlakkig ademt. Een thoraxfoto moet altijd ook een opname in expiratie omvatten. Er wordt onderscheid gemaakt tussen:

– *primaire pneumothorax*. Deze ontstaat bij gezonde jonge mensen, meestal mannen, door knappen van een subpleurale bulla in de longtop, rechts meer dan links. Wanneer het lek als een ventiel werkt, kan een spannings-

pneumothorax ontstaan waardoor de circulatie in het gedrang komt en zich heftige dyspnoe ontwikkelt. Als de pneumothorax meer dan de helft van de hemithorax beslaat, moet deze worden afgezogen via een thoraxdrain die uitkomt onder een waterslot. Bij een spanningspneumothorax moet in de acute situatie soms een injectienaald tussen de ribben worden gestoken om de overdruk af te laten lopen tijdens uitademing;
– *secundaire pneumothorax* ontstaat als complicatie bij andere longziekten (vooral astma en emfyseem) en door trauma. De behandeling van pneumothorax bij deze patiënten dient agressief te zijn, omdat zij weinig ventilatoire reserves hebben. Dit geldt temeer voor patiënten die beademd worden en een spanningspneumothorax krijgen. Een belangrijke oorzaak wordt gevormd door het inbrengen van centrale lijnen. Daarom moet na deze ingreep altijd een thoraxfoto worden gemaakt, maar soms ontstaat de pneumothorax toch vele uren later. Als een pneumothorax recidiveert, kan de laesie met talk worden geplakt.

Hematothorax

Dit komt nogal eens voor na verkeersongevallen, maar kan ook het gevolg zijn van uitzaaiingen in de pleura, bijvoorbeeld bij een gemetastaseerd mammacarcinoom. Het bloed stolt niet en kan gemakkelijk worden afgezogen.

Adult respiratory-distress syndrome (ARDS)

Dit ernstige ziektebeeld komt vaak voor binnen het kader van septische shock, waarbij de afwijkingen in de longen in grote trekken gelijk zijn aan die op andere plaatsen in het lichaam. De klinische kenmerken van ARDS zijn:
– dubbelzijdige infiltraten op de röntgenopnamen van de thorax;
– afwezigheid van een verhoogde druk in het linker atrium, die tot uitdrukking komt in een normale wiggedruk van < 18 mm Hg;
– de ernst van de intrapulmonaire shunting wordt tegenwoordig op de intensivecareafdeling afgeleid uit de verhouding tussen de P_aO_2 en de F_iO_2. Bij ARDS is de $P_aO_2 / F_iO_2 < 200$, in milder verlopende situaties wat groter. Dat betekent dat een patiënt met een P_aO_2 van 60 mm Hg bij een F_iO_2 van 0,30 een ratio heeft van $60/0,30 = 180$ en dus aan dit criterium voldoet.

De afwijkingen in de longen lijken sterk op de veranderingen in de microcirculatie die op talrijke plaatsen in het lichaam bij sepsis worden aangetroffen. Het gaat hierbij vooral om een tweetal processen:
– er is een sterke productie van cytokines en cytotoxische enzymen die het vaatwandendotheel beschadigen. Daardoor verlaat eiwitrijke vloeistof de bloedbaan en komt vervolgens in de omliggende weefsels terecht. Hierdoor daalt de colloïdosmotische druk en ontstaan hypovolemie en oedeem;
– door het beschadigde endotheel wordt weefseltromboplastine geactiveerd waardoor de stollingscascade in gang wordt gezet. Daardoor ontstaat een zogenoemde consumptiecoagulopathie omdat de stollingsfactoren worden opgebruikt: de patiënt gaat bloeden.

In de longen gebeurt hetzelfde: het alveolocapillaire membraan wordt vernield en er komt eiwitrijke vloeistof in de alveoli. Hoewel de EP2-cellen iets resistenter zijn tegen deze aanslagen, neemt ook de productie van de surfactant af. Alveoli collaberen, de long wordt stijver en heeft dus een verlaagde compliance, terwijl de V_A-Q_c-mismatch aanzienlijk toeneemt.

Vaak ontwikkelt zich bij de patiënt die dit overleeft longfibrose.

Hoewel sepsis als oorzaak op de eerste plaats komt, zijn er nog tal van andere oorzaken. Algemeen wordt verondersteld dat de pathofysiologie van ARDS een meer algemene reactie is op een acuut en ernstig trauma. Deze traumata kunnen van velerlei aard zijn, de reactie is in grote trekken hetzelfde. Comorbiditeit, dus de aanwezigheid van een of meer andere, vaak chronische ziekten, is hierbij natuurlijk van groot belang.

Tot de andere frequente oorzaken behoren pneumonie, pancreatitis, incompatibele bloedtransfusie, uitgebreide traumata, vetembolie en brandwonden.

Recentelijk zijn mensen geïnfecteerd met het influenza-A-vogelgriepvirus type H5N1. Een dergelijk virus veroorzaakte de grote pandemie van 1918 waaraan 21 miljoen mensen zijn overleden. Bij een aantal patiënten ontwikkelde zich ARDS. Het virus heeft twee kenmerken:
– *antigene drift*: een veranderde genetische samenstelling;
– *antigene shift*: het kan zich mengen met een voor mensen besmettelijk influenzavirus. Dat is theoretisch mogelijk als iemand tegelijk door beide virussen wordt geïnfecteerd. Er kan dan een virus ontstaan met de eigenschappen van beide virussen; het wordt van mens op mens overdraagbaar.

Er zijn twee virusremmers die het beloop kunnen mitigeren, waaronder oseltamivir (Tamiflu). De meeste regeringen hebben voorraden van deze virusremmers aangelegd.

De behandeling is primair gericht op verbetering van de P_aO_2 waarvoor bijna altijd beademing noodzakelijk is. Daarbij wordt gestreefd naar een P_aO_2 van 60 mm Hg. Gewaarschuwd wordt voor een F_IO_2 van > 0,50 omdat deze collaps van alveoli zou kunnen veroorzaken. Ook hoge tidale volumes zijn gevaarlijk vanwege de kans op overrekking van deze gaswisselingseenheden.

4 Anatomie en pathofysiologie van de nieren

De voornaamste functies van de nier zijn:
- uitscheiding van afvalproducten van de stofwisseling zoals ureum, urinezuur en kreatinine;
- regulatie van het volume en de ionische samenstelling van het lichaamswater, onder meer door hormonen. De urineproductie en de samenstelling ervan kan over een breed gebied worden gevarieerd om aan de bovengenoemde eisen te voldoen;
- handhaving binnen nauwe grenzen van de zuurgraad (pH);
- hormonale regulatie van de totale rode bloedcelmassa (erytropoëtine), de bloeddruk (renine) en de calciumstofwisseling: parathormon zet in de nieren een metaboliet van vitamine D om in het actieve calcitriol).

4.1 Functionele anatomie van de nieren

De nieren zijn boonvormige organen met een gewicht tussen 120 en 170 gram en een lengte van ongeveer 12 cm. Zij liggen retroperitoneaal aan weerszijden van de wervelkolom, de rechter nier iets lager dan de linker nier door de aanwezigheid van de lever.

Op doorsnee toont de nier een duidelijk onderscheid tussen schors en merg, de schors is ongeveer 1 cm dik. Het merg bestaat uit twaalf tot achttien kegelvormige piramiden waarvan de basis tot de grens met de schors reikt en de punt via de papil uitkomt in het nierbekken. De papil wordt bij de punt geperforeerd door vijftien à twintig terminale verzamelbuisjes. De cortex breidt zich tussen de piramiden uit, dit zijn de columnae Bertini (afb. 4.1).

4.1.1 De bloedvoorziening van de nieren

De nierslagader verdeelt zich in takken die zich bij het binnentreden in het nierweefsel vanuit de hilus splitsen in interlobaire arteriën. Deze lopen vanuit het centrum langs de zijkant van de piramiden omhoog naar de schors. Op de overgang schors-merg geven zij de aa. arcuata af. Dit zijn de arteriële takjes die door de cortex naar de periferie gaan en daar de aan-

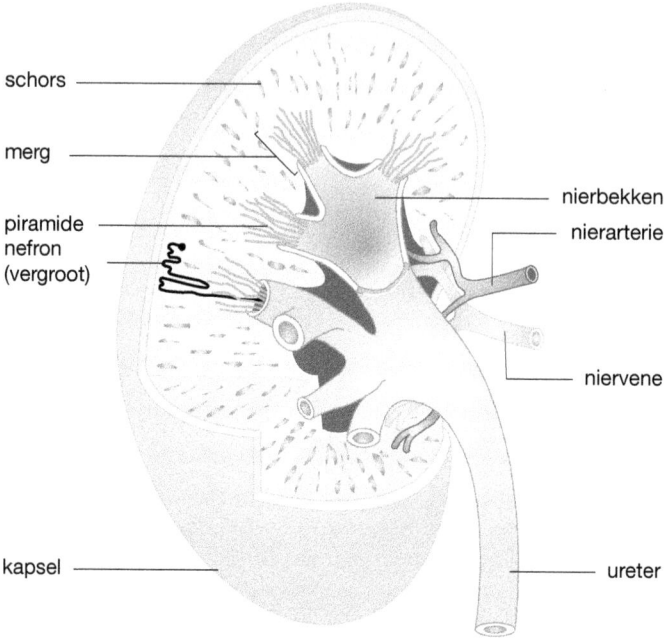

Afbeelding 4.1
Macroscopische anatomie van de nier. De nier wordt onderverdeeld in schors, merg en nierbekken. Schors (cortex) en merg (medulla) vormen gezamenlijk het functionerende nierweefsel dat de urine produceert die in het nierbekken wordt opgevangen. Het nierbekken (pyelum) bestaat uit drie grote kelken, de calices majores, die met elkaar weer in acht tot tien calices minores zijn onderverdeeld. Bloedvaten, zenuwen, lymfevaten en de ureter, die overgaat in het nierbekken, treden centraal in de nier binnen bij de hilus.

voerende arteriolen (vasa afferentia) afgeven waaruit capillaire netwerkjes, de *glomeruli*, ontstaan. De glomeruli draineren in afvoerende arteriolen, de vasa efferens, die zich weer vertakken in talrijke capillairen die de tubuli omgeven. Uit dit netwerkje ontspringen lussen die parallel aan de lissen van Henle in het niermerg afdalen: de vasa recta. Het peritubulaire capillaire netwerk mondt weer uit in vv. arcuata die dan verder in het veneuze systeem uitkomen volgens hetzelfde patroon als de arteriën. Er zijn dus twee capillaire netwerkjes in serie geschakeld.

4.1.2 Het nefron

De functionele eenheid van de nier is het *nefron*, bestaande uit de glomerulus en de daaraan verbonden tubulus. De glomerulus bestaat uit het glomerulaire vaatnetwerkje en het *kapsel van Bowman* dat overgaat in de tubulus. Men moet zich voorstellen dat de glomerulaire capillairen als het ware embryonaal een diepe deuk maken in de tubulaire buis, die met zijn epitheel het vaatnetwerkje omkapselt (afb. 4.2).

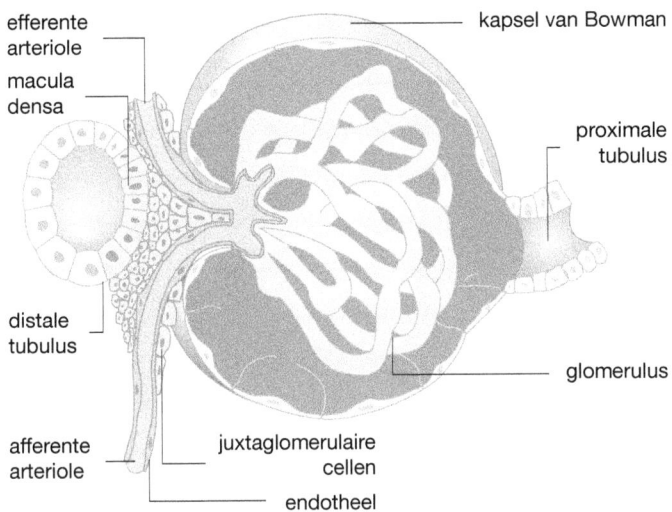

Afbeelding 4.2
De glomerulus met aan- en afvoerende arteriole, de proximale tubulus waarin het kapsel van Bowman uitmondt en een distale tubulus aan het einde van de lis van Henle. Daar waar de distale tubulus vlak bij de vaatpool van de glomerulus ligt, bevindt zich het juxtaglomerulaire apparaat (JGA). Dit bestaat uit cellen afkomstig van de aan- en afvoerende arteriolen die korrels met renine bezitten en speciale cellen in de wand van de distale tubulus, de macula densa.

Aldus ontstaat er een scheidingswand tussen het lumen van de capillairen en het lumen van het begin van de tubulaire buis, de *ruimte van Bowman*. Dit is het glomerulaire membraan (afb. 4.3).

De glomerulus heeft een aan- en een afvoerende arteriole, respectievelijk het *vas afferens* en het *vas efferens*, die beide gladde spiervezels in hun wand hebben. Hierdoor kan de hydrostatische druk in de glomerulus tot op grote hoogte onafhankelijk van de systemische druk worden geregeld.

Tussen de capillairen van de glomerulus ligt het *mesangium* bestaande uit steunende vezels en mesangiale cellen die een beetje op gladde spiercellen lijken. Deze cellen kunnen samentrekken en ontspannen en zo het filtrerende oppervlak vergroten of verkleinen.

De tubuli bestaan uit verschillende segmenten die zowel anatomisch als functioneel van elkaar zijn te onderscheiden in:
– de proximale tubulus;
– de lis van Henle met het afdalende en het opstijgende been;
– de distale tubulus;
– de corticale en de medullaire verzamelbuisjes, de tubuli colligentes;
– het juxtaglomerulaire apparaat (afb. 4.4).

De overgang van het opstijgende been van de lis van Henle in de distale tubulus ligt vlakbij het vaatsteeltje van de glomerulus, de vasa affentes en

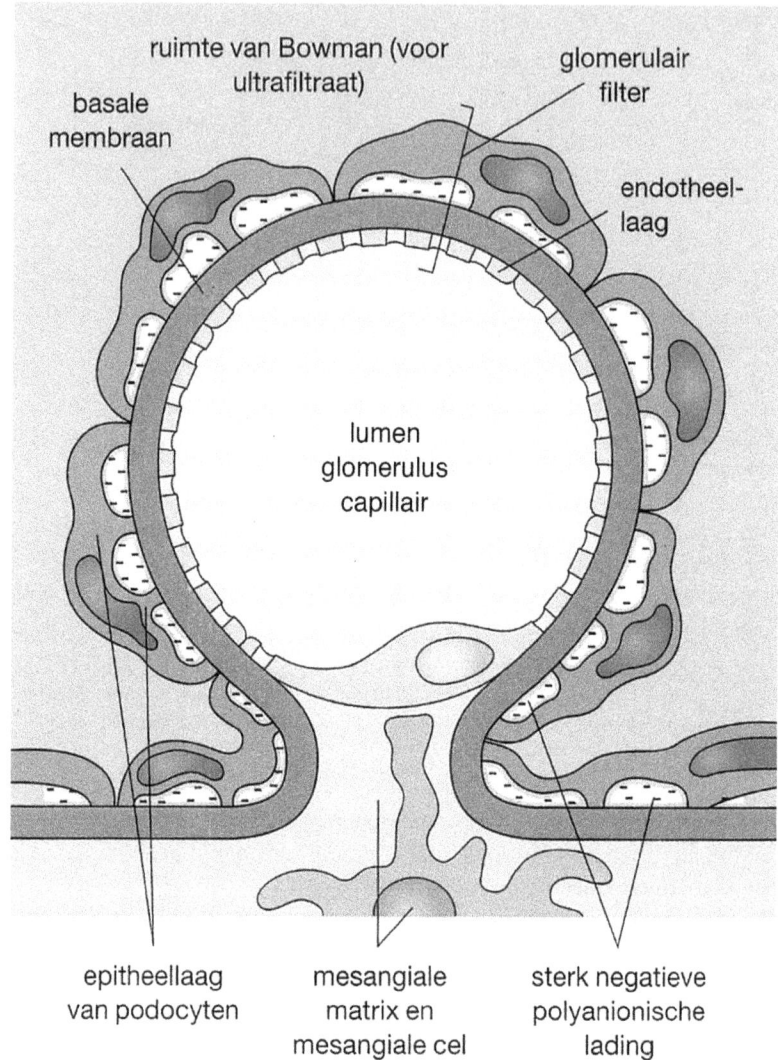

Afbeelding 4.3
Het glomerulaire filter bestaat uit een laag gefenestreerd endotheel, de glomerulaire basale membraan (GBM) en de epitheliale podocytenlaag met voetprocessen. De mintekens geven de negatieve lading aan tussen de GBM en de ruimte tussen de voetprocessen van de podocyten. Verdikking van het basale membraan wordt bij tal van nierziekten waargenomen. Andere ziekten, gekenmerkt door een eiwitlek vanuit de capillairen naar de ruimte van Bowman, tonen dan versmelting van de voetprocessen waardoor deze verdwijnen en er alleen een band van celweefsel langs het basale membraan ligt. Bij sommige ziekten van de nier zoals glomerulonefritis, worden in het mesangium neergeslagen immuuncomplexen gevonden.

efferentes. De distale tubuluscellen in dit gebied veranderen van uiterlijk en nemen in aantal toe (macula densa).

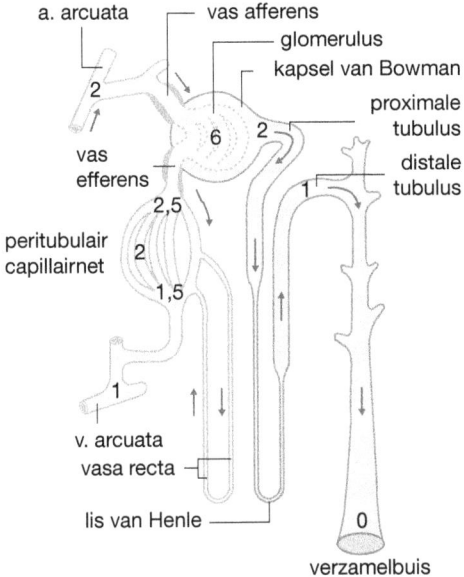

Afbeelding 4.4
Het nefron. Het lichaampje van Malpighi bestaat uit een capillair netwerkje, de glomerulus, omgeven door een dubbelwandig kapsel van Bowman. Het lichaampje van Malpighi heeft een diameter van gemiddeld 0,2 mm en is met het blote oog nog net zichtbaar. Het kapsel van Bowman gaat over in de proximale tubulus. De proximale tubulus wordt gevormd door een sterk gekronkeld buisje, de tubulus contortus primus, en een recht stuk. Daarna volgt een dun segment, de lis van Henle met een afdalend en opstijgend been, dat naar de distale tubulus contortus toe overgaat in een dik segment. Meerdere distale tubuli monden uit in een verzamelbuisje. De getallen geven de druk in de capillairen weer in kPa (kilopascal). 1 mm Hg = 0,133 kPa.

Er zijn ongeveer 2,4 miljoen nefronen in beide nieren, waarvan circa 85% in de schors ligt. De overige nefronen heten *juxtamedullaire nefronen* omdat die zich op de grens van schors en merg bevinden. Deze hebben lange, diep afdalende lissen van Henle en hun vasa efferentia gaan over in de vasa recta. De piramiden omvatten naast capillairen en andere structuren, de lissen van Henle van de juxtamedullaire nefronen en de verzamelbuisjes.

4.2 Fysiologie van de nier

4.2.1 De nierdoorstroming

Beide nieren ontvangen circa 1.200 ml bloed per minuut, dat wil zeggen 25% van de cardiac output. De plasmastroom door de nier, de 'renal plasma flow' (RPF), bedraagt bij een normale hematocriet dus ongeveer 600 ml/minuut. Het meeste bloed (90%) gaat door de cortex. Bij de passage van het bloed door de nier doorloopt het twee capillaire systemen die achter elkaar zijn geschakeld, het glomerulaire en het peritubulaire netwerk. De glomerulus heeft een aan- en een afvoerende arteriole met een spierlaagje, waardoor er een relatief hoge en regelbare hydrostatische druk aanwezig is. De druk is ongeveer 55 mm Hg en bewerkstelligt filtratie van deeltjes die qua grootte en lading de membraan kunnen passeren.

De permeabiliteit van het glomerulaire membraan is zeer groot in vergelijking met andere capillaire systemen. De hydrostatische druk is aanzienlijk en deze vermindert nauwelijks over het capillaire traject. Het glomerulaire membraan is ondoorlaatbaar voor grotere deeltjes. Het bloed in het capillaire netwerk van de glomerulus bevat eiwit, vooral albumine, dat een osmotisch aanzuigende werking uitoefent. De vloeistofaanzuigende werking van de colloïdosmotische druk (COD) werkt in tegengestelde richting en bedraagt circa 30 mm Hg.

Inuline, met een moleculair gewicht van 5.200, wordt doorgelaten. Grotere deeltjes, zoals het kleinste serumeiwit albumine met een moleculair gewicht van 67.000, slechts beperkt en onder bijzondere omstandigheden. Niet alleen de grootte van de deeltjes, maar ook de ruimtelijke structuur, de vervormbaarheid en de elektrische lading zijn hierbij van belang: negatief geladen deeltjes worden door de membraan afgestoten, positief geladen deeltjes kunnen gemakkelijker de filter passeren. Dit laatste lijkt bijvoorbeeld van betekenis te zijn bij een relatief goedaardige vorm van albuminurie bij kinderen (MCGN, zie verder in dit hoofdstuk).

Bovendien heeft de vloeistof in de ruimte van Bowman ook een druk; die bedraagt 10 mm Hg. Daarom is de netto filtratiedruk 55 - 30 - 15 = 10 mm Hg. Deze druk veroorzaakt een filtratie van circa 120 ml/minuut vanuit het glomerulaire netwerk naar de ruimte van Bowman. Dit heet *ultrafiltratie*. Door de filtratie van vloeistof is echter wel bij de COD het vas efferens flink gestegen, wat weer van belang is bij de later te bespreken tubulaire terugresorptie.

De regulatie van de nierdoorstroming

De glomerulaire doorstroming is door autoregulatie zeer constant, zelfs bij grote variaties in de bloeddruk. De doorstroming verandert niet bij drukschommelingen in de systemische circulatie tussen 70 en 200 mm Hg. Pas bij zeer lage bloeddruk komt de doorstroming tot stilstand.

Er zijn twee mechanismen voor de autoregulatie van de glomerulaire doorstroming.
- *Myogeen*. Rekkingreceptoren in de wand van de afferente arteriolen geven prikkels af waardoor deze arteriolen contraheren en de doorstroming afneemt, de hydrostatische druk vermindert en de GFR daalt. Deze verandering vindt binnen enkele seconden plaats. Het omgekeerde gebeurt natuurlijk ook.
- *Tubuloglomerulaire feedback*. De cellen van het juxta glomerulaire apparaat (JGA) bevatten blaasjes met renine. De renine in deze vesikels komt vrij bij daling van de glomerulaire perfusiedruk. Renine is een protease dat an-

giotensinogeen omzet in angiotensine I. Dit wordt op zijn beurt omgezet in angiotensine II door het angiotensine converting enzyme (ACE). Angiotensine II is een sterk vasoconstrictoire stof die de tonus van de kringspiertjes om de efferente arteriolen verhoogt. Dit bepaalt voor een deel de glomerulaire doorstroming en daarmee de filtratie. Zo daalt de glomerulaire filtratie als hypovolemie, bijvoorbeeld door diarree of braken optreedt. Het stimuleert ook de afgifte van aldosteron door de bijnierschors, waardoor de Na^+-terugresorptie en dus van water versterkt wordt: de bloeddruk gaat dan weer omhoog. Dit mechanisme wordt het renine-angiotensine-aldosteronsysteem (RAAS) genoemd.

4.2.3 De clearance

De glomerulaire filtratie (glomerular filtration rate, GFR) bedraagt 1.440 × 120 ml = circa 180 liter per 24 uur (24 uur = 1.440 minuten). Omdat dit vocht door filtratie, waarbij alleen de grootte van het molecuul van betekenis is, tot stand is gekomen, is de samenstelling ervan identiek aan het bloedplasma zonder eiwitten. Slechts deeltjes met een moleculair gewicht van minder dan 8.000 passeren het filter.

De stof inuline wordt door de glomerulus gefiltreerd, kan een constante plasmaspiegel (P) bereiken en wordt door de tubulus niet teruggeresorbeerd. De per tijdseenheid in de urine uitgescheiden hoeveelheid inuline is gelijk aan het product van de urineconcentratie van inuline U en de urinehoeveelheid per tijdseenheid V. Hieruit kan de volgende formule worden opgesteld: GFR × P = U × V of: GFR = U × V/P. Dit heet *clearance* (klaring).

Clearance is een virtueel begrip. Slechts een deel van de stof die in het plasma is opgelost en de membraan kan passeren doet dat ook. Dat gedeelte wordt 'geklaard', de rest verlaat de glomeruli weer. In werkelijkheid gebeurt het natuurlijk niet dat een deel van het bloed volledig van de gefiltreerde stof wordt ontdaan. Het geklaarde volume per tijdseenheid geeft echter een goede indruk van de glomerulaire functie (afb. 4.6). In de praktijk wordt vooral de 24 uursclearance bepaald van kreatinine omdat deze stof niet hoeft te worden ingespoten. Kreatinine is een afbraakproduct van kreatine in het spierweefsel, heeft een redelijk constante bloedspiegel en kan overal gemakkelijk worden bepaald.

Voorbeeld:
plasmakreatinine = 120 μmol/l
urinekreatinine = 9 mmol/l = 9.000 μmol/l
24 uursurine = 1.600 ml (24 uur = 1.440 min)
9.000 × 1.600 / 1.440 gedeeld door 120
klaring = 9.990/120 = 83 ml/min

De verhouding tussen de glomerulaire filtratie en het plasmakreatininegehalte is verder ook afhankelijk van de kreatinineproductie, die op haar beurt

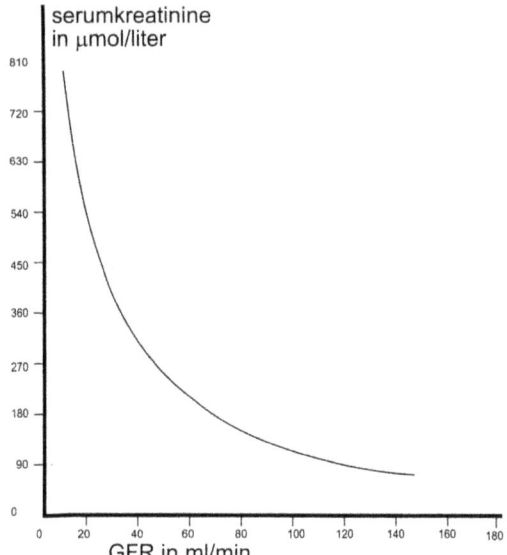

Afbeelding 4.5
De verhouding tussen het plasmakreatininegehalte en de kreatinineclearance. Vaak wordt voor het krijgen van een indruk over de nierfunctie volstaan met een bepaling van het plasmakreatininegehalte. Deze is omgekeerd evenredig met de kreatinineclearance (glomerular filtration rate), dus: GFR × Pl. kreat. = C. Een bescheiden stijging van het plasmakreatinine betekent echter al een flinke daling van de clearance, zoals blijkt uit deze curve.

wordt bepaald door de spiermassa. Zo kan een kreatininespiegel van een tachtig kilogram wegende bodybuilder met 1,4 µmol/l normaal zijn, maar wijst dit getal bij een kleine tengere vrouw op een daling van de GFR met 40% (afb. 4.5).

Vroeger werd het ureumgehalte als maatstaf voor de nierfunctie gehanteerd. Ureum wordt in de lever geproduceerd uit NH_3 bij de desaminering van aminozuren die niet voor eiwitsynthese worden gebruikt. (Een van de kenmerken van het coma hepaticum bij leverinsufficiëntie is de toxische stijging van het NH_3-gehalte van het bloed omdat er geen ureum meer wordt gemaakt.) Bij ernstige ziekten met een versterkt katabolisme, maar ook bij heftige maag-darmbloedingen waarbij het bloed in het maag-darmkanaal wordt afgebroken, stijgt het ureumgehalte.

Ureum als maatstaf voor de nierfunctie is tenslotte ook onbetrouwbaar omdat het deels wordt teruggeresorbeerd in de tubuli. Deze heropname volgt die van water en Na^+ passief. Daarom stijgt bij volumedepletie (zie verder in dit hoofdstuk) het ureumgehalte van het bloed zonder dat er sprake hoeft te zijn van nierinsufficiëntie. Maar uiteindelijk is uremie hiervan wel één van de hoofdkenmerken.

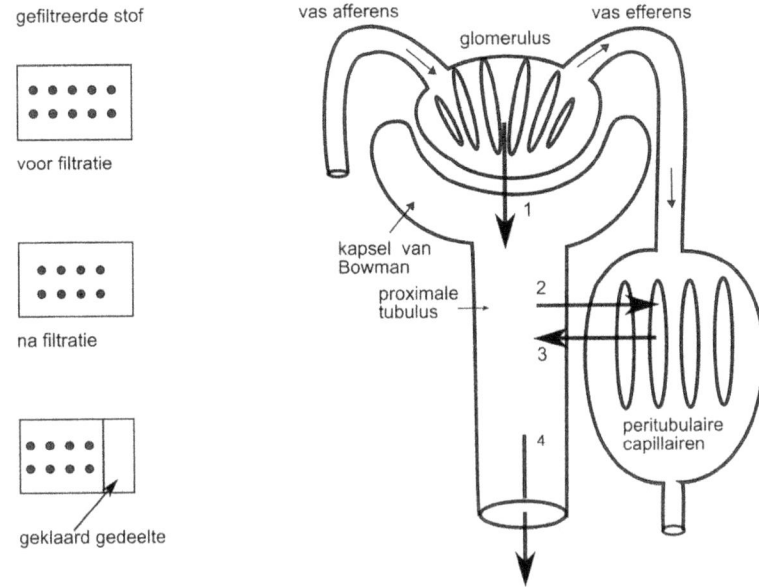

Afbeelding 4.6
Voorstelling van het begrip clearance.
Links: De clearance is een virtueel begrip, gebruikt als maat voor de glomerulaire filtratie.
Rechts: 1. Filtratie door glomerulaire membraan 2. Terugresorptie vanuit de tubulus naar het peritubulaire capillaire netwerk 3. Secretie vanuit het peritubulaire capillaire netwerk naar de tubulus. 4. Uitscheiding in urine na passage van het tubulaire systeem.

4.2.4 De bepaling van de renale plasmadoorstroming

Als een stof bij passage door de nieren volledig wordt verwijderd is dit een maat voor de nierdoorstroming. Een dergelijke stof is para-aminohippuurzuur (PAH). PAH wordt niet alleen door de glomerulus gefiltreerd, maar ook door de tubuli uitgescheiden. Na passage van de nieren is het PAH-gehalte van het plasma nog maar 10%. Op dezelfde wijze als de kreatinineclearance kan zo gemeten worden hoeveel plasma-PAH 'geklaard' wordt per 24 uur. Uit de PAH-clearance kan de RPF worden berekend. De nierdoorstroming is dan gelijk aan de RPF / (1 - Ht). (Ht staat voor hematocriet). De RPF bedraagt ongeveer 600 ml/min, de glomerulaire filtratie (GFR) is hiervan 20%. Dit wordt de *filtratiefactor* genoemd.

Van de 180 liter die per dag in het glomerulusfiltraat komt, verschijnt slechts rond de 1% in de urine, gemiddeld 1,8 liter. Het grootste deel van de resorptie vindt plaats in de proximale tubulus, het 'werkpaard' van de nier. Andere stoffen worden vanuit het bloed echter naar het tubuluslumen uitgescheiden (secretie), zoals PAH en penicilline. Reabsorptie en secretie vinden over het hele tubulustraject plaats, waarbij de verschillende onderdelen elk een eigen functie hebben.

De taakverdeling kan als volgt worden omschreven:
- het bulktransport vindt plaats in de proximale tubulus;
- de concentratie en verdunning van de urine is een functie van het niermerg door het zogenoemde tegenstroomprincipe tussen de lissen van Henle, de vasa recta en de verzamelbuisjes;
- de fijnregeling is gelokaliseerd in de distale tubuli contorti.

De normaalwaarden voor het plasma-Na^+ en plasma-K^+ zijn respectievelijk 140 en 4,5 mmol/l.

Het glomerulusfiltraat bevat 140 mmol/l × 180 l = 25.200 mmol Na^+ en 4,5 mmol/l × 180 l = 810 mmol K^+ per 24 uur.

Gezonde mensen zijn voor de opname en afgifte van Na^+ en K^+ in evenwicht, dat betekent dat zij iedere dag 150 mmol Na^+ en 100 mmol K^+ in één tot twee liter urine moeten uitscheiden. In de nieren vindt dus een aanzienlijke terugresorptie plaats en deze moet nauwkeurig gecontroleerd worden. Een kleine afwijking in de terugresorptie kan al tot een enorme urineproductie en zoutverlies leiden of omgekeerd tot een toename van het lichaamswater.

4.2.5 De proximale tubulus

De proximale tubulus resorbeert ongeveer twee derde van het glomerulusfiltraat, dus circa 120 liter per 24 uur.

Na^+ wordt actief (door de natrium-kaliumpomp in de cel) teruggeresorbeerd en water volgt iso-osmotisch. Daardoor zijn de osmotische drukken in de proximale tubulus en het interstitium daar gelijk. Het teruggehaalde Na^+ wordt voor 75% vergezeld door Cl^-, voor 25% door bicarbonaat. Het K^+ vloeit voor twee derde terug naar de circulatie, het wordt als het ware 'meegesleurd' door de waterbeweging (solvent drag). De terugresorptie van glucose en aminozuren is praktisch compleet: de energie die voor dit transport nodig is, is afkomstig van de door de natrium-kaliumpomp onderhouden elektrochemische gradiënt (afb. 1.36). Ureum wordt slechts gedeeltelijk teruggehaald. De peritubulaire capillairen hebben een lage hydrostatische druk en een licht toegenomen COD waardoor zij gemakkelijk water kunnen aanzuigen uit het tubulaire lumen, dat eiwitvrij is en waar de COD dus ontbreekt. Door het aanzuigen van water stijgt de concentratie van ureum in de tubulus, wat tot een passieve gedeeltelijke terugresorptie leidt.

4.2.6 De uitscheiding van zuur en de generatie van bicarbonaat

Het lichaam produceert 70-100 mEq niet-gasvormig zuur uit het voedsel en cellulaire afbraakprocessen. Dit zuur wordt in eerste instantie opgevangen door de bicarbonaatbuffer en de daarbij vrijkomende CO_2 wordt uitgeademd. Als dit proces eindeloos zou doorgaan zou de alkalireserve gauw opraken. De nieren vervullen in dit opzicht twee taken namelijk de uitscheiding van H^+-ionen (protonen) en de regeneratie van bicarbonaat. H^+-ionen worden in de tubuluscel uitgewisseld tegen Na^+ en in het lumen gesecerneerd. De protonen reageren met het gefiltreerde bicarbonaat tot H_2CO_3. Onder invloed van carboanhydrase valt dit snel uiteen in H_2O en CO_2.

CO_2 diffundeert vanuit het lumen de tubuluscel weer in en verbindt zich met de OH^--ionen in het water tot HCO_3^-. Hierbij worden de protonen aan de fosfaatbuffer gekoppeld. Het nieuw gegenereerde HCO_3^- wordt vervolgens uit de proximale tubulus teruggehaald. Onder normale omstandigheden bevat de proximale tubulus geen bicarbonaat meer. In dit proces is het enzym carboanhydrase van grote betekenis. Blokkade hiervan door de stof acetazolamide (Diamox®) veroorzaakt een osmotische diurese van $NaHCO_3$ en een verminderde zuuruitscheiding waardoor metabole acidose kan ontstaan. Daarom wordt het middel soms alleen kortdurend bij glaucoom gegeven.

Nieuwe HCO_3^- wordt ook uit H_2CO_3 gegenereerd in de verzamelbuisjes waarbij het zuur (protonen) deels door een ATP-afhankelijke protonenpomp, deels gekoppeld aan NH_3, dat in de proximale tubulus wordt geproduceerd, als NH_4^+ in de urine wordt uitgescheiden.

4.2.7 De maximale terugresorptiecapaciteit

Voor een aantal stoffen is aan de terugresorptiecapaciteit een grens gesteld; boven een bepaalde concentratie verschijnt de stof in de urine. Dit is het geval met glucose, maar het geldt ook voor andere stoffen, zoals aminozuren. Glucose wordt door een zogenoemd *carriermolecuul* verplaatst, de drijvende kracht hiervoor is de elektrochemische gradiënt voor Na^+ (dit heet *gekoppeld transport* of *gefaciliteerde diffusie*). Aan de transportcapaciteit van de glucosecarrier is een grens gesteld: bij diabetes mellitus, waarbij de bloedsuikerspiegels te hoog zijn, wordt glucose in de urine uitgescheiden. Bij een plasmaspiegel van meer dan 12 mmol/l verschijnt glucose in de urine. Er bestaat overigens een ziekte waarbij ook bij normoglykemie glucose in de urine wordt aangetroffen. Dit wordt *renale glucosurie* genoemd.

4.2.8 De lis van Henle

De lis van Henle is een haarspeldachtige structuur tussen de proximale en de distale tubuli contorti. De lissen van de juxtamedullaire nefronen reiken tot diep in de medulla. In de proximale tubulus is de water- en zoutverplaatsing nog isotonisch, dat wil zeggen dat water en zout elkaar 'meenemen'. In de lis van Henle verandert dit en wordt het transport van zout en water van elkaar ontkoppeld.

4.2.9 Het concentratie- en verdunningsmechanisme

De hoeveelheid lichaamswater en de osmolariteit daarvan moet binnen nauwe grenzen bewaakt worden. Het handhaven van een waterbalans vereist de productie van urine waarvan de hoeveelheid en de concentratie variabel is, afhankelijk van de omstandigheden.

Het concentratie- en verdunningsmechanisme is gelokaliseerd in het niermerg in een stelsel van buisjes die parallel met elkaar lopen en tegengestelde vloeistofbewegingen hebben: de opstijgende en afdalende benen van de lissen van Henle, de vasa recta en de verzamelbuisjes.

De productie van verdunde of geconcentreerde urine berust op twee pijlers:
– de aanwezigheid van een van schors naar nierbekken toenemend hypertoon medullair interstitium, en
– het ontstaan van een osmotisch evenwicht tussen dit interstitium en de tubulaire vloeistof die in de verzamelbuisjes arriveert.

Het tegenstroommultiplicatieprincipe

Het tot stand komen van een toenemende osmolariteit van de schors naar de nierpapil toe berust op het zogenoemde tegenstroommultiplicatieprincipe, waarvan ook gebruik wordt gemaakt in de techniek.

Twee delen van het nefron die anatomisch en functioneel sterk van elkaar verschillen werken hierbij samen, namelijk het afdalende en het opstijgende been van de lis van Henle. Het afdalende been is doorlaatbaar voor water maar impermeabel voor Na^+. Omgekeerd is het opstijgende been impermeabel voor water terwijl uit de overgebleven tubulaire vloeistof een kwart van het Na^+ wordt teruggeresorbeerd. Dit arriveert in het interstitium en wordt via de afdalende vasa recta richting papil vervoerd, waar het hyperosmolariteit veroorzaakt. De tubulaire vloeistof die bij de distale tubulus aankomt, is sterk verdund. Het effect is dat het interstitium van schors naar merg toe een stijgende osmolariteit toont, dat wil zeggen: de concentratie van deeltjes neemt toe van 285 mOsm/l in de cortex (dezelfde als die van plasma) tot 1.200 mOsm/l bij de papil (de maximale osmolariteit van urine). De betrokken deeltjes zijn voornamelijk ureum en Na^+. Deze hyperosmolariteit is de drijvende kracht voor de concentratie en verdunning van de urine (afb. 4.7 en 4.8).

4.2.10 De distale tubulus contortus

Hier vindt de fijnafstemming plaats in de heropname van water en elektrolyten. Het is het gedeelte van de tubuli dat zich uitstrekt van de macula densa, dus vlakbij de glomeruli, tot aan tubuli colligentes, de verzamelbuisjes. Na passage van dit segment is van de oorspronkelijke 180 liter nog maar 18 liter per 24 uur over. Deze vloeistof is flink verdund, want Na^+ is uit het opstijgende been naar het interstitum gepompt en wordt nog ook in de distale tubuli teruggeresorbeerd. De heropname van Na^+ en de uitscheiding van K^+ worden hier gereguleerd door aldosteron, dat in de bijnierschors wordt geproduceerd. De uitscheiding van aldosteron staat onder controle van de Na^+/K^+-balans en van het extracellulaire volume (ECV). De secretie van aldosteron in de bijnierschors verloopt via angiotensine II. Aldosteron is de effector van het eerder besproken renine-angiotensine-aldosteronsysteem (RAAS). Het RAAS komt in actie bij verlaging van het ECV.

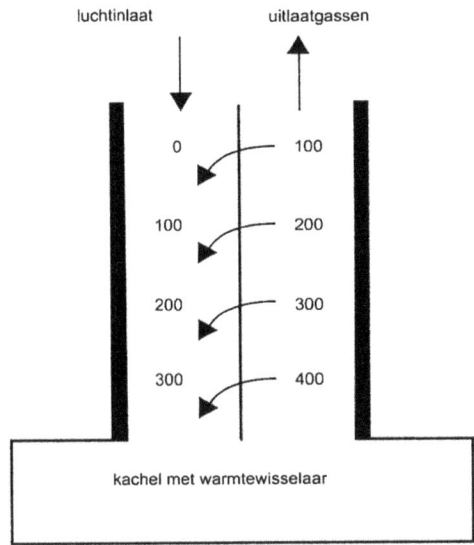

Afbeelding 4.7
Kachel met warmtewisselaar.
De luchtinlaat en de schoorsteen van een kachel lopen parallel, waardoor de inkomende lucht wordt verwarmd. In het horizontale vlak is de warmtetoename slechts 100 graden Celsius, maar over de lengte van de schoorsteen wel 300 graden Celsius. De 'kachel' in de nier is vergelijkbaar met de Na^+-pomp in het opstijgende been van de lis van Henle.

4.2.11 De verzamelbuisjes en ADH

Over het traject van de verzamelbuisjes neemt de hoeveelheid ultrafiltraat verder met een factor tien af tot bij de papil circa 1,8 liter urine per 24 uur wordt uitgescheiden. Het is op dit traject dat het antidiuretisch hormoon (ADH) aangrijpt: het verhoogt de doorgankelijkheid van de tubuluswand voor water aanzienlijk.

ADH bindt zich aan receptoren voor een G-proteïne (GPCR) in de celmembranen van de verzamelbuisjes, dat een secundaire boodschappermolecuul activeert. Als gevolg hiervan worden waterkanaaltjes, (aquaporine-eiwitten) in de celmembraan geplaatst die gigantische hoeveelheden watermoleculen kunnen doorlaten naar het interstitium. Hierdoor wordt het osmotische evenwicht met het hypertone interstitium hersteld en wordt de urine zelf dus ook hypertoon.

Bij het ontbreken van ADH zijn de verzamelbuisjes slechts zeer weinig permeabel voor water en ureum. In dat geval is de urine hypotoon, ondanks de aanwezigheid van een hoge concentratie van osmotisch actieve deeltjes in het bloed (hyperosmolariteit), omdat water niet wordt teruggeresorbeerd. Patiënten met diabetes insipidus, waarbij de ADH-secretie gestoord is, produceren tientallen liters sterk verdunde urine en drinken daarom grote

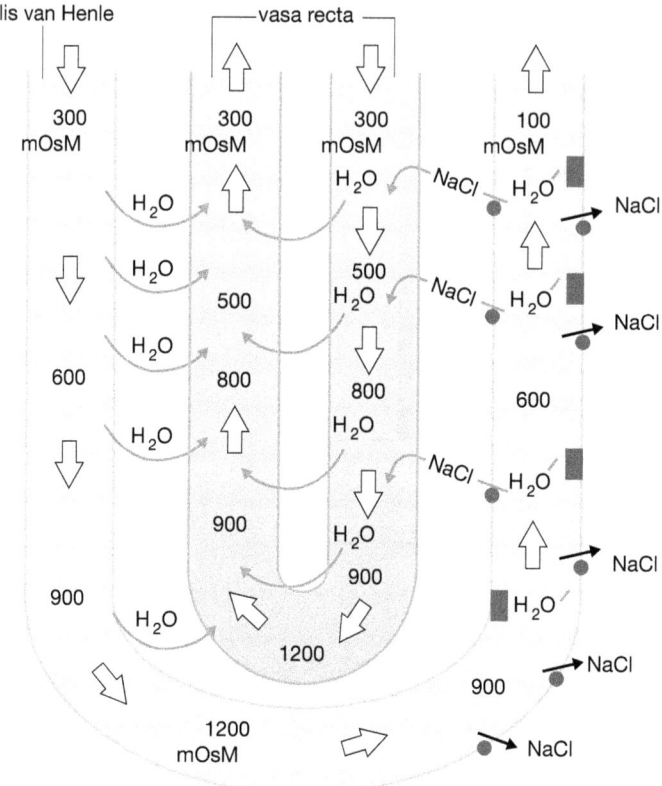

Afbeelding 4.8
Het tegenstroomprincipe. Het afdalende been van de lis van Henle is alleen permeabel voor water. Dit diffundeert uit de lis en wordt meegenomen door de tegengesteld lopende vasa recta. In het opstijgende been bevindt zich een natriumpomp, die NaCl naar het interstitium verplaatst, dat vervolgens door de afdalende vasa recta richting nierpapil wordt gebracht. Het resultaat is dat de osmolariteit van het niermerg vanaf de schors naar de papil toe sterk toeneemt en wel van circa 300 mosmol (zoals in het plasma) tot 1.200 mosmol bij de nierpapillen.

hoeveelheden water. Wanneer zij geen toegang tot water hebben ontstaat hyperosmolariteit door hypernatriëmie. Normaliter wordt er continu een kleine hoeveelheid ADH afgescheiden die pas vermindert als grote hoeveelheden vocht worden opgenomen (afb. 4.9). In dat geval daalt de osmolariteitsgradiënt in het merg aanzienlijk en wordt een grote hoeveelheid hypotone urine geproduceerd. De minimale osmolariteit van urine is 50 milliosmol per liter. Een normaal dieet bevat circa 600 milliosmol per dag, zodat maximaal 12 liter urine per dag kan worden uitgescheiden.

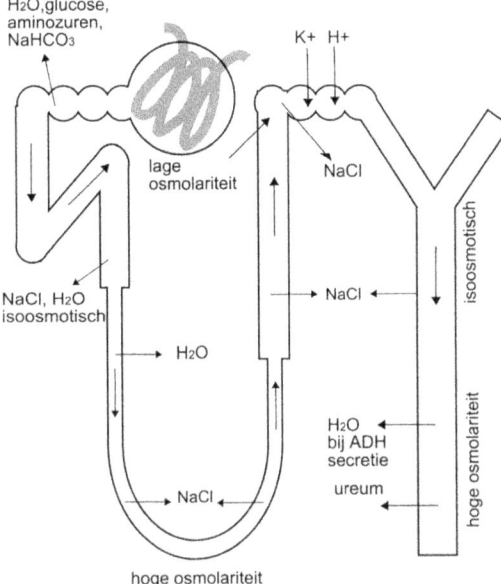

Afbeelding 4.9
De osmotische gradiënt in het niermerg en het ADH. Zeer kleine veranderingen in de osmolaliteit van de extracellulaire vloeistof (2%) worden door celschrompeling gesignaleerd in de osmoreceptoren van de hypothalamus. Van daar gaan prikkels uit naar de pituicyten in de hypofyseachterkwab, waarin het antidiuretisch hormoon (ADH) ligt opgeslagen. Dit komt vervolgens vrij en het oefent dan zijn effect uit op de waterpermeabiliteit van de verzamelbuisjes. Het dorstcentrum dat de behoefte om te drinken stimuleert, heeft een intacte cortex cerebri nodig en wordt door angiotensine II gestimuleerd. Somnolente en demente bejaarden kunnen hierdoor hypernatriëmie krijgen.

4.3 Water- en zouthuishouding

Mensen kunnen grote variaties aanbrengen in hun eet- en drinkgewoonten zonder dat de samenstelling van de lichaamscompartimenten wezenlijk verandert. Hetzelfde geldt voor de steeds wisselende omstandigheden waaronder activiteiten worden doorgevoerd. Hierbij geldt: waterinput = wateroutput. De gemiddelde wateropname en uitscheiding bedragen 2,5 liter.

De wateruitscheiding wordt veroorzaakt door:
- *de perspiratio insensibilis*. Dit is puur waterverlies via de huid en de longen, het wordt geschat op ongeveer 800 ml per dag, maar neemt natuurlijk bij inspanning flink toe;
- *verlies via de feces*. Dit bedraagt circa 200 ml maar kan bij diarree een veelvoud hiervan bedragen;
- *zweten*. Hierbij wordt ook NaCl uitgescheiden. De hoeveelheid is rond de 100 ml per dag maar neemt aanzienlijk toe bij hoge temperatuur;

–*urineren*. Aangezien er per dag 600 mosmol aan afvalstoffen moet worden uitgescheiden (voornamelijk Na^+, K^+ en ureum) en de maximale concentratie van de nieren 1.200 milliosmol per liter bedraagt, moet er minimaal een halve liter per dag aan urine geproduceerd worden. Bij veroudering daalt het concentratievermogen.

De wateropname komt voor het belangrijkste deel op rekening van drinken, maar de hoeveelheid metabool water moet niet worden onderschat: ongeveer 400 ml water is afkomstig van de verbranding van koolhydraten. Het watergehalte van de gewone voedingsstoffen is ook vrij hoog.

Omdat perspiratio insensibilis, zweten en het metabole water niet goed meetbaar zijn, wordt klinisch uitgegaan van wat de patiënt oraal of per infuus toegediend heeft gekregen en die hoeveelheid vergeleken met de urineproductie.

De hoeveelheid lichaamswater moet min of meer constant blijven om te voorkomen dat we of uitdrogen of opzwellen. Dit wordt geregeld via controlesystemen in het cardiovasculaire en centrale zenuwstelsel, waarin de nieren een belangrijke taak vervullen.

Het is dan ook niet verwonderlijk dat de nieren, met minder dan 1% van het lichaamsgewicht, 20% van het hartminuutvolume ontvangen.

4.3.1 Waterbalans en osmolariteit

Onder normale omstandigheden bedraagt het lichaamswater ongeveer twee derde van het lichaamsgewicht. In het lichaamswater zijn twee compartimenten te onderscheiden, namelijk de *intracellulaire* en de *extracellulaire ruimte*.

De intracellulaire ruimte betreft het water in de lichaamscellen; deze ruimte omvat circa twee derde van het totale lichaamswater. Het extracellulaire volume (ECV) omvat het overige water, een derde van het lichaamswater. Het ECV kan verdeeld worden in het totale bloedvolume (een derde van de extracellulaire ruimte) en het interstitiële water, dat is het water tussen de cellen in de weefsels.

Van het circulerende bloedvolume bevindt 85% zich in de veneuze en 15% in het arteriële compartiment.

Met behulp van de 'Regel van de derden' kan oriënterend berekend worden hoe de omvang en de verdeling van het lichaamswater is. Het is belangrijk om te weten hoeveel water en/of elektrolyten in een bepaalde situatie moeten worden toegevoegd of verwijderd.

> Voorbeeld:
> man 75 kg. Totaal lichaamswater: $2/3 \times 75 = 50$ liter
> intracellulair volume: $2/3 \times 50 = 33$ liter
> extracellulair volume: $1/3 \times 50 = 16$ liter
> bloedvolume: $1/3 \times 16 = 5,3$ liter

Bij een hematocriet van 45% bedraagt het plasmavolume dan 55% van 5,3 = circa 3 liter. Uiteraard is deze methode niet erg nauwkeurig en ze gaat bovendien minder op voor vrouwen die wat meer waterarm lichaamsvet hebben.

Het ECV is het milieu intérieur van het lichaam. In dit vloeistofcompartiment worden de cellen 'gebaad', ontvangen ze daaruit hun voedingsstoffen, zuurstof en enzymen en worden de afvalstoffen daarin uitgescheiden. Het bewaken van de hoeveelheid en de samenstelling van het ECV is dan ook het belangrijkste element van de vloeistofhomeostase.

De deeltjesconcentratie van de genoemde compartimenten wordt osmolaliteit (milliosmol per kg) of osmolariteit (milliosmol per liter) genoemd. Hoewel de samenstelling van de intra- en de extracellulaire vloeistof verschillend is, is de osmolaliteit aan weerszijden van de celmembraan gelijk. In het extracellulaire compartiment zijn dit vooral Na^+ en de bijbehorende anionen Cl^- en HCO_3^-. Intracellulair zijn K^+ en de anorganische fosfaten de belangrijkste osmotisch actieve stoffen. Omdat deze stoffen noodzakelijk zijn voor het functioneren van de cel, zal voornamelijk het watergehalte van de cel wisselen bij osmotische verschillen. De Na^+-concentratie is dus de bepalende factor voor de plasma-osmolariteit.

Aangezien Na^+ vrijwel uitsluitend extracellulair aanwezig is, is het totale Na^+-gehalte normaliter een afspiegeling van de omvang van het extracellulaire compartiment.

Bij het handhaven van de homeostase van het ECV gaat het om twee mechanismen die onderling nauw verbonden zijn maar die elk hun eigen karakteristiek hebben:
– het bewaken van het volume van dit compartiment: *volumeregulatie*;
– het bewaken van de osmotische samenstelling van dit compartiment: *osmoregulatie*.

4.3.2 De volumeregulatie

Wanneer men zout water, bijvoorbeeld een bord soep, opneemt, verandert de osmolariteit niet of nauwelijks maar wordt het volume van de extracellulaire vloeistof vergroot. Omgekeerd neemt het extracellulaire volume in omvang af bij braken, diarree of bloeding. Het effectieve arteriële bloedvolume (EABV) is het belangrijkste signaalsysteem dat water- en zoutuitscheiding en -retentie door de nieren reguleert. Het ECV wordt binnen zodanige grenzen gehouden dat de weefselperfusie gewaarborgd blijft. Het EABV, de vullingstoestand van het arteriële systeem, is afhankelijk van de cardiac output, van de vloeistofhoeveelheid in de arteriële circulatie en van de tonus van de arteriolen. Een groot aantal verschillende ziektebeelden, cardiaal en non-cardiaal, kunnen het EABV negatief beïnvloeden.

Het EABV wordt beschermd door:
– hemodynamische regulatie;
– regulatie van de water- en zoutuitscheiding door de nieren.

De combinatie van deze compensatoire mechanismen wordt de 'geïntegreerde volume respons' genoemd. De samenwerking tussen nieren en circulatie wordt aangegeven in afbeelding 4.10.

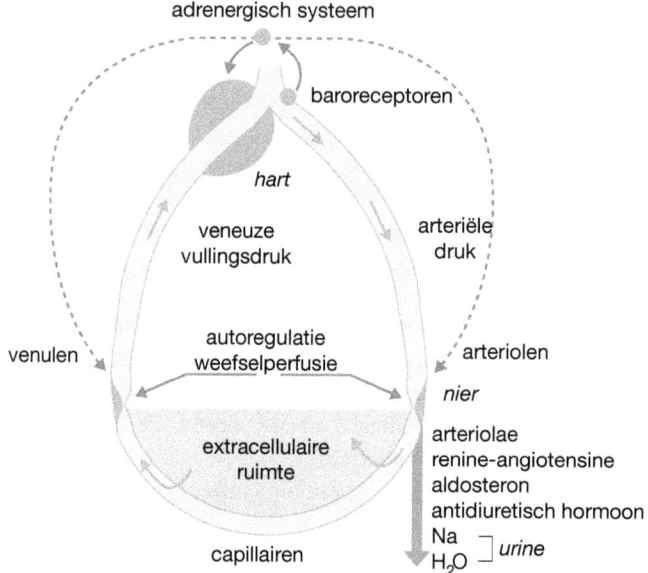

Afbeelding 4.10
De volumeregulatie. Een toename van het ECV doet het circulerende bloedvolume stijgen waardoor ook de veneuze druk toeneemt. Op grond van het frank-starlingmechanisme zal daardoor ook de cardiac output groter worden. Dit wordt in de nieren gesignaleerd, waardoor de uitscheiding van water en zout toeneemt.

De hemodynamische regulatie

In het arteriële systeem zijn baroreceptoren (hogedruksensoren) aanwezig, voornamelijk gelokaliseerd in de sinus caroticus en de aortaboog. De baroreceptoren van het veneuze systeem (lagedruksensoren) bevinden zich in de grote venen in de thoraxholte en het rechter atrium. Bij ondervulling stijgt de hartfrequentie en de perifere weerstand (vasoconstrictie) waardoor daling van de bloeddruk wordt tegengegaan. Bij verhoging van de veneuze vullingsdruk komt het frank-starlingmechanisme in actie en stijgt de cardiac output. Catecholamines (zoals adrenaline), ADH, angiotensine II en factoren uit de media van de vaatwand, zoals tromboxaan-A2, activeren ook dit mechanisme, dat binnen enkele minuten tot stand komt.

Water- en zoutuitscheiding door de nier

De nier handhaaft zowel het volume als de osmolariteit van het ECV binnen nauwe grenzen. De Na^+-uitscheiding in de urine moet gelijk zijn aan de hoeveelheid gefiltreerd Na^+ minus de hoeveelheid die teruggeresorbeerd wordt. Zowel de glomerulaire filtratie als de tubulaire terugresorptie kan binnen bepaalde grenzen gevarieerd worden.

Het juxtaglomerulaire apparaat bevat een baroreceptorsysteem dat veranderingen registreert in de druk in de vasa afferentia van de glomeruli. Daarnaast wordt vermindering van het Na^+-aanbod in de distale tubulus gesignaleerd. Hierdoor wordt het RAAS geactiveerd.

Ondervulling stimuleert ook een non-osmotische secretie van ADH, waardoor water verminderd wordt uitgescheiden. Deze compensatie vindt plaats tussen de 12 en 24 uur (afb. 4.11).

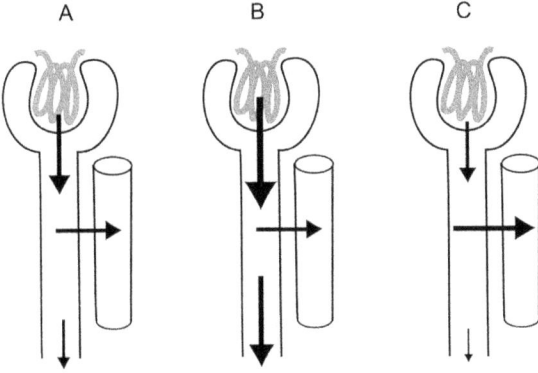

Afbeelding 4.11
Na^+-uitscheiding, glomerulaire filtratie en tubulaire terugresorptie.
A: Normale water- en zoutuitscheiding.
B: Bij volumeexpansie neemt de glomerulaire filtratie toe. Als de terugresorptie gelijk blijft stijgt de water- en zoutuitscheiding.
C. Bij volumedepletie daalt de glomerulaire filtratie, stijgt de tubulaire terugresorptie en dalen de Na^+- en de wateruitscheiding. Er ontwikkelt zich oligurie.

Feedbackmechanisme
Zowel de renale als de extrarenale compensatiemechanismen kunnen doorschieten en het is niet verwonderlijk dat het lichaam zelf veiligheidsmechanismen heeft ingebouwd. Er bestaat een negatief feedbacksysteem dat tegen ischemie beschermt. Prostaglandine E2 is een krachtige vasodilatator en het wordt in de glomeruli en in het niermerg geproduceerd. De werking van ADH op de verzamelbuisjes wordt er door gestimuleerd. Uit de vaatwand komt ook de krachtige vasodilatator NO vrij. Ten slotte wordt, bij overrekking van de atriumwand door volume-expansie, het atriale natriuretische peptide (ANP) geproduceerd dat zowel ADH als angiotensine II remt. De feedback heeft therapeutische consequenties, want hij beschermt de nier tegen ischemie. Het gebruik van aspirine en andere NSAID's kan bij volumedepletie mogelijk renale ischemie veroorzaken omdat deze stoffen ingrijpen in de prostaglandinesynthese.

4.3.3 De osmoregulatie

De osmolariteit van het ECV, en dus van de Na$^+$-concentratie in het plasma, wordt binnen zeer nauwe grenzen bewaakt door een homeostatisch mechanisme. Antidiuretisch hormoon (ADH), het dorstcentrum, de terugresorptie van water en zout in de tubuli en het RAAS komen tot een geïntegreerde respons.

Zoals baroreceptoren veranderingen signaleren in de omvang van het ECV, zo reageren osmoreceptoren in de hypothalamus op afwijkingen in de osmotische druk van dit compartiment. Terwijl op volumeveranderingen in het ECV door de nieren vooral met wijzigingen in de water- en zoutuitscheiding wordt gereageerd, wordt de osmotische druk van het ECV door het ADH constant gehouden door variatie van de wateruitscheiding.

Prikkeling van het dorstcentrum roept aandrang tot drinken op als de osmolariteit ook maar in zeer geringe mate stijgt (< 2%). Dit effect wordt gemedieerd door angiotensine II. Voor dit bewakingsmechanisme is een intacte cortex cerebri vereist.

Non-osmotische ADH-secretie wordt ook gestimuleerd door hypotensie, hypovolemie en een daling van het EABV, bijvoorbeeld bij levercirrose en decompensatio cordis.

De plasma-osmolariteit kan gemeten worden met een osmometer, maar ook worden berekend: omdat NaCl als zout volledig is gesplitst in twee ionen en de enige andere osmotisch actieve deeltjes van betekenis glucose en ureum betreffen, geldt de volgende formule:

$P_{osm} = 2 \times [Na^+] + [ureum] + [glucose]$.

De normaalwaarde ligt tussen 280 en 290 milliosmol/liter.

Bij de laboratoriumuitslagen [Na$^+$] 140 mmol/l, [ureum] 4 mmol/l en [glucose] 5 mmol/l bedraagt P_{osm} (2 × 140) + 4 + 5 = 289 mosmol/l.

4.4 Pathologie van de water- en zouthuishouding

4.4.1 Volumedepletie (hypovolemie)

Hypovolemie is een afname van het totale lichaamswater, zowel van het intra- als van het extracellulaire compartiment. Deze vermindering vindt plaats als de opname van water en zout het renale en/of extrarenale verlies niet kan compenseren.

De voornaamste oorzaken zijn:
- extrarenaal:
  - *bloeding*, bijvoorbeeld maag-darmbloeding (slokdarmvarices) of trauma (milt- en leverruptuur). Het verloop is afhankelijk van de snelheid van de bloeding: bij een heftige maagbloeding treedt circulatoire collaps op, bij langzaam en chronisch bloedverlies ontstaat alleen anemie door 'autotransfusie' vanuit de nier;
  - *verhoogde perspiratio insensibilis* bij koorts (zweten);

- *brandwonden*: door het verlies van huid kunnen grote hoeveelheden lichaamswater door verdamping verloren gaan;
- *gastro-intestinaal*: braken, secretoire diarree (cholera), fistels en drains;
- *verlaging van het EABV* door een pompstoornis van het hart, bijvoorbeeld bij een groot hartinfarct. Dit kan ook als volumedepletie beschouwd worden;
- *vergroting van de omvang van het capillaire bed*, gepaard gaande met vloeistofbewegingen van het vaatbed naar het interstitiële weefsel door een plotselinge verandering van de permeabiliteit in de capillaire circulatie. Dit is het geval bij septische shock en het 'adult respiratory-distress syndrome' (ARDS);
- *osmotische diurese*. Bij aanbod van grote hoeveelheden non-elektrolyten wordt de terugresorptie van water afgeremd omdat het water nodig is voor de osmotische uitscheiding van deze stoffen. Voorbeelden hiervan zijn i.v. hyperalimentatie en de hyperglykemie met glucosurie bij ontregelde diabetes mellitus. Toen er nog geen diuretica bestonden kregen patiënten met decompensatio cordis soms ureum toegediend;
- *uitgebreid weefseltrauma* (rhabdomyolysis, acute pancreatitis, darminfarct);

– hormonaal:
- *ADH-tekort of ADH niet werkzaam*: diabetes insipidus;
- *aldosteron*. Bij de ziekte van Addison bestaat er een insufficiëntie van de bijnierschors waarbij naast onvoldoende secretie van glucocorticoïden ook onvoldoende aldosteron (mineralocorticoïd) wordt geproduceerd. De ziekte wordt gekenmerkt door hypovolemie en hyperkaliëmie;
- *renine*. Sommige ziekten van het nierinterstitium kunnen het juxtaglomerulaire apparaat beschadigen, bijvoorbeeld de interstitiële nefritis door misbruik van analgetica (fenacetine, NSAID's);

– renaal:
- *aandoeningen van het niermerg*. Deze worden vaak gekenmerkt door een verminderd vermogen om Na^+ en water terug te resorberen. De belangrijkste is interstitiële nefritis door verschillende oorzaken;
- *chronisch diureticumgebruik*. Het belangrijkste diureticum is furosemide (Lasix®) dat werkt op het opstijgende been van de lis van Henle en de terugresorptie van Na^+, K^+ en Cl^- afremt. Het behoort tot de zogenoemde lisdiuretica. Furosemide kan zowel p.o. als i.v. worden toegediend, in het laatste geval in doseringen tussen 80 en 200 mg. Het wordt vooral toegepast als op korte termijn een krachtige diurese noodzakelijk is zoals bij longoedeem. Chronisch gebruik om af te vallen (als zelfmedicatie) is een toenemend probleem;
- *chronische nierinsufficiëntie*. Bij een vermindering van de glomerulaire filtratie (GFR) neemt ook het vermogen tot terugresorptie van Na^+ af. Er zijn patiënten met een 'salt-losing'-syndroom die dan extra zout nodig hebben;
- *postobstructie diurese*. Na het opheffen van een obstructie in de lage urinewegen, zoals bij benigne prostaathypertrofie, kan een flinke osmotische diurese voorkomen door de uitscheiding van geretineerd ureum. Meestal is deze onschuldig, maar soms kan hierdoor volumedepletie ontstaan.

Klinische verschijnselen van hypovolemie

De symptomen van hypovolemie worden bepaald door de gevolgen van de ondervulling van het arteriële stelsel en de compensatiemechanismen van het lichaam die hierbij in gang worden gezet, zoals die hierboven zijn beschreven. Bij voortgeschreden hypovolemie staan hypotensie, tachycardie en oligurie of anurie op de voorgrond. Aan de andere kant van het spectrum staat de patiënt die in de postoperatieve periode moeiteloos 8 tot 10% van zijn bloedvolume kan inleveren en waarbij alleen een lichte daling van de veneuze druk kan worden geconstateerd.

4.4.2 Volume-expansie

Hierbij is er een toename van het totale lichaamswater die bijna altijd vergezeld gaat van een verhoging van het totale Na^+-gehalte van het lichaam. Tegelijkertijd kan daarbij het intravasculaire volume zijn verminderd. In deze toestand wordt oedeem gevormd, dat wil zeggen: er is water naar het interstitiële weefsel getransporteerd. Het meest kenmerkende verschijnsel is 'pitting edema'. Bij vingerdruk op het weefsel kan het vocht bewogen worden en blijft er een vingerafdruk achter. Als het oedeem niet vrij kan bewegen is er een andere stoornis, bijvoorbeeld obstructie van de lymfebanen. Dit wordt *lymfoedeem* genoemd.

Vloeistofbewegingen tussen het intravasculaire en het interstitiële compartiment van het extracellulaire volume vinden plaats in de microcirculatie door ultrafiltratie over de wand van de capillairen. Deze zijn onderworpen aan de wetten van Starling. Via diffusie wordt wel veel meer water over de capillaire wand verplaatst dan door filtratie, maar deze verplaatsing vindt in beide richtingen plaats en netto is het effect nihil.

Oedeem

Gegeneraliseerd oedeem kan in principe op vier manieren tot stand komen.
1 Verstoring van de krachten die voor de capillaire vloeistofuitwisseling bepalend zijn (starlingkrachten). Hierbij zijn er drie mogelijkheden, namelijk een verhoogde capillaire hydrostatische druk, een verlaagde COD en een combinatie van deze factoren. De hydrostatische druk in de capillairen wordt bepaald door de tonus van de pre- en postcapillaire sfincters. Deze druk perst vloeistof door de wand naar de interstitiële ruimte. De colloïdosmotische druk van met name albumine heeft echter een aanzuigende werking (afb. 4.12).
  – *Nefrotisch syndroom*, gekarakteriseerd door een eiwitlek in de glomerulus met als gevolg een verlaagd albuminegehalte van het plasma (hypalbuminemie) en een verlaagde COD.
  – *Rechtsdecompensatie van het hart, constrictieve pericarditis en vena cava inferior trombose*. De hydrostatische druk in de venen is door de terugvloedbelemmering vergroot.
  – *Ascites* (vrij vocht in de peritoneale ruimte) is een gevolg van verhoogde druk in de vena porta en verlaagde synthese van albumine door de lever,

dus een combinatie van verhoogde hydrostatische en verlaagde colloïdosmotische druk.
2 Primaire Na$^+$-retentie door de nier treedt op bij acute glomerulonefritis en dit leidt tot vergroting van het ECV. Oedeem en hypertensie staan op de voorgrond terwijl de nierfunctie (kreatinineclearance) meestal gestoord is.
3 Overmatige hormoonsecretie. Bij primair aldosteronisme (syndroom van Conn) wordt door de bijnierschors overmatig aldosteron geproduceerd met expansie van het extracellulaire compartiment en hypertensie als gevolg.
4 Bij verlaagde cardiac output vindt water- en zoutretentie door de nieren plaats om het EABV op peil te houden. Deze pogingen zijn gewoonlijk gedoemd tot mislukken zodat er naast een te lage cardiac output ook gegeneraliseerd oedeem bestaat.

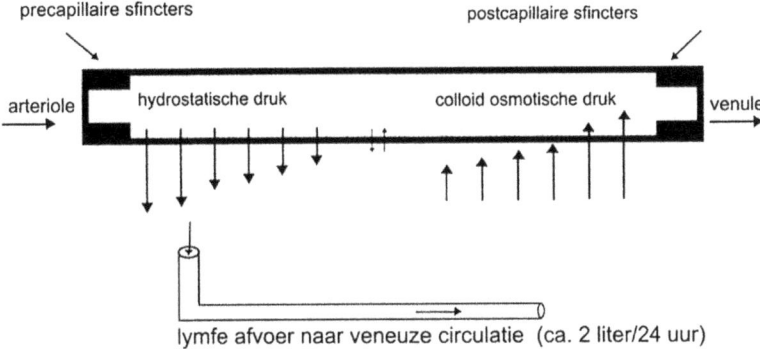

Afbeelding 4.12
De starlingkrachten. Per dag wordt ongeveer twintig liter door filtratie over de capillaire wand verplaatst en achttien liter wordt aan de veneuze kant weer teruggezogen door de toegenomen oncotische druk, omdat de concentratie van de deeltjes (voornamelijk albumine) door de voorafgaande vloeistofverplaatsing is verhoogd. Het verschil van twee liter wordt afgevoerd door de lymfevaten.

4.4.3 Hyponatriëmie

Hypo-osmolariteit (dus hyponatriëmie) ontstaat als de hoeveelheid opgeloste stof ten opzichte van het lichaamswater is verminderd. De wateropname overschrijdt het vermogen van de nier om verdunde urine te produceren.
Hyponatriëmie wordt gedefinieerd als een plasma [Na$^+$] < 135 mmol/l. Het komt voor bij ongeveer 4% van de ziekenhuispopulatie. Een laag Na$^+$-gehalte hoeft echter niet altijd op hypo-osmolariteit te wijzen. Bij aanwezigheid van osmotisch actieve stoffen in het plasma, zoals glucose of mannitol, kan water vanuit de cel naar het ECV-compartiment bewegen en zo tot een daling van de [Na$^+$] leiden. Dit heet *translocationele hyponatriëmie*, waarbij er dus geen

sprake is van veranderingen in het totale lichaamswater of van de elektrolyten.

Bij de beoordeling van een hypo-osmolaire (hyponatriëmische) toestand is een inschatting van de omvang van het ECV van doorslaggevende betekenis. Men onderscheidt *hypervolemische* hyponatriëmie, *hypovolemische* hyponatriëmie en *euvolemische* hyponatriëmie.

Hypervolemische hyponatriëmie

De patiënt met hypervolemische hyponatriëmie heeft een toegenomen hoeveelheid lichaamswater en is oedemateus. Ook het totale lichaams-Na^+ is toegenomen, maar niet zoveel als het lichaamswater. Gewoonlijk is er een onderliggend ziektebeeld aanwezig zoals decompensatio cordis, levercirrose of een nefrotisch syndroom en is de diagnose zonder meer duidelijk. Het verlaagde EABV bij deze ziektebeelden is een krachtige stimulans voor non-osmotische ADH-secretie die tot waterretentie leidt. Als de patiënt geen diuretica gebruikt is de Na^+-uitscheiding in de urine laag, namelijk minder dan 10 mmol/l. Dit komt op rekening van actieve tubulaire terugresorptie. Als de urinaire Na^+-uitscheiding groter is, is er tevens een tubulaire disfunctie, mogelijk als uiting van acute of chronische nierinsufficiëntie.

Hypovolemische hyponatriëmie

Het totale lichaamswater is verminderd, met name het ECV. De Na^+-concentratie is echter nog sterker verlaagd. Het klinische beeld bij deze patiënten wijst al vaak op hypovolemie: hypotensie, uitdroging, slechte huidturgor en tachycardie kenmerken dit ziektebeeld. Het Na^+-verlies kan zowel renaal als extrarenaal plaatsvinden. Om hiertussen te kunnen differentiëren is een bepaling van de Na^+-uitscheiding in de urine noodzakelijk.

– *Extrarenaal zoutverlies.* Als de urinaire Na^+-uitscheiding lager is dan 10 mmol/l is een renale oorzaak minder waarschijnlijk: de nieren proberen zout en water vast te houden. De oorzaak ligt dan in water- en zoutverlies elders in het lichaam, bijvoorbeeld door braken en/of diarree. Voorts kunnen grote hoeveelheden vloeistof afkomstig uit het ECV zich in de buikholte ophopen bij peritonitis, pancreatitis en ileus. Tot een bijzondere categorie behoort de patiënt met verborgen laxantiamisbruik. Hierbij wordt bij proctoscopie nogal eens melanosis coli gezien, een zwarte verkleuring van het rectumslijmvlies. Een hypokaliëmische metabole acidose wijst ook in deze richting.

– *Renaal zoutverlies.* De urinaire Na^+-uitscheiding is dan groter dan 20 mmol/l.
  • De meest frequente oorzaak is *diureticumgebruik*. Dit komt bijna uitsluitend voor bij thiazidediuretica zoals chlorthalidon (Hyroton®), omdat deze, in tegenstelling tot lisdiuretica, het verdunningsvermogen van de nieren beperken door alleen zout los te laten. Diuretica worden vaak jarenlang continu gebruikt, zonder dat de oorspronkelijke indicatie ooit is herzien. Daarnaast is er een aantal jonge vrouwen dat deze medicijnen om cosmetische redenen inneemt.
  • *Salt-losing nefritis.* Deze patiënten hebben gewoonlijk een ernstig gestoorde nierfunctie met een clearance van minder dan 40 ml/min. De

nieraandoening zelf is grotendeels in het niermerg gelokaliseerd, zoals bij interstitiële nefritis, beschadiging van het niermerg door analgeticamisbruik (NSAID's) en aangeboren afwijkingen als cystenieren.
- *Osmotische diurese*. De glucosurie bij ontregelde diabetes mellitus, zowel ketotisch als non-ketotisch, veroorzaakt belangrijk water- en elektrolytenverlies zodat hypovolemie bij deze ziektebeelden op de voorgrond staat. Doordat water de cel verlaat bij hyperglykemie neemt het ECV toe en daalt de Na^+-concentratie. Voor iedere mmol bloedsuikerverhoging daalt de $[Na^+]$ met 1,5 mmol/l. Behandeling met insuline corrigeert deze schijnbare hyponatriëmie. Ook de volumedepletie na het opheffen van een langdurige urinewegobstructie wordt verklaard door osmotische diurese van geretineerd ureum. Bij deze patiënten moet soms parenteraal vocht worden toegediend.
- *Hormonale oorzaken*. Een tekort aan mineralocorticoïden hoort bij de ziekte van Addison; hyperkaliëmie is daarvan een verschijnsel. Volumedepletie en non-osmotische ADH-secretie staan op de voorgrond. Bepalingen van het plasmacortisolgehalte kan uitsluitsel geven.

De euvolemische hyponatriëmie

Bij deze patiënten ontbreken de verschijnselen van uitdroging of van oedeem.
- Het meest voorkomende ziektebeeld is het 'syndroom van de oneigenlijke (inappropiate) ADH-secretie' (SIADH). Ondanks de lage Na^+-concentratie gaat de ADH-secretie door. De voornaamste oorzaak is ectopische productie van ADH. Deze patiënten verspreiden soms een onaangename zoetige geur (dysgeusie). Bekende ziekteoorzaken zijn long- en pancreascarcinoom, pneumonie, hypothyreoïdie, de ziekte van Addison en hersenafwijkingen. Er ontstaat hyponatriëmie maar geen expansie van het extracellulaire compartiment. Dat komt omdat de glomerulaire filtratie toeneemt. Bij myxoedeem en de ziekte van Addison zijn de patiënten echter hypovolemisch met hypotensie.
- Overmatige vochtopname zonder zoutgebruik. Bekend waren vroeger de 'stokerskrampen' die optraden bij de stokers van de enorme ovens op de vooroorlogse stoomschepen waarin continu kolen moesten worden geschept. De krampen bleven weg als zij naast de tientallen liters water ook zouttabletten gebruikten.
- Sommige psychiatrische patiënten lijden aan psychogene polydipsie; dit beeld is in psychiatrische ziekenhuizen geen zeldzaamheid. De hyponatriëmie is vaak een toevalsbevinding omdat de patiënten alleen polyurie hebben en geen klachten uiten.
- Het biergebruik onder jonge mannen in het weekend neemt de laatste jaren sterk toe: het gebruik van tien tot vijftien liter bier op een avond is geen uitzondering. Omdat er hierbij niet of nauwelijks gegeten wordt, gaat de excessieve wateropname niet gepaard met voldoende aanbod van osmotisch actieve stoffen (met name Na^+ en ureum) aan merg en distale tubulus. De minimale toniciteit voor de uitscheiding van verdunde urine (50 mosmol/l) wordt niet bereikt en ondanks de volledige suppressie van de ADH-secretie,

wordt een groot deel van het opgenomen water geretineerd. Er is dan sprake van een waterintoxicatie.
– Enkele fatale gevallen van hyponatriëmie zijn beschreven bij gebruik(st)ers van ecstasy (MDMA). Hoge waterconsumptie gaat hierbij gepaard met continue ADH-secretie.
– Een aantal medicamenten stimuleren de secretie van ADH zoals: chlorpropamide, endoxan, tegretol, paracetamol, NSAID's, antipsychotica en antidepressiva.

De verschijnselen van hyponatriëmie

De verschijnselen zijn voornamelijk van neurologische aard: sufheid, insulten en coma zijn het gevolg van zwelling van de hersencellen. Inklemming van de hersenstam heeft onmiddellijk overlijden tot gevolg.

De snelheid waarmee hyponatriëmie tot stand komt is doorslaggevend. Alle bovengenoemde symptomen ontstaan als in enkele uren het plasma-Na^+ daalt tot tussen 125 en 130 mmol/l. Dit is een medisch spoedgeval. Omgekeerd kunnen Na^+-concentraties van minder dan 110 millimol/l nog wel verdragen worden als de daling zich over een periode van weken heeft ontwikkeld.

De behandeling van de acute hyponatriëmie

Voorbeeld: man, 70 kg, $[Na^+]$ van 120 mmol/l en neurologische verschijnselen bij volumedepletie. Het streven is dan om de osmolaliteit te verhogen tot 250 mosmol per kg en de $[Na^+]$ tot 125 à 130 mmol/l (de correctie mag niet te snel verlopen). Daarvoor bestaat de formule:

125 - gemeten $[Na^+] \times 0,6 \times$ lichaamsgewicht. In dit geval is dan 210 mmol Na^+ nodig. Dit kan toegediend worden in de vorm van een hypertone NaCl-oplossing 3%, die 513 mmol Na^+ per liter bevat. Dit infuus mag niet sneller lopen dan 100 ml per uur en de Na^+-spiegel dient frequent gecontroleerd te worden.

Bij volume-expansie, zoals bij decompensatio cordis is dit niet ongevaarlijk en kan het veiliger zijn om NaCl 0,9% te geven, vergezeld van 40 tot 60 mg furosemide i.v.

4.4.4 Hypernatriëmie

Hypernatriëmie ontstaat als de wateropname lager is dan de som van renaal en extrarenaal waterverlies met hyperosmolariteit als gevolg. De diagnose wordt gesteld als de plasma-Na^+-concentratie hoger is dan 150 mmol/l. Gewoonlijk is de oorzaak 'verlies van lichaamswater' samen met een gestoorde dorstperceptie: een combinatie van verlaagd sensorium, onvoldoende toegang tot water (hulpbehoevendheid), braken en diarree. De dorstperceptie is het belangrijkste obstakel tegen hypernatriëmie maar vooronderstelt een normaal bewustzijn. Mensen reageren met dorstgevoel op volumedepletie en hyperosmolariteit. Zelfs bij patiënten met diabetes insipidus die tientallen liters water met de urine verliezen, treedt geen hypernatriëmie op als zij een normale dorstsensatie hebben en over water beschikken. Een bekende beschrijving is: 'zij drinken zelfs de bloemenvazen leeg'. Daarom is hypernatriëmie vooral een aandoening van de ernstig zieken, hoogbejaarden en jonge kinderen waaronder zuigelingen.

Bij hypernatriëmie wordt water door osmose van het ICV naar het ECV gedreven waardoor de cellen schrompelen. Binnen een uur worden er echter in de cellen moleculen gegenereerd in een poging om het osmotische evenwicht te herstellen. Hersenoedeem kan ontstaan als herstel van de osmolariteit te snel plaatsvindt, omdat deze moleculen ook weer moeten worden uitgescheiden.

Voor de differentiële diagnose is ook hier een beoordeling van de volumestatus van belang. Er wordt onderscheid gemaakt tussen *hypovolemische* hypernatriëmie, *hypervolemische* hypernatriëmie en *euvolemische* hypernatriëmie.

Hypovolemische hypernatriëmie
Hierbij is het watertekort groter dan het Na^+-tekort. De belangrijkste oorzaken kunnen verdeeld worden in extrarenaal en renaal:
– *extrarenaal*: de urine is geconcentreerd en bevat minder dan 10 mmol/l Na^+ omdat de nieren Na^+ conserveren. Het waterverlies gaat echter door. Oorzaken zijn:
  • gastro-intestinaal: braken, diarree, continue zuigdrainage;
  • grote brandwonden;
– *renaal*: de urine is niet hypertoon en bevat meer dan 20 mmol/l Na^+.
  • *Osmotische diurese*, bijvoorbeeld bij hyperglykemie. In de beginfase wordt de hyperosmolariteit veroorzaakt door de glucose en is er juist hyponatriëmie. Bij voortgezette duur veroorzaakt de osmotische diurese een zodanig excessief waterverlies dat zich hypernatriëmie kan ontwikkelen. Dit kan vooral gebeuren bij ouderen met diabetes mellitus type II die al enige beperking in het concentrerende vermogen van de nieren hebben.
  • *Overmatig gebruik van lisdiuretica.*
  • *Pre-existent nierlijden* met overmatig waterverlies en een gestoorde dorstperceptie.

Hypervolemische hypernatriëmie
Dit is zeer zeldzaam. Deze patiënten hebben verschijnselen van volume-expansie zoals longstuwing en perifeer oedeem. Het beeld kan worden veroorzaakt door verhoogde zoutopname, bijvoorbeeld door het toedienen van grote hoeveelheden bicarbonaat of hypertone NaCl (3%) bij cardiopulmonaire resuscitatie of bij lactaatacidose.

Euvolemische hypernatriëmie
Bij deze patiënten is het vrije waterverlies afkomstig uit het intracellulaire volume (ICV) en de intersitiële ruimte. Het intravasculaire volume is nauwelijks verkleind. Oorzaken zijn gelegen:
– *extrarenaal*: verhoogde perspiratio insensibilis, zoals bij hyperventilatie. Verder excessief zweten bij zware lichamelijke inspanning in grote hitte. De hypernatriëmie kan een voorbode zijn van een hitteslag;

– *renaal*: het concentratievermogen van de nieren ontbreekt of laat sterk te wensen over.
- Bij diabetes insipidus (DI) worden tientallen liters urine per dag geproduceerd door het ontbreken van ADH. Pas als de toegang tot water ontbreekt ontstaat hypernatriëmie. In 50% van de gevallen van centrale DI kan geen oorzaak worden gevonden. Tot de wel bekende oorzaken behoren metastasen en tumoren in de hypofyse, traumata, encefalitis en chirurgische ingrepen in het hypothalamusgebied;
- Bij nefrogene DI zijn de verzamelbuisjes ongevoelig voor ADH. Deze ziekte is congenitaal of verworven. Er is een mutatie beschreven van het gen dat codeert voor de aquaporinekanaaltjes in de verzamelbuisjes. Nefrogene DI is soms secundair aan ziekten van het niermerg zoals medullaire cystenieren en interstitiële nefritis. Tot de medicamenten die nefrogene DI kunnen veroorzaken behoren demecocycline (dat hierom wordt gebruikt bij SIADH), lithium en foscarnet (een antiviraal middel).

De verschijnselen van hypernatriëmie

Klachten en verschijnselen zijn aspecifiek, op de voorgrond staan neurologische afwijkingen zoals insulten, lethargie en coma. De verschijningsvorm hangt sterk af van de snelheid waarmee het syndroom tot stand komt: de acute hypernatriëmie heeft een hoge mortaliteit, maar deze wordt mede bepaald door de leeftijd en de bijna altijd aanwezige comorbiditeit.

Bij acute hypernatriëmie ontstaan de verschijnselen bij een P_{osm} > 320 mosmol/l, coma en ademstilstand treden op bij een P_{osm} > 360 mosmol/l. Een $[Na^+]$ tussen 150 en 160 mmol/l wijst op dehydratie, bij DI worden zelfs hogere waarden gezien.

De behandeling van hypernatriëmie

De hoge Na^+-spiegel mag niet sneller dalen dan met 1 à 2 mmol/l per uur. Dat komt door de aanwezigheid van de novo ontstane intracellulaire moleculen (zogenoemde 'idiogene osmolen') in de hersencellen. De aard van de behandeling wordt bepaald door de volumestatus.

Bij hypovolemie wordt NaCl 0,9% i.v. gegeven omdat hypotone oplossingen snel het intravasculaire compartiment verlaten en de hemodynamische collaps zo niet wordt voorkomen. Bovendien is isotone zoutoplossing hypotoon ten opzichte van het ECV en wordt zo een te snelle daling van de Na^+-concentratie verhinderd.

Bij hypervolemie is behandeling met furosemide aangewezen, eventueel ook nierdialyse.

Een patiënt met euvolemie kan water p.o. krijgen, eventueel in combinatie met glucose 5% i.v. Bij het vermoeden op DI wordt een testdosis van 5 eenheden vasopressine gegeven waarna de osmolaliteit van de urine hoort te verdubbelen van bijvoorbeeld 100 tot 200 mosmol/l.

Berekening van de hoeveelheid vloeistof:

Voorbeeld: man, 75 kg, $[Na^+]$ = 160 mmol/l.

Totaal lichaamswater (TLW): 0,6 × 75 = 45 liter.

Gevonden $[Na^+]$ 160 mmol/l gedeeld door gewenst $[Na^+]$ 140 mmol/l × TLW:

160 / 140 × 45 = 52 liter.

Toegediend moet worden 52 - 45 = 7 liter water. Indien de correctie parenteraal plaatsvindt, bijvoorbeeld met NaCl 0,9% of NaCl 0,45% ('slap zout') moet berekend worden hoeveel Na^+ in deze infusen wordt toegediend. NaCl 0,9% bevat per 500 ml 77 mmol Na^+.

4.5 Stoornissen in de kaliumbalans

De dagelijkse opname van K^+ is ongeveer 1 mmol per kg lichaamsgewicht, dus 60 tot 80 mmol per dag. Meer dan 90% hiervan wordt door de nieren uitgescheiden. Deze uitscheiding staat mede onder invloed van aldosteron. Het zijn de distale tubuli en de verzamelbuisjes die de uitscheiding of terugresorptie van kalium reguleren, afhankelijk van de orale opname of van een verschuiving over de celmembraan.

De hoeveelheid kalium in het lichaam bedraagt circa 3.500 mmol, meer dan 98% hiervan bevindt zich intracellulair. De intracellulaire concentratie van K^+ is ongeveer 150 mmol/l en extracellulair is dit slechts 3,5 tot 5,0 mmol/l. Er is een continue uitwisseling tussen het kalium in het ECV en de intravasculaire ruimte. De kaliumbalans wordt niet alleen door orale opname en renale uitscheiding, maar ook door verschuivingen tussen ICV en ECV bepaald. In de celwand bevindt zich de bekende natrium-kaliumpomp die het passieve transport van kalium over de celmembraan tegengaat en kalium weer de cel inpompt. Insuline versterkt de activiteit van deze pomp.

Veranderingen in de pH beïnvloeden de uitwisseling van kalium tussen de intra- en de extracellulaire volumes.

Acidose, zowel metabool als respiratoir, veroorzaakt een kaliumtransport vanuit de cel naar extracellulair, terwijl alkalose, respiratoir en metabool, de cel kalium doet opnemen.

Een toegenomen osmolariteit leidt tot schrompeling van de cellen waardoor zij ook kalium gaan lekken. Bij diabetische ketoacidose, dus met insulinedeficiëntie, kan zo hyperkaliëmie ontstaan.

Afwijkingen in de kaliumspiegel, zowel naar boven als naar beneden, hebben ernstige consequenties voor de prikkelbaarheid van spierweefsel, in het bijzonder de hartspier.

Zoals eerder beschreven (afb. 1.37) wordt de membraanpotentiaal van een prikkelbare cel bepaald door de verhouding tussen intra- en extracellulair K^+. Dit wordt weergegeven in de *formule van Nernst*. Daarom hebben een verhoging of verlaging van het plasma-K^+-gehalte consequenties voor de prikkelbaarheid van de hartspiercellen.

4.5.1 Hyperkaliëmie

Bij hyperkaliëmie is de verhouding tussen intra- en extracellulair K^+ (K_i/K_o) afgenomen en is de transmembraanpotentiaal dus lager. Om deze reden worden er bij een prikkel minder snelle Na^+-kanaaltjes geactiveerd en wordt de piek van de actiepotentiaal iets minder hoog. Tegelijkertijd is door de hoge K⁺-spiegel de permeabiliteit van de K⁺-kanaaltjes toegenomen waardoor de repolarisatie sneller verloopt en de plateaufase veel korter duurt. Het hart wordt steeds minder prikkelbaar (afb. 4.13 en 4.14).

Onder normale omstandigheden is versterkte orale opname geen oorzaak van hyperkaliëmie omdat het distale nefron kalium weer uitscheidt in de urine. Hyperkaliëmie wordt meestal veroorzaakt door een verschuiving van K⁺ van intra- naar extracellulair of een afname van de renale excretie.

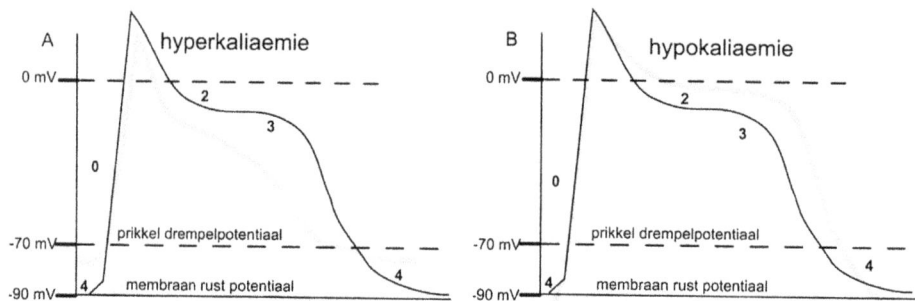

Afbeelding 4.13
Repolarisatiestoornissen bij hyper- en hypokaliëmie. De actiepotentiaal bij hyper- en hypokaliëmie wordt in grijs weergegeven.
A: Hyperkaliëmie. De actiepotentiaal is verlaagd en de repolarisatie verkort. Dit veroorzaakt hoge spitse T-toppen. De verlaagde prikkelbaarheid veroorzaakt een verlengd PR-interval en verbreding van het QRS-complex.
B. Hypokaliëmie. Er is hyperpolarisatie waardoor verhoogde prikkelbaarheid en verlenging van de refractaire periode. Het ST-segment zakt door, de T-toppen worden lager en later worden ook U-toppen zichtbaar. In combinatie met digitalisbehandeling zijn ernstige ritmestoornissen te verwachten.

Oorzaken zijn:
- kaliumtransport van intra- naar extracellulair:
  - *acidose*;
  - *celdestructie*: hemolyse en rhabdomyolyse (spierverval bij trauma, slangenbeten), verbranding, snel verval van tumorweefsel bij cytostatische therapie;
  - *hyperglykemie*;
  - *medicamenten*: bètablokkers, digitalis.
- renaal:
  - acute en chronische *nierinsufficiëntie*;
  - *gestoorde tubulaire excretie*: hypoaldosteronisme (tekort aan renine), ziekte van Addison, kaliumsparende diuretica.

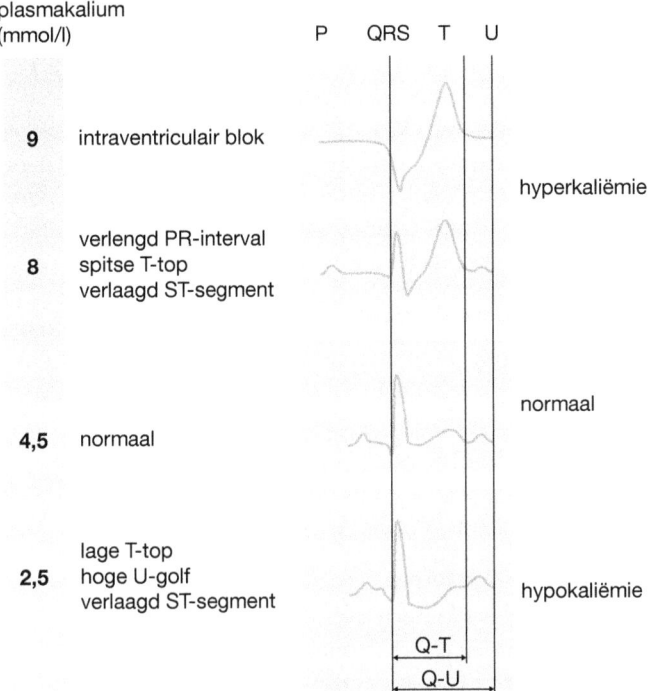

Afbeelding 4.14
De verschillende afwijkingen die men op het ECG kan zien bij hyper- en hypokaliëmie.

4.5.2 Hypokaliëmie

Bij hypokaliëmie is de membraanpotentiaal toegenomen en is de membraan overmatig gepolariseerd. De hoge K_i/K_o-verhouding verlaagt de permeabiliteit voor K^+ waardoor de depolarisatie langer duurt en de relatief refractaire periode toeneemt. Dit vergroot de kans op conductieblok, re-entrytachycardie en torsade de pointes.

Onvoldoende orale opname van kalium komt voor, maar is zeldzaam. Hypokaliëmie veroorzaakt ernstige aritmieën, spierzwakte en verlammingen. Oorzaken zijn:
- kaliumtransport van extra- naar intracellulair:
  - *alkalose*;
  - *insuline*: behandeling van diabetische ketoacidose;
  - *hyperalimentatie* na ernstige ondervoeding (glucose neemt bij intracellulaire opname K^+ mee);
- renaal (overmatige uitscheiding):
  - *hormonaal*: overmatige productie van mineralocorticoïden bij ziekte van Cushing en primair hyperaldosteronisme (syndroom van Conn). Excessief dropgebruik (drop bevat glycirrhizine dat een mineralocorticoïde werking heeft;

- *diuretica*: door het beperken van de terugresorptie van Na$^+$ wordt meer Na$^+$ aan de verzamelbuisjes aangeboden. Door dit natriumverlies daalt de bloeddruk, wat de aldosteronsecretie in de distale tubulus contortus stimuleert. Dit werkt dan weer kaliumdrijvend;
- *osmotische diurese*: bij diabetische ketoacidose treedt veel kaliumverlies op door de verhoogde tubulaire doorstroming, terwijl er tegelijkertijd door de metabole acidose een shift is van intra- naar extracellulair. Daardoor is er aanvankelijk hyperkaliëmie, maar bij insuline ontstaat er een 'celhonger' naar kalium en kan hypokaliëmie optreden;

– gastro-intestinaal:
- *braken* en *langdurige zuigdrainage* van de maag veroorzaken op zich slechts weinig kaliumverlies, maar er kan wel metabole alkalose, al of niet met volumedepletie, ontstaan, waardoor zich secundair hyperaldosteronisme ontwikkelt dat renaal kaliumverlies veroorzaakt;
- *secretoire diarree*: laxansmisbruik, cholera.

4.6   Nierpathologie

Functiestoornissen van de nier kunnen leiden tot ophoping van afvalstoffen, verschuivingen in de water- en elektrolytenbalans en afhankelijk van de ernst ook tot veranderingen in de zuurgraad. Zij kunnen in twee grote groepen worden ingedeeld, namelijk *acute* en *chronische* nierinsufficiëntie.

4.6.1   Acute nierinsufficiëntie (acute renal failure, ARF)

Dit ziektebeeld wordt gekenmerkt door een plotselinge achteruitgang van de nierfunctie over een periode van uren tot dagen met stijging van het ureum- en kreatininegehalte van het bloed. Acute nierinsufficiëntie komt voor bij een derde van de patiënten op een intensivecareafdeling en gaat gepaard met een circa tienvoudige stijging van de mortaliteit. Bij een groot deel van de patiënten is er een samenhang met trauma of chirurgische ingrepen. In andere gevallen spelen medicijnen een grote rol, terwijl veel op zich al levensbedreigende ziekten door het syndroom kunnen worden gecompliceerd. Als de situatie bijtijds wordt onderkend, kan door het nemen van maatregelen mogelijk weer een geheel of gedeeltelijk herstel van de nierfunctie worden verwacht. Tijdige diagnose en behandeling zijn van groot belang. Het betreft hier een spectrum van ziekten met aan de ene kant een volledig herstel van de nierfunctie en aan de andere kant ernstige nierbeschadiging die zich als *acute tubulus necrose* (ATN) manifesteert.

De maatstaf voor de ernst van het nierfalen is vermindering van de glomerulaire filtratie, weergegeven door het *plasmakreatininegehalte*. Veel beter is een bepaling van de kreatinineclearance, maar dat is vaak in de klinische setting niet goed mogelijk. Daarbij moet men zich realiseren dat bij een acuut en volledig verlies van de nierfunctie (renal shutdown), het serumkreatinine de eerste dag slechts verdubbeld is, bijvoorbeeld van 100 naar 200 μmol/l. Het ureumgehalte is gewoonlijk ook verhoogd en zelfs meer dan het serumkreatinine. Het ureumgehalte kan echter door andere oorzaken verhoogd zijn (maagbloeding) of verlaagd (levercirrose).

Een andere belangrijke parameter is *oligurie*: een urineproductie van minder dan 400 ml per 24 uur. Voor de uitscheiding van de normale hoeveelheid osmotische actieve stoffen (600 mosmol/24 uur) is dit al te weinig. Het ontbreken van oligurie sluit ARF overigens helemaal niet uit.

Het is van belang om acuut nierfalen te onderscheiden van een mogelijke verslechtering van een al langer bestaande chronische nierinsufficiëntie. Daarbij zijn eventuele gegevens uit de voorafgaande periode van onschatbare betekenis. Als deze ontbreken, kan het bestaan van chronische nierinsufficiëntie vermoed worden door de aanwezigheid van anemie, hyperfosfatemie en hypalbuminemie. Ook kleine nieren bij echografisch onderzoek van de buik wijzen in die richting.

Pathofysiologisch worden de oorzaken van ARF onderscheiden in *prerenaal*, *intrarenaal* en *postrenaal* waarbij de oorzaken dus gesitueerd wordt in de bloedvoorziening van de nieren, in een intrarenaal ziekteproces of in een afvloedbelemmering van de urine. Bij al deze verschillende oorzaken is er echter één gemeenschappelijk pathofysiologisch mechanisme en dat is een afname van de renale bloeddoorstroming, de *renal plasma flow* (RPF).

De drijvende kracht voor de glomerulaire filtratie is immers een drukgradiënt over de glomerulaire basale membraan en deze wordt bepaald door de tonus van de afferente en efferente arteriolen van de glomeruli en de druk in de systemische circulatie. Alle hierna te bespreken oorzaken leiden tot een daling van de glomerulaire filtratie.

Prerenaal

Hierbij is er een daling van de glomerulaire filtratie zonder histologische afwijkingen aan de glomeruli en de tubuli. De oorzaak is een verminderde doorbloeding van de nier zoals bij volumedepletie (hypovolemie). Het vochtverlies kan absoluut zijn of relatief. Dit wordt ook *prerenale uremie* genoemd waarbij er nog niet geïdentificeerde toxische stoffen in het bloed komen.

– *Absoluut*: onvoldoende vochtopname, diarree, continue zuigdrainage, braken, verbrandingen, vochtaccumulatie in de peritoneaalruimte zoals bij acute pancreatitis en na buikoperaties.
– *Relatief*: door een vermindering van het effectieve arteriële bloedvolume (EABV) zoals bij forward failure. Enkele oorzaken:
  • decompensatio cordis (vooral na hartinfarct);
  • sepsis (vergroting van het capillaire bed);
  • anafylactische shock;
  • leverfalen (hypalbuminemie);
  • te krachtige behandeling van hypertensie.

Zolang er nog geen structurele nierschade is zal de Na^+-uitscheiding < 20 mmol/l zijn omdat de nieren Na^+ maximaal terugresorberen. De urine is geconcentreerd door de hoge ADH-secretie en er worden meestal geen sedimentafwijkingen in gevonden. Snelle correctie van de circulatoire afwijkingen is aangewezen. Daarbij moet er met nadruk op gewezen worden dat de nieren in deze fase extra kwetsbaar zijn. Tal van geneesmiddelen kunnen de nieren dan beschadigen. Genoemd moeten worden ACE-remmers of angiotensinereceptorblokkers (ARB's), door hun werking op de efferente glomerulaire arteriolen. NSAID's omdat de remming van cyclo-oxygenase de ischemie van het interstitium doet toenemen door prostaglandineblokkade. Beruchte antibiotica zijn de aminoglycosides zoals gentamycine. Cytostatica zoals cisplatine moeten ook altijd in een snellopend infuus worden toegediend en er mag geen hypovolemie zijn.

Postrenaal

Belemmering van de afvoer van de urinewegen, geheel of gedeeltelijk, kan nierinsufficiëntie veroorzaken door stijging van de druk in het nierbekken en de tubuli die daardoor uitzetten. Dit leidt tot vasoconstrictie van de afferente en efferente glomerulaire arteriolen waarbij de filtratiedruk afneemt. Recidiverende urineweginfecties worden vaak veroorzaakt door obstructie. Ze zijn moeilijk te behandelen zonder opheffing van de obstructie en dragen bij aan de ontwikkeling van verdere schade aan de nieren. Meestal is herstel mogelijk, al kunnen kleine defecten in de tubulusfunctie blijven bestaan. De prognose wordt bepaald door de oorzaak van de obstructie, de ernst en de duur ervan en de aanwezigheid van infecties.

Er zijn verschillende oorzaken:
- *prostaat*: benigne prostaathypertrofie, kanker, prostatitis;
- *blaas*: blaashalssclerose, neurogene blaas (dwarslaesie, CVA, MS);
- *traumata*, bijvoorbeeld bekkenfractuur;
- *medicamenteus*: spinale anesthesie, anticholinergica als detrusitol;
- *ureteren*: metastasen, stenen, stricturen, buikoperaties, operaties in het kleine bekken.

Intrarenaal

In dit geval is wel nierschade aanwezig.
- Acute tubulus necrose (ATN), de meest frequente vorm van intrarenale acute nierinsufficiëntie. Deze ontstaat wanneer de doorbloedingsstoornis van de nieren te lang heeft geduurd of dat er langdurige nefrotoxische invloed is geweest. Ook röntgencontrastmiddelen veroorzaken nogal eens ATN. Bijzondere vormen van ATN zijn de afwijkingen veroorzaakt door endogene toxinen:
  • *rhabdomyolyse*, waarbij myoglobine uit de spieren een toxische werking op de tubuli heeft. Dit gebeurt bij grote traumata en gaat altijd gepaard met hypovolemie. Het werd voor het eerst beschreven onder de naam 'crush syndrome' tijdens de 'Blitzkrieg' tegen Engeland, de dagelijkse bombardementen op de grote Engelse steden. Naast de ernstige systemische effecten van zware traumata komt er dan een nierbeschadiging in de vorm van ATN. Kenmerkend is een sterke verhoging van creatinekinase (CK), een belangrijk enzym in de spierstofwisseling dat vrijkomt bij schade aan het spierweefsel. Tegenwoordig wordt het beeld vooral gezien bij oorlogsgeweld en zware aardbevingen;

- *hemoglobine in de tubuli* kan hetzelfde effect op de nieren hebben en komt voor bij incompatibele bloedtransfusies waarbij hemolyse ontstaat;
- *kristalvorming in de tubuli*. Cytostatische therapie met lysis van een grote hoeveelheid tumorweefsel leidt tot neerslag van urinezuur in de tubuli. Allerlei medicijnen kunnen in kristalvorm in tubuli neerslaan, zoals co-trimoxazol (sulfa), methotrexaat en acyclovir;
- *lichte ketens van het myeloomeiwit bij de ziekte van Kahler*. Daarom mag bij deze patiënten nooit een intraveneus pyelogram worden gemaakt.
- Glomerulonefritis. Het *acute nefritische syndroom*: dit is een groep nierziekten gekenmerkt door ontsteking van de glomeruli met een immunologische reactie op een infectie of andere ziekten. Het syndroom wordt gekenmerkt door eiwitverlies, hematurie, oedeemvorming en hypertensie.
- Acute interstitiële nefritis (AIN): dit beeld wordt vooral veroorzaakt door overgevoeligheid voor bepaalde geneesmiddelen. De twee armen van de immuunrespons, namelijk de humorale en de cellulaire immuniteit, zijn bij het ontstaan van AIN betrokken (zie hoofdstuk 6). Behalve tal van geneesmiddelen zoals antibiotica en NSAID's zijn ook bacteriële infecties van grote betekenis, met name *Staphylococcus aureus* en *E. coli*. Tegenwoordig is misschien de protonpompremmer omeprazol (Losec®) de belangrijkste boosdoener, maar dit medicament wordt dan ook op wereldschaal gebruikt (en vaak ten onrechte).
- Vasculaire oorzaken worden ingedeeld in afwijkingen in de grote en in de kleine vaten. Cholesterolemboliëen uit atheromateuze plaques komen terecht in kleine niervaten en leiden tot gehele of gedeeltelijke uitval van de nierfunctie. Er zijn dan ook vaak andere problemen zoals gangreen van de tenen, maag-darmbloedingen en neurologische uitvalsverschijnselen. Deze afwijkingen komen een enkele maal voor na dotterprocedures of vaatchirurgie. In de kleine vaten kan een ontsteking van de wand voorkomen, vasculitis, die necrose en/of bloedingen in het interstitium veroorzaakt. Vasculitis wordt gezien als onderdeel van een immuuncomplexaandoening met complementactivatie (zie hoofdstuk 6).

Het nefritisch syndroom en AIN worden gescheiden besproken.

Acute tubulusnecrose
Na de prerenale uremie zonder nierschade is dit de meest voorkomende vorm van acuut nierfalen. De beschermende renale autoregulatie is niet opgewassen tegen de ischemie en er ontstaat schade door onderperfusie (afb. 4.15).

De pathofysiologische ontwikkelingen gelden evenzeer voor de nefrotoxische vorm (door tal van medicamenten), die in frequentie direct komt na de prerenale ischemie. Deze twee ziektebeelden vormen samen 90% van de oorzaken van acute nierinsufficiëntie. Tubuli kunnen echter regenereren als een patiënt maar tijd van leven heeft.

Een bijzondere vorm van acute nierinsufficiëntie is de dubbelzijdige nierschorsnecrose die in de late fase van de zwangerschap kan optreden bij placenta praevia of solutio placentae en ook wel bij septische shock. Diffuse

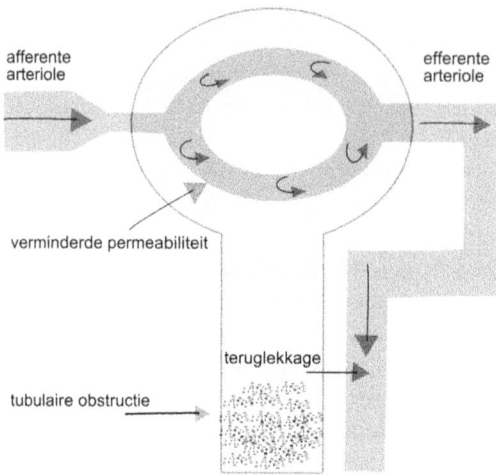

Afbeelding 4.15
De belangrijkste kenmerken van acute tubulusnecrose zijn: het ontstaan van vasoconstrictie in de afferente arteriole waardoor de nierdoorstroming afneemt. Daardoor is er een verminderde permeabiliteit en een afname van het glomerulaire filtraat. De ischemie beschadigt ook de tubuluscellen die deels loskomen van de tubulaire basale membraan en brokstukken vormen waardoor tubuli verstopt raken. Ten slotte ontstaan er lacunes in de tubuluswand waardoor het glomerulusfiltraat teruglekt in het interstitium.

intravasale stolling komt hierbij nogal eens voor. Glomeruli kunnen niet regenereren.

Verloop van acute nierinsufficiëntie
Er kunnen minstens drie fasen in het verloop van ARF worden herkend:
– *de vroege fase*. Hierin ondergaan de nieren een soort 'aanval' waarin het parenchym dreigt te worden beschadigd. Deze aanval kan veroorzaakt worden door ischemie, nefrotoxische stoffen of endogene toxinen zoals myoglobine en kristallen. In gevallen waarbij ischemie de belangrijkste oorzaak is kan nog door adequate maatregelen het syndroom worden beëindigd voordat schade ontstaat;
– de kans is echter groot dat zich renale vasoconstrictie ontwikkelt, zodat de renale bloeddoorstroming ernstig te lijden heeft en nierschade ontstaat. Dit is de *onderhoudsfase* waarvan de behandeling buitengewoon delicaat is;
– ten slotte ontstaat de *herstelfase* waarvan het begin en de duur afhangen van het herstel van de nierdoorstroming, het verwijderen van de toxinen en het opheffen van eventuele postrenale obstructies.

Diagnostiek van acute nierinsufficiëntie
In de eerste fase wordt een afname van de urineproductie waargenomen, daarnaast verschijnselen van vochtretentie zoals gelaatsoedeem en gewichtstoename, soms zelfs longoedeem. Men spreekt van *oligurie* als de uri-

neproductie lager is dan 400 ml per 24 uur. Anurie komt eigenlijk alleen voor bij nierschorsnecrose. De serumkreatininespiegel stijgt met 50 à 100 µmol/l per dag, evenals de ureumconcentratie. De onderhoudsfase toont hyperkaliëmie en metabole acidose, later ontstaan ook hyponatriëmie, hyperfosfatemie, hypocalciëmie en een verhoging van het urinezuurgehalte.

De overgang van de prerenale uremie naar ATN is in de beginfase van grote diagnostische betekenis. Als de tubuli nog niet ernstig of uitgebreid beschadigd zijn, wordt Na^+ maximaal teruggeresorbeerd. Daarom is de fractionele Na^+-uitscheiding (FeNa) een belangrijke parameter:

FeNa = urine-Na^+ × plasmakreatinine / plasma-Na^+ × urinekreatinine × 100.
−FeNa < 1%: prerenale uremie;
−FeNa > 1%: mogelijk ATN, soms acute interstitiële nefritis (AIN);
−FeNa > 2%: ATN.

De redenering gaat niet op als de patiënt met lisdiuretica zoals furosemide is behandeld.
Andere criteria zijn weergegeven in tabel 4.1.

urine	prerenaal	renaal
osmolariteit (osmol/l)	> 500	< 350
soortelijk gewicht (SG)	> 1.020	< 1.010
Na^+ (mmol/l)	< 20	> 40
sediment	geen afwijkingen	bruine korrelcilinders

Behandeling van acute nierinsufficiëntie
Alle ernstig zieke patiënten moeten op acute nierinsufficiëntie onderzocht worden. Controle van de vloeistofbalans is belangrijk en afwijkingen moeten worden hersteld, afhankelijk van pre-existente aandoeningen.
−Door snelle parenterale vloeistoftoediening kan een eventuele hypovolemie zodanig gecorrigeerd worden dat de ARF verdwijnt, maar vloeistofoverbelasting is ook levensgevaarlijk (longoedeem). Zo mogelijk plaatsing van een swan-ganzkatheter voor monitoring van LVEDP en optimalisering van de cardiac output.
−Inbrengen van een blaaskatheter. Een eventueel belangrijke oorzaak van postrenale nierinsufficiëntie wordt hiermee opgeheven en de urinaire output kan goed worden gemeten.
−Behandeling van eventuele cardiale of gastro-intestinale oorzaken.
−Beëindiging van de in deze fase nefrotoxische medicatie waaronder ACE-remmers, ARB's en NSAID's.
−Matige eiwitbeperking.

– Vochtbeperking, aangezien hyponatriëmie kan ontstaan omdat de patiënten niet voldoende water kunnen uitscheiden en doorgaan met drinken.
– Behandeling van acidose: bicarbonaatinfuus.
– Behandeling ernstige hyperkaliëmie:
  • calciumgluconaat 10%, 10 ml i.v.;
  • insuline 10 Eh in glucose 50% via centrale lijn;
  • resonium A in water als klysma.
– Behandeling van oligurie of anurie: patiënten die niet oligurisch zijn hebben een betere prognose. Dit heeft velen ertoe gebracht om oligurie te behandelen. Het geven van lisdiuretica heeft vanuit fysiologisch oogpunt geen zin en er is nog nooit enig voordeel ten aanzien van de prognose vastgesteld. Lisdiuretica hebben alleen maar zin om eventuele overvulling te bestrijden.

Een lage dosis dopamine zou een vasodilatatoir effect hebben en de nierdoorstroming doen toenemen. Weliswaar stijgt de urineproductie maar de mortaliteit verbetert niet. Deze theorie (en behandeling) is inmiddels verlaten.
– Peritoneale of nierdialyse, hemofiltratie.

Geleidelijk ontwikkelt zich in ernstige en niet-behandelde gevallen het *uremisch syndroom* dat gekenmerkt wordt door misselijkheid, braken, gebrekkige eetlust, jeuk en daling van het bewustzijn, terwijl ook krampen en insulten kunnen voorkomen.

4.6.2 Chronische nierinsufficiëntie (chronic renal failure, CRF)

Chronische nierinsufficiëntie wordt gekarakteriseerd door een geleidelijke en gewoonlijk irreversibele daling van de nierfunctie, dus van de GFR. Dit is in tegenstelling tot de acute vorm, die vaak wel omkeerbaar is. Het destructieve proces kan zich over maanden, maar ook over vele jaren uitstrekken. Talrijke ziekten kunnen chronische nierinsufficiëntie veroorzaken, de belangrijkste op wereldschaal zijn echter hypertensie, diabetische nefropathie en glomerulonefritis (acuut en chronisch).

Per patiënt is de achteruitgang van de nierfunctie tamelijk constant, zodat de glomerulaire filtratie in de tijd met een zekere fractie afneemt en met bepaling van de kreatinineclearance gevolgd kan worden. Deze achteruitgang is beneden een bepaald niveau van nierfunctieverlies, onafhankelijk van het oorspronkelijke nierlijden. Er zijn aanwijzingen dat de nierfunctiestoornis op zichzelf een factor is bij de verdere verslechtering van het ziektebeeld: door de afname van het aantal nefronen hypertrofieert het aantal overgebleven gezonde nefronen en neemt de filtratie hierin sterk toe door verhoogde intraglomerulaire druk. Deze druk veroorzaakt echter glomerulosclerose van de capillairwand en leidt ook tot beschadiging van het basale membraan, waardoor proteïnurie ontstaat. Deze proteïnurie is mogelijk een belangrijke factor in de voortgang van het nierlijden omdat hierdoor een zogenoemde *tubulo-interstitiële aandoening* kan ontstaan, voor zover deze nog niet aanwezig is. Dit is een groep ziekten van de tubuli en het interstitium, waaronder enkele waarbij de glomeruli in min of meerdere mate gespaard blijven. De oorzaak is meestal blootstelling aan toxische stoffen, zoals zware metalen, nefrotoxische medicijnen en immunologische ontstekingen.

Bij een functieverlies van minder dan 50% spreekt men van verminderde nierfunctie. In dit stadium is hypertensie vaak de enige direct aantoonbare afwijking.

Pas als de glomerulaire filtratie (GFR) gedaald is tot minder dan 50%, wat dus neerkomt op een verlies van de helft van de nefronen, is het reservemechanisme uitgeput. Bij verdere achteruitgang beginnen ureum- en kreatinineconcentratie te stijgen.

De achteruitgang in nierfunctie wordt verdeeld in een aantal stadia: men spreekt van chronische nierinsufficiëntie als de kreatinineclearance ligt tussen de 30 en 70 ml/min. Chronisch nierfalen wordt gedefinieerd als een nierfunctiestoornis met een GFR van minder dan 30 ml/min, terwijl terminale nierinsufficiëntie (end stage renal disease, ESRD) aanwezig is als de glomerulaire filtratie gedaald is tot minder dan 10 ml/min.

Bepalingen van de kreatinineclearance geven vaak een te gunstig beeld, zeker bij mensen met chronische nierinsufficiëntie, omdat kreatinine dan sterker door de tubuli wordt uitgescheiden. Daarbij komt dat bij ouder worden de GFR afneemt met 1 ml per jaar vanaf het dertigste levensjaar. Omdat ook de spiermassa met de leeftijd afneemt, komt dit niet in de kreatinineclearance tot uiting. Daarom is de cockcroft-gaultformule ontwikkeld die met deze factoren rekening houdt:

Kreatinineclearance (man) = (140 - leeftijd) × gewicht in kg) / serumkreatinine × 72.

Voor vrouwen moet dit getal met 0,85 worden vermenigvuldigd.

Patiënten met een GFR (kreatinineclearance) tussen 70 en 30 ml/min zijn gewoonlijk asymptomatisch.

Risicofactoren voor progressie:
- de belangrijkste risicofactor is *proteïnurie*. Daarmee samenhangend is de omvang van een eventuele tubulo-interstitiële afwijking, die echter alleen met een nierbiopsie kan worden vastgesteld;
- *onvoldoende behandelde hypertensie*;
- *etniciteit*: mensen met een zwart-Afrikaanse achtergrond tonen meestal een versneld ziekteproces. Dit kan echter ook verband houden met vaker voorkomen van diabetes mellitus en hypertensie bij deze etnische groep;
- *roken*;
- het *chronische gebruik van analgetica* zoals NSAID's. Vroeger was fenacetine berucht: er bestond zelfs een specifiek niersyndroom: fenacetinenieren dat tot nierpapilnecrose kon leiden.

De belangrijkste maatregel om voortgang te vertragen is antihypertensietherapie. Daarbij is afremming van het renine-angiotensine-aldosteronsysteem van grote betekenis. De nierbeschermende werking van ACE-remmers en ARB's gaat ver uit boven de antihypertensieve werking. Bij gevorderde nierinsufficiëntie is er dan echter steeds het gevaar van hyperkaliëmie doordat hypoaldosteronisme ontstaat.

De verschijnselen van chronische nierinsufficiëntie

Chronische nierinsufficiëntie gaat gepaard met verschillende verschijnselen.
– *Anemie*. Deze is het meest frequent als de GFR is gedaald tot minder dan 60 ml/min. Daarbij is de belangrijkste oorzaak een afname van de erythropoëtinesynthese in de nieren. Dit glycoproteïne stimuleert in het beenmerg de uitrijping van voorlopercellen tot erytrocyten. Vroegtijdige toediening van EPO (beschikbaar uit DNA-recombinanttechniek) voorkomt ernstige anemie, maar aanvulling met ijzer dient ook plaats te vinden. EPO kan 1 à 2 maal per week s.c. worden toegediend in een dosis van 50 tot 150 Eh/kg lichaamsgewicht.
– *Renale osteodystrofie*. Fosfaatretentie ontstaat door verminderde tubulaire fosfaatuitscheiding. Het calcium verbindt zich met dit fosfaat waardoor hypocalciëmie ontstaat. Een tweede gevolg van de gestoorde nierfunctie is de verminderde omzetting van vitamine D in calcitriol, terwijl dit nodig is voor Ca-opname vanuit de darm. Hypocalciëmie, hyperfosfatemie en een verlaagd calcitriol zijn een stimulans voor de secretie van parathormon (PTH, zie hoofdstuk 5). Zo ontstaat secundaire hyperparathyreoïdie die zich vooral manifesteert als osteitis fibrosa. Calcium wordt aan het botweefsel onttrokken en er ontstaat demineralisatie. Deze manifesteert zich uiteindelijk in botpijnen en spontane fracturen. De gestoorde fosfaatexcretie kan al bij een matige nierinsufficiëntie voorkomen, terwijl de botmanifestaties vooral bij terminale nierinsufficiëntie worden gezien, ook bij patiënten die met niervervangende maatregelen worden behandeld. Mogelijkheden om dit te voorkomen omvatten het toedienen van Ca-preparaten, calcitriol en een fosfaatarm dieet.
– *Zout- en waterbalans*. Door de afname van het aantal nefronen zijn de nieren steeds minder in staat de Na^+-uitscheiding te variëren. De tubulaire terugresorptie van Na^+ is gestoord en de overgebleven nefronen moeten nietresorbeerbare stoffen uitscheiden. Dit brengt een osmotische diurese met zich mee. Daardoor worden de osmo- en de volumeregulatie gestoord en ontstaat daardoor een obligate Na^+-uitscheiding waarbij de urine dezelfde osmolariteit heeft als het serum (isothenurie).

Chronische nierinsufficiëntie leidt soms ook tot volume-expansie door het onvermogen om voldoende natrium uit te scheiden, deze patiënten nemen dan toe in gewicht. Beperkingen in water- en zoutgebruik kunnen aangewezen zijn. Anderen verliezen juist zout en tonen verschijnselen van volumedepletie.

Chronisch nierfalen en terminale nierinsufficiëntie

Een daling van de GFR tot minder dan 30 ml/min wordt gedefinieerd als chronisch nierfalen. Vermindert de GFR tot 10 à 15 ml/min, dan heet dit *terminale nierinsufficiëntie* (ESRD). De volgende complicaties zijn dan onafwendbaar, tenzij maatregelen worden genomen.
– *Uremie* wordt meestal waargenomen bij een GFR van 10 tot 20 ml/min, maar kan ook bij hogere clearances voorkomen. De klachten bestaan uit misselijkheid en braken, anorexie, jeuk en somnolentie. Waarschijnlijk komen

deze klachten niet door het ureum zelf, maar door nog niet geïdentificeerde, bij uremie behorende toxinen. Soms zijn ureumkristallen op de huid zichbaar. Eiwitbeperking in het dieet tot 30 gram per dag kan mogelijk verdere progressie vertragen en de uremie iets verminderen.
- *Hyperkaliëmie.* Patiënten met chronische nierinsufficiëntie kunnen een verhoogde K^+-spiegel tot 6 mmol/l wel verdragen. Tot de maatregelen bij hyperkaliëmie behoren beperking van de kaliumopname, het beëindigen van aldosteronantagonisten en ACE-remmers en medicatie zoals bij ARF is beschreven. Een $[K^+] > 7$ mmol/l is een spoedindicatie voor niervervangende behandeling.
- *Acidose met een aniongap* is voornamelijk een gevolg van de verminderde NH_3-secretie in de proximale tubuli. Er wordt dan een aanslag gepleegd op de alkalireserve zodat het HCO_3^- meestal ligt rond de 12 tot 15 mAEq/l. Patiënten kunnen behandeld worden met $NaHCO_3$ maar dat is bij hypervolemie niet ongevaarlijk.

Bij terminale nierinsufficiëntie is niervervangende behandeling uiteindelijk onafwendbaar, tenzij ernstige comorbiditeit dit onmogelijk maakt.

4.6.3 Hypertensie

Verhoogde bloeddruk is een belangrijk probleem in de volksgezondheid door de hoge prevalentie in de bevolking en de schadelijke gevolgen van onvoldoende of ontbrekende behandeling. Naar schatting 20% van de bevolking heeft hypertensie, maar dit getal stijgt tot 30% bij mensen boven de vijftig jaar.

De verdeling van de bloeddruk over de bevolking toont een gaussverdeling, waarbij er dus een overgrote meerderheid is met een gemiddelde bloeddruk en extremen aan beide zijden van de curve. Daarom is hypertensie arbitrair gedefinieerd en wel als 'de bloeddruk waarboven er een verhoogd risico is op hart- en vaatziekten'. Daarbij is er sprake van een glijdende schaal: een geringe verhoging geeft al een vergroot risico dat bij verdere verhoging toeneemt. Deze stijging is exponentieel. Beginnend vanaf 120/80 mm Hg geeft iedere toename van 20/10 mm Hg een verdubbeling van het risico. In een aantal consensusbijeenkomsten wordt een normale bloeddruk gedefinieerd als 140/90 mm Hg, maar voor bijvoorbeeld diabetespatiënten ligt de norm lager.

Hypertensie is een risicofactor voor herseninfarct, hartinfarct, hartfalen, nierinsufficiëntie en perifere vaatziekten. De meeste effecten van hypertensie zijn terug te voeren op toenemende vaatbeschadiging.

Het risico neemt toe met het roken van sigaretten en comorbiditeit zoals diabetes mellitus, linkerkamerhypertrofie en nierziekten. Direct of indirect is hypertensie betrokken bij 20% van alle doodsoorzaken.

Bij hypertensie wordt een onderscheid gemaakt tussen *essentiële hypertensie* en *secundaire hypertensie*. Alleen bij de tweede vorm (slechts 5 tot 10% van alle hypertensiegevallen) is er een aanwijsbare oorzaak. De belangrijkste ziekten van secundaire aard zijn:

- renale oorzaken:
  - *renovasculaire hypertensie* (nierarteriestenose). Enkel of dubbelzijdige nierarteriestenose zal in eerste instantie de renineproductie in de ischemische nier verhogen met vasoconstrictie door angiotensine II als gevolg. Later vindt verhoogde aldosteronproductie plaats zodat er dan ook volume-expansie is. Ten slotte zullen er ook vaatveranderingen in de niet-ischemische nier optreden;
  - *parenchymateuze nieraandoeningen*: cystenieren, glomerulonefritis, chronische nierziekten;
- hormonale oorzaken (zie hoofdstuk 5):
  - *primair aldosteronisme* (ziekte van Conn);
  - *ziekte van Cushing*: overproductie of toediening van cortisol of ACTH;
  - *feochromocytoom*: een tumor van het chromaffineweefsel in het bijniermerg met cathecholamineproductie;
  - *hyperparathyreoïdie*;
- medicijnen en drugs: corticosteroïden, de anticonceptiepil, NSAID's, alcohol.

In enkele gevallen kan de oorzaak operatief of met een dotterprocedure worden behandeld, zoals bij nierarteriestenose. Ook de ziekten van Conn en Cushing en het feochromocytoom kunnen vaak operatief behandeld worden. Soms is het resultaat daarvan niet voldoende omdat er als gevolg van de langer bestaande hypertensie secundaire veranderingen in de nieren zijn opgetreden.

Primaire (essentiële) hypertensie

In > 95% van de gevallen is sprake van zogenoemde primaire (essentiële) hypertensie. Zoals in de beschouwing over de circulatie werd uiteengezet, is de bloeddruk het product van de cardiac output en de perifere vaatweerstand:

bloeddruk = CO × TPVR.

Het regelsysteem wordt in afbeelding 4.16 nog eens weergegeven.

Onder normale omstandigheden vermindert bij een verhoogde renale perfusiedruk de Na^+-terugresorptie omdat de hydrostatische druk in de peritubulaire capillairen dit tegengaat. Het gevolg is een versterkte natriurese. De nieren kunnen zo voldoende NaCl uitscheiden en het bloedvolume handhaven bij een normale bloeddruk. Men noemt dit druknatriurese. Bij hypertensie blijft dit effect uit en zal in eerste instantie het bloedvolume door de Na^+-retentie toenemen, waardoor de bloeddruk stijgt. Samengevat komt deze theorie (van Guyton) erop neer dat de nieren pas bij een verhoogde bloeddruk een normale water- en zoutuitscheiding kunnen bewerkstelligen.

Hierbij kan worden opgemerkt dat deze theorie al meer dan vijftig jaar geleden door prof. dr. J.G.G. Borst werd verdedigd, maar destijds onvoldoende bewezen kon worden.

Er is een ander belangrijk argument voor de betekenis van zout in de genese van hypertensie. Bij Japanse vissers, die gemiddeld 450 mmol Na^+ per

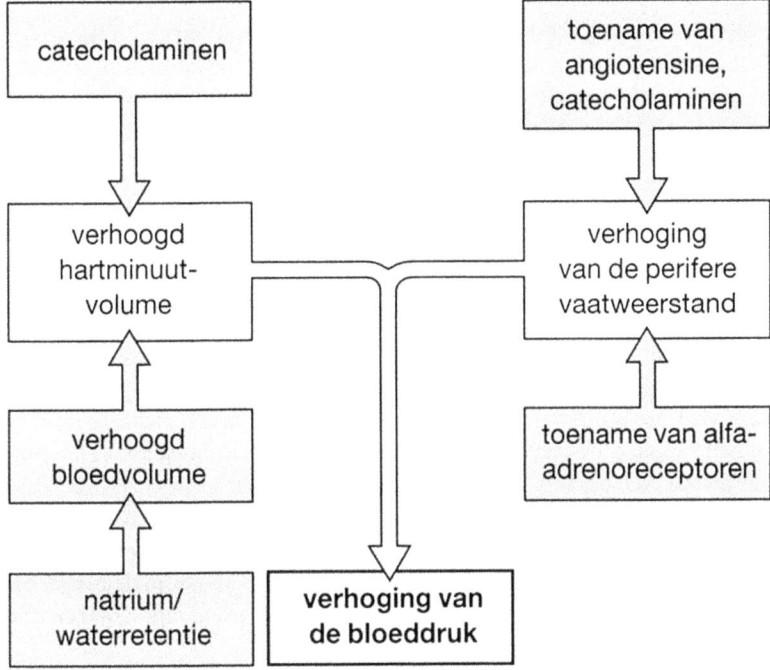

Afbeelding 4.16
Het effectieve arteriële bloedvolume (EABV) wordt beschermd door de geïntegreerde volumerespons. Bij een daling van het EABV worden drie vasoconstrictoire mechanismen gestimuleerd, namelijk het sympatische zenuwstelsel, ADH en angiotensine. Vervolgens zal water- en zoutretentie door de nieren het volume proberen te herstellen.

dag innemen, komt bij 40% hypertensie voor. Sommige indianenstammen in Venezuela en Brazilie die minder dan 1 mmol Na^+ per dag gebruiken, hebben geen hypertensie.

De diagnostiek van hypertensie
Hypertensie geeft bijna nooit klachten. Dat is één van de redenen dat veel patiënten niet erg trouw hun medicijnen innemen (gebrekkige patiëntcompliance).

De meting met een kwik- of veermanometer volgens Riva Rocci wordt als bekend verondersteld. Van belang is, dat de bloeddruk sterk kan wisselen bij lichamelijke inspannning en psychische stress. In de nacht is de bloeddruk het laagst. In twijfelgevallen kan via een elektronisch systeem gedurende enkele uren de bloeddruk automatisch gemeten worden. Van belang is dat de bloeddruk enkele malen achtereen wordt gemeten, waarbij de laatste meting wordt aangehouden.

Bij ernstige hypertensie moet de retina onderzocht worden op hypertensieve retinopathie.

Overig aanvullend onderzoek:

– urineonderzoek op sedimentafwijkingen en proteïnurie;
– bepaling van de GFR met een kreatinineclearance;
– echografie om cysten en schrompelnieren door nefrosclerose aan te tonen;
– ECG: linkerkamerhypertrofie wijzend op overbelasting van het hart;
– bij verdenking op nierarteriestenose: arteriografie.

De gevolgen van hypertensie

Bij hypertensie vindt er een versnelde beschadiging van het circulatiestelsel plaats:
– *het hart*: door de verhoogde afterload ontstaat hypertrofie van de linkerkamer met een verlaagde compliance van het hart en een verminderde doorbloeding van de gehypertrofieerde hartspier. Daardoor stijgt de kans op coronairinsufficiëntie en myocardinfarct;
– *de grote vaten* tonen versterkte atherosclerose met kans op afsluiting van de vaten van de benen en de hersenen. In de hersenen kunnen kleine en grote infarcten, met dood of ernstige invaliditeit ontstaan;
– *arteriolosclerose* is een verdikking van de wand van de arteriolen door musculeuze hypertrofie van de media en de afzetting van hyaline en elastine in de wand van de intima. Dit proces ontwikkelt zich vooral in de nieren en heet nefrosclerose. Uiteindelijk gaan de nefronen geleidelijk kapot en ontstaat nierinsufficiëntie;
– *in de retina* kunnen bij plotselinge drukverhoging bloedinkjes ontstaan die het gebied van scherp zien, de macula lutea, beschadigen en ook tot gezichtsveldverlies kunnen leiden.

De behandeling van hypertensie

Thiazidediuretica als chlorthalidon worden gewoonlijk als eerstelijnmedicatie voorgeschreven. Bijwerkingen zijn K^+-verlies, stijging van het urinezuurgehalte (jicht) en het LDL-cholesterol. Verminderde glucosetolerantie wordt waargenomen. Lisdiuretica zijn minder geschikt.

Bètablokkers, zoals metoprolol, eventueel in combinatie met een α-blokker (labetolol) zijn zeer bruikbaar, maar beïnvloeden het uithoudingsvermogen omdat de hartfrequentie dan niet voldoende stijgt bij inspanning.

ACE-remmers hebben een bijzonder goed effect, evenals angiotensinereceptorblokkers (ARB's). ACE-remmers veroorzaken soms een hardnekkige hoestprikkel.

Calciumchannelblokkers verlagen de tonus van de arteriolen en veroorzaken dus vasodilatatie.

Maligne hypertensie

Dit is een ernstige maar gelukkig zeldzame complicatie van hypertensie die bij ongeveer 1% van de patiënten voorkomt. Bij deze patiënten is er een zodanige aantasting van de arteriolen dat orgaanschade ontstaat. De bloeddruk ligt gewoonlijk rond de 200/140 mm Hg, maar de diagnose kan pas worden gesteld als er vermoeden bestaat op retinopathie, waarbij in het netvlies ernstige afwijkingen met papiloedeem van de n. opticus wordt waargenomen. De kans op hersenbloeding, hartinfarct en acute nierinsufficiëntie is dan groot. Een tweede factor is de snelheid waarmee de hoge bloeddruk tot stand komt. Ook eclampsie en pre-eclampsie tijdens de zwangerschap behoren tot de hypertensieve crises waarvoor onmiddellijke behandeling dient te worden ingesteld. Daarbij hoeft niet direct naar een normale tensie te worden gestreefd.

Opname op een intensivecareafdeling met continue bloeddrukregistratie is gewoonlijk nodig. Meestal wordt begonnen met Nipride (nitroprusside) i.v. in een dosering van 3 μg/kg lichaamsgewicht per minuut. Nipride werkt kort en het effect is snel. Ook labetolol i.v., een gecombineerde α- en β-blokker, is effectief. Men streeft naar een tensie van ronde de 170/110 mm Hg. Daarna wordt overgeschakeld op orale medicatie.

4.6.4 Glomerulaire aandoeningen

Van alle patiënten met een terminale nierisufficiëntie heeft twee derde een aandoening van de glomeruli.

Beschadigingen van glomeruli kunnen op klinische gronden worden onderverdeeld in drie groepen:
- primaire nierziekten die zich plotseling manifesteren met proteïnurie en urinesedimentafwijkingen waaronder hematurie en erytrocytencilinders. Dit wordt een 'actief urinesediment' genoemd. De nierfunctie is hierbij gestoord. Dit is het *acute nefritische syndroom*;
- primaire nierziekten met een sluipend begin, gekenmerkt door proteïnurie en in het begin een relatief normale glomerulaire filtratie: het *nefrotisch syndroom*;
- secundaire nierziekten als onderdeel van een systeemziekte met een aantasting van de glomeruli waarbij de presentatie zowel nefritisch als nefrotisch kan zijn. Een bekend voorbeeld hiervan is de auto-immuunziekte systemische lupus erythematodes (SLE).

Vaak is op klinische gronden al een diagnose te stellen en een beleid uit te stippelen. Soms is echter het beloop verontrustend en kan verwacht worden dat de nierfunctie op korte of langere termijn verloren zal gaan, tenzij ingrijpende maatregelen worden genomen om het tij te keren. Deze maatregelen omvatten gewoonlijk een behandeling met corticosteroïden en cytostatica als cyclofosfamide en imuran, al of niet in combinatie met plasmaferese. Men moet hiervoor wel over goede argumenten beschikken en de enige manier om deze te verwerven is de percutane nierbiopsie. Na controle van de stolling wordt onder echografische of röntgencontrole met een vrij dikke naald, bijvoorbeeld een menghininaald, een pijpje nierweefsel verkregen. Dit pijpje moet minstens tien glomeruli bevatten.

Dit weefsel wordt met drie methoden onderzocht: lichtmicroscopie (LM), immunofluorescentie (IF) en elektronenmicroscopie (EM). Met LM kan al een inzicht worden verkregen over de verspreiding van de glomerulaire aandoening en welk deel van de glomerulus is aangetast. De nomenclatuur van de glomerulaire aandoening is voor een belangrijk deel op deze bevindingen gebaseerd.

Daarnaast worden glomerulopathieën ingedeeld als *acuut* als ze over enkele dagen tot weken plaatsvinden, *subacuut* of *snel progressief* als de ziekte zich over weken tot maanden uitstrekt en *chronisch* als dit over een periode van maanden tot jaren het geval is (afb. 4.17).

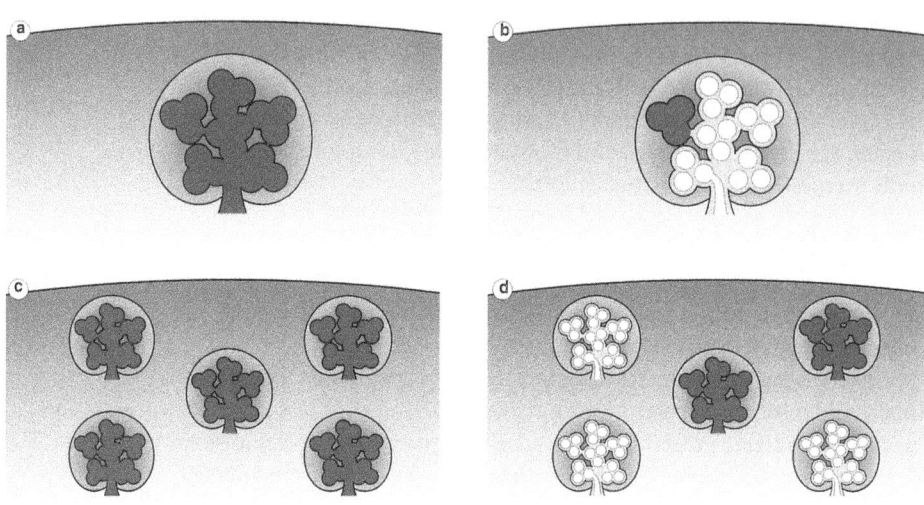

Afbeelding 4.17
Patronen van glomerulaire aandoeningen.
A. Globaal: de hele glomerulus is aangetast.
B. Segmentaal: een deel van de glomerulus is aangetast, de overige delen zijn normaal.
C. Diffuus: alle glomeruli zijn aangetast.
D. Focaal. Enkele glomeruli zijn aangetast, de rest is normaal.

Enkele immunologische reactietypen die met immunofluorescentie kunnen worden waargenomen zijn bij glomerulaire ziekten van belang. Veel voorkomend is de afzetting van een korrelig neerslag van immunoglobulines en complement. Dit komt op drie plaatsen voor:
- in het mesangium (het steunweefsel tussen de capillaire lissen). Dit wordt onder andere gezien bij de relatief veelvoorkomende IgA-nefropathie; het immunoglobuline is dan IgA;
- als immuuncomplexafzettingen met complement tussen de endotheelcellen en de glomerulaire basale membraan (GBM) bij onder andere membranoproliferatieve glomerulonefritis (MPGN). Deze ziekte komt weinig voor;
- aan de buitenkant van de GBM onder het epitheel worden immuuncomplexen afgezet die eerst door het bloed hebben gecirculeerd. Dit gebeurt bij de poststreptokokkenglomerulonefritis (PSGN).

De rol van complement
De afzetting van immuuncomplexen zetten een proces in gang door de activatie van de complementcascade. Complement bestaat uit een dertigtal eiwitten die in het bloed circuleren. Deze eiwitten zijn inactief totdat zij

door een protease worden gekliefd en dan zelf proteolytische eigenschappen krijgen. Dit systeem lijkt erg op de stollingscascade. Activatie van complement is het effectormechanisme waardoor de drager van een antigeen, bijvoorbeeld een bacterie, na binding aan een antilichaam uitgeschakeld wordt (zie voor een uitgebreide bespreking hoofdstuk 6).

De eerste component C1 (althans de subcomponent C1q) kan gemakkelijk een binding aangaan met immunoglobulines. Hierdoor wordt de cascade in gang gezet doordat de ene na de andere complementfactor geactiveerd wordt. De eerste vier componenten bevorderen opsonisatie en chemotaxis, waardoor granulocyten en macrofagen naar de plaats des onheils worden getrokken en daar toxische stoffen produceren. Andere componenten (anafylatoxinen) zorgen ervoor dat vasoactieve stoffen door basofiele leukocyten en mestcellen worden afgescheiden. Ten slotte maken de laatste vijf componenten (C5 t/m C9) een membraanaanvalcomplex (MAC) dat als het ware een gat boort in een cel zodat deze door osmotische lysis te gronde gaat.

De schade aan de glomerulus kan door bovenbeschreven gebeurtenissen begrepen worden en verklaren waarom immuuncomplexen in het mesangium en de capillairen de glomerulus uitschakelen. Bij depositie subepitheliaal, dus aan de viscerale kant van het kapsel van Bowman, blijft de ontstekingsreactie uit, maar het MAC zal wel de GBM beschadigen. In het eerste geval ontstaat een *nefritisch* syndroom, in het andere een *nefrotisch* syndroom. Alle immunoglobulines kunnen in glomeruli voorkomen.

Het nefritisch syndroom
Dit syndroom wordt gekarakteriseerd door hematurie, proteïnurie, hypertensie, oedeem en nierinsufficiëntie. Het kan een acuut, traag of fulminant verloop hebben.
– Het *acuut nefritisch syndroom* treedt op na een infectie. Het meest voorkomend is de poststreptokokkenglomerulonefritis (PSGN). Vroeger was de ziekte frequent, de laatste decennia is er een verminderde prevalentie door betere woonomstandigheden. Mogelijk zijn ook de nefritogene streptokokken (groep A van de β-hemolytische streptokokken) minder virulent geworden. De ziekte manifesteert zich enkele weken na een faryngitis of impetigo. Periorbitaal oedeem, hypertensie en 'vleesnat' urine zijn de eerste kenmerkende verschijnselen. Soms is er oligurie.
  De behandeling bestaat uit vochtbeperking, behandeling van de hypertensie en bedrust. Deze maatregelen zijn meestal voldoende. Penicilline helpt niet. De prognose bij kinderen is uitstekend.
  Andere micro-organismen kunnen hetzelfde beeld veroorzaken maar het verloop is veel meer variabel. Etiologisch belangrijk zijn virussen (hiv), parasieten (malaria), wormen (schistosomiasis), schimmels en hepatitis C (afb. 4.18).
– *IgA-nefropathie*. Op wereldschaal is dit de meest voorkomende glomerulonefritis. Aanvankelijk werd de ziekte gezien als betrekkelijk onschuldig, maar intussen is duidelijk dat meer dan 30% van de patiënten binnen tien jaar terminale nierinsufficiëntie ontwikkelt. Het is ook een immuuncomplexziekte.

IgA is het meest voorkomende immunoglobuline en bevindt zich in de uitscheiding van de slijmvliezen, zoals speeksel, tranen, bronchusslijm en darmvloeistof, waar het een barrière vormt tegen micro-organismen. Bij volwassenen is er bij deze aandoening een verhoogde IgA-spiegel gevonden, bij kinderen niet. De ziekte is meestal asymptomatisch en toont alleen hematurie. In een minderheid der gevallen is er een acuut nefritisch syndroom met hypertensie, soms is er een nefrotisch syndroom (afb. 4.19).

– De *snel progressieve glomerulonefritis* (RPGN) wordt gekenmerkt door de aanwezigheid van 'halve manen'. Buiten de capillairen vindt een snelle proliferatie plaats van pariëtale epitheelcellen in het kapsel van Bowman. Vaak is meer dan 80% van de glomeruli aangetast.

Gewoonlijk is binnen enkele maanden de nierfunctie belangrijk verminderd. RPGN kan voorkomen als complicatie van een acute of subacute infectie, als een primaire glomerulaire aandoening en door sommige chemische stoffen. Bijna de helft ontstaat echter als een secundaire vorm bij een systeemziekte zoals SLE, de ziekte van Wegener (een necrotiserende vasculitis) en het syndroom van Goodpasture waarbij antistoffen tegen het collageen van de GBM worden gemaakt. Het is van groot belang dat de diagnose in een vroeg stadium wordt gesteld omdat dan behandeling nog mogelijk is. Deze bestaat uit een combinatie van corticosteroïden en cyclofosfamide. Recent zijn goede resultaten beschreven van monoklonale antilichamen (MAB) die bepaalde interleukines, boodschappermoleculen tussen cellen van het immuunsysteem, blokkeren.

Ook dit ziektebeeld wordt gedomineerd door hypertensie, oligurie en oedeem, terwijl in het urinesediment erytrocyten en erytrocytencilinders te zien zijn (afb. 4.20).

Het nefrotisch syndroom

Normaliter verliest men minder dan 160 mg eiwit/24 uur. Onder invloed van bepaalde hemodynamische veranderingen kan de eiwituitscheiding toenemen, ook bij normale glomeruli, bijvoorbeeld door de adaptief verhoogde intraglomerulaire druk bij verminderde renale perfusie, waardoor de filtratiefractie (FF) toeneemt. Door de verhoogde druk bij de efferente arteriolen ontstaat proteïnurie. Dit komt voor bij decompensatio cordis. Bij glomerulaire aandoeningen is dit soms veel meer; er heeft zich dan een nefrotisch syndroom ontwikkeld. Hiervan wordt gesproken als per dag meer dan 3,5 gram eiwit in de urine wordt uitgescheiden.

De lever kan dit met de albuminesynthese niet bijbenen waardoor het albuminegehalte van het bloed omlaag gaat, de COD daalt en zich oedeem ontwikkelt. Naast oedeem treedt een stijging van de bloedlipiden op. De structurele veranderingen in de glomerulus zijn drieledig. Er is beschadiging van het capillaire endotheel, waardoor het zijn negatieve lading kwijt raakt. Daardoor kunnen eiwitten gemakkelijker door de glomerulaire basale membraan (GBM) geperst worden. De GBM raakt zelf ook beschadigd en toont verdikking. Ten slotte verdwijnen de voetprocessen van de podocyten die in de ruimte van Bowman uitsteken. Ze worden vervangen door een continue band.

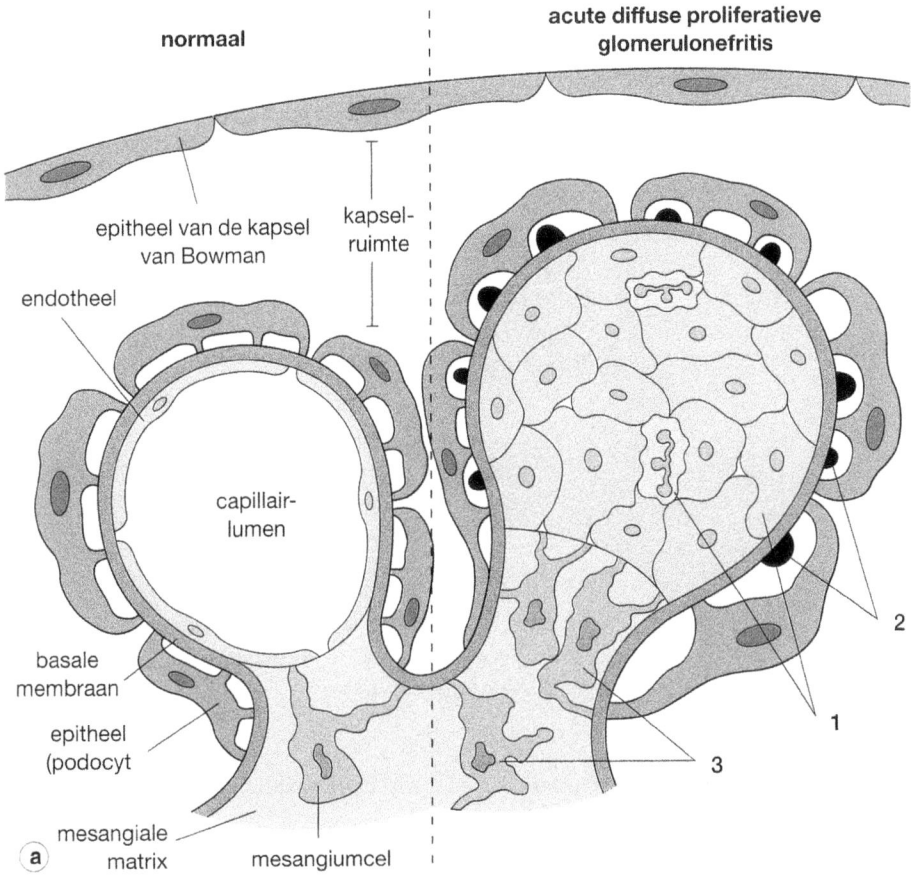

Afbeelding 4.18
De acute diffuse proliferatieve glomerulonefritis. De voornaamste vorm is de poststreptokokkenglomerulonefritis.
1. Proliferatie van endotheel en infiltratie van granulocyten. De capillairen zijn hierdoor nauwelijks doorgankelijk.
2. Subepitheliale immuuncomplexen op de GBM.
3. Toename van de mesangiumcellen.

De proteïnurie kan *selectief* of *non-selectief* zijn. In het eerste geval wordt vrijwel uitsluitend albumine uitgescheiden. In het tweede geval is de schade aan GBM uitgebreider en worden ook andere bloedeiwitten in de urine gevonden. Moleculen die hypercoagulabiliteit (verhoogde stollingsneiging) tegengaan zoals antitrombine III, proteïne C en S, maar ook immunoglobulines en complement gaan met de urine verloren met alle consequenties van dien.

Standaard wordt de eiwituitscheiding in de 24 uursurine gemeten. Dat kan soms lastig zijn en ook worden er bij de urineverzameling wel fouten gemaakt. Een alternatief, zeker bij kinderen die incontinent zijn, is het be-

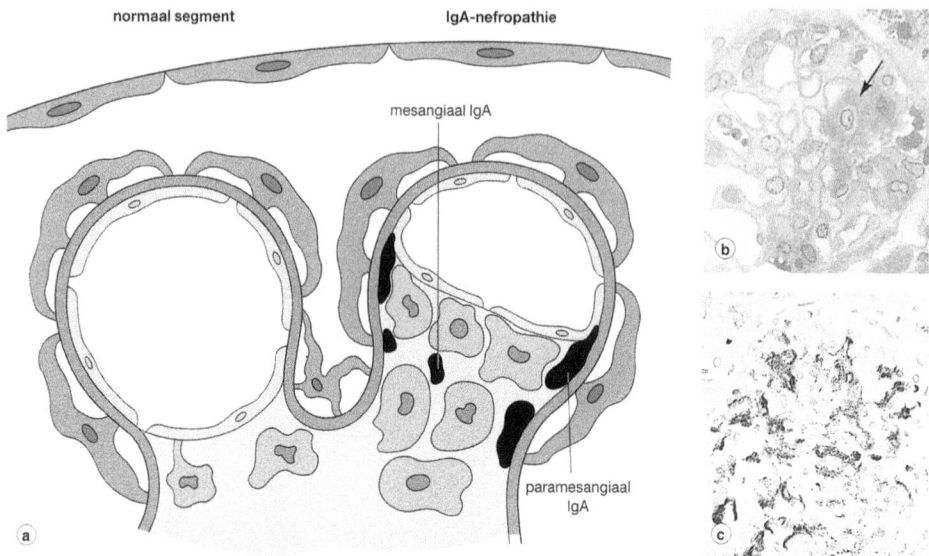

Afbeelding 4.19
De IgA-nefropathie. Er zijn deposities in het mesangium die zich voortzetten tot de GBM. Door de toename van de mesangiale cellen worden de capillairen een beetje dichtgedrukt. De afwijking is segmentaal: de linker glomerulus toont geen afwijkingen.

palen van de verhouding tussen eiwit- en kreatinine-uitscheiding in een monster van de ochtendurine.

Bij massieve proteïnurie moet ook elektroforese van het urine-eiwit worden gedaan, om te zien of er behalve albumine ook andere eiwitten verloren gaan.

Een daling van het serumalbumine tot beneden de 30 gram per liter wordt gezien als het eiwitverlies dermate groot is dat de albuminesynthese in de lever tekortschiet om het albuminegehalte op peil te houden. De proteïnurie kan wel 10 gram per 24 uur bedragen. De lever kan gewoonlijk tussen 12 tot 14 gram per dag aan albumine synthetiseren, maar bij oudere, zieke en ondervoede mensen is die productie veel minder. Daardoor wisselt de reactie op albuminurie tamelijk sterk.

Als de COD daalt, neemt het circulerende bloedvolume af. Hierdoor wordt het RAAS gestimuleerd met Na^+-retentie als gevolg. Er zijn hierbij echter ook andere, nog niet bekende mechanismen in het geding.

De verdeling van het oedeem hangt af van de positie van het lichaam. Liggend is het vooral om de ogen (periorbitaal) en onder aan de rug (presacraal) te vinden. In staande houding zakt het oedeem in de benen.

Bij veel patiënten is er sprake van *hyperlipidemie*, een verhoogde concentratie van cholesterol en triglyceriden die wordt toegeschreven aan een verhoogde lipoproteïnesynthese, de lipidentransporteurs van en naar de weefsels. De reden hiervan is niet duidelijk. Verondersteld wordt dat de verhoogde albumensynthese in de lever, als reactie op de albuminurie, ook leidt tot ver-

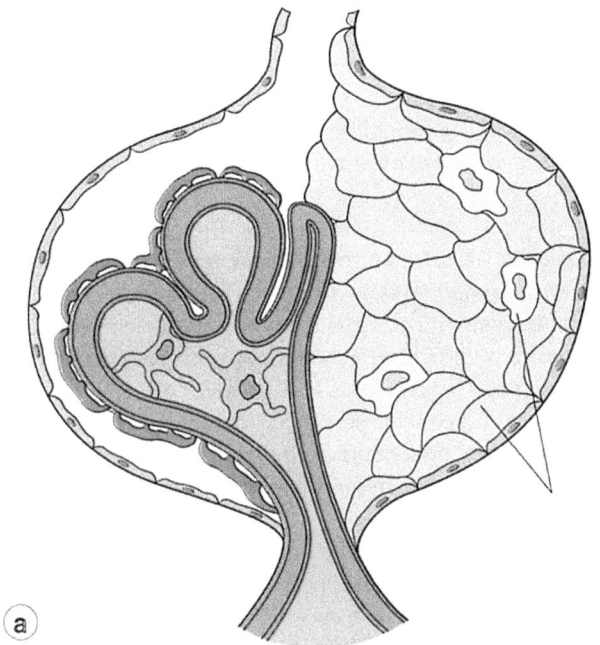

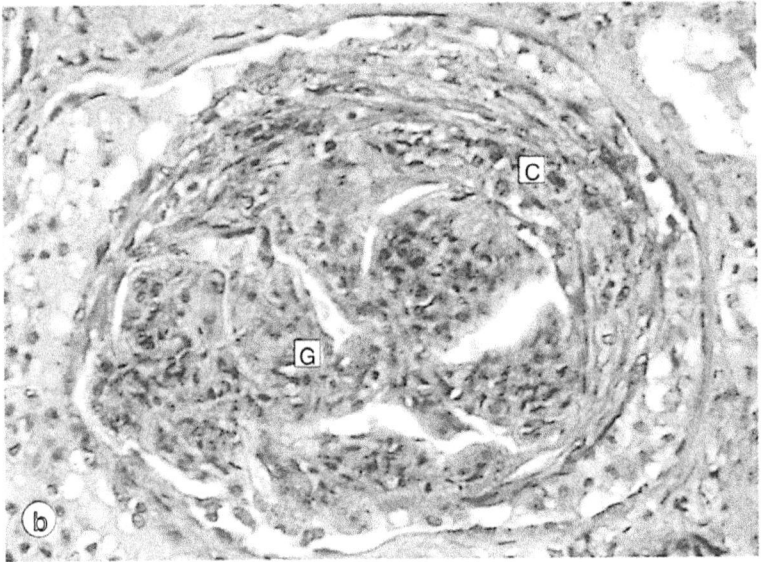

Afbeelding 4.20
Snel progressieve glomerulonefritis. De epitheliale halve maan (crescent) drukt het capillaire stelsel dicht, dat zelf ook proliferatie ondergaat.

hoogde apoproteïneproductie. Dit veroorzaakt op zichzelf weer een verhoogde cardiovasculaire morbiditeit.

De behandeling van het nefrotisch syndroom kent algemene en ziektespecifieke aspecten. Tot de algemene aspecten behoort behandeling van het oedeem met zoutbeperking en diuretica. De hyperlipidemie kan met cholestrolsyntheseremmers belangrijk worden teruggebracht.

Ziektebeelden

Het nefrotisch syndroom kan zich op verschillende manieren openbaren.
– *Minimal change glomerulopathie* (MCGN) met een selective proteïnurie. Dit nefrotisch syndroom komt vijftien maal zo vaak bij kinderen voor als bij volwassenen en wel in de leeftijdsgroep tussen twee en zes jaar. Een derde van de kinderen heeft een voorafgaande keelinfectie.
De behandeling bestaat uit corticosteroïden en de prognose is gewoonlijk gunstig. De GFR is meestal ongestoord. Een kleine minderheid reageert onvoldoende op corticosteroïden en soms moet aanvullende medicatie worden gegeven (afb. 4.21).
– *Membraneuze nefropathie* is na diabetes mellitus (DM) de belangrijkste oorzaak van het nefrotisch syndroom bij volwassenen. Ook hier is er neerslag van immuuncomplexen en wel aan de epitheliale kant van de GBM, bestaande uit IgG en complement. Het lijkt aannemelijk dat de antigenen in het bloed circuleren en zich in de glomeruli vastzetten, waarna de immunoglobulines zich eraan binden op de GBM, dat abnormaal doorlaatbaar wordt. Het is onbekend waar de antigenen vandaan komen.

De ziekte begint sluipend, patiënten klagen over moeheid en gegeneraliseerd oedeem. Hypertensie is zeldzaam. Bij de meerderheid van de patiënten blijft de glomerulaire filtratie normaal en soms zijn er spontane remissies.

Door het verlies van antitrombogene eiwitten als AT III, proteïne C en S, is er een aanzienlijk risico van veneuze trombose, in het bijzonder van v. renalistrombose. Bij verdenking volgt antistollingstherapie.

De ziekte is soms een manifestatie van een onderliggend lijden zoals een auto-immuunziekte, chronische hepatitis en maligniteit. Behandeling hiervan kan soms tot een remissie leiden.

De behandeling bestaat uit zoutbeperking, lisdiuretica en ACE-remmers of ARB's.
– *Diabetische nefropathie.* De belangrijkste oorzaak van het nefrotisch syndroom bij volwassenen in de westerse wereld is diabetes mellitus. DM heeft, zeker bij slechte instelling, meestal secundaire complicaties die na jaren optreden en waarvan microangiopathie (een aantasting van de kleine vaatjes) de belangrijkste is. Deze komt onder meer tot uiting in het netvlies als diabetische retinopathie (een belangrijke oorzaak van blindheid) en als diabetische nefropathie (zie hoofdstuk 5 voor een bespreking van DM).

Diabetespatiënten bij wie bij routinelaboratoriumonderzoek geen eiwit in de urine is gevonden, worden vaak op microalbuminurie onderzocht omdat het optreden ervan aantasting van de nierfunctie kan aankondigen. DM is in de westerse wereld de belangrijkste oorzaak van chronische nierinsufficiëntie en 40% van de terminale nierinsufficiëntie wordt erdoor veroorzaakt. Slechts 10% van de DM is insulineafhankelijk (type I, IDDM). De overgrote meerderheid van de diabetische nierpatiënten heeft type II (NIDDM) die voornamelijk, maar niet uitsluitend bij ouderen voorkomt. De sterke toename van de incidentie van diabetische nefropathie komt voor een belangrijk deel op rekening van de vergrijzing. Hierbij moet opgemerkt worden dat de laatste jaren steeds vaker het 'metabool syndroom' voorkomt bij kinderen en jonge volwassenen door ernstige obesitas die, naast andere afwijkingen, door DM type II wordt gekenmerkt.

Bij 30 tot 50% van de DM-patiënten ontwikkelt de nierafwijking zich ongeveer tien jaar na het ontstaan van de ziekte. Aanvankelijk is er alleen microalbuminurie met een normale GFR, maar later wordt het nefrotisch syndroom manifest met een achteruitgang van de nierfunctie.

De histologische afwijkingen zijn in 1930 beschreven door Kimmelstiel en Wilson en bestaan uit glomerulaire afwijkingen waarvan de belangrijkste zijn een verdikking van de GBM en de afzetting van kleine, glazige bolletjes in het mesangium, het steunweefsel tussen de capillairen van de glomerulus. Deze afwijking heet dan ook de *glomerulosclerose van Kimmelstiel Wilson*. Verder zijn er microscopisch uitbochtingen van de capillairen, microaneurysmata, die ook in de vaten van de retina kunnen worden waargenomen (afb. 4.22).

Het was al zeventig jaar geleden bekend uit het werk van de Amerikaanse diabetoloog Joslin, dat een slechte instelling van de DM veel eerder tot secundaire complicaties leidt. Sinds dertig jaar zijn betere mogelijkheden voor de controle en behandeling van DM beschikbaar, met name door geconcentreerde menselijke insuline uit DNA-recombinanttechnieken en haarfijne naaldjes. Mede door eenvoudige zelfcontrole van de glykemie en de HbA1- (of HbA1c-)bepaling is de instelling sterk verbeterd. Door de screening op microalbuminurie wordt het ziektebeeld veel vroeger herkend, terwijl behandeling met ACE-remmers of ARB's het afbraakproces aanzienlijk vertraagt. Soms wordt een combinatie van deze medicijnen gebruikt omdat scherpe controle van de tensie juist bij deze patiënten van enorm belang is.

4.6.5 Tubulo-interstitiële aandoeningen

Dit zijn aandoeningen van de nierstructuren die niet primair glomeruli betreffen, maar de tubuli en het interstitiële weefsel. Zij omvatten 10 tot 15% van alle nierziekten en eindigen in 10% van de gevallen met terminale nierinsufficiëntie. Tubulo-interstitiële nefritis (TIN) wordt onderverdeeld in *primaire* en *secundaire* aandoeningen, waarbij de secundaire afwijkingen een gevolg zijn van aantasting van de glomeruli.

Primaire TIN kan weer verdeeld worden in een *acuut* en een *chronisch* beeld, bij beide zijn ontsteking, immunologische beschadiging en toxische effecten dominerend. Soms kan de diagnose alleen met een nierbiopsie worden gesteld.

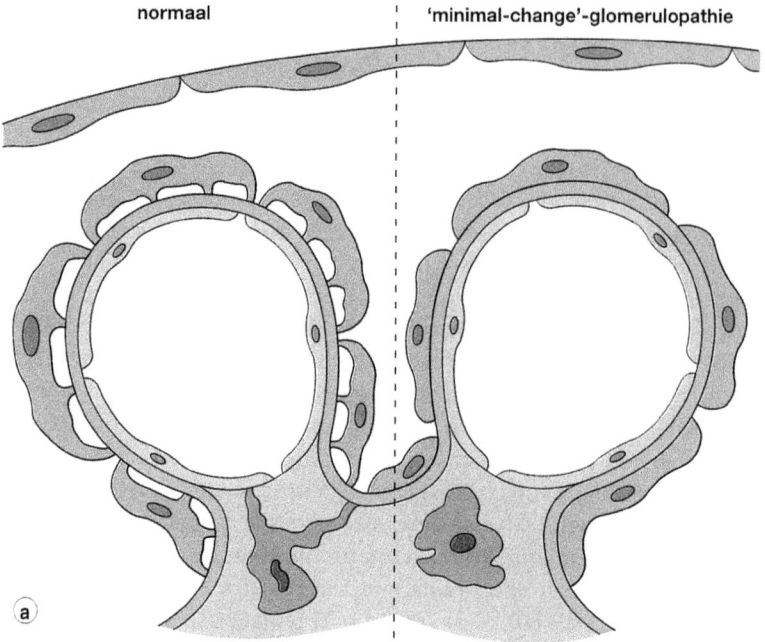

Afbeelding 4.21
Minimal lesion bij een kind. De voetprocessen zijn verdwenen en de podocyten liggen direct op het basale membraan. Deze heeft zijn lading verloren waardoor eiwitten, voornamelijk albumine, niet kunnen worden vastgehouden. De fusie van de voetprocessen is alleen met elektronenmicroscopie (EM) waarneembaar.

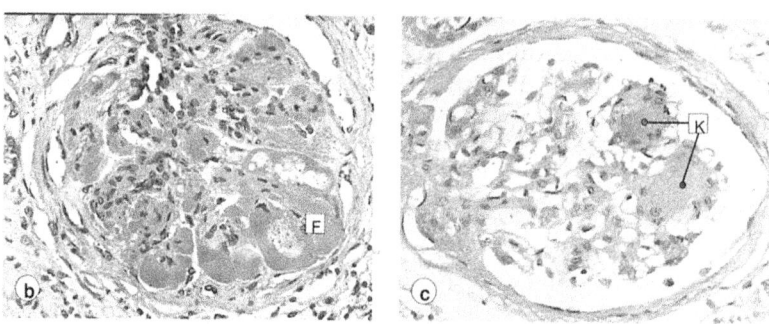

Afbeelding 4.22
Glomeruli bij diabetische nefropathie.
A. Fibrineachtig materiaal ligt over de capillairen (F).
B. Er liggen 'bobbelige' gebieden (K) verspreid door het mesangium als resultaat van overmatige matrixvorming. Daardoor verdwijnen de capillaire lissen en vallen hele nefronen uit.

Acute TIN

De belangrijkste oorzaak is overgevoeligheid voor geneesmiddelen.

De belangrijkste medicijnen die het beeld kunnen veroorzaken zijn:
- antibiotica: penicilline, cefalosporines, sulfa, rifampicine;
- pijnstillers: NSAID's, fenacetine, paracetamol;
- diuretica, allopurinol, anti-epileptica, lithium.

Het klinische beeld is atypisch, behalve het optreden van acute nierinsufficiëntie, die vaak gepaard gaat met koorts en huiduitslag. Het urinesediment toont erytrocyten, leukocyten en cilinders. Eosinofilie is kenmerkend en eosinofielen kunnen met een bepaalde kleuring ook in de urine worden gevonden.

Sommige patiënten ontwikkelen een beeld van tubulaire disfunctie met polyurie, hyperkaliëmie en uitdroging door gestoorde Na^+-terugresorptie.

Bij nierbiopsie worden meestal normale glomeruli gezien maar zijn er belangrijke ontstekingsverschijnselen in het interstitium zoals infiltratie van lymfocyten, eosinofielen en plasmacellen. Een nierbiopsie is echter zelden nodig omdat de acute TIN meestal optreedt in het ziekenhuis bij een patiënt die al ernstig ziek is en met nefrotoxische medicijnen moet worden behandeld.

Herkenning in een vroeg stadium is van groot belang, omdat bij het staken van het oorzakelijke geneesmiddel de nierfunctie meestal snel binnen enkele weken verbetert.

Chronische TIN

Hierbij is vooral het langdurige gebruik van analgetica van belang. Het zijn vaak mensen met chronische pijnklachten door reuma, migraine en artrose. Ook toxische stoffen als lood en cadmium kunnen een oorzaak zijn, evenals de stoffen die vrijkomen bij metabole ziekten zoals calcium en oxaalzuur.

Het beloop is sluipend en de klachten zijn aspecifiek. Vaak wordt de aandoening vermoed bij bepaalde laboratoriumuitslagen bij patiënten met klachten van algemene malaise en hypertensie.

Een typische bevinding is een lichte proteïnurie waarbij kleinmoleculaire eiwitten worden aangetroffen die normaliter door de tubuli worden teruggeresorbeerd, zoals peptidenhormonen, β_2-microglobuline en lichte ketens van immunoglobulines.

Een andere belangrijke oorzaak is chronische pyelonefritis. Recidiverende en opstijgende urineweginfecties bij obstructie van de urinewegen en vesicouretrale reflux gaan hieraan vooraf.

Vaak is ook dit beloop sluipend, maar een nierbekkenontsteking (pyelitis) geeft heftige klachten zoals pijn in de flank en koorts. Soms kan zelfs een urosepsis deze ziekte compliceren.

4.7 Niervervangende behandeling

Bij de *kunstnierdialyse* wordt het bloed zo veel mogelijk gezuiverd door de patiënt aan te sluiten aan een kunstnier. Gewoonlijk wordt hiertoe op de onderarm een arterioveneuze shunt aangelegd.

Laagmoleculaire stoffen, zoals ureum, diffunderen gemakkelijk door een semipermeabel membraan. Stoffen waarvan de concentratie in de spoelvloeistof hoger is, zoals bicarbonaat, gaan door diffusie terug. De hoeveelheid bloed varieert tussen 100 en 250 ml, de druk is afkomstig uit de circulatie of er wordt negatieve druk aan de kant van de spoelvloeistof toegepast.

Bij *peritoneale dialyse* wordt het peritoneum als dialysemembraan gebruikt. De spoelvloeistof wordt dan door een permanent ingebrachte katheter in de buikholte toegediend en na enige tijd, zes tot acht uur en dat vaak 's nachts, loopt deze er weer uit door de zak lager dan de buikholte te hangen. Hoewel de clearance van kleinmoleculaire stoffen hierbij geringer is, kunnen grotere moleculen gemakkelijker verwijderd worden. Dit laatste is van belang bij bepaalde vergiftigingen.

Een bezwaar van de techniek is het frequente optreden van peritonitis, terwijl voorafgaande operaties de techniek soms onmogelijk maken. Een ander probleem is de voor osmose gebruikte dialysaatvloeistof. Dat is vaak hooggeconcentreerde glucose. Dit gebruik kan tot hyperglykemie leiden, daarom wordt naarstig gezocht naar alternatieven (afb. 4.23).

Het laatste decennium is een nieuwe methode voor kortdurende niervervangende behandeling tot ontwikkeling gekomen die tegenwoordig op de intensivecareafdeling veelvuldig wordt gebruikt, namelijk de *continue venoveneuze hemofiltratie* (CVVH). Hierbij wordt een katheter met een dubbel lumen ingebracht in een grote vene (v. subclavia of v. femoralis), waarna het bloed met behulp van een pompje langs een filter wordt geleid en via het andere katheterlumen aan het lichaam wordt teruggegeven. Het filter is alleen doorlaatbaar voor kleinmoleculaire stoffen, het dialysaat wordt verwijderd. De hoeveelheid lichaamswater en elektrolyten die hierbij verloren zijn gegaan, wordt voor, tijdens of na de dialyse weer aangevuld. Antistollingstherapie is noodzakelijk.

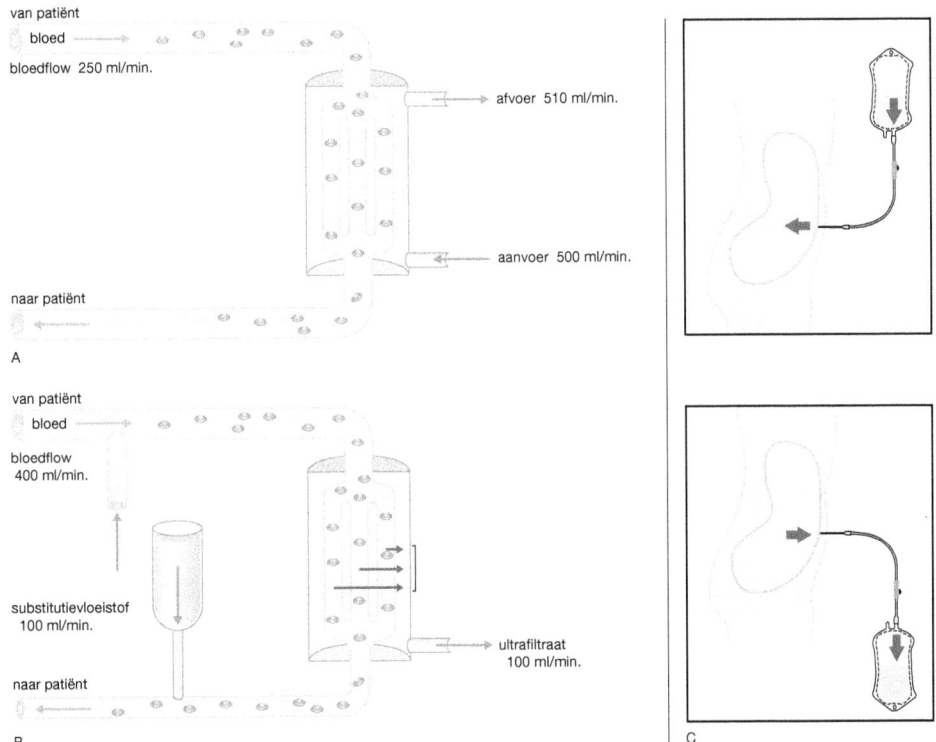

Afbeelding 4.23
Principes van hemodialyse, hemofiltratie en CAPD.
A. Bij hemodialyse wordt bloed van de patiënt door een kunstnier geleid. Deze kunstnier is opgebouwd uit een groot aantal capillairen met een semipermeabele mebraan. Dialysaatvloeistof stroomt volgens het tegenstroomprincipe langs de capillairen. Transport van moleculen vindt voornamelijk plaats op basis van diffusie, waarbij de mate van transport afhankelijk is van de molecuulgrootte. Ultrafiltratie vindt plaats op basis van hydrostatische drukverschillen tussen bloed- en dialysecompartiment.
B. Bij hemofiltratie wordt eveneens het bloed van de patiënt door een kunstnier geleid. De kunstnieren die voor hemofiltratie worden gebruikt hebben een grotere doorlaatbaarheid. Door de hydrostatische druk wordt een groot deel van het plasmavolume gefiltreerd. Transport van moleculen vindt plaats op basis van convectie. Hierdoor verloopt vooral het transport van grotere moleculen beter. Het verwijderde ultrafiltraat wordt aangevuld door toegediende substitutievloeistof.
C. Bij CAPD wordt een hoeveelheid vloeistof in de buikholte gebracht. Transport van moleculen vindt plaats door diffusie vanuit de mesotheliale capillairen. Ultrafiltratie geschiedt op basis van een osmotische gradiënt onder invloed van hoge concentraties glucose in de CAPD-vloeistof. Na een verblijftijd van vier à acht uur wordt de vloeistof verwijderd en vervangen door nieuwe vloeistof (Uit: Van der Meer, Interne Geneeskunde).

5 Endocrinologie

In hoofdstuk 1 werd al een overzicht gegeven van de verschillende signaalsystemen waarover het lichaam beschikt en het vermogen om de functies van de organen op elkaar af te stemmen. Bij het endocriene systeem zijn het kleinmoleculaire verbindingen die in zeer lage concentraties in het bloed worden uitgescheiden door bepaalde weefsels en een uitwerking op een ander gebied in het lichaam hebben. Dit stelsel is zeer nauw verbonden met het zenuwstelsel en de cellen van het immuunsysteem en er bestaat daarom een interactief netwerk van de drie communicatiesystemen.
Sommige hormonen werken *autocrien* door de eigen productieplaats te beïnvloeden, *paracrien* door het effect op nabij gelegen cellen en *endocrien* door werkzaamheid op een verder gelegen plaats in het lichaam.
De hormoonconcentratie wordt bepaald door productie, uitscheiding, transport en afbraak van de hormonen. De werkingsduur van een hormoon is maar kort, juist om een fijnregeling mogelijk te maken.
Allerlei ziekten kunnen deze factoren beïnvloeden en overmatige hormoonsecretie of een te lage hormoonspiegel veroorzaken. Ook kunnen aangeboren of verworven afwijkingen te weinig of ongevoelige receptoren veroorzaken. Kwaadaardige ziekten vergroten soms het aantal receptoren in een bepaald weefsel.

5.1 Algemene endocrinologie

5.1.1 Hormoontypen

Er zijn in het algemeen drie groepen hormonen, elk met hun eigen receptortype, namelijk *peptidenhormonen*, *steroïdhormonen* en *biogene amines*.

Peptidenhormonen
De peptidenhormonen zijn polypeptidenketens die als onderdeel van grotere precursoreiwitten worden uitgescheiden en hun receptoren liggen op de celmembraan. Zij beïnvloeden de functie van celenzymen en daarmee direct het celmetabolisme. Een aantal genen codeert voor de aminozuurvolgorde

en andere genen bepalen de ruimtelijke structuur of splitsen gedeelten af waardoor verschillende peptiden uit een zogenoemde precursor kunnen ontstaan.

De precursor (voorganger)eiwitten bevatten aanvullende informatie voor de productie van peptidenhormonen, zoals de wijze van klieven van de polypeptidenketens en het opvouwen van deze moleculen. Sommige precursoreiwitten worden tegenwoordig klinisch gebruikt, bijvoorbeeld bij diabetes mellitus.

Peptidenhormonen, zoals insuline, verblijven slechts een korte tijd in de circulatie, soms slechts enkele minuten. Omdat zij door maagsap worden afgebroken kunnen zij alleen parenteraal worden toegediend. Zowel van insuline als van ADH bestaan preparaten met een verlengde werkingsduur, maar ook dat stuit op problemen omdat hierdoor de receptorgevoeligheid of het aantal receptoren verminderd wordt (down-regulation).

Steroïdhormonen

Steroïdhormonen worden vanuit cholesterol gesynthetiseerd. Ze hebben hun receptoren in de celkern en regelen de productie van bepaalde eiwitten door speciale genen via transcriptie en translatie tot expressie te brengen. Cholesterol wordt met name in de lever gemaakt en gebonden aan dragereiwitten naar de cellen gebracht, alwaar een zijketen enzymatisch wordt afgesplitst. Er zijn meerdere genen nodig om van cholesterol door enzymatische werking oestradiol te maken. Dit hormoon kan ook door normale vetcellen uit testosteron worden gemaakt. Daarom hebben dikke mannen vaak een enigszins vrouwelijk uiterlijk. Er zijn geen voorraden van steroïdhormonen en de spiegel wordt regelrecht door de productie bepaald. Steroïdhormonen hebben een langere verblijfsduur in het lichaam en kunnen oraal worden gegeven, dit in tegenstelling tot peptidenhormonen.

Biogene amines

Amines worden uit aminozuren gemaakt. Tyrosine is de grondstof voor catecholamines en thyroxine. Catecholamines behoren tot de neurotransmitters in het centrale zenuwstelsel (CZS) en beïnvloeden de circulatie, ze werken in op receptoren op de celmembraan. Thyroxine ontstaat uit jodothyronine en heeft haar receptoren intracellulair.

De opslagcapaciteit van hormonen is beperkt, er zijn geen lichaamscompartimenten waarin ze goed kunnen worden bewaard. Een uitzondering is thyreoglobuline in het colloïd van de schildklier, waaruit thyroxine wordt vrijgemaakt. De voorraad hiervan is voldoende voor circa twee weken.

Hormonen worden via bloed, extracellulaire vloeistof en lymfe getransporteerd. Peptidenhormonen zijn eenvoudigweg in de lichaamsvloeistoffen opgelost en worden daarin al snel afgebroken. Hoe minder een hormoon oplosbaar is in water, des te belangrijker is de functie van eiwitten in het bloed als transportmiddel. Thyroxine en steroïdhormonen worden gebonden aan eiwitten door het bloed vervoerd, slechts een uiterst klein gedeelte hiervan circuleert als vrij hormoon, maar dit is wel de enige vorm waarin het hormoon werkzaam is. Het eiwitgebonden hormoon kan dan ook als een overigens beperkte opslagvorm worden beschouwd.

5.1.2 Terugkoppeling

Een belangrijk adaptatiemechanisme vindt plaats door een feedbacksysteem, waarbij als gevolg van de hormoonactiviteit de productie van een stimulerend hormoon wordt verminderd of juist versterkt. Dit is onder meer het geval in de communicatie tussen organen die op afstand van elkaar liggen. De hormonen die door perifere klieren van interne secretie worden geproduceerd, zoals de schildklier, de bijnierschors, de eierstokken en de testes, oefenen een remmende werking uit op de productie van voor deze organen stimulerende hormonen die in de hypofyse en de hypothalamus worden gemaakt. Deze feedback vindt niet alleen plaats door hormonen, maar ook door peptiden en ionen (afb. 5.1).

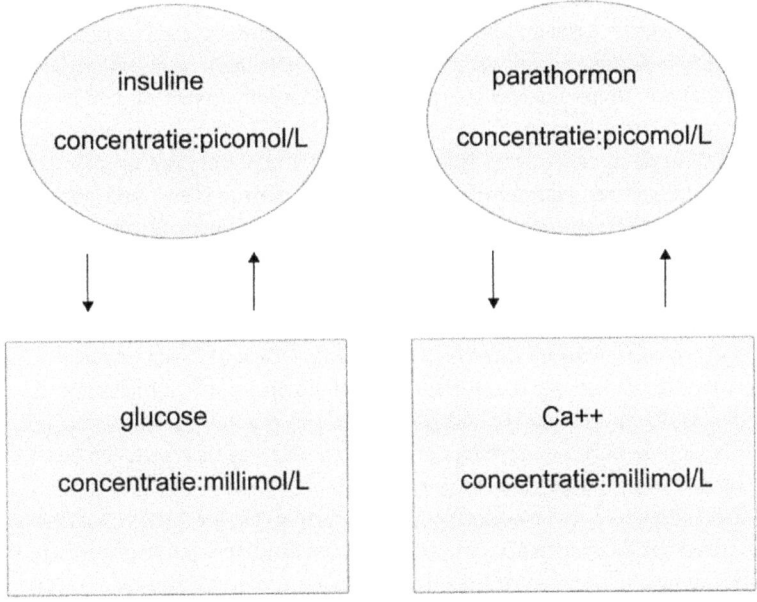

Afbeelding 5.1
Het feedbackmechanime. Een stijging van het bloedsuikergehalte leidt tot een verhoogde afgifte van insuline. Als gevolg van het hypoglykemische effect van insuline daalt de glucosespiegel dan weer. Bij normoglykemie neemt de insulinesecretie weer af. Bij een te laag kalkgehalte van het bloed (hypocalciëmie) wordt de secretie van parathormon (PTH) in de bijschildkliertjes gestimuleerd zodat het Ca^{2+} weer stijgt. De stijging remt dan weer de PTH-synthese.

5.1.3 De homeostase

De adaptatie van het organisme aan de veelvoudige en steeds wisselende veranderingen in de omgeving, vereist coördinatie van alle celsystemen die hierbij betrokken zijn. Hormonen werken op tal van plaatsen en kunnen ook talrijke verschillende reacties veroorzaken. Het CZS is in deze respons volledig opgenomen. Het klassieke voorbeeld hiervan is de stressreactie op levensbedreigende traumata die pijn en shock (hypovolemie) teweegbrengen. Hierbij werkt het autonome zenuwstelsel nauw samen met de hypothalamus, de hypofyse en de bijnier om te komen tot een geïntegreerde respons, waarbij de verschillende acties elkaar completeren, versterken en zo nodig ook weer verzwakken.

5.1.4 Diagnostiek van endocriene ziekten

Voor de diagnostiek zijn zeer nauwkeurige meetmethoden noodzakelijk. Het gaat hierbij immers om stoffen in uiterst geringe concentraties die grote effecten hebben. Daarbij komt dat er in de endocrinologie geen sprake is van alles of niets; het gaat om verschuivingen in het gehalte van stoffen, die normaal ook in het lichaam aanwezig zijn. Een longonsteking heb je wel of niet, maar cortisol en insuline hebben we, hopelijk, allemaal. Voorts is de variatie in de uiterlijke verschijningsvorm, het fenotype, van groot belang: een dikke persoon kan het uiterlijk van een patiënt met het syndroom van Cushing hebben en toch in het bezit zijn van een normale hormoonhuishouding.

Hormonen werden oorspronkelijk ontdekt door een endocriene klier bij een proefdier te verwijderen en het effect van deze ingreep te bestuderen. Er werd een weefselextract gemaakt en dit werd verder chemisch gezuiverd. Dit gezuiverde product werd dan weer toegediend en het effect hiervan onderzocht. Ook kon men zo een indruk krijgen van wat een overmaat van het aldus bereide hormoon teweeg kon brengen. Dit was uiteraard een bewerkelijke en weinig nauwkeurige werkwijze.

Bijna alle moderne bepalingen maken gebruik van het feit dat hormonen aan specifiek daartegen gerichte antilichamen kunnen worden gebonden. De binding hormoon-receptor lijkt in veel opzichten op een antigeen-antilichaamreactie. Als hormonen te klein zijn om een immunologische reactie op te roepen, kunnen ze aan een dragereiwit (carrier) worden gekoppeld.

Monoklonale antilichamen tegen een specifieke stof kunnen worden gemaakt door de milt van een proefdier, meestal een muis, met deze stof in te spuiten. B-lymfocyten van de muis maken dan antilichamen tegen dit antigeen. Deze B-lymfocyten worden verzameld en geïncubeerd met zogenoemde onsterfelijke maligne myeloomcellen die zelf geen immunoglobulines kunnen uitscheiden.

Door fusie van de kernen van de twee celtypen (hybridisatie) ontstaat een celkloon die het gewenste antilichaam in grote hoeveelheden produceert: deze heten *monoklonale antilichamen*. Voor deze, in de jaren zeventig door Köhler en Milstein ontwikkelde techniek, kregen zij de Nobelprijs. Omdat deze technieken zowel in de immunologie als in de endocrinologie klinisch veel worden gebruikt, wordt op twee ervan nader ingegaan.

Vaak gebruikt men 'labeling' met radioactieve stoffen. Dit heet *radio immuno assay* (RIA, afb. 5.2). Een andere techniek is de toepassing van monoklonale antilichamen (MAB) tegen de hormonen met absorptie aan een enzym: enzyme linked immuno absorbant assay (ELISA).

Bij de ELISA wordt gebruik gemaakt van de eigenschap van plastic, dat een enkelvoudige laag van eiwitmoleculen kan absorberen. Aan deze monomoleculaire laag wordt dan een kleine hoeveelheid antilichamen tegen de te onderzoeken stof toegevoegd. Deze zijn tevoren gekoppeld aan een enzym, dat bij contact met een bepaald reagens een kleurstof vrijmaakt. De intensiteit hiervan en daarmee de hoeveelheid reagerende antistoffen, kan colorimetrisch worden bepaald (afb. 5.3).

Interpretatie van laboratoriumuitslagen

Hormoonconcentraties tonen een grote spreiding voor de normaalwaarden; de verdeling toont een gaussverdeling: er zijn hoog-normale en laag-normale waarden. Daarom moeten uitslagen altijd geïnterpreteerd worden in het licht van klinische toestand en symptomatologie. Bij een laag-normaal thyroxinegehalte en een normale TSH bestaat er euthyreoïdie, bij een verhoogde TSH is er hypothyreoïdie. Overigens is de TSH-bepaling zo nauwkeurig geworden dat alleen al hiermee het onderscheid tussen hyper-, hypo- en euthyreoïdie kan worden gemaakt. Bij twijfel tussen een primaire of een hypofysaire oorsprong van de hypothyreoïdie is een combineerde bepaling van TSH, FT_4 en FT_3 wel van belang. Een ander probleem is het feit dat hormoonsecretie niet constant is maar in veel gevallen een pulserend karakter heeft. Dit geldt voor alle hormonen van de hypofysevoorkwab.

De ACTH-secretie heeft een dagritme met een ochtendwaarde die het dubbele is van de avondwaarde. Een consequentie hiervan is eenzelfde schommeling van het plasmacortisolgehalte.

Stimulatie- en suppressietesten

Bij stimulatietesten wordt een bepaalde hoeveelheid stimulerend of releasing hormoon toegediend en wordt de hormoonproductie gemeten van het endocriene orgaan dat het doelwit is. Zo kan worden gemeten hoe het thyroxine stimulerend hormoon (TSH) al of niet stijgt na toediening van 'thyreotropine releasing hormone' (TRH).

Het adrenocorticotrope hormoon (ACTH) kan intraveneus worden toegediend om het vermogen tot productie van cortisol door de bijnier te bepalen. Als de cortisolspiegel niet stijgt, is er bijnierinsufficiëntie.

De *metopyrontest* interfereert in het feedbackmechanisme ACTH-cortisol door de omzetting tot cortisol in de bijnierschors te blokkeren. Door de daling van de cortisolspiegel stijgt de ACTH-secretie in de hypofyse en de functionele capaciteit van de hypofyse voor wat de ACTH-productie betreft kan zo worden gemeten.

Een overmatige hormoonproductie kan worden onderzocht met een *suppressietest*. Onder normale omstandigheden kan dexamethason, een gluco-

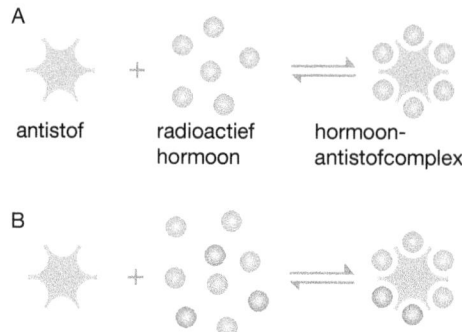

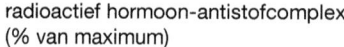

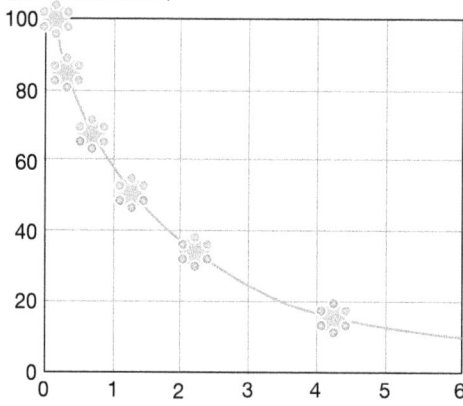

Afbeelding 5.2

Radio immuno assay (RIA).

A. Een bekende hoeveelheid van de te onderzoeken stof wordt met een radioactieve stof (een isotoop) 'gemerkt' en dit reageert vervolgens met een hoeveelheid antilichamen waardoor een immuuncomplex ontstaat. Na scheiding van het immuuncomplex van het vrije, niet-gebonden antigeen, wordt de radioactiviteit van het complex gemeten.

B. Bij een tweede proef wordt dezelfde hoeveelheid gelabeld antigeen gemengd met de te onderzoeken stof en dit mengsel reageert vervolgens met de antilichamen. Er treedt dan competitie op tussen gelabeld en niet-gelabeld antigeen voor het aangaan van een binding met de antilichamen.

C. Na scheiding van het complex en het 'vrije' antigeen wordt de radioactiviteit van het complex gemeten. Hoe lager de radioactiviteit van het complex is, des te meer niet-gelabeld antigeen is er aanwezig. De concentratie van de onderzochte stof kan als een percentage van de oorspronkelijke hoeveelheid gelabeld antigeen worden weergegeven.

corticoïd dat veel sterker werkzaam is dan cortisol maar niet als zodanig wordt gemeten, ingrijpen in de feedback die cortisol heeft op de productie

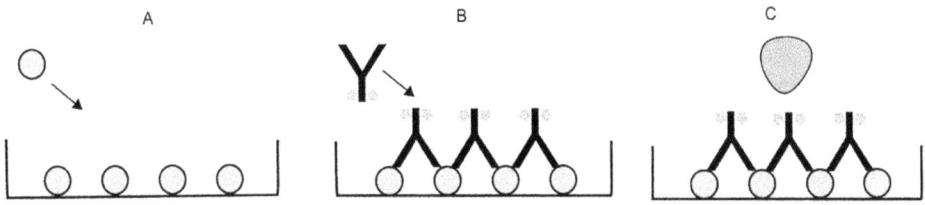

Afbeelding 5.3
De ELISA-test.
A. Een monomoleculaire laag van de te onderzoeken stof wordt geprepareerd.
B. Op deze monomoleculaire laag worden daartegen gerichte antilichamen aangebracht.
C. Een reagens wordt toegevoegd dat onder invloed van het enzym dat aan het antilichaam is gekoppeld, een kleurstof vrijmaakt.
Antilichamen hebben twee antigeenbindende en één effectorgedeelte, die respectievelijk Fab en Fc heten. De twee Fab-delen kunnen soms kruisverbindingen (cross-linking) met de antigenen aangaan. In de immunologie wordt de test gebruikt om bacteriële en virale antigenen en antistoffen hiertegen, zoals bij hiv, aan te tonen. Hierbij is er gewoonlijk een tussenstap: de aan het antigeen gekoppelde antilichamen worden gedetecteerd met anti-immunoglobulines die tevoren in een proefdier zijn bereid en aan een enzym zijn verbonden.

van ACTH. De hypofyse wordt dan afgeremd en de cortisolproductie daalt. Bij hypofysetumoren zijn hiervoor veel hogere doses dexamethason nodig. Tumoren die ectopisch ACTH produceren, zijn meestal helemaal niet te blokkeren.

Algemeen overzicht van de endocriene pathologie

Allerlei ziekten kunnen endocriene klieren aantasten. Auto-immuunziekten, infecties, genetische afwijkingen, enzymstoornissen en kanker behoren hiertoe. Verwoesting van de klieren leidt tot hormoondeficiëntie die acuut of langzaam kan verlopen. Onvoldoende productie van één hormoon dat tal van andere hormonen domineert, bijvoorbeeld een hormoon uit de hypofyse, kan tot uitgebreide deficiënties aanleiding geven, terwijl een defect in de hormoonproductie van één klier talrijke orgaansystemen kan laten disfunctioneren, bijvoorbeeld thyroxine uit de schildklier.

Een *relatieve deficiëntie* bestaat als de hormoonproductie voldoende of zelfs overmatig is, maar de receptor niet functioneert of het signaal ervan geen of te lage activiteit oplevert. Dit is het geval bij diabetes mellitus type II, waarbij er soms zelfs sprake is van een sterk verhoogde insulinespiegel. Dit in tegenstelling tot type I, die voornamelijk bij jonge mensen optreedt (10% van alle diabetespatiënten), waarbij een groot deel van de productieplaats, namelijk de eilandjes van Langerhans, in de alvleesklier verwoest is.

Overmatige hormoonsecretie is vaak een gevolg van een gestoord feedbackmechanisme. Tumoren van hormoonproducerende klieren zijn of totaal ongevoelig voor feedback, of behoeven hiervoor veel hogere hormoonconcentraties. Bij sommige maligne ziekten, zoals longkanker, kan een 'ectopische' hormoonproductie voorkomen omdat de kwaadaardige cellen pathologische peptiden maken die een hormonale werking hebben.

5.2 Speciële endocrinologie

5.2.1 Hypothalamus en hypofyse

De integratie van het zenuwstelsel en het hormoonstelsel vindt plaats in het ventrale deel van de hypothalamus. De hypothalamus heeft tal van functies die regelrecht te maken hebben met overleving en voortplanting zoals honger, dorst, seksualiteit en emoties. Er zijn nauwe verbindingen met het limbische systeem. Daarin zijn drie systemen te onderscheiden:
- zenuwbanen die vanuit de hypothalamus via de banen van het autonome zenuwstelsel (in het ruggenmerg) naar maag-darmkanaal, lever, pancreas en bijnieren lopen en daar tot hormoonproductie leiden;
- zenuwvezels die vanuit speciale neuronen in de hypothalamus (de paraventriculaire en supra optische nuclei) door de hypofysesteel naar de hypofyseachterkwab lopen. Deze neuronen synthetiseren precursorhormonen (prohormonen) die via de axonen van deze neuronen naar de hypofyseachterkwab worden getransporteerd en onderweg worden gesplitst in het werkzame hormoon en het dragereiwit. Aan de uiteinden van deze axonen worden de gekliefde hormonen als korreltjes opgeslagen en naar behoefte in lokale capillairen uitgescheiden. In dit systeem worden antidiuretisch hormoon (ADH en oxytocine, OT) geproduceerd die respectievelijk de osmotische druk in het lichaamswater en de baring en lactatie reguleren;
- het hypothalamisch-hypofyseale portale systeem bestaat uit cellen in de hypothalamus waaruit peptidenhormonen worden afscheiden. Deze worden via zenuwvezels eerst naar een ander deel van de hypothalamus, de eminentia medialis, vervoerd en daar uitgescheiden in een capillair netwerkje, dat via een ader in de hypofysesteel weer uitkomt in een tweede netwerkje in de hypofysevoorkwab. Deze hormonen zijn de releasing hormonen voor de hormonen van de hypofysevoorkwab; zij stimuleren of remmen de synthese van de hormonen die hier worden geproduceerd. Uit de naam blijkt al de functie van deze peptiden:
  - thyreotropine releasing hormoon (TRH), thyreotropine is de oude naam voor TSH;
  - corticotropine releasing hormoon (CRH), corticotropine is de oude naam voor ACTH;
  - gonadotropine releasing hormoon (GnRH), de gonadotropines zijn LH en FSH);
  - groeihormoon releasing hormoon (GH-RH);
  - GH inhibiting hormoon (GHIH). Dit is hetzelfde als somatostatine, dat de secretie van talrijke andere hormonen remt en ook in maag-darmkanaal en pancreas wordt gemaakt (afb. 5.4).

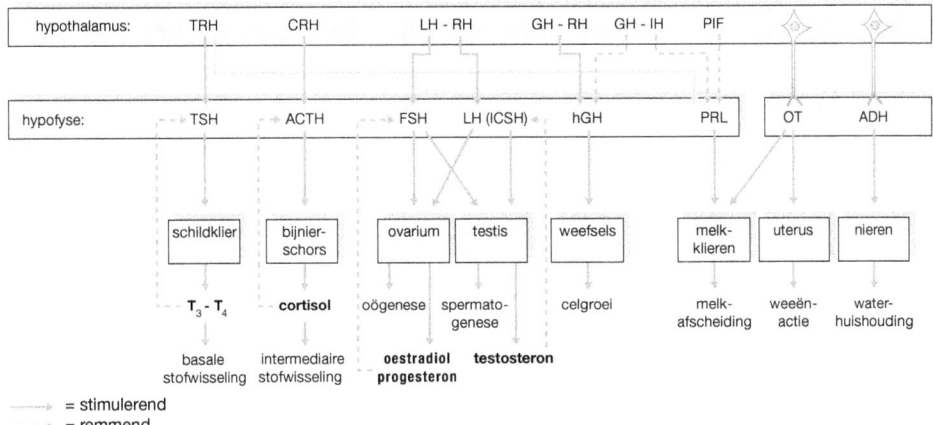

Afbeelding 5.4
Hypothalamische en hypofysaire hormoonsecretie. De samenhang tussen de hypothalamische, de hypofysevoorkwabhormonen en de perifeer werkende hormonen wordt in het schema verduidelijkt. LHRH is hetzelfde als GnRH, LH heette vroeger interstitial cell stimulating hormon (ICSH). Prolactine inhibiting hormoon (PIF) is hetzelfde als de neurotransmitter dopamine. Er zijn voor prolactine geen releasinghormonen in de hypothalamus, de secretie ervan wordt dus alleen door dopamine afgeremd (uit: Medische Fysiologie, Bouwman en Bernards, 2002).

De hypofysevoorkwab is de locatie waar groeihormoon (GH), thyreoïd stimulerend hormoon (TSH), prolactine (PL), follikel stimulerend hormoon (FSH), luteïniserend hormoon (LH) en het adrenocorticotrope hormoon (ACTH) worden gesynthetiseerd onder stimulatie of remming van de hypothalamische releasinghormonen.

Functionele anatomie
De hypofyse is een bolvormige klier ter grootte van een (oud) dubbeltje die in een uitsparing van het os sfenoidale ligt, het sella turcica (Turks zadel) en dat op een dwarse röntgenfoto van de schedel goed te zien is. De voorkwab neemt circa driekwart van de hypofyse in beslag en kan tijdens de zwangerschap in omvang verdubbelen.

Een vergroting van de sella kan wijzen op een hypofysetumor. Het binnen- en buitenblad van het harde hersenvlies, de dura mater, vormen het plafond van de sella turcica. Dit heeft een nauwe opening waar de hypofysesteel doorheen loopt. Hierboven ligt het chiasma opticum, de kruising van de nn. optici. Deze anatomische relatie heeft twee belangrijke klinische consequenties:
- hoofd-halsverwondingen met een whiplashkarakter kunnen de hypofysesteel afscheuren, waardoor diabetes insipidus en hypopituïtarisme kunnen ontstaan;
- hypofysetumoren (of metastasen) die boven de sella uitgroeien kunnen druk op het chiasma opticum veroorzaken met gezichtsveldbeperkingen (bitemporale hemianopsie) als gevolg.

De hypofysevoorkwab (adenohypofyse) maakt zelf hormonen onder regulatie van de releasinghormonen. De hypofyseachterkwab (neurohypofyse) slaat alleen de hormonen op (ADH en OT) die in de hypothalamus zijn gemaakt (afb. 5.5).

Fysiologie van de hypofyseachterkwab
De twee belangrijkste hormonen van de neurohypofyse zijn het antidiuretisch hormoon (ADH, vasopressine) en oxytocine (OT).

Voor de werking van ADH wordt verwezen naar hoofdstuk 4 (concentratie en verdunning in de nieren).

Oxytocine is een peptidenhormoon dat veel lijkt op ADH. Het verhoogt zowel de sterkte als de frequentie van de baarmoedercontracties tijdens de partus en het synthetische preparaat wordt gebruikt om de bevalling in te leiden en de weeën te versterken. Een te hoge dosis kan tot een weeënstorm leiden waarbij de baarmoeder zich niet meer ontspant tussen de weeën. Dit kan foetale hypoxie en hersenbeschadiging veroorzaken. Een bloeding post partum bij een atone baarmoeder kan fataal zijn, OT kan deze bloeding dan beperken.

De afgifte van OT door de hypofyseachterkwab vindt plaats door de activatie van rekkingreceptoren in de cervix en het bovenste deel van de vagina, evenals het zuigen aan de tepel. Bij het op gang komen van de baring zijn prostaglandines van betekenis, die de baarmoeder ook gevoeliger maken voor OT.

De melkejectie komt tot stand door OT samen met het zuigen van de baby, de melkproductie zelf wordt veroorzaakt door prolactine. Het zuigen van de baby verhoogt de prolactinespiegel.

Fysiologie van de hypofysevoorkwab
Alle hormoonproducerende cellen in de voorkwab slaan het geproduceerde hormoon op in korreltjes waarvan de kleuring de classificatie lange tijd heeft bepaald, te weten *chromofoob* (niet-kleurend) en *chromofiel* (wel kleurend). De laatste worden verdeeld in *acidofiele* en *basofiele* cellen. Tegenwoordig worden de cellen immunochemisch geïdentificeerd met behulp van hormoonspecifieke antistoffen. Men onderscheidt:
– *somatotrope cellen* die groeihormoon (GH) secerneren. Zij maken circa 50% van alle cellen uit, tumoren hiervan veroorzaken acromegalie;
– *lactotrope cellen* maken prolactine (PL), dat de melkproductie tot stand brengt door in te werken op receptoren in de alveolaire zone van de borsten, waarbij melk wordt gesynthetiseerd. De hypofysevergroting in de zwangerschap komt op rekening van groei van deze cellen. De prolactinesecretie begint al in de vijfde maand van de zwangerschap, maar wordt dan nog afgeremd door FSH en LH uit de placenta, hoewel er vaak al vroeg wat zog uit de tepels van zwangere vrouwen komt. Direct na de bevalling treedt een acute daling op van oestrogen en progesteron (door uitdrijving van de placenta), waarop de lactatie begint. Prolactine veroorzaakt down-regulation van de GnRH in de hypothalamus en leidt daarmee tot verminderde LH- en FSH-productie. Het zogen als anticonceptiemethode werkt alleen

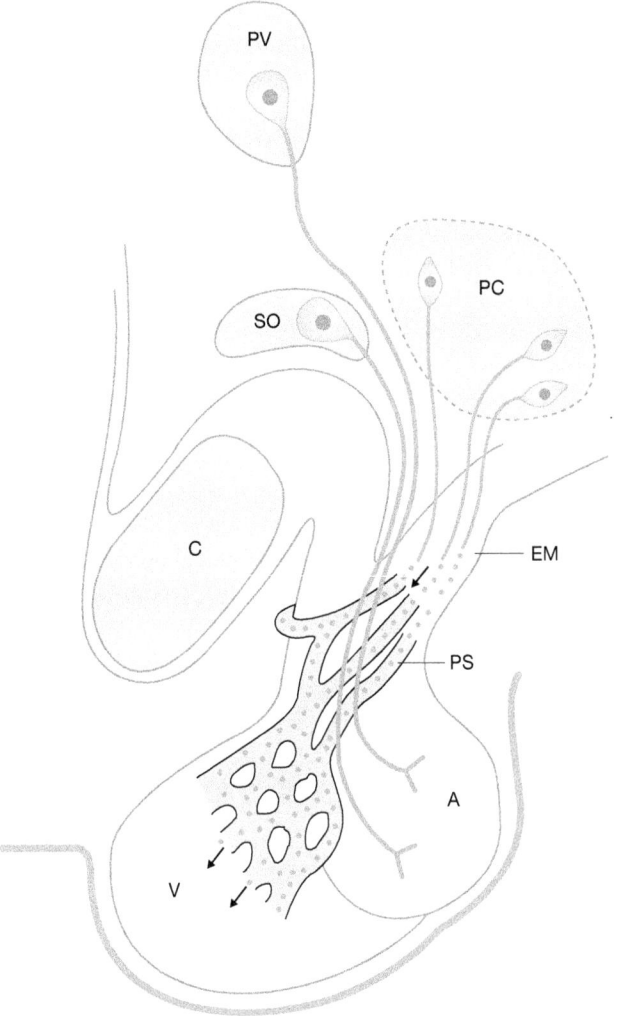

Afbeelding 5.5
De hypothalamus met hypofysesteel (de adertjes bevatten releasingfactors). Verder de hypofysevoorkwab (V) en het chiasma opticum (C). De hypothalamus is het laagste deel van de tussenhersenen. De twee helften worden van elkaar gescheiden door de derde ventrikel maar zijn in de bodem daarvan met elkaar verbonden door de eminentia medialis (EM). In dit gebied is er geen bloed-liquorbarrière en is er dus een goede uitwisseling tussen de algemene circulatie en de interstitiële vloeistof in de hypothalamus. De hypofysesteel, die de hypothalamus met de hypofyse verbindt, is een directe voortzetting van de EM. Hij bevat dus de axonen van neuronen in de hypothalamus, die naar de achterkwab (neurohypofyse) lopen en een vene die de twee portale systeempjes met elkaar verbindt. De neuronen die de releasinghormonen maken liggen in het parvocellulaire systeem (PC). ADH en OT zijn in de achterkwab (A) opgeslagen. Zij worden echter in de nuclei paraventriculares (PV) en supraopticus (SO) geproduceerd.

goed als er achttien maal per etmaal een voeding wordt gegeven. Vroeger werd oestrogeen gebruikt om de lactatie te stoppen;
- *thyreotrope cellen* produceren TSH en maken slechts 6% van alle cellen uit. Bij primaire hypothyreoïdie is hun aantal echter sterk vergroot;
- *gonadotrope cellen* produceren het luteïniserend hormoon (LH) en het follikelstimulerend hormoon (FSH). Zij maken slechts 4% van alle cellen uit. Hun aantal neemt af tijdens de zwangerschap;
- *corticotrope cellen* produceren ACTH, dat zich bindt aan specifieke receptoren op de bijnierschorscellen die dan glucocorticoïden, mineralocorticoïden en androgene steroïden gaan synthetiseren (uit cholesterol). Hierdoor ontstaat hyperplasie van de bijnierschors. TSH, LH, FSH en ACTH worden glandulotrope hormonen genoemd omdat zij andere klieren van interne secretie stimuleren. De effecten hiervan worden bij die klieren besproken.

GH werkt deels direct, deels via somatomedine (insuline-achtige groeifactor) op bot en kraakbeen. De groei van het kraakbeen in de epifysairschijven leidt tot lengtegroei en in het periost tot verdikking van het bot.

Voor deze effecten is ook thyroxine (schildklierhormoon) noodzakelijk. Cretinisme is de uitdrukking voor congenitale primaire hypothyreoïdie maar komt ook later in de kindertijd voor door jodiumtekort. Dwerggroei en geestelijke achterstand zijn hiervan het gevolg. GH is een belangrijke factor in tal van metabole processen in andere delen van het lichaam en lijkt het in dit opzicht erg op insuline.

5.2.2 De schildklier

De belangrijkste werking van thyroxine is op de eiwitsynthese in de cel, zowel met betrekking tot opbouw als afbraak.

Een versterkt metabolisme vraagt om meer energie en zuurstof. Thyroxine doet dan ook het hartminuutvolume toenemen en het versnelt de ademhaling. Schildklierhormoon is in de jeugd een belangrijke regulator van de groei.

Functionele anatomie

De schildklier heeft een vlindervorm, bestaat uit twee lobben, in het midden verbonden door een isthmus, en weegt 25 gram. De twee lobben meten elk 2 × 5 cm. Mediaal liggen de lobben tegen het kraakbeen aan van het gebied waar de larynx overgaat in de trachea. Aan de achterzijkant liggen de bijschildkliertjes (gl. parathyreoidea) en de nn. laryngealis recurrentes. Operaties aan de schildklier kunnen als complicatie beschadiging van deze zenuwen veroorzaken met heesheid als gevolg. Het verwijderen van alle bijschildkliertjes leidt tot hypoparathyreoïdie.

Een vergroting van de schildklier heet *struma*, die diffuus of nodulair kan zijn. Een dergelijke vergroting is gemakkelijk te voelen.

De schildklier bestaat uit bolle structuren die *follikels* heten. Ze zijn opgebouwd uit colloïd, een slijmige substantie, omgeven door een enkelvoudige laag epitheelcellen. Het colloïd bestaat voornamelijk uit gejodeerd thyreoglobuline, waaruit thyroxine (T_4) en trijodothyronine (T_3) door hydrolyse weer worden vrijgemaakt. T_3 is tien keer zo actief als T_4.

Aan de buitenkant van de follikels liggen speciale cellen die calcitonine maken. Deze stof verschijnt niet in het colloïd, maar wordt direct aan het bloed afgegeven. Het hormoon heeft een functie in de calciumstofwisseling en het heeft niets met de schildklier te maken.

Fysiologie van de schildklier

Voor een normale schildklierfunctie is opname van jodium uit het voedsel noodzakelijk. Deze varieert geografisch sterk. Een te lage opname leidt tot endemische krop, een toestand die bij ons niet meer voorkomt omdat jodium aan zout en brood wordt toegevoegd. Idealiter wordt dagelijks tussen 150 en 300 µg opgenomen, dit wordt deels door de nieren weer uitgescheiden, deels, afhankelijk van de behoefte, in de schildklier gebruikt voor de synthese van thyroxine en trijodothyronine. Deze synthese vindt plaats door jodering van het al genoemde thyreoglobuline dat dan in de schildklierfollikels wordt opgeslagen. Het joderen gebeurt doordat J reactief wordt gemaakt door H_2O_2, een reactie die door een belangrijk enzym, thyreoïdperoxidase (TPO) wordt gekatalyseerd.

Het schildklierhormoon bevindt zich in het plasma in twee vormen, te weten vrij en gebonden aan plasma-eiwit. Slecht 0,03% van T_4 en T_3 is vrij, maar dit zijn de actieve hormonen waarvan de spiegel door het feedback-systeem constant wordt gehouden. Het plasma-eiwit heet thyroxinebindend globuline (TBG) en heeft tot taak te zorgen voor een gelijkmatige verdeling van T_4 en T_3 in de weefsels. Oestrogenen verhogen het plasmagehalte van TBG, daarom is het in de zwangerschap en bij pilgebruiksters verhoogd. Vroeger kon alleen het totale T_4 worden gemeten en werd bij deze vrouwen soms ten onrechte de diagnose hyperthyreoïdie gesteld.

De regeling van de schildklierfunctie vindt plaats via de TRH-TSH-T_4-as. De TSH-bepaling met behulp van de RIA-techniek is de belangrijkste schildklierfunctietest. Deze test is zo betrouwbaar en gevoelig dat zowel hypo- als hyperthyreoïdie kan worden gediagnosticeerd. Gewoonlijk wordt het vrije T_4 en T_3 (FT_3 en FT_4) bepaald om het effect van eventuele therapie te kunnen volgen (afb. 5.6).

Somatostatine remt in geringe mate TSH. Het remt ook de secretie van insuline, glucagon en pancreasenzymen. Het vermindert de maag-darmmotiliteit en verlaagt de druk in het splanchnicusvaatstelsel zonder de algemene circulatie belangrijk te beïnvloeden. Daarom wordt de (synthetische) stof bij heftige slokdarm- en maagbloedingen toegepast, evenals bij ernstige secretoire diarree en soms bij beginnende pancreatitis. Het wordt alleen op een intensivecareafdeling gebruikt. Na opname in de cellen gaat het overgrote deel van T_4 over in T_3. Daarbij verliest het een J-atoom. De T_3-receptoren liggen gebonden aan het DNA in de celkern en bij binding hieraan komen bepaalde genen tot expressie. Het messenger-RNA dat hierdoor ontstaat, maakt vervolgens stoffen die ingrijpen in het celmetabolisme. Daarnaast werkt T_3 in op de celmembraan en de mitochondria, wat voor de hand ligt omdat energie toegevoerd moet worden.

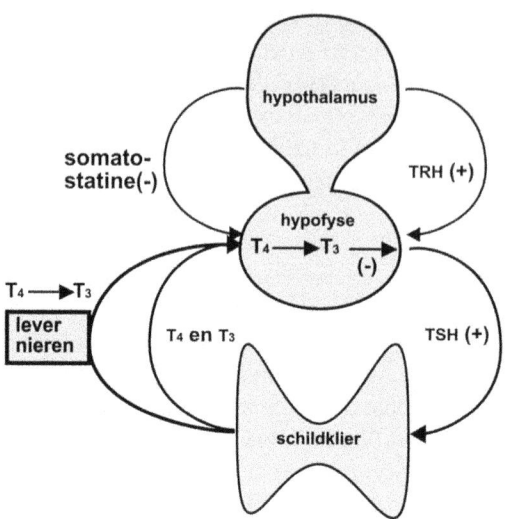

Afbeelding 5.6
Thyroxine, TSH en TRH. TRH uit de hypothalamus stimuleert de synthese en secretie van TSH. TSH zorgt voor de jodering van thyrosine tot T_4 en T_3 dat in de thyreoglobuline wordt opgeslagen, door hydrolyse vrijkomt en uitgescheiden wordt. Er is een feedbacksysteem tussen het vrije T_4 en T_3 en TRH. Het gehalte van T_4 en T_3 blijft binnen nauwe grenzen. T_4 wordt deels in T_3 omgezet in de lever, de nieren en de hypofyse. Somatostatine remt naast tal van andere hormonen, zoals GH, ook TRH en TSH.

Bij het fysisch onderzoek van de schildklier moet de patiënt een glas water drinken, men voelt de schildklier dan bewegen. Echografie en isotopenonderzoek zijn diagnostisch van belang. Met echografie kunnen cysten en noduli worden vastgesteld. Omdat een deel van de gevonden noduli maligne kan zijn, wordt soms een naaldbiopt genomen. Hiervoor is de expertise van een cytoloog noodzakelijk.

5.2.3 De bijschildkliertjes (gl. parathyreoidea) en de calciumstofwisseling

Parathormon (PTH), het hormoon van de bijschildkliertjes, is samen met vitamine D het voornaamste regelmechanisme voor de calciumconcentratie in de extracellulaire vloeistof.

Functionele anatomie
Gewoonlijk zijn er vier bijschildkliertjes die met elkaar ongeveer 120 mg wegen. Zij liggen meestal aan de onder- en de bovenpolen van de schildklier en zijn door hun geringe afmetingen moeilijk te herkennen. Ze kunnen ook in het mediastinum voorkomen. Daarom worden operaties aan de bijschildkliertjes toevertrouwd aan hierin gespecialiseerde chirurgen. De bijschildklieren zijn alleen bij intensieve exploratie te herkennen. Beeldvormende technieken worden wel toegepast maar zijn zeer onbetrouwbaar,

zodat gewoonlijk aan chirurgische exploratie de grootste waarde wordt toegekend. De bijschildkliertjes meten ongeveer 2 × 5 mm en kunnen 1 cm worden als ze zich tot adenoom ontwikkelen. Microscopisch bestaan ze uit rijk gevasculariseerde strengen epitheel, de hoofdcellen die het parathormon bevatten. Er liggen ook nog oxyfiele cellen tussen waarvan de betekenis niet duidelijk is.

Fysiologie van de bijschildkliertjes
PTH bevindt zich als vrij hormoon in het plasma en werkt in op:
– *de nieren*: uit het glomerulusfiltraat wordt Ca^{2+} teruggeresorbeerd en fosfaat in de tubuli uitgescheiden;
– *de darm*: de resorptie van Ca^{2+} wordt hieruit versterkt door calcitriol, in een metaboliet van vitamine D;
– *de botten*: door inwerking op osteoblasten en osteoclasten wordt Ca^{2+} naar de extracellulaire vloeistof (ECV) gemobiliseerd (afb. 5.7).

De calciumconcentratie
De calciumconcentratie in de ECV ligt binnen zeer nauwe grenzen. Afwijkingen naar boven of beneden hebben ernstige consequenties. Een persoon van 70 kg heeft ongeveer 1.300 g calcium in de botten; 0,1 g in de ECV en 1 g intracellulair.

Calcium komt in het bloed in drie vormen voor: een *geïoniseerde* vorm, een *aan albumine gebonden* vorm en een *complexe* vorm (met fosfaat en citraat). Alleen de geïoniseerde vorm, Ca^{2+}, is biologisch actief als intracellulaire signaalfactor, zoals voor spiercontractie, insuline- en speekelafscheiding.

De Ca^{2+}- en fosfaat (PO_4^{3-})ionen zijn in de ECV in verzadigde oplossing aanwezig, wat mineralisatie van botweefsel mogelijk maakt. Dat neerslag niet in het bloed ontstaat, komt door remmende factoren. Ca^{2+} en PO_4^{3-} vormen een oplossingsproduct: als Ca^{2+} stijgt, daalt het PO_4^{3-} en vice versa.

Bot bestaat uit gespecialiseerd steunweefsel en de mechanische functie ervan wordt vervuld door een extracellulaire matrijs die sterk gemineraliseerd is. Deze extracellulaire matrix wordt aangelegd, herbouwd, geresorbeerd en aangepast aan de behoeften (groei, breuk) door cellen die osteoblasten en osteoclasten heten. De matrijs bestaat voornamelijk uit collageen. Wanneer dit nieuw is aangelegd moet het eerst een rijpingsfase ondergaan van enkele weken, voordat het 'gemineraliseerd' kan worden. Het mineraal bestaat overwegend uit calciumkristallen: hydroxyapatiet. Deze vorm dient twee functies, namelijk stevigheid en tegelijkertijd elasticiteit van het botstelsel.

Ca^{2+} heeft een regulerende functie in de spiercontractie, in het hormonale signaalsysteem en in de neuromusculaire prikkeloverdracht. De contractiekracht van de hartspier, evenals de snelheid daarvan, wordt bepaald door de hoeveelheid Ca^{2+} die door de calciumkanaaltjes in het spiercelmembraan de cel instroomt tijdens de depolarisatiefase.

Deze calciumkanaaltjes hebben tevens een belangrijke functie in de neuromusculaire prikkeloverdracht. Intracellulair is Ca^{2+} onderdeel van het effectorsignaal naar processen die door geactiveerde hormoonreceptoren worden ingezet. Bij alkalose neemt de negatieve lading van plasma-eiwitten toe. Deze binden dan Ca^{2+}-ionen: de Ca^{2+}-concentratie daalt. Dit verklaart het optreden van tetanie bij hyperventilatie.

Hieruit wordt duidelijk dat afwijkingen zowel naar boven (hypercalciëmie), als naar beneden (hypocalciëmie) tot ziekteverschijnselen leiden en de dood ten gevolge kunnen hebben.

Calcitonine speelt geen rol in de calciumhomeostase, het heeft echter een botbeschermende werking door remming van de osteoclasten.

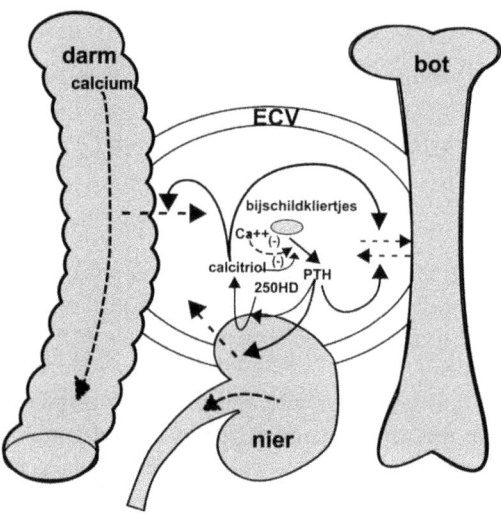

Afbeelding 5.7
Calcium, calcitriol en parathormon. De doorgetrokken lijnen tonen de effecten van PTH en het actieve vitamine-D-metaboliet calcitriol. De onderbroken lijnen tonen de Ca^{2+}-stromen. Het Ca^{2+} in de ECV is in een continue wisselwerking met het Ca^{2+} in darm, nieren en botten. PTH mobiliseert Ca^{2+} uit de botten, calcitriol slaat Ca^{2+} in de botten op en versterkt de resorptie van Ca^{2+} uit de darm. De (-) tekens geven het remmende effect weer. PTH zet in de nier een vitamine-D-metaboliet (25OHD) die in de lever wordt gemaakt, om in calcitriol en versterkt de terugresorptie van Ca^{2+} uit het glomerulusfiltraat.

Vitamine D

Dit wordt in de huid onder invloed van ultraviolet licht gesynthetiseerd. Vervolgens wordt het in de lever tot een tussenproduct omgezet (25OHD) dat dan weer in de nier tot calcitriol, de actieve metaboliet, wordt getransformeerd. Het werkt voornamelijk in op de darm, waar het de opname van calcium versterkt. In het botstelsel regelt het een normale mineralisatie.

Tekorten leiden bij kinderen tot Engelse ziekte (rhachitis), in groeiende botten en bij volwassenen tot osteomalacie.

Vitamine-D-deficiënties hebben in het algemeen drie oorzaken:
– *te weinig zonlicht*. Dit komt vooral voor in landen met beperkte zonneschijn. In het begin van de vorige eeuw kwam rachitis veel voor bij achterbuurt-

kinderen die weinig buiten kwamen en ook nog slecht te eten kregen. Bij volwassenen ontstond osteomalacie. Levertraan bracht toen uitkomst. Tijdens de oorlog in het zonovergoten Vietnam kwam rachitis veel voor bij kinderen die soms maandenlang in tunnels onder de grond moesten blijven vanwege de bombardementen. Strenggelovige moslima's hebben nogal eens vitamine-D-tekort, omdat zij te weinig aan zonlicht zijn blootgesteld;
- *voedingsstoornissen*. Tekorten zijn in onze wereld door gebruik van vitamine D zeldzaam, maar in de derde wereld komen ze veel voor. Hier zien we ze eigenlijk alleen bij kinderen van vegetarische moeders die geen melkproducten gebruiken en die het later zelf ook niet krijgen;
- *malabsorptiesyndromen* komen voor bij cholestase, dunnedarmaandoeningen (short bowel syndrome), cholestyramine (questran)medicatie en de (obsolete) billroth-II-resectie.

5.2.4 De bijnieren

Functionele anatomie

De bijnieren wegen samen circa 10 gram en liggen retroperitoneaal achterboven de nieren. De verhouding schors:merg is 9:1. De afmetingen variëren tussen 2 à 3 bij 4 à 6 cm, afhankelijk van de stimulatie door ACTH.

Het bijniermerg (medulla) kan worden beschouwd als een ganglion van het sympathische zenuwstelsel. Het stuurt echter geen axonen (zenuwvezels) naar het doelorgaan, maar scheidt catecholamines af in de circulatie. Catecholamines is de verzamelnaam voor adrenaline, noradrenaline en dopamine. Deze stoffen hebben een korte halfwaardetijd van slechts enkele seconden. Daardoor zijn er grote fluctuaties in het gehalte en moet een eventuele toediening meestal vaak herhaald worden.

De mergcellen heten *feochromocyten*. Hun uiterlijk wordt bepaald door wat geproduceerd wordt, dus adrenaline of noradrenaline en de verhouding wisselt onder invloed van cortisol.

Fysiologie van het bijniermerg

Catecholamines hebben in grote lijnen de volgende effecten:
- verhoogde bloeddruk en hartminuutvolume;
- bronchodilatatie;
- shunting van het bloed van huid en ingewanden naar de spieren (de hartspier!) en de hersenen;
- versterkte brandstoftoevoer door het teweegbrengen van verhoging van het bloedsuiker- en vrijevetzuurgehalte (free fatty acids, FFA).

In tal van organen bevinden zich α- en β-receptoren, maar de verdeling ervan is wisselend. Ook de werking van de verschillende catecholamines is uiteenlopend en is zowel van de plaats van werking als van de dosering afhankelijk.

Zo versterkt noradrenaline de contractiekracht van het hart door activatie van de $β_1$-receptoren in het myocard, terwijl het tot vasoconstrictie leidt in de perifere vaten door stimulatie van de α-receptoren aldaar. In de coronairvaten stimuleert het zowel de β_1- als de α-receptoren, maar omdat er daar van de laatste zo weinig van zijn, overheerst de verwijding van die vaten.

Dopamine wordt vooral gebruikt in de behandeling van shock. In lage dosering werkt het verwijdend op de niervaten en werd het daarom wel gebruikt bij anurie door prerenale aandoeningen. In gemiddelde dosering verhoogt het de cardiac output door β_1-receptorstimulatie, terwijl het in hoge doses juist vasoconstrictie veroorzaakt door α-receptorstimulatie.

Alle bekende catecholamines worden in de klinische praktijk toegepast, voornamelijk op de afdelingen IC en CCU (afb. 5.8).

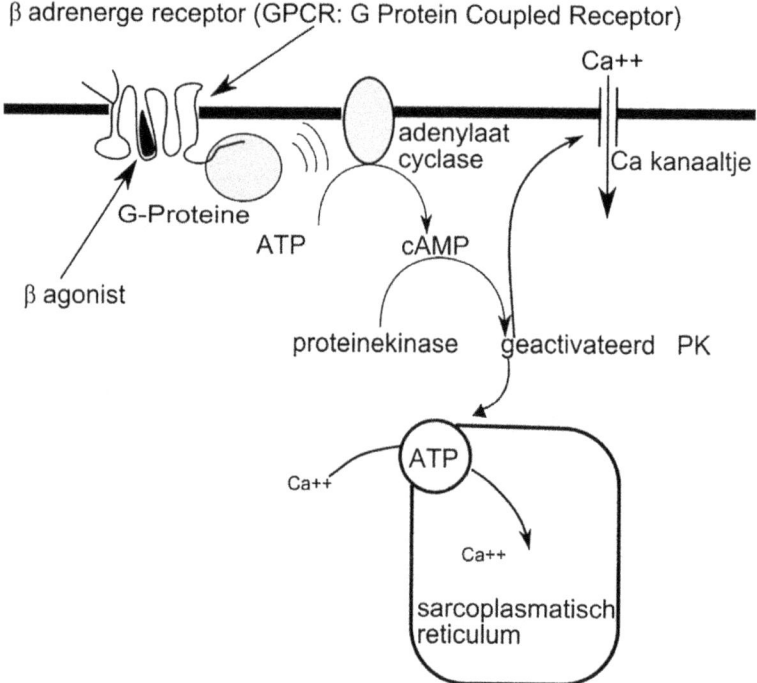

Afbeelding 5.8
Stimulatie van een GPCR door noradrenaline. Catecholamines oefenen hun werking uit door receptoren op doelcellen te bezetten, wat dan een biochemische en enzymatische reactie veroorzaakt. Men onderscheidt α- en β-receptoren die elk weer in α_1 en α_2 en β_1 en β_2 worden verdeeld. Deze receptoren (G-protein coupled receptors, GPCR) zijn in de anesthesie, op de CCU en op de IC van groot belang, omdat tal van agonisten en blokkers worden toegepast bij circulatoire crises.

Bij de stressreactie werken catecholamines en cortisol samen in het afwenden van levensgevaar. Het sympathicoadrenerge systeem komt daarbij direct in actie, terwijl het op gang komen van een verhoogde cortisolproductie enige uren kost. Soms schieten deze afweermechanismen hun doel voorbij: de osmotische diurese van glucose bij hyperglykemie heeft hypovolemie tot gevolg. Dit roept niet alleen een uitstorting van catecholamines op met vasoconstrictie en een verhoogde cardiac output als gevolg, maar ook versterkte glucagonexcretie door de α-cellen in de eilandjes van Langerhans. Hierdoor wordt de bloedsuikerspiegel verhoogd terwijl hyperglykemie juist aan de basis van het probleem ligt.

De bijnierschors (cortex)

De cortex bestaat uit drie lagen. Van buiten naar binnen zijn dat de *zona glomerulosa* die voornamelijk mineralocorticoïden (aldosteron) produceert en 15% van het totale oppervlak inneemt. Dan volgt de *zona fasciculata*, waar de glucocorticoïden (cortisol) en androgene steroïden worden gesynthetiseerd. De binnenste laag heet *zona reticularis* waar eveneens glucocorticoïden en androgenen worden gemaakt. Alle cellen bevatten veel cholesterol, de grondstof voor de hormonen.

De werking van de bijnierschorshormonen:

– *glucocorticoïden*. De belangrijkste en meestvoorkomende is cortisol. Het overgrote deel is in het bloed aan een plasma-eiwit gebonden. Hiermee is er een bufferfunctie beschikbaar die grote fluctuaties voorkomt. Tevens wordt zo gezorgd voor een gelijkmatige verdeling. Cortisol wordt als metaboliet door de nier uitgescheiden. De werking van cortisol is veelzijdig:
  - *metabool effect*: cortisol verhoogt het bloedsuikergehalte door de omzetting van aminozuren tot glucose (gluconeogenese) te bevorderen, terwijl de vetafbraak (lipolyse) wordt gestimuleerd. De FFA-spiegel stijgt waardoor in de citroenzuurcyclus voornamelijk vrije vetzuren (FFA) worden gebruikt voor het genereren van ATP. Het glucoseverbruik in de cyclus wordt hierdoor afgeremd. Het netto-effect is hyperglykemie, ketose en hyperlipemie (te veel vet in het bloed). Dit verklaart de zogenoemde steroïddiabetes;
  - *ontsteking- en immuunremmende werking*: in overmaat wordt de ontstekingsreactie geremd evenals de immunologische reacties zoals antigeenvorming, T-celactiviteit en de synthese van signaalmoleculen als interleukines. Sommige lymfocytenpopulaties kunnen worden uitgeschakeld, zoals die van de acute lymfoblastenleukemie bij kinderen. Glucocorticoïden worden veel gebruikt om de afstoting van getransplanteerde organen te voorkomen;
  - de werking op de *calciumhuishouding* is ingewikkeld. De levensgevaarlijke ernstige hypercalciëmie kan met hoge doses glucocorticoïden worden bestreden. De opname van calcium uit de darm wordt geremd, daarom is er bij chronisch cortisolgebruik vaak osteoporose;
  - bij *stress* worden catecholamines en prostaglandines geproduceerd, waarvan de reactie door cortisol wordt afgeremd. Zo ontstaat een systeem van fijnregeling;

– *mineralocorticoïden*, dit betreft voornamelijk aldosteron. Ook dit hormoon is aan plasma-eiwitten gebonden. De secretie staat onder controle van het RAAS (voor een overzicht van het RAAS en de functie van macula densa, juxtaglomerulair apparaat en aldosteron bij het bewaken van het effectieve arteriële bloedvolume (EABV) wordt verwezen naar hoofdstuk 4).

Hyperkaliëmie stimuleert eveneens de productie van aldosteron en daarmee de K^+-uitscheiding. Dit is dus een belangrijk verdedigingsmechanisme. Bij hartfalen en ascites door levercirrose is er secundair hyperaldosteronisme.

Fludrocortison bindt sterk aan de receptoren voor mineralocorticoïden en is een goede synthetische vervanger. Spironolactone hecht zich ook aan deze receptoren en blokkeert zo de werking van aldosteron;
– *androgene hormonen* worden zowel bij mannen als vrouwen in de bijnierschors gemaakt, maar bij mannen heeft die productie nauwelijks betekenis door de sterke productie van testosteron in de testikels.

De bepaling van glucocorticoïden en mineralocorticoïden in het plasma is zeer nauwkeurig. Onder normale omstandigheden heeft cortisol een dagritme: de ochtendwaarde is meestal het dubbele van de middagwaarde (afb. 5.9).

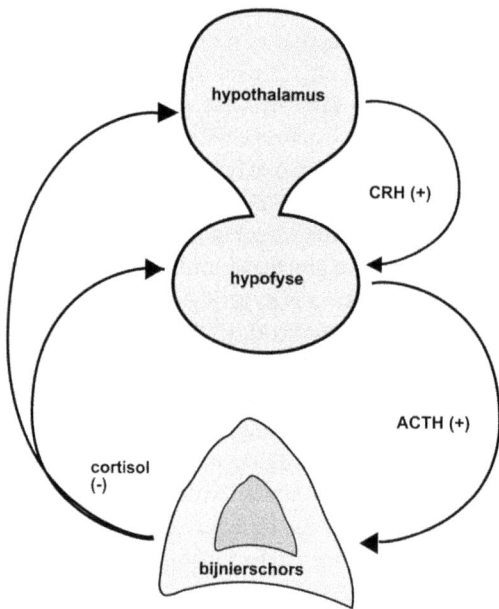

Afbeelding 5.9
De CRH-ACTH-cortisol-as. Net als bij de andere perifere endocriene doelorganen bestaat er ook een feedbacksysteem tussen hypothalamus, hypofyse en bijnierschors. Acetylcholine, serotonine en andere neurotransmitters stimuleren de secretie van CRH, andere remmen de uitscheiding zoals GABA en melatonine. CRH stimuleert de uitscheiding van ACTH, dat op zijn beurt de secretie van glucocorticoïden bevordert. Cortisol remt de ACTH-secretie via een snel en een vertraagd mechanisme door zowel de ACTH-respons op CRH als de CRH-uitscheiding zelf af te remmen.

5.2.5 De eilandjes van Langerhans

Functionele anatomie

De alvleesklier heeft zowel een exocriene als een endocriene functie. Hij is te beschouwen als een speekselklier met endocriene cellen in eilandjes en heet in het Duits 'Bauchspeichseldrüse'.

Het endocriene gedeelte ligt verspreid als *eilandjes van Langerhans* door de pancreas dat zich retroperitoneaal bevindt en een kop, lichaam en staart heeft. De kop ligt in het hoefijzer dat door het duodenum wordt gevormd, de staart ligt bij de milt.

Fysiologie van de eilandjes van Langerhans

Door de pancreas verspreid liggen circa één miljoen eilandjes met een grootte tussen 50 en 300 μm. De verschillende cellen van de eilandjes van Langerhans maken elk een eigen hormoon. De β-cellen maken 70% van de cellen uit en produceren *insuline*. Ze worden omgeven door α-cellen die *glucagon* maken en δ-cellen die *somatostatine* en *gastrine* bevatten. De circulatie in de eilandjes is van centraal naar perifeer. Insuline werkt paracrien op de α-cellen en remt de glucagonsecretie af als het wordt uitgestort. Daardoor bestaat er een antagonisme tussen de insuline- en de glucagonproductie.

Somatostatine remt de insuline- en glucagonsecretie; pancreatisch polypeptide speelt geen rol in de glucosestofwisseling maar remt de spijsvertering.

Al het veneuze bloed van de pancreas komt terecht in de v. porta, net als de andere venen van het maag-darmkanaal, die uitmondt in de lever.

Sommige pancreastumoren maken verschillende van deze hormonen.

De endocriene functie van de alvleesklier regelt het metabolisme van koolhydraten, vetten en eiwitten, waarbij glucose en vrije vetzuren de belangrijkste producten zijn. De homeostase concentreert zich vooral op het handhaven van een normale glucosespiegel. De hormonen die hierbij betrokken zijn kunnen in hypoglykemische (insuline) en hyperglykemische, (bijna alle andere hormonen die op de KH-stofwisseling inwerken, maar vooral glucagon), worden verdeeld.

Algemene beschouwing over voedselopname, opslag en verbruik

Over de hele dag moet een mens van 70 kg 1.800 tot 2.000 kcal opnemen om aan de energiebehoeften te kunnen voldoen. De voedselopname is echter intermitterend. Alle zoogdieren eten daarom meer voedsel dan ze op dat moment nodig hebben. Dit meerdere voedsel wordt in reservoirs opgeslagen. Deze 'voorraadschuren' bij de mens zijn ongeveer:
- vetweefsel: 12 kg;
- spieren: 6 kg;
- spierglycogeen: 400 g;
- leverglycogeen: 80 g;
- glucose in het bloed: 20 g, dat direct beschikbaar is.

Glucose is afkomstig van koolhydraten in het voedsel en wordt uit de dunne darm opgenomen. Het komt in de v. porta en wordt naar de lever vervoerd, maar een deel wordt direct na eten gebruikt, voornamelijk voor spierarbeid. Glucose is de voornaamste energiebron voor de hersenen, dit metabolisme is onafhankelijk van insuline. Meer dan 70% van de glucose wordt in de hersenen gebruikt. De hersenen kunnen echter, onder extreme omstandigheden, ook ketonlichamen, maar geen FFA als brandstof opnemen.

Het leverglycogeen is de opslagvorm voor glucose, maar deze hoeveelheid is slechts voor een paar uur voldoende. De afbraak ervan heet *glycogenolyse*. In de spieren kan het glycogeen direct als energiebron benut worden. Triglyceriden (vet) zijn een belangrijke brandstofbron. De triglyceriden worden gesplitst in glycerol en vrije vetzuren (FFA).

FFA kunnen door de spieren worden gebruikt, vooral bij langdurige inspanning, maar kunnen ook weer tot vet in de vetcellen worden opgebouwd onder invloed van insuline.

Het vetweefsel kan de calorische behoefte wel twee maanden dekken, een dik mens kan zonder voedsel mogelijk een half jaar overleven. Bij verhongering worden ketonlichamen gevormd.

Glucose kan in triglyceriden worden omgezet. Eiwitten worden in het maag-darmkanaal tot aminozuren afgebroken. Zij dienen voornamelijk voor de synthese van de lichaamseiwitten, maar aminozuren kunnen ook als energiebron worden gebruikt: overtollige aminozuren kunnen door het loslaten van de NH_2-groep (desaminering) in glucose worden omgezet. Dit heet *gluconeogenese*.

Bij hongeren vindt ook gluconeogenese plaats en zo kan het eigen spierweefsel voor energie worden gebruikt ('muscle wasting'). Bij een normale glucosespiegel is er een evenwicht tussen de glucosetoevoer naar het bloed en het glucoseverbruik in de weefsels.

De glucose-input heeft drie bronnen:
- koolhydraten in het voedsel;
- de productie van glucose uit het leverglycogeen (glycogenolyse);
- onder extreme omstandigheden vindt de productie van glucose ook uit aminozuren plaats.

De glucose-output vindt eveneens op drie manieren plaats:
- verbruik in de weefsels, deels insulineafhankelijk;
- glycogenese in de lever en spieren;
- omzetting in lichaamsvet.

Euglykemie is een bloedsuikerspiegel binnen normale grenzen. In nuchtere toestand ligt deze tussen 4,1 en 5,9 mmol/l. Dit hangt af van een normale insulinesecretie en een normale insulinereceptor.

Insuline is werkzaam in de lever, de spieren en het vetweefsel. Een normaal glucosegehalte van het plasma (*normoglykemie*) is het resultaat van een evenwicht tussen opname van glucose en het verbruik ervan in de weefsels.

Bij de opname van het voedsel uit het maag-darmkanaal is insuline de belangrijkste factor bij de verwerking van koolhydraten. De lever slaat meer dan de helft van de opgenomen glucose op als glycogeen, de voornaamste opgeslagen vorm van koolhydraten. De lever doet dit alleen tijdens de zogenoemde *postprandiale fase*, dat wil zeggen tijdens de hyperglykemie die het gevolg is van voedselresorptie. In de spieren bevordert insuline de opname van glucose in de cellen voor de energiebehoefte en de vorming van glycogeen daar. Het is ook een anabole factor: insuline bevordert de opbouw van eiwitten uit aminozuren en de omzetting van glucose in vet.

Bij insulinedeficiëntie raken al deze processen verstoord en deze verstoring wordt versterkt door antagonistische hormonen als glucagon, adrenaline en cortisol.

Insuline is een peptidenhormoon en werkzaam via een receptor op de celmembraan (zie afb. 1.46). Bij activatie van de receptor wordt een transporteiwit, glut 4, van intracellulair naar de celmembraan gebracht. Dit gebeurt via secundaire boodschappermoleculen die met elkaar het insulinereceptorsubstraat (IRS) vormen. Daardoor bevordert insuline het transport van glucose over de celmembraan heen in spier- en vetweefsel. Deze insulineafhankelijke glucoseopname in de cel neemt 40% van het totale glucoseverbruik voor zijn rekening, waarvan weer 80% in spierweefsel.

In afbeelding 5.10 wordt de normale regeling van het bloedsuikergehalte weergegeven.

Lichaamsbeweging bevordert glut-4-mobilisatie onafhankelijk van insuline, daarom is lichamelijke inactiviteit slecht voor diabetespatiënten. De andere glucosetransporters (gluts) zijn niet-insulineafhankelijk. Tijdens de periodes tussen de maaltijden in ('fasting conditions') vindt insulinesecretie op basaal niveau plaats. De weefselopname komt dan voor 60% op rekening van de niet-insulineafhankelijke glucosetransportmoleculen glut 1 en 3. Het transport in deze glutmoleculen is gekoppeld aan de natrium-kaliumpomp (gekoppeld transport): de energie van de elektrochemische gradiënt Na^+ drijft glucose naar intracellulair.

Transcriptie en translatie van het insulinegen levert pre-insuline op waarvan een deel wordt afgeknipt: het restant heet pro-insuline. Door enzymatische splitsing van dit molecuul blijven gelijke hoeveelheden van insuline en het zogenoemde C-peptide over. Dit laatste heeft geen functie, maar de meting ervan is een maat voor de functie van de β-cellen.

Het glucosetransportmolecuul glut 2 in de β-cellen is een beetje traag en laat pas bij lichte hyperglykemie glucose door. Dit transporteiwit werkt als glucosesensor. Het binnendringen van glucose in de β-cellen is het signaal om insuline af te scheiden.

Glucagon

Glucagon is ook een peptidenhormoon en werkt hyperglykemisch. Het bevordert de productie van glucose uit glycogeen en aminozuren, respectievelijk *glycogenolyse* en *gluconeogenese*. Glucagon versterkt ook de afbraak van vetten tot glycerol en vetzuren (lipolyse) en de vorming van ketonlichamen. De prikkel voor glucagonsecretie is daling van de glucosespiegel tot < 5 mmol/l. Andere hormonen zoals cortisol verhinderen via gluconeogenese

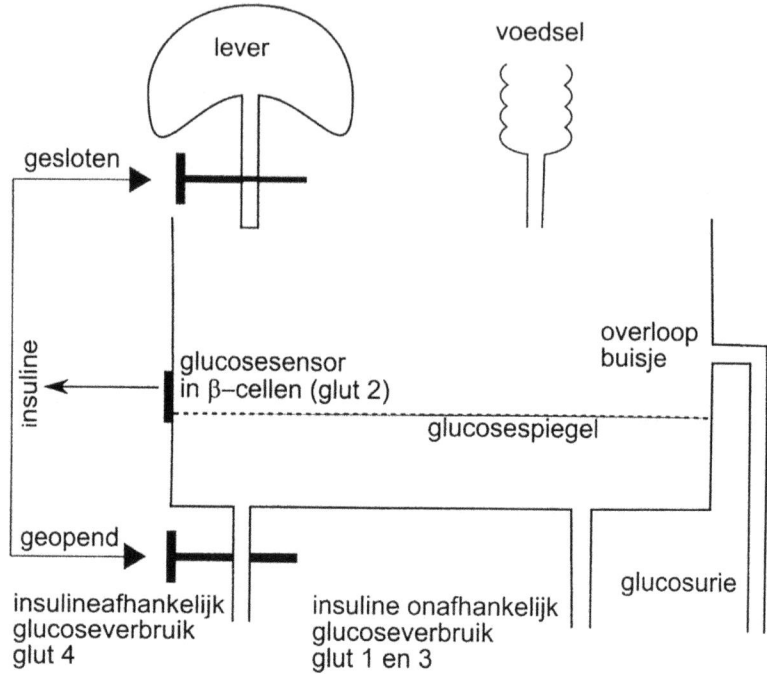

Afbeelding 5.10
De regulatie van de glucosespiegel in het bloed. De stippellijn is het glucoseniveau in de tank. Er zijn twee aanvoerkranen, waarvan één, de lever, kan worden afgesloten. Er zijn ook twee afvoeren, waarvan één kan worden geopend, namelijk het insulineafhankelijke transporteiwit glut 4. Een glucosesensor zet de insulinesecretie aan als het niveau te hoog wordt, waardoor de omzetting van glycogeen in glucose wordt geblokkeerd, terwijl de afvoerkraan wordt geopend en de perifere weefsels méér glucose krijgen. Als deze mechanismen niet werken, is er een extra veiligheid via een overloopbuisje. De glucose wordt in de urine uitgescheiden: glucosurie (naar een idee van prof. dr. B. Kacsoh).

een te lage bloedsuiker. Catecholamines doen dat door de secretie van glucagon te verhogen waarmee ze de glucoseproductie van de lever te stimuleren.

De voornaamste functie van glucagon is het mobiliseren van de energievoorraad. Het werkt in op de lever en het vetweefsel, er is geen invloed op de spieren. De glucagonsecretie is hoog tijdens hongeren. Bij diabetes mellitus type I is er ook een verhoogde secretie van glucagon door het antagonisme tussen glucagon en insuline. Er is voorts naast de extracellulaire hyperglykemie ook intracellulair een te laag glucosegehalte in die cellen die voor het glucosetransport door de celmembraan afhankelijk zijn van glut 4, zoals spierweefsel.

5.2.6 De vetstofwisseling

Lipiden zijn vetachtige stoffen, bestaande uit triglyceriden (vetten), cholesterol en fosfolipiden (zie hoofdstuk 1). De lipiden in het voedsel bestaan voor 90% uit triglyceriden, de rest uit cholesterol en fosfolipiden, waarvan de laatste afkomstig zijn uit celmembranen. De triglyceriden leveren de vetzuurketens (FFA) die als brandstof worden gebruikt. Vetzuren zijn naast glucose de energiebronnen van het lichaam. Cholesterol is de grondstof voor de steroïdhormonen, celmembranen en galzuren. Ongeveer 300 mg cholesterol is afkomstig uit het voedsel, 700 mg wordt door de lever gemaakt. Er is dus een endogene en een exogene cholesterolbron en een cholesterolarm dieet heeft dan ook weinig invloed op het cholesterolgehalte van het bloed.

Lipiden zijn niet oplosbaar in water; zij worden daarom in het bloed na opname uit het maag-darmkanaal als lipoproteïne getransporteerd. Deze lipoproteïnen bestaan uit een kern van triglyceriden en cholesterolesters, omgeven door een monomoleculaire mantel bestaande uit fosfolipiden, vrij cholesterol en zogenoemde apoproteïnen. De laatste zijn speciale eiwitten die niet alleen bijdragen aan de stabiliteit van de lipoproteïnen en zorgen voor de oplosbaarheid in plasma, maar ook door receptorherkenning de verschillende lipoproteïnen naar de juiste bestemming brengen.

Elk lipoproteïne heeft zijn eigen combinatie van apoproteïnen, waarvan er nu ruim tien bekend zijn. Zij worden voornamelijk in de cellen van het maag-darmkanaal gemaakt en zullen vermoedelijk in de toekomst een belangrijke functie hebben in de behandeling van atherosclerose.

Het voedingsvet wordt in het duodenum tot glycerol en vrije vetzuren afgebroken. Korteketenvetzuren die niet meer dan twaalf C-atomen lang zijn kunnen direct vanuit de darm naar de de v. porta worden uitgescheiden waar ze aan albumine gebonden als FFA worden vervoerd.

De langere ketens worden in de darmmucosa opnieuw veresterd tot een soort tweedegeneratietriglyceriden en aan een apoproteïne gekoppeld, alsmede aan een laagje fosfolipiden en vrij cholesterol. Het aldus ontstane lipoproteïne heet *chylomicron*. Deze vetbolletjes worden vervolgens via de ductus thoracicus naar de linker v. subclavia vervoerd en verder via de circulatie naar de weefsels gebracht. Als na een vetrijke maaltijd het serum wordt onderzocht blijkt dit vaak een melkachtig aspect te hebben door de grote hoeveelheid chylomicronen.

Chylomicronen zijn relatief grote deeltjes en bestaan voor 80% uit triglyceriden. Dit vet wordt door het enzym lipoproteïnelipase (LPL) gehydrolyseerd, waarbij de vetzuren door spier- en vetweefsel worden opgenomen. Het overblijfsel (remnant) bestaat voornamelijk uit cholesterol en vertrekt naar de lever waar het cholesterol wordt hergebruikt. Insuline versterkt de synthese van LPL. In de vetcellen worden tijdens de maaltijd de FFA met glycerol veresterd en als intracellulaire triglyceriden opgeslagen. Deze worden tussen de maaltijden in, als de insulinespiegel verlaagd en de glucagonspiegel verhoogd is, weer losgelaten om als energiebron gebruikt te worden.

Het hierboven beschreven metabole pad van het met het voedsel opgenomen vet heet het *exogene circuit*.

De lever maakt het lipoproteïne *very low density lipoprotein* (VLDL), bestaande uit triglyceriden die op hun beurt uit glucose en FFA worden geproduceerd en waaraan cholesterol en apoproteïnen wordt toegevoegd. VLDL wordt in de circulatie uitgescheiden. In spier- en vetweefsel worden de triglyceriden ook door LPL afgebroken en FFA is dan als energiebron in de cellen beschikbaar. Het overblijfsel is ook een remnant, namelijk *intermediate density lipoprotein* (IDL) dat voornamelijk cholesterolesters bevat en in de circulatie grotendeels in *low density lipoprotein* (LDL) wordt omgezet. Dit LDL brengt cholesterol terug naar de perifere weefsels en de lever door binding aan de LDL-receptor.

Het cholesterol dat vrijkomt bij het celmetabolisme in de perifere weefsels wordt opgenomen door het *high density lipoprotein* (HDL) en via het enzym lecithin-cholesterol acyltransferase (LCAT) overgedragen aan IDL. Van daar wordt cholesterol naar de lever teruggebracht, deels direct, deels via LDL. Dit proces heet *reverse cholesteroltransport* (afb. 5.11).

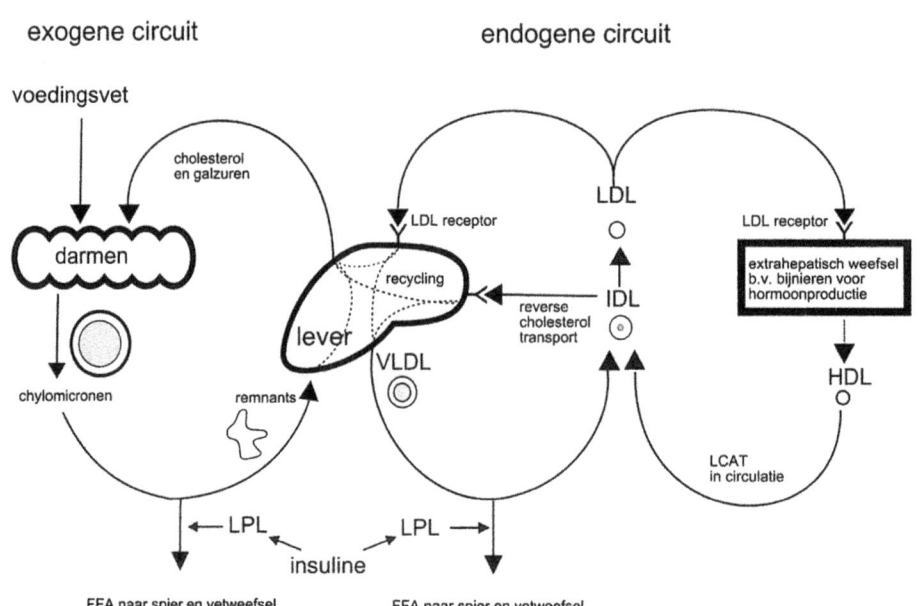

Afbeelding 5.11

Het exogene en het endogene circuit van het lipoproteïnetransportsysteem. Ongeveer 70% van het cholesterol wordt als LDL vervoerd. De cellulaire opname van cholesterol wordt geregeld door de LDL-receptor. In de lever wordt cholesterol gerecycled voor excretie in de gal of voor productie van lipoproteïnen. De lipoproteïnen verschillen van elkaar in grootte en gehalte aan fosfolipiden, cholesterol, triglyceriden en apoproteïnen.

zwart: fosfolipiden + apoproteïnen

wit: cholesterol

grijs: triglyceriden

Verhoogde LDL-spiegels tonen een nauwe samenhang met vervroegde atherosclerose, terwijl voor HDL het omgekeerde geldt. Patiënten met een defect receptorgen hebben een hoog LDL-gehalte en ontwikkelen voortijdig atherosclerose. Als beide allelen ontbreken is er een totale afwezigheid van de receptor en kunnen zelfs kinderen een hartinfarct krijgen.

Het hele metabole proces via VLDL, LDL, IDL en HDL wordt het *endogene circuit* genoemd.

Voor het verband met atherosclerose wordt verwezen naar hoofdstuk 2 (par. 2.5.1).

Intussen is aangetoond dat de vetcellen niet zomaar een opslagplaats voor vet zijn. Ze kunnen ook zelf cytokines maken die in de immunologie van groot belang zijn als signaalstof tussen de verschillende celelementen van de afweer. Vetcellen maken bijvoorbeeld zelf TNF-α en interleukine 6 (IL-6) (zie hoofdstuk 6). Mogelijk is een chronische abacteriële ontsteking in het vetweefsel een belangrijke factor in het ontstaan van hart- en vaatziekten.

Tot de recent ontdekte cytokines behoort adiponectine, dat door vetcellen wordt afgescheiden, anti-atherogeen werkt en de insulinegevoeligheid van de cellen bevordert. Magere mensen maken veel adiponectine, dikke mensen weinig.

Het is reeds lang bekend dat vetzucht tot vervroegde aderverkalking en tot diabetes mellitus type II leidt. De laatste jaren heeft de term *metabool syndroom* ingang gevonden, waarmee een combinatie van afwijkingen wordt bedoeld die het risico van cardiovasculaire afwijkingen sterk doet toenemen. De combinatie bestaat uit hypertensie, diabetes mellitus type II, een verlaagde HDL, een verhoogd LDL-cholesterol en verhoogde triglyceriden in het bloed. Overgewicht is een groeiend probleem in de geïndustrialiseerde wereld: circa 25% van de bevolking heeft ernstig overgewicht. De afwijkingen komen op rekening van het viscerale vet dat als een endocrien orgaan kan worden opgevat. Ook bij kinderen wordt steeds meer het metabole syndroom (syndroom X) gediagnosticeerd (onder meer als gevolg van junkfood). De laatste jaren bestaat grote belangstelling voor dit syndroom, dat een ernstige bedreiging van de volksgezondheid betekent.

Het lijkt erop dat naast genetische aanleg, ook sociale en culturele elementen van betekenis zijn. Er wordt op gewezen dat de mens misschien over genen beschikt die in onze samenleving vroeger voor het overleven van het individu noodzakelijk zijn geweest, maar nu hun nut hebben verloren. In het nog niet zo verre verleden was het opslaan van voedsel in het lichaam een waarborg om door slechte tijden van oorlog, misoogsten en natuurrampen heen te komen. De oude uitspraak: 'Zo komt Jan Splinter door de winter' getuigt daarvan. Oudere artsen herinneren zich nog wel dat zij op hun spreekuur desgevraagd van hun dikke patiënten uit de lage inkomensgroepen te horen kregen: 'Je moet nu goed eten, want wie weet hoe beroerd je het later nog krijgt'.

Er is een verband tussen de grootte van de inkomensverschillen in een land en het voorkomen van overgewicht. Van de Amerikanen lijdt 25% aan ernstige obesitas, in Groot-Brittannië niet veel minder. In de Scandinavische landen, waar de inkomenskloof veel geringer is, komt overgewicht aanzienlijk minder voor. Nederland neemt een tussenpositie in.

5.2.7 De prostaglandines

Dertig jaar geleden werd ontdekt dat weefselbeschadiging gepaard gaat met het vrijkomen van prostaglandines: langeketen onverzadigde vetzuren en oxidatieproducten van arachidonzuur. Dit laatste is weer afkomstig uit meervoudig onverzadigde vetzuren, zoals linolzuur, die via het voedsel, vooral vis, worden opgenomen. Atherosclerose komt minder voor bij volken die veel vis eten. Hoe dit precies komt is niet helemaal duidelijk.

Pijn ontstaat doordat de kleine takjes van de sensibele zenuwen in het onstekingsproces geprikkeld worden, wat gepaard gaat met vaatverwijding en oedeemvorming. Tevens is gebleken dat aspirine en een aantal andere stoffen de productie van prostaglandines kunnen blokkeren door het remmen van het enzym cyclo-oxygenase. Uit arachidonzuur ontstaan door dit enzym, in afkorting COX, een aantal biologisch actieve stoffen waarvan de belangrijkste zijn:

– *tromboxaan A2*, dat wordt gevormd in de bloedplaatjes en ze doet samenklonteren. In aanwezigheid van adrenaline wordt dit proces nog versterkt (zie afb. 2.41);
– *prostacycline*, afkomstig uit de vaatwand, remt echter de plaatjesaggregatie en lost eerder gevormde (micro)trombi weer op;
– *prostaglandine D2* zit vooral in mestcellen en is vermoedelijk medeverantwoordelijk voor de bronchoconstrictie bij astma;
– *prostaglandine E2* komt in het niermerg voor en geeft vasodilatatie. In de maagwand heeft het een beschermend effect op het maagslijmvlies dat anders voortdurend door het zuur wordt bedreigd. Het veroorzaakt verder bronchodilatatie en samentrekking van het gladde spierweefsel in de uterus. Bij een normale zwangerschap wordt het gebruikt om de bevalling in te leiden en om een zwangerschap voortijdig af te breken;
– *prostaglandine F2* veroorzaakt ook baarmoedercontracties evenals vaatvernauwing ter plaatse. Het heeft dezelfde obstetrische effecten. Het is zeer effectief bij heftige bloedingen post partum.

Cyclo-oxygenaseremmers (COX-remmers)
Dit zijn de bekende 'non-steroidal anti-inflammatory drugs' (NSAID's). Hiertoe behoren aspirine, salicylaten, paracetamol, indomethacine, brufen en diclofenac. Aspirine neemt hier een bijzondere plaats in omdat het als COX-remmer in lage dosering het tromboxaan A2 in de bloedplaatjes irreversibel blokkeert voor de gehele levensduur van de trombocyt. De dagelijkse toediening van een kleine dosis heeft een cumulatief effect. Aspirine verlaagt zo de kans op het ontwikkelen van trombotische processen en heeft dan ook een preventieve invloed na een attaque, TIA of bij instabiele angina pectoris, terwijl de recidiefkans na een hartinfarct afneemt.

Het effect van aspirine op de prostacyclinesynthese is veel minder uitgesproken.

NSAID's nemen tegenwoordig een belangrijke plaats in als pijnstillers. Alle COX-remmers werken pijnstillend, ontstekingremmend en koortsonderdrukkend. Paracetamol heeft slechts geringe anti-inflamatoire werking maar het antipyretische effect is goed.

Het gebruik van NSAID's is om een aantal redenen niet zonder risico: in de maag beschermen prostaglandines de maagwand doordat zij de terugdiffusie van H^+-ionen de maagwand in voorkomen. Blokkade van dit proces door NSAID's versterkt dan ook de kans op ulcusvorming. Er is tegenwoordig echter een prostaglandine-analogon, misiprostol, dat in combinatie met een NSAID enige bescherming biedt. Voorts blijken er twee typen cyclo-oxygenases te bestaan, namelijk type I en type II. Daarbij wordt verondersteld dat remming van COX-I vooral de bijwerkingen veroorzaakt en dat de pijnstilling alleen op rekening komt van COX-II. Behandeling met COX-II-remmers blijkt echter een verhoogd risico van hart- en vaatziekten te geven en dient alleen nog op strenge indicatie te worden voorgeschreven.

In de nieren bevorderen prostaglandines de secretie van renine. NSAID's kunnen dan ook de productie van aldosteron remmen wat gevaarlijk is voor patiënten met hyperkaliëmie. Bij patiënten met chronische nierinsufficiëntie kan het blokkeren van de vasodilatatie door prostaglandines de nierfunctie verder doen dalen.

In de longen spelen prostaglandines mogelijk een rol in bronchodilatatie en bronchoconstrictie. Eén op de tien astmatici ontwikkelt een heftige aanval bij gebruik van aspirine.

5.2.8 Reproductieve endocrinologie

De twee hoofdtaken van de geslachtsorganen zijn de productie van kiemcellen en die van geslachtshormonen.

De hormonen spelen niet alleen een rol in de voortplanting, maar oefenen ook invloed uit op de mineraal- en elektrolythuishouding, het metabolisme, het lichaamsvet en de spiermassa.

In de testikels worden de hormonen, voornamelijk testosteron en een heel klein beetje oestradiol, gemaakt in de cellen van Leydig die in het bindweefsel tussen de zaadbuisjes liggen.

In de ovaria zijn het eerst de rijpende follikels en later het corpus luteum waar de hormonen worden geproduceerd. Het corpus luteum (gele lichaam) ontwikkelt zich uit de follikel na ovulatie. Hier wordt progesteron gemaakt. Tijdens de zwangerschap vindt deze productie later in de placenta plaats.

De ovaria
Functionele anatomie
De ovaria liggen aan de laterale wand in het kleine bekken, vlak bij de ureter en aan de rechterkant bij het appendix. Ze liggen intraperitoneaal en hebben een mesovarium.

Het volwassen ovarium bestaat uit een cortex (schors) en een medulla (merg). Het ovarium wordt omgeven door kiemepitheel waaronder een bindweefsellaag ligt, de tunica albuginea. Deze omgeeft de cortex waarin de follikels liggen. De cortex omgeeft de medulla die losmazig bindweefsel bevat met hiluscellen daartussen. Deze hiluscellen zijn het equivalent van de leydigcellen in de testikels en produceren kleine hoeveelheden testosteron.

Ontwikkeling

Al in de zesde week van de zwangerschap beginnen de ovaria zich te ontwikkelen, de kiemcellen heten nu *oögonia*. Deze ondergaan een snelle mitotische deling en het aantal stijgt tot zes à zeven miljoen. Deze kiemcellen ondergaan nu de eerste meiotische deling, maar blijven in de profase steken. (De tweede meiotische deling vindt pas plaats vlak voor de ovulatie en deze kan optreden tussen het dertiende en vijftigste levensjaar.) Zij worden nu *primaire oöcyten* genoemd en bij de geboorte is hun aantal al verminderd tot twee miljoen. Al in de foetale periode worden de oöcyten omgeven door platte cellen afkomstig uit de mergstrengen die zich tot granulosacellen ontwikkelen.

Oöcyten zijn uiterst klein en omgeven met een laagje granulosacellen. Met elkaar heten ze *primordiale follikels* en ze zijn al in de foetale periode aanwezig.

Zij hebben een halfwaardetijd van zes jaar. Tussen geboorte en puberteit zijn alle primordiale follikels in rust; zij ontwikkelen zich wel enigszins maar gaan voor het overgrote deel te gronde. Van foetale periode tot menopauze wordt 99% van de kiemcellen door ovulatie of atresie geëlimineerd.

Er zijn twee groepen follikels: *groeiende* en *niet-groeiende* (primordiale) follikels, waarvan de laatste 90% uitmaken. Hieruit worden de groeiende follikels gerecruteerd. Deze ontwikkelen zich voor de puberteit tot antrale follikels in 250 dagen. Deze rijping komt tot stand door hormonen uit de theca- en granulosacellen en is onafhankelijk van FSH. In deze periode is dit de hoogste graad van ontwikkeling en daarna degenereren de follikels weer.

Fysiologie

In de geslachtsrijpe fase 'recruteert' FSH, dat dan cyclisch wordt gesecerneerd, een aantal (één tot vijftien) follikels per cyclus waarvan er één dominant wordt. Dit is de grootste die de meeste FSH-receptoren heeft. De diameter neemt toe van ongeveer 2 tot 5 mm. Het ovarium dat deze *Graafse follikel* bevat scheidt veel oestrogeen af dat door negatieve feedback de FSH-productie afremt. De andere follikels van deze cohort, die minder FSH-receptoren hebben, gaan dan in apoptose (geprogrammeerde celdood).

Tussen menarche en menopauze ontwikkelen zich driehonderd tot vierhonderd follikels tot Graafse follikels die hun oöcyt uitstoten tijdens de ovulatie (afb. 5.12).

Gedurende de kinderjaren zijn de bloedspiegels van de geslachtshormonen zeer laag. Zij remmen niettemin de productie van de gonadotropines.

Het begin van de puberteit wordt aangekondigd door een 'reset' van de hypothalamus-hypofyse-ovariumas waarbij de hypothalamus-hypofyse-feedbacklus minder gevoelig wordt voor de geslachtshormonen en een ritmisch, pulserend karakter krijgt. Hierdoor neemt de productie van FSH en LH toe en de secretie van de geslachtshormonen stijgt aanzienlijk. De gra-

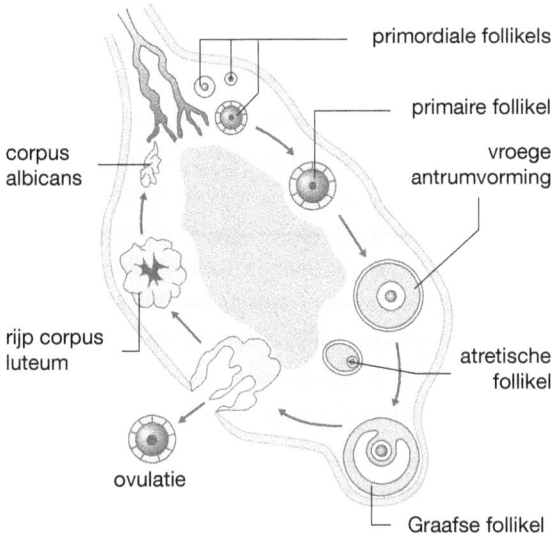

Afbeelding 5.12
De cyclus in het ovarium gedurende de geslachtsrijpe periode; de ontwikkeling van primordiale tot primaire follikel en via de Graafse follikel tot ovulatie en vorming van het corpus luteum (voor uitleg: zie tekst).

nulosacellen zijn het doelwit van FSH en produceren oestrogen. Er wordt ook aromatase gemaakt dat androgenen (voornamelijk testosteron) die in de thecacellen worden gesynthetiseerd, omzetten in oestrogenen (aromataseremmers zijn tweedelijnschemotherapeutica die bij patiënten met gemetastaseerd mammacarcinoom worden toegepast).

De ontwikkeling in de puberteit vindt plaats tussen het achtste en veertiende jaar. Eerst ontwikkelen zich de mammae onder invloed van oestrogeen. Kort daarna begint de schaam- en okselbeharing, waarvoor ook androgenen noodzakelijk zijn.

Groeihormoon, geslachtshormonen uit de ovaria en androgenen uit de bijnieren zijn onontbeerlijk voor de groei. Oestrogenen zijn nodig voor de vorming, rijping en mineralisatie van het botstelsel.

De menopauze is de laatste menstruatieperiode waarin het cyclische karakter van de hormoonsecretie van de eierstokken vermindert en verdwijnt. Deze periode begint rond het vijftigste jaar. De afnemende oestrogenproductie leidt bij driekwart van de vrouwen tot vasomotorische verschijnselen (opvliegers), geïrriteerdheid, zweten, depressie en hoofdpijn.

Hoewel de oestrogeenproductie in de ovaria sterk is verminderd, gaan de ovaria wel door met het maken van androgene stoffen, die echter weer tot oestrogenen worden omgezet. Oestrogenvermindering in de menopauze is een van de oorzaken van osteoporose bij oudere vrouwen, maar hierbij zijn veel meer factoren in het spel, zoals verminderde belasting van het bot bij bewegingsarmoede op oudere leeftijd.

De anticonceptiepil bestaat uit een combinatie van oestrogen en progestagen, of alleen uit het laatste. De piekstijging van FSH en LH midden in de menstruatiecyclus blijft uit en er treedt geen rijping van de follikels op. Het cervixslijm wordt taai en bemoeilijkt de penetratie van sperma. Het vaginaslijmvlies wordt wat dunner en is gevoeliger voor infecties. Oudere leeftijd en roken veroorzaken bij gebruik van de anticonceptiepil een licht vergrote kans op trombo-embolische aandoeningen.

Tijdens de zwangerschap gaat in het begin de vorming van progesteron door het corpus luteum door, later wordt dit door de placenta overgenomen. Tijdens de zwangerschap komt er dus ook geen rijping van een primordiale follikel tot Graafse follikel tot stand (afb. 5.13).

De testikels
Functionele anatomie en fysiologie

De normale testikels zijn circa 5 cm lang en 3 cm breed, samen wegen ze ongeveer 20 gram. Zij bestaan uit twee gebieden, namelijk de tubuli seminiferi (zaadbuisjes) en het interstitium, bestaande uit een bindweefselstroma met daarin de cellen van Leydig. De zaadbuisjes waarin de spermatozoïden worden geproduceerd, nemen 90% van de testes in.

Als de testikels in omvang afnemen is er een verminderde spermaproductie. In de laatste maanden van de zwangerschap dalen de foetale testes vanuit de buikholte af naar het scrotum via het lieskanaal. Als dit niet gebeurt, spreekt men van *cryptorchisme* (niet-ingedaalde testes). De spermatogenese raakt dan gestoord door de hogere temperatuur in de buikholte. Door het indalen heeft het lieskanaal bij mannen een iets grotere diameter dan bij vrouwen waardoor er ook een iets grotere kans op een liesbreuk is. De indaling vindt plaats onder invloed van testosteron.

De laag die direct om de testikels ligt heet *tunica vaginalis* die zich ontwikkelt uit het peritoneum. Als zich hier helder vocht in verzamelt spreekt men van een *hydrocele*. Dit is goed waarneembaar bij het doorschijnen met een fel lampje. De binnenkant van de tunica vaginalis geeft schotjes af die van perifeer naar de hilus van de testikels lopen en zo de testesinhoud in compartimenten verdelen, waarin zich de zaadbuisjes en de cellen van Leydig bevinden. Deze produceren androgene steroïden, voornamelijk testosteron. De concentratie van testosteron is hier honderd maal hoger dan in het bloed. In de tubuli seminiferi bevinden zich de kiemcellen waaruit zich in circa 74 dagen de spermatozoïden ontwikkelen. Er liggen hier ook sertolicellen. Deze produceren de vloeistof in de tubuli en een aantal eiwitten die voor de spermatogenese van belang zijn (afb. 5.14).

De epididymis bestaat uit een sterk gekronkeld buisje met een totale lengte van zes meter. De vloeistof uit de zaadbuisjes wordt hier nog gemodificeerd en aan de onderkant worden rijpe spermatozoïden opgeslagen. Zij krijgen hier hun richtingsgevoel en beweeglijkheid (maar zijn nog niet beweeglijk) en er wordt een soort 'recepetorblokker' opgezet die bij de bevruchting weer wordt verwijderd (afb. 5.15).

Zonder erectie is de gemiddelde lengte van de penis bij postpuberale mannen rond de 8 cm, in erectie 13 cm. Hij bestaat uit twee dorsale corpora

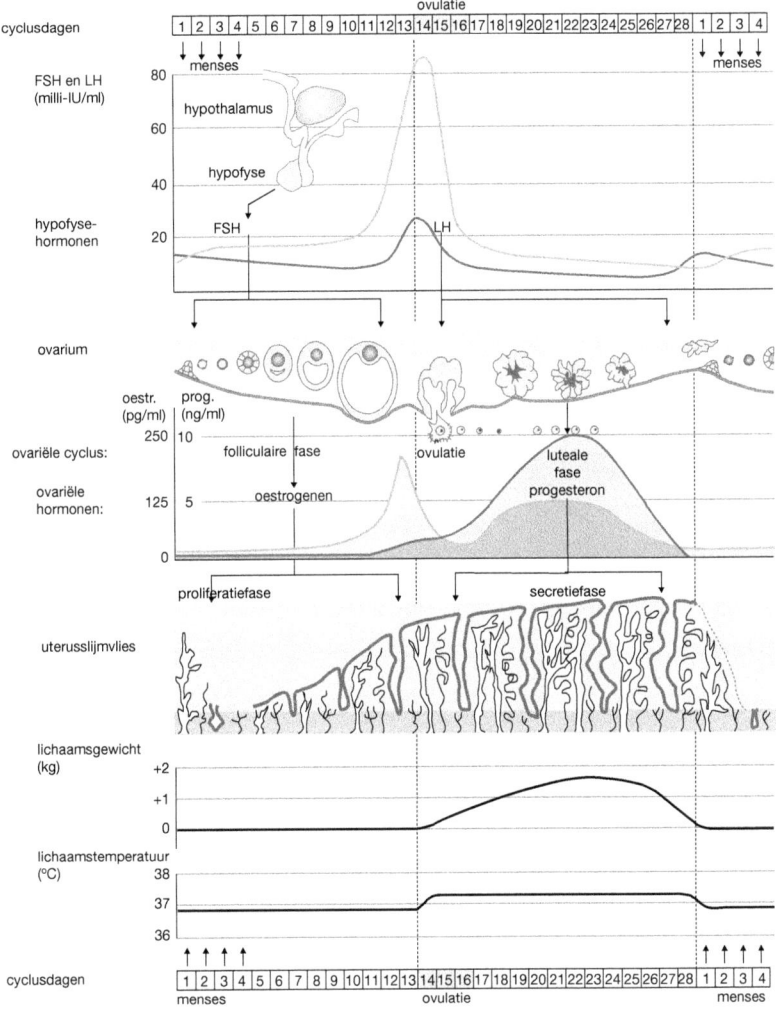

Afbeelding 5.13
De normale menstruatiecyclus. Het FSH begint in de luteale fase van de voorafgaande cyclus te stijgen en zet de ontwikkeling in van een groepje follikels. De follikel die bestemd is voor ovulatie wordt 'gekozen'. Het FSH daalt weer maar LH is inmiddels gestegen. Enkele dagen voordat dit gaat pieken begint ook oestradiol te stijgen. LH stimuleert de granulosacellen tot verhoogde progesteronsecretie. De eisprong duurt slechts enkele dagen. Sommige vrouwen ervaren deze dagen als 'mittelschmerz', mogelijk door het lekken van follikelvloeistof naar de vrije buikholte. Na de ovulatie daalt oestradiol maar het progesteron blijft hoog. De postovulatoire fase duurt circa veertien dagen en eindigt met de menstruatie. Het progesteron daalt weer, tenzij het ovum bevrucht wordt. Progesteron verhoogt de ochtendtemperatuur met 0,3 graden Celsius, maar de meting is niet erg betrouwbaar. Onder invloed van oestrogeen groeit het endometrium; progesteron doet de vascularisatie toenemen. Als beide hormonen scherp dalen, treedt necrose en bloeding op (onttrekkingsbloeding): De menstruatie is begonnen.

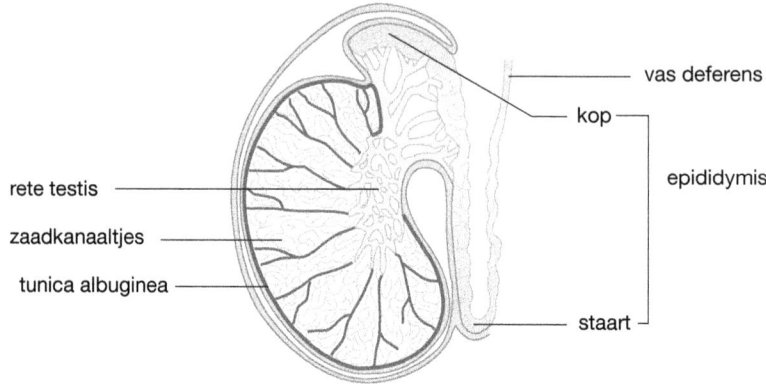

Afbeelding 5.14
Testikel met vas deferens en epididymis (voor uitleg: zie tekst).

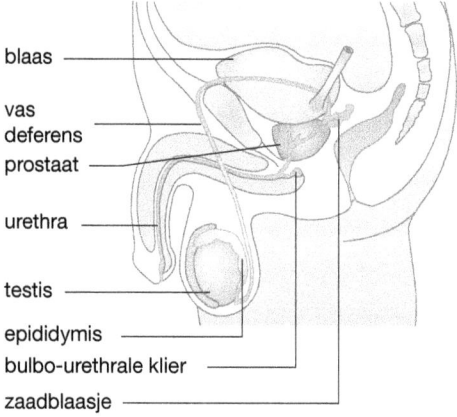

Afbeelding 5.15
Anatomie van het mannelijke genitale systeem. Het afvoersysteem bestaat uit de ductuli defferentes van de zaadbuisjes, de epididymis en het vas deferens (zaadstreng). De laatse is goed onder huid in de lies te voelen. Bij een vasectomie wordt deze doorsneden. Al deze gangen hebben glad spierweefsel dat het sperma omhoog perst bij de ejaculatie. In de buik loopt het vas deferens naar de vesiculae seminales, die achter de blaas liggen. De afvoergang van deze zaadblaasjes mondt in de prostaat uit in de urethra. Het ejaculaat bestaat voor het grootste deel uit vloeistof afkomstig uit de blaasjes en de prostaat. Het gemiddelde ejaculaat is 5 ml. Bij snel opvolgende ejaculaties kunnen prostaat en zaadblaasjes dit wel bijbenen, maar het spermagehalte wordt steeds lager.

cavernosa en een ventraal corpus spongiosum, waarin de urethra ligt. De corpora bevatten sinusoïde systemen die, als ze gevuld worden met arterieel bloed, stijf worden en in omvang toenemen. Het corpus spongiosum wordt hierbij iets minder hard zodat de urethra voor ejaculatie doorgankelijk blijft. Hiervoor is 80 tot 120 ml bloed nodig.

De vasodilatatie die hiervoor noodzakelijk is komt tot stand door parasympathische prikkels die NO (stikstofoxide) vrijmaken dat op zijn beurt een enzym, guanilcyclase, activeert. Dat verhoogt de concentratie van een andere stof, cyclisch-GMP. Sildanefil (Viagra®) remt de afbraak van deze laatste stof. De stof was overigens oorspronkelijk bedoeld als middel voor angina pectoris. Patiënten die nitroglycerine en dergelijke gebruiken mogen geen Viagra nemen vanwege het gevaar van circulatoire collaps. Mannen die wegens een hartaanval op een CCU zijn opgenomen, bijvoorbeeld door de opwinding bij seksueel verkeer, en kort tevoren Viagra hebben gebruikt mogen niet met nitroglycerine worden behandeld.

De prostaat heeft normaal de omvang van een grote kastanje en een volume van ongeveer 20 ml (afb. 5.16). Benigne prostaathypertrofie (BPH) betreft altijd het centrale deel. De omvang van de prostaat kan dan wel tot 100 ml toenemen. De afwijking is zeer frequent: circa 50% van de mannen boven de vijftig jaar heeft klachten die tegenwoordig medicamenteus of operatief kunnen worden verholpen. Prostaatkanker ontstaat in de perifere zone en groeit vaak al snel door het kapsel heen. Het prostaatvocht bevat zeer veel zure fosfatase en het prostaatspecifieke antigeen (PSA). De PSA-bepaling wordt gebruikt in de screening op prostaatcarcinoom (screening gecombineerd met rectaal toucher).

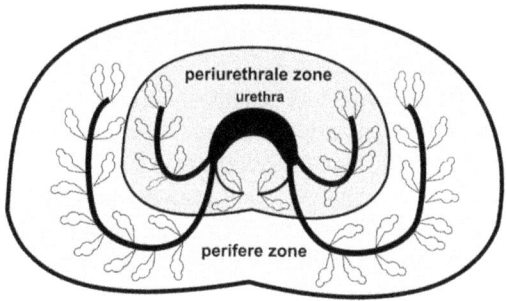

Afbeelding 5.16
Dwarsdoorsnede van de prostaat. De prostaat omvat twee concentrische gebieden: een centraal deel dat om de urethra ligt en een perifere mantel. Hij bestaat uit een dertigtal klieren in een stevig kapsel. Door zijn ligging is hij bij een rectaal toucher goed te voelen. Bij een transurethrale resectie wordt alleen het centrale deel endoscopisch verwijderd. Daarna treedt gewoonlijk retrograde ejaculatie op.

Testosteron dat in de testikels wordt geproduceerd is noodzakelijk voor het tot ontwikkeling komen van de secundaire geslachtskenmerken en het handhaven daarvan. Libido, potentie, fertiliteit (en agressie) zijn afhankelijk van testosteron.

De productie van het hormoon staat onder controle van het gonadotropine LH, dat bij mannen *interstitial cell stimulating hormone* (ICSH) heet. FSH stimuleert de sertolicellen, die werkzaam zijn bij de rijping van de spermatogenese.

ICSH en FSH worden pulserend door de hypofysevoorkwab afgescheiden, aan het begin van de puberteit alleen 's nachts ('natte dromen'), later ook overdag. Deze pulserende secretie staat onder controle van LHRH. Het continu toedienen van LHRH in hoge doses onderdrukt echter de secretie van FSH en ICSH door down-regulatie van de GnRH-receptoren. Testosteronafhankelijke tumoren, zoals prostaatkanker, kunnen op die manier behandeld worden (evenals seksuele deliquenten).

Testosteron wordt voor een klein deel door aromatase omgezet in oestradiol. Deze omzetting vindt voor een deel plaats in de testikels, voor een deel in het perifere vetweefsel. Vetzucht bij mannen gaat daarom vaak gepaard met een hogere oestrogeenproductie.

5.3 De belangrijkste endocriene ziekten

5.3.1 De hypofyse

Hypopituïtarisme

Hypopituïtarisme manifesteert zich als 90% van de hypofyse is verwoest. Het kan primair een gevolg zijn van een aandoening van de hypofyse zelf of secundair door afwijkingen in het CZS, waardoor in de hypothalamus geen releasinghormonen worden geproduceerd.

De belangrijkste oorzaak wordt gevormd door een hypofysetumor, maar ook andere ruimte-innemende processen zoals metastasen en aneurysmata kunnen de sella turcica ingroeien en de hypofyse vernietigen (afb. 5.17). Van de hersentumoren gaat 18% uit van de hypofyse. Soms gaan deze tumoren gepaard met een bloeding in de hypofyse, waardoor het ruimte-innemende proces in omvang kan toenemen. Als dit geleidelijk gebeurt, overheersen de verschijnselen van panhypopituïtarisme, maar een acute heftige bloeding vereist spoedbehandeling (corticosteroïden) wegens de heftige hoofdpijn, gezichtsveldstoornissen of blindheid door druk op het chiasma opticum.

Daarnaast kan bestraling de hypofyse geheel of gedeeltelijk uitschakelen, terwijl hypofysectomie zonder hormonale vervangingstherapie acuut levensgevaar betekent, voornamelijk door het ontbreken van ADH en ACTH.

Schedeltraumata veroorzaken soms een afscheuring van de hypofysesteel, zodat de verbinding tussen hypothalamus en hypofyse verbroken is. Het primaire hypopituïtarisme post partum wordt tegenwoordig niet meer gezien door de verbeterde obstetrische zorg, maar een lichte vorm wordt nog wel waargenomen bij vrouwen met een ernstige fluxus post partum. Hier is dan sprake van een lichte necrose van de door de toename van de lactotrope cellen vergrote hypofyse, waardoor ischemie als gevolg van vasospasmen in de hypofysevaten gemakkelijker voorkomt. Dit staat bekend als het syndroom van Sheehan.

De manifestaties van hypofunctie van de hypofyse worden bepaald door de gehele of gedeeltelijke uitval van ACTH, ADH, TSH, LH en FSH. Het on-

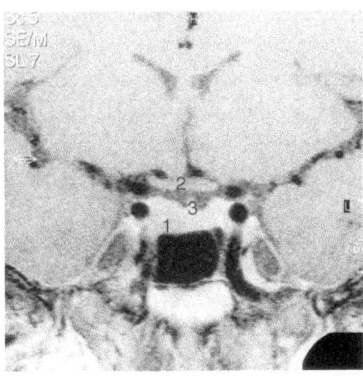

Afbeelding 5.17
Een hypofysetumor, vastgesteld op een MRI-scan met contrast.
1 een adenoom
2 het chiasma opticum
3 de hypofysesteel

derscheid tussen een hypofysaire of een hypothalamische oorzaak van het hypopituïtarisme kan gemaakt worden door het effect van releasinghormonen te bestuderen.

ACTH-uitval

De verschijnselen zijn die van bijnierschorsinsufficiëntie waarbij, in tegenstelling tot de ziekte van Addison, de hyperpigmentatie ontbreekt. De voornaamste symptomen zijn dan moeheid, hypotensie en uitdroging. Acute uitval is levensbedreigend, maar gedeeltelijke uitval wordt alleen in stresssituaties manifest. Door de gedeeltelijke uitval van ACTH is er ook verminderde androgeenproductie, die zich manifesteert in verminderde libido en het verlies van schaambeharing bij vrouwen. Bij mannen blijft namelijk de testosteronproductie in de testikels gehandhaafd, tenzij ook de LH- en FSH-secretie gestoord zijn.

TSH-uitval veroorzaakt secundaire hypothyreoïdie

LH- en FSH-uitval: bij vrouwen leidt de uitval van gonadotropines tot oestrogeendeficiëntie, zich uitend in amenorroe, verminderde libido, versnelde involutie van de mammae en verminderde vaginale secretie. Bij mannen neemt de omvang van de testikels af, vermindert de libido en de spierkracht.

Als dit bij kinderen plaatsvindt blijven de secundaire geslachtskenmerken uit.

GH uitval: bij kinderen is er groeivertraging, bij volwassenen is er een syndroom bekend geworden met verhoogde cardiovasculaire mortaliteit en vetzucht.

ADH-uitval: hierdoor ontstaat diabetes insipidus. Het is een gevolg van onvoldoende secretie van antidiuretisch hormoon door de hypofyseachterkwab die de hypothalamisch geproduceerde ADH opslaat. Bij de helft van de patiënten is er een duidelijke oorzaak zoals trauma door ongeval of operatie en metastasen van tumoren elders in het lichaam, zoals mamma- en longcarcinoom. Meestal is een groot deel van de neuronen vernietigd die ADH bevatten, maar het komt ook voor dat de osmotische prikkels niet in staat zijn de osmoreceptoren te stimuleren en dat daardoor ADH-secretie achterwege blijft.

Het ontbreken van oxytocine (OT) geeft geen klinische verschijnselen. Het 'syndroom van de inappropiate ADH-secretie' is reeds eerder besproken.

De behandeling van panhypopituïtarisme bestaat uit hormonale vervanging van de producten van de doelorganen die niet of onvoldoende worden gemaakt. Voor ACTH geeft men dus glucocorticoïdmedicatie. Aldosteron hoeft gewoonlijk niet gesuppleerd te worden daar deze secretie onder controle is van het RAAS. Ontbrekende of onvoldoende TSH-secretie wordt behandeld met levothyroxine, eventueel tot 150 µg per dag. Ook bij deficiënte LH- en FSH-secretie kan medicamenteuze vervanging van de producten van de doelorganen nodig zijn. Bij premenopauzale vrouwen worden oestrogenen gegeven, eventueel gecombineerd met progestativa, bijvoorbeeld in de vorm van de anticonceptiepil.

Testosteron met verlengde werking (drie weken) is voor mannen beschikbaar in de vorm van i.m.-injecties.

Het enige hypofysaire hormoon dat gegeven wordt is groeihormoon. Deficiëntie is vaak van hypothalamische herkomst of komt voor als onderdeel van panhypopituïtarisme. Bij kinderen uit zich een GH-deficiëntie als gestoorde lengtegroei, waarvoor eerst nog hypothyreoïdie dient te worden uitgesloten. In de jaren tachtig van de vorige eeuw werden extracten gegeven van koeienhypofysen, tot men in Groot-Brittannië met de gekkekoeienziekte werd geconfronteerd. Bij een aantal patiënten ontwikkelde zich namelijk de *bovine spongiforme encefalopathie* (BSE) die leidde tot het syndroom van Creutzfeldt-Jakob, een snel progressieve dementie. Tegenwoordig is humaan recombinant GH beschikbaar.

Adenomen van de voorkwab kunnen worden ingedeeld in *functionerend* en *niet-functionerend*. De laatste kunnen alleen de klachten veroorzaken van een ruimte-innemend proces, dus hoofdpijn en bitemporale uitval van de gezichtsvelden door druk op het chiasma opticum. Deze adenomen maken slechts 20% van alle adenomen uit. De overige tumoren maken enerzijds een teveel aan hormoon en kunnen anderzijds de productie van de andere celgroepen onderdrukken.

Hyperpituïtarisme
Acromegalie

Acromegalie is het gevolg van een overmatige afscheiding van groeihormoon (GH) als gevolg van een tumor of van hyperplasie. Het klinische beeld wordt bepaald door het tijdstip van optreden.

Als de ziekte op jonge leeftijd debuteert, groeit het skelet overmatig. Omdat de epifysairschijven (groeischijven in de lange pijpbeenderen) nog niet zijn gesloten, ontstaat gigantisme. Als de ziekte op volwassen leeftijd begint is het verloop langzaam. Zwelling en hypertrofie van de weke delen van het gezicht zijn de eerste verschijnselen die geleidelijk, over jaren, toenemen. Er treedt vergroving van het gezicht op en de handen worden groter.

Latere botveranderingen tonen verdikking van de falangen en degeneratie van de gewrichten. Omdat de uiterlijke verschijnselen zich over een periode van jaren manifesteren, is het soms moeilijk deze te onderscheiden van het normale verouderingsproces.

De diagnose wordt gesteld door het vinden van hoge GH-spiegels, die niet gestimuleerd of onderdrukt kunnen worden.

De behandeling is bij voorkeur chirurgisch, ook wordt radiotherapie toegepast.

Prolactinomen

Hyperprolactinemie is de meest voorkomende hyperfunctie van de hypofyse en vormt bij 25% van de onvruchtbare vrouwen de oorzaak hiervan. De ziekte wordt gekenmerkt door galactorroe, amenorroe en infertiliteit.

De amenorroe komt tot stand doordat de verhoogde prolactinespiegel de secretie van GnRH en daarmee van FSH en LH remt en waardoor de follikels niet tot rijping komen. Of er sprake is van een tumor (prolactinoma) of alleen van hyperplasie, kan worden gezien op een CT- of MRI-scan.

Het prolactinoma schrompelt onder gebruik van de dopamineagonist bromocriptine. Een meer recent middel is quinagolide.

Bij mannen veroorzaakt een prolactinoma impotentie en gynaecomastie, zelden met galactorroe.

Prolactinomen worden onderscheiden in *microadenomen* (< 1 cm) en *macroadenomen*, waarvan de laatste hoge prolactinespiegels teweegbrengen. Deze tumoren komen meer bij mannen voor. Ook macroadenomen reageren goed op dopamineagonisten, maar soms is operatie toch nodig.

De ziekte van Cushing

De ziekte van Cushing (hypersecretie van ACTH) wordt veroorzaakt door een basofiel adenoom van de hypofyse dat hyperplasie van de bijnierschors bewerkstelligt. De tumoren zijn meestal goedaardig. Alle verschijnselen zijn te herleiden tot een overmatige secretie van cortisol en niet te onderscheiden van hyperplasie of adenoom van de bijnierschors of van de langdurige toediening van corticosteroïden. De diagnose wordt gesteld op basis van overmatige ACTH-secretie na stimulatie met 'corticotrofine releasing hormone' (CRH).

De behandeling is primair chirurgisch, maar bij contra-indicaties is radiotherapie ook mogelijk.

De overmatige secretie van TSH, FSH en LH is buitengewoon zeldzaam.

5.3.2 De bijnierschors

Syndroom van Cushing

De verschijnselen van het syndroom van Cushing komen op rekening van de hypercortisolemie met als gevolg: hypertensie, osteoporose, hirsutisme, steroïddiabetes, acne, centripetale vetzucht, vertraagde wondgenezing en verminderde weerstand tegen infecties. De osteoporose (botontkalking) ontstaat doordat glucocorticoïden de calciumuitscheiding door de nier vergroten en de resorptie uit de darm verminderen. De hierdoor ontstane hypocalciëmie stimuleert de bijschildkliertjes tot het secerneren van parathormon (PTH), dat weer calcium uit de botten mobiliseert. Bovendien wordt de collageensynthese geremd.

De belangrijkste oorzaak is iatrogeen, namelijk het toedienen van glucocorticoïden. Daarnaast, maar veel zeldzamer, wordt de ziekte veroorzaakt door een basofiel adenoom van de hypofyse (ziekte van Cushing) of een primaire tumor of hyperplasie van de bijnierschors. Ook kunnen maligne tumoren soms ectopisch ACTH maken.

Het ziektebeeld wordt gekenmerkt door centrale vetzucht met relatief normale extremiteiten, al kunnen die ook atrofie tonen. Patiënten hebben een rood vollemaansgezicht met acne en vaak paars verkleurde striae op de buikwand. Er kan zich een diabetes mellitus ontwikkelen die *steroïddiabetes* wordt genoemd. Ook andere hormonen kunnen in hun werking worden afgeremd, zoals gonadotrofinen. Hierdoor ontstaat bij vrouwen oligomenorroe en bij mannen impotentie door tekort aan testosteron. Doordat glucocorticoïden ingrijpen in de immunologische weerstand, is er een verhoogde kans op ontstekingen, die vaak met weinig symptomen verlopen.

De diagnostiek berust op het uitvoeren van de dexamethasonsuppressietest en een bepaling van de ACTH-spiegel.

Het verwijderen van een basofiel adenoom kan het uiterlijk van de patiënt normaliseren evenals de andere gevolgen van het hypercorticisme (afb. 5.18).

Ziekte van Addison

De ziekte van Addison is zeldzaam en is van primaire of secundaire aard. Primaire bijnierinsufficiëntie wordt gewoonlijk veroorzaakt door een auto-immuundestructie van de bijnierschors. Verder kunnen ook tbc en aids een oorzaak zijn.

Secundaire bijnierinsufficiëntie door onvoldoende ACTH-productie kan door tumoren van hypothalamus of hypofyse worden veroorzaakt, maar de belangrijkste factor is suppressie van ACTH door langdurige toediening van glucocorticoïden en het plotseling staken daarvan zonder uitsluipen.

De belangrijkste klinische verschijnselen van de chronische bijnierinsufficiëntie zijn: moeheid, gewichtsverlies, lage bloeddruk, neiging tot hypoglykemie, anorexie en hyperpigmentatie. Dit laatste treedt alleen op in de primaire vorm door overmatige ACTH-secretie (feedbackmechanisme) dat melanocyten stimuleert. Daarbij voegen zich gastro-intestinale verschijnselen als misselijkheid, braken en diarree.

De symptomen komen op rekening van een tekort aan glucocorticoïden en

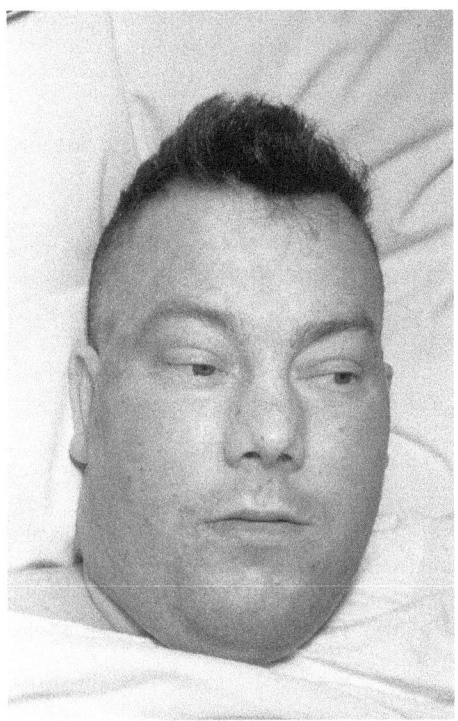 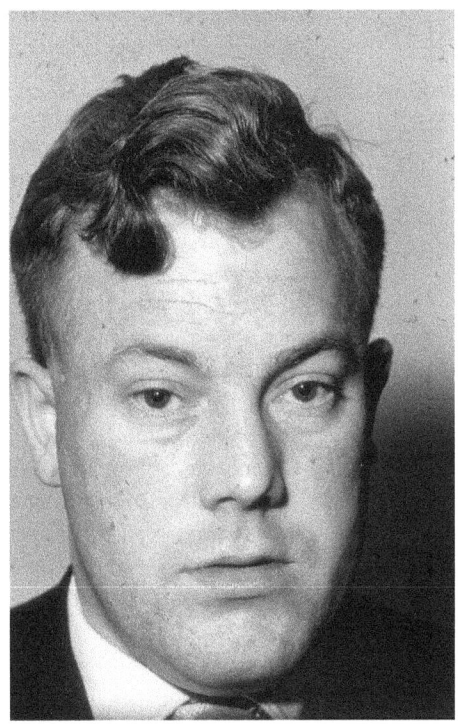

Afbeelding 5.18
Patiënt met de ziekte van Cushing voor en na behandeling. Na chirurgie moet een patiënt nog enige tijd hydrocortison gebruiken en deze medicatie uitsluipen, net zoals dat bij langdurige corticosteroïdmedicatie noodzakelijk is.

worden manifest als 90% van de schors is verwoest. Dit proces kan zich over maanden uitstrekken. In de periode die hieraan voorafgaat kunnen de cortisolspiegels nog normaal zijn, maar is de reactie op stress sterk verminderd.

Bij een acute verergering spreekt men van een *addisoncrisis*, waarbij er nu ook een tekort is aan mineralocorticoïden (aldosteron) waardoor zoutverlies en hypovolemie ontstaat. Bij laboratoriumonderzoek vindt men dan ook hyponatriëmie en hyperkaliëmie. Dit is een levensbedreigende situatie die onmiddellijke behandeling vergt: er wordt een infuus met glucose en NaCl 0,9% aangelegd en 100 mg hydrocortison toegediend als de diagnose wordt vermoed, ook als de laboratoriumuitslagen nog niet volledig bekend zijn. Hydrocortison heeft ook een lichte mineralocorticoïde werking; fludrocortison als mineralocorticoïd is dan niet nodig. Prednison heeft geen mineralocorticoïde activiteit.

Voor de diagnose zijn de cortisolspiegels belangrijk, maar in een stresssituatie, bijvoorbeeld een koortsende ziekte, kunnen laagnormale uitslagen voorkomen. Daarom wordt vrijwel altijd een ACTH-stimulatietest gedaan, om te zien of de bijnierschors onder stimulatie normaal functioneert.

De acute bijnierinsufficiëntie kan ontstaan door een plotselinge verergering van een bestaande ziekte van Addison, of bij een acute destructie van de bijnieren door een bloeding, die nogal eens voorkomt bij sepsis.

Hypoaldosteronisme
Hypoaldosteronisme treedt voornamelijk op in het kader van de ziekte van Addison, een enkele zeer zeldzame aandoening daargelaten.

Primair hyperaldosteronisme wordt meestal veroorzaakt door een bijnierschorsadenoom dat aldosteron produceert: het syndroom van Conn. Aldosteron zorgt voor Na^+-retentie en K^+-verlies via de nieren en metabole alkalose. Door de Na^+-retentie treedt expansie van het extracellulaire volume op en daardoor verhoogde reactiviteit van de vaatwand wat hypertensie veroorzaakt. Zie hiervoor hoofdstuk 4. Van alle hypertensiegevallen heeft 2% primair aldosteronisme en dit is dus in principe operatief te behandelen.
Het belangrijkste verschijnsel is hypokaliëmie, omdat het Na^+-gehalte kan wisselen door andere compensatoire mechanismen.
Secundair hyperaldosteronisme wordt gezien bij ziekteprocessen die het renine-angiotensine-aldosteronsysteem (RAAS) stimuleren, zoals decompensatio cordis, nefrotisch syndroom en ascites.
Andere oorzaken zijn langdurig zoutloos dieet en sterk zoutverlies bij chronisch gebruik van diuretica.

Feochromocytoom
Het feochromocytoom is een tumor van de chromaffiene cellen van het bijniermerg (zie par. 5.2.4). Deze tumor maakt in sterk verhoogde mate catecholamines. Hierdoor ontstaan symptomen in aanvallen: palpitaties, sterk transpireren en hoofdpijn. Tijdens een dergelijke aanval is de bloeddruk sterk verhoogd, maar ook tussen de aanvallen in bestaat hypertensie.
De tumor kan geïsoleerd voorkomen of onderdeel zijn van multipele endocriene pathologie.
De diagnose wordt gesteld op de 24 uursuitscheiding van catecholamines, 'vanilin mandelic acid' (VMA) of metanefrines. Dit onderzoek wordt aangevuld met een CT- of MRI-scan.
Vroeger werd de diagnose gesteld met de regitinetest. Dit is een α-receptorblokker die bij langzaam inspuiten de verhoogde bloeddruk doet dalen.
De behandeling bestaat uit verwijdering van het feochromocytoom na voorbehandeling met regitine gedurende een week, om het ECV te doen stijgen.

5.3.3 De schildklier

Net als bij de andere klieren van interne secretie komen hyper- en hypofunctie voor. Voor screening op een primaire schildklierafwijking kan volstaan worden met de TSH-bepaling, die tussen normale functie, hyperthyreoïdie en hypothyreoïdie kan differentiëren. Bij verdenking op een hypothalamische afwijking (zeldzaam) moet ook een TRH-stimulatietest worden gedaan. De normaalwaarden liggen tussen 0,5 en 5 µEh/ml. Bij afwijkingen wordt aanvullend onderzoek gedaan (FT_3 en FT_4).

De belangrijkste primaire disfuncties, te weten de ziekte van Graves-Basedow (hyperthyreoïdie) en de ziekte van Hashimoto (hypothyreoïdie) berusten op een auto-immuunproces. Zij komen voor bij mensen met een bepaald HLA-haplotype (zie hoofdstuk 6).

Bij de ziekte van Graves-Basedow presenteren HLA-antigenen op de follikelcellen van de schildklier peptiden van de TSH-receptor als autoantilichaam aan T_H-lymfocyten, die vervolgens B-lymfocyten stimuleren om IgG-antilichamen tegen de TSH-receptor te maken. Deze dokken in op de TSH-receptor (een G-proteïne) van de schildkliercellen en stimuleren zo tot thyroxineproductie.

Bij de thyreoïditis van Hashimoto zijn er eveneens autoantilichamen tegen de TSH-receptor die echter in een ander deel van de receptor indokken zonder deze te activeren maar wel de binding van TSH blokkeren. Voorts zijn er antilichamen tegen thyreoïdperoxidase (TPO) en thyreoglobuline terwijl cytotoxische T-cellen de hormoonproducerende cellen direct beschadigen, mogelijk door het veroorzaken van apoptose. Uiteindelijk wordt het schildklierweefsel vervangen door bindweefsel en lymfocyten.

Hyperthyreoïdie

Hyperthyreoïdie wordt in de meeste gevallen veroorzaakt door de ziekte van Graves-Basedow. De ziekte komt veel voor en treft tien maal vaker vrouwen dan mannen. De aandoening heeft een piek in de derde en vierde decade, de prevalentie is circa 1%.

De klassieke verschijnselen omvatten: handtremor, gewichtsverlies bij toegenomen eetlust, overmatig zweten, tachycardie en palpitaties, diarree, warmte-intolerantie en spierzwakte. Er is een vergrote polsdruk, een warme vochtige huid en over de diffuus vergrote schildklier zijn soms vaatgeruizen te horen. Meer dan de helft van de patiënten heeft verschijnselen van exoftalmus: puilogen met geïrriteerd bindvlies doordat de ogen niet goed gesloten kunnen worden. De exoftalmus kan zo ernstig zijn dat het gezichtsvermogen bedreigd wordt en de betrokkene naar een orbitacentrum moet worden verwezen. Ook aan de exoftalmus ligt een auto-immuunproces ten grondslag: dezelfde antistoffen richten zich tegen de bindweefselcellen in de orbita (afb. 5.19).

De diagnose van primaire hyperthyreoïdie wordt gesteld op een verlaagde TSH en een verhoging van het vrije T_3 en T_4.

De kortetermijnbehandeling is met medicijnen die ingrijpen in de productieketen van thyroxine in de schildklier, zoals propylthiouracil (PTU), carbamazol (Basolest®) en thiamazol (Strumazol®). Deze medicijnen blokkeren de inbouw van jodium door TPO af te remmen. De begindosis van dit laatste medicament is 3 dd 10 mg, een dosis die na enkele weken gereduceerd kan worden. Een groot deel van de Nederlandse deskundigen is van mening dat de schildklier geheel geblokkeerd moet worden en dat aan de medicatie levothyroxine 150 µg per dag moet worden toegevoegd om de daardoor veroorzaakte hypothyreoïdie te behandelen. Omdat de werking pas na circa

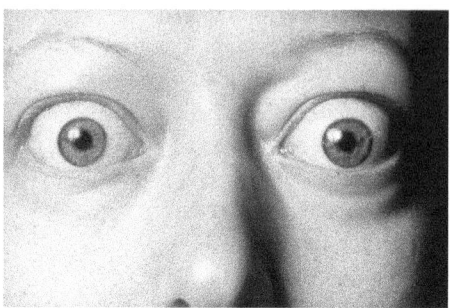 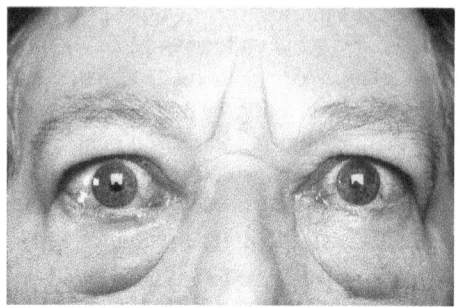

Afbeelding 5.19
Oogafwijkingen bij hyperthyreoïdie en hypothyreoïdie. Links: patiënte met exoftalmus. Rechts: patiënte met myxoedeem: zwelling van de oogleden.

zes weken volledig is, kan in de tussentijd symptomatisch propanolol 3 dd 20 mg worden gegeven om de adrenerge symptomen te onderdrukken. Bij een deel van de patiënten kan de medicatie na een jaar geheel worden beëindigd (self limiting disease). Het monitoren van de behandeling met FT_3- en FT_4-bepalingen is vanzelfsprekend. Omdat agranulocytose een bijwerking is van de thyreostatica en onaangekondigd optreedt, heeft het regelmatig bepalen van het aantal leukocyten weinig zin. Patiënten moeten gewaarschuwd worden voor het optreden van koorts en keelpijn.

De langetermijnbehandeling is bij voorkeur met radioactief jodium. Deze behandeling is effectief, goedkoop en weinig belastend. Een bezwaar is dat soms een lichte hypothyreoïdie ontstaat.

Als tot operatie is besloten, wordt gewoonlijk enkele weken tevoren een jodiumkuurtje gegeven, het zogenoemde plummeren, om de vaatrijkdom in de overactieve schildklier te verminderen en de patiënt tijdelijk euthyroïd te maken. Jodium remt de uitscheiding van T_3 en T_4 tijdelijk maar moet, wegens het voorbijgaande effect, altijd samen met thyreostatica worden gegeven. Operaties mogen alleen door een ervaren schildklierchirurg worden verricht, zelfs dan treden nog in 1% van de gevallen complicaties op.

Thyreoïdstorm

Bij de thyreoïdstorm bestaat acuut levensgevaar. Door een stressvolle gebeurtenis, bijvoorbeeld een schildklieroperatie of een andere ingreep bij een niet goed gecontroleerde hyperthyreoïdie, ontstaat er een acute en sterke verhoging van het vrije T_3 en T_4 evenals van de catecholamines. De hoge thyroxinespiegel heeft geleid tot een up-regulation van de β_1-receptoren in het hart. Samen leiden ze tot hoge koorts, decompensatio cordis en cardiogene shock. Dit syndroom kan behandeld worden door jodium te geven, dat onmiddellijk effect heeft. Ook de intraveneuze toediening van bètablokkers zoals propanolol (Inderal®) is zinvol. De mortaliteit kan tot 40% oplopen.

Hypothyreoïdie

Hypothyreoïdie is een syndroom op basis van een tekort aan thyroxine. Bij ernstige deficiëntie zwelt het subcutane weefsel op door neerslag van een mucopolysacharide, waardoor een soort oedeem ontstaat waarin geen putjes te drukken zijn. Dit wordt *myxoedeem* genoemd. De belangrijkste oorzaken zijn behandeling met J^{131} wegens hyperthyreoïdie en strumectomie. Daarnaast zijn ernstig jodiumtekort en aangeboren afwijkingen van belang. De meest voorkomende niet-iatrogene ziekte is de auto-immuunthyreoïditis van Hashimoto. Hierbij ontstaat vaak een diffuus of nodulair struma omdat TSH door de lage T_4- en T_3-spiegel de schildklier tot hogere thyroxineproductie probeert te stimuleren.

De verschijnselen zijn omgekeerd aan die van hyperthyreoïdie, zoals hypothermie, traagheid en bradycardie en laagvoltage ECG, daarnaast uitval van de laterale wenkbrauwen, myxoedeem, pseudodementie en sufheid.

De diagnose van primaire hypothyreoïdie wordt gesteld op de combinatie van een verhoogde TSH en een verlaagde FT_3 en FT_4. Het uiterlijk is vaak karakteristiek, maar een deel van de patiënten ziet er normaal uit. Bij een hypofysaire oorzaak zijn zowel TSH als FT_3 en FT_4 verlaagd.

De ziekte treedt vooral op bij oudere vrouwen, maar komt ook post partum nogal eens voor. Er moet dan enige tijd substitutietherapie worden gegeven.

De behandeling bestaat uit het geven van thyroxine, waarmee de meeste verschijnselen na verloop van tijd verdwijnen.

Myxoedeemcoma kan ontstaan door miskenning van de diagnose en het daardoor achterwege blijven van behandeling. Het kan de dood tot gevolg hebben doordat er verminderde gevoeligheid is van de hersenstam voor hypercapnie. Het myxoedeemcoma heeft een mortaliteit van 50% en kan op de intensivecareafdeling alleen behandeld worden met beademing en het intraveneus toedienen van T_3 of T_4 (levothroxine). Doordat deze situatie gewoonlijk vooraf is gegaan door langdurige hypothyreoïdie met de daarbij horende hypercholesterolemie, is er meestal ook coronairinsufficiëntie. Een te snel verlopende substitutietherapie kan daardoor een myocardinfarct precipiteren.

Lithium in een dosis zoals in de psychiatrie wordt gebruikt bij bipolaire stoornissen, kan het jodiumconcentrerende vermogen van de schildklier negatief beïnvloeden. De hypothyreoïdie die hierdoor kan ontstaan is een veel voorkomende bijwerking van deze therapie.

Omdat schildklierhormoon een belangrijke regelende functie heeft in de ontwikkeling en groei, zijn de consequenties van onbehandelde congenitale hypothyreoïdie zeer groot door het uitblijven van de terminale differentiatie van skelet en hersenen. De gevolgen zijn dwerggroei en geestelijke achterstand, die samen *cretinisme* worden genoemd. Gedurende de eerste helft van de zwangerschap zijn de schildklierhormonen van de moeder afkomstig via de placenta, daarna hoort normaliter de eigen secretie op gang te komen. Het uitblijven van de eigen secretie komt vooral voor bij moeders die jodium, thyreostatica of J^{131} in de zwangerschap gebruikten of die antistoffen tegen schildklierweefsel hebben.

Congenitale hypothyreoïdie, bijvoorbeeld door agenese van de schildklier, komt voor bij 1 op de 4.000 levend geborenen, maar de incidentie is bij kinderen met het downsyndroom veel hoger. In alle ontwikkelde landen is er een verplichte screening tussen drie en zes dagen na de geboorte waarbij het bloed via een hielprik op TSH en T_4 wordt getest. Met direct ingestelde behandeling hebben bijna alle kinderen een normale lichamelijke en geestelijke ontwikkeling.

Struma

Een vergroting van de schildklier kan wel of niet met hormonale afwijkingen gepaard gaan: euthyreoïdie, hyperthyreoïdie en hypothyreoïdie zijn alle mogelijk. Daarom moet bij elk struma de schildklierfunctie onderzocht worden.

Men onderscheidt het *endemische* en het *niet-endemische* euthyreotische struma. Van endemisch struma wordt gesproken als een groot deel van de bevolking er last van heeft: circa 10%. De oorzaak is altijd jodiumtekort, een opname van minder dan 60 μg per dag. Bij de moeder kan dit tot cretinisme van de baby leiden.

Het sporadische euthyreotische struma ontstaat waarschijnlijk door een of meerdere enzymatische stoornissen in de schildklierhormoonsynthese. De pathofysiologie is in beide gevallen hetzelfde: de verlaagde hormoonproductie, in het bijzonder van thyroxine, leidt tot verhoogde uitscheiding van TSH en daarmee tot vergroting van de schildklier. Er is dan euthyreoïdie ten koste van een verhoogde TSH en een struma.

Het struma zelf kan door zijn omvang klachten veroorzaken van inspiratoire luchtwegobstructie en/of dysfagie. Retrosternale uitbreiding kan aangetoond worden door een patiënt de armen boven het hoofd te laten uitstrekken: er treedt dan stuwing van de vv. jugulares op.

Naast het diffuse en het multinodulaire struma bestaan er solitaire nodulaire vormen. Deze kunnen zich manifesteren als een 'hete' of 'koude' nodus. Het onderscheid kan met scintigrafie worden vastgesteld. Een koude nodus kan de zetel zijn van een beginnend carcinoom. Dit kan op alle leeftijden voorkomen. Een cytologische punctie is daarom soms aangewezen, vooral bij recent ontstaan of waargenomen groei. Een 'hot nodule' kan bij groei de TSH-secretie onderdrukken, maar leidt ook bij langere duur zelden tot hyperthyreoïdie.

5.3.4 De bijschildkliertjes

Hyperparathyreoïdie

Primaire hyperparathyreoïdie wordt gekenmerkt door verhoogde PTH-secretie van één of meer bijschildkliertjes, gewoonlijk één solitair adenoom. In zijn klassieke vorm, die nu nog maar zelden voorkomt, ontstaat osteitis fibrosa cystica. Hierbij zijn cystevormige botontkalkingen aanwezig, gevuld met zogenoemde bruine tumoren, bestaande uit reparatiebindweefsel. De symptomatologie wordt gedomineerd door hypercalciëmie.

De diagnose wordt bijna altijd gesteld op basis van een Ca^{2+}-bepaling in het bloed, bij patiënten met vage algemene klachten zoals moeheid, misselijkheid of geestelijke stoornissen. Bij een verhoging van de calciumspiegel volgt dan een PTH-bepaling.

Hypercalciëmie

Het klinische beeld van hypercalciëmie is aspecifiek: tot de neurologische manifestaties behoren verwardheid, lusteloosheid, extreme vermoeidheid en hyporeflexie, bij extreme verhoging ontstaat coma en kan een patiënt overlijden. Gastro-intestinale klachten omvatten misselijkheid, braken en constipatie. Een ulcus pepticum komt relatief vaak voor evenals hypertensie. Een te hoog calciumgehalte doorkruist de werking van ADH, zodat polyurie en polidipsie tot de eerste verschijnselen behoren.

Op het ECG kan een verkorting van het QT-interval worden waargenomen.

Door het beschikbaar komen van eenvoudige calciumbepalingen zijn de extreme vormen van hyperparathyreoïdie met botontkalking en nefrocalcinose zeer zeldzaam geworden.

De behandeling bestaat uit chirurgische verwijdering van het adenoom. Deze operatie is erg moeilijk en vraagt om een zeer ervaren chirurg. Een probleem hierbij is de kleine afmeting van de bijschildkliertjes, ook al kan een adenoom meer dan tienmaal de omvang van normaal hebben. Een goede exploratie van de hals is essentieel, omdat beeldvormende technieken onbetrouwbaar zijn. Hypercalciëmie door maligniteiten komt voor bij botmetastasen, waarbij de metastasen zelf bot kunnen oplossen, of door tumoren die op PTH-lijkende stoffen produceren (mammacarcinoom, multipel myeloom). Bij deze patiënten is de PTH-spiegel laag.

De prognose is ongunstig, maar deze doodzieke patiënten, die vaak continu braken, kunnen palliatief tijdelijk met hoge doses corticosteroïden worden geholpen.

Een secundaire hyperparathyreoïdie kan voorkomen bij chronische nierinsufficiëntie door fosfaatretentie.

Hypoparathyreoïdie

Hypoparathyreoïdie wordt voornamelijk gezien na chirurgische verwijdering van de bijschildkliertjes of na schildklieroperaties. Na een succesvolle parathyreoïdectomie treedt gewoonlijk een voorbijgaande hypocalciëmie op; als er sprake was van botafwijkingen kan het zelfs tot 'hongerige botten' komen waarbij behandeling met calciuminfusen en vitamine D noodzakelijk kan zijn.

Als alle bijschildkliertjes zijn verwijderd is levenslange behandeling met vitamine D3 (calcitriol) noodzakelijk in verband met hypocalciëmie.

Hypocalciëmie heeft een kenmerkend klinisch beeld: het meest op de voorgrond staat de extreme prikkelbaarheid. Bij lichte hypocalciëmie blijven de verschijnselen beperkt tot paresthesieën in vingers, tenen en soms rondom de mond. Bij ernstiger stoornissen treden carpopedale spasmen op waarbij vingers en duim naar elkaar worden toe getrokken (main d'accoucheur: verloskundigenhand). Laryngospasmus kan dodelijk zijn. Al deze verschijnselen kunnen ook bij respiratoire alkalose, bijvoorbeeld door hyperventilatie voorkomen.

De symptomen van Chvostek en Trousseau zijn klinische tekenen van hypocalciëmie. Bij de eerste manoeuvre wordt met een peeshamer op het os zygomaticum getikt, er treedt dan een verkramping van de bovenlip op. Het tweede symptoom is het verschijnen van een main d'accoucheur bij het oppompen van een bloeddrukmanchet om de bovenarm, iets langer dan drie minuten.

Bovengenoemde verschijnselen worden vooral waargenomen bij een acute daling van het geïoniseerde Ca^{2+}. Bij een geleidelijke daling over een langere periode zijn de verschijnselen veel minder heftig.

5.3.5 Diabetes mellitus

Diabetes mellitus (DM) is een stoornis in de koolhydraatstofwisseling door insulinetekort, insulineresistentie of beide die leidt tot een verhoogd bloedsuikergehalte: hyperglykemie. Tegelijkertijd is er intracellulair een tekort aan glucose. De ziekte wordt daarom wel omschreven als 'honger lijden te midden van overvloed'.

Diagnostiek
Het bepalen van een nuchtere bloedsuiker is voldoende en er is geen noodzaak meer voor het doen van een glucosetolerantietest, behalve bij verdenking op zwangerschapsdiabetes. Normaal is een nuchtere bloedsuiker < 5,6 mmol/l. Ook een niet-nuchtere bloedsuiker die bij herhaling hoger is dan 11 mmol/l is diagnostisch.

Er zijn twee typen:
1 DM type I: 10% van de patiënten;
2 DM type II: 90% van de patiënten.

Tot type II behoort ook de zeldzame erfelijke 'maturity onset diabetes in the young' (MODY-)vorm. Dit is een type-II-DM die op veel jongere leeftijd voorkomt maar verdere dezelfde kenmerken heeft terwijl obesitas meestal ontbreekt.

Ad 1. Deze ziekte ontstaat op jeugdige leeftijd en wordt gekenmerkt door het geheel of bijna geheel ontbreken van insulinesecretie in de eilandjes van Langerhans. Bij deze patiënten ontwikkelen zich zonder behandeling ernstige hyperglykemie, uitdroging en metabole acidose die tot de dood leiden. Als de diagnose is gesteld is levenslange insulinebehandeling noodzakelijk. Vaak is er na het begin van de behandeling een tijdelijke verbetering omdat de endogene insulinesecretie weer enigszins op gang komt, de zogenoemde 'honeymoon fase', maar deze duurt maar enkele weken tot maanden, waarna de verbetering weer verdwijnt.

Ad 2. Deze patiënten zijn bijna altijd ouder dan veertig jaar en meestal te dik. Symptomen kunnen ontbreken en de diagnose wordt dan gesteld op basis van bloedonderzoek dat routinematig heeft plaatsgevonden. Vaak echter is er een presentatie met dorst, gewichtsverlies en polyurie als eerste verschijnselen. Er is aanvankelijk wel endogene insulinesecretie, maar de cellen zijn verminderd gevoelig voor insuline en hebben een hogere insulinespiegel nodig.

Diabetes mellitus type I

De prevalentie van type-I-DM is ongeveer 0,2 tot 0,3%, in Nederland komen er per jaar vijfhonderd nieuwe gevallen bij. Rondom de puberteit wordt een piek in de incidentie waargenomen, maar ook op jongere en oudere leeftijd kan de ziekte debuteren. Begin boven de veertig jaar is zeldzaam.

Pathogenese

De grondslag voor deze ziekte is gelegen in de progressieve verwoesting van de β-cellen in de eilandjes van Langerhans. De ziekte wordt manifest als 90% van de β-cellen in de eilandjes van Langerhans is uitgeschakeld. Algemeen wordt aangenomen dat type-I-DM een auto-immuunziekte is. Het was vroeger al waargenomen dat er een vaag verband bestond tussen seizoengebonden virale infecties en het optreden van type-I-DM. Omdat er veelal jaren overheen gaan voordat alle β-cellen zijn vernietigd, is dit epidemiologisch moeilijk te bewijzen.

Het coxsackie-B-virus bevat een polipeptide dat lijkt op een antigeen in de β-cellen. Antilichamen tegen dit antigeen zijn soms al jaren voor het manifest worden van de ziekte in het bloed aantoonbaar. Vermoed wordt dat het lichaam bepaalde T-lymfocyten tegen dit virus activeert en dat deze T-lymfocyten zich vervolgens richten tegen een auto-antigeen dat via bepaalde HLA-moleculen op de cel aan deze T-cellen wordt gepresenteerd. Deze activeren vervolgens cytotoxische T-lymfocyten (CTL) die geleidelijk de β-cellen verwoesten. Dit proces heet *molecular mimicry*. Zo wordt ook de erfelijke aanleg voor type-I-DM verklaard, omdat bij jonge diabetespatiënten vaak een bepaald HLA-haplotype wordt aangetroffen, namelijk DR3 en DR4 (zie hoofdstuk 6). Eenzelfde mechanisme wordt onder andere verondersteld voor ziekten als multiple sclerose en het syndroom van Guillain-Barré.

Pathofysiologie

De verminderde en later geheel ontbrekende insulinesecretie veroorzaakt hyperglykemie. Door het antagonisme tussen insuline en glucagon is er ook hyperglucagonemie, waardoor de lipolyse versterkt en het FFA-gehalte stijgt. Het anabole effect van insuline ontbreekt, de vetzuurketens worden in overmaat verbrand. Hierdoor ontstaat gemakkelijk ketose: hoewel er een hoog glucosegehalte van het plasma bestaat, is er intracellulair een glucosetekort. Oxaalazijnzuur, dat van essentiële betekenis is in de citroenzuurcyclus (zie hoofdstuk 1), wordt dan in glucose omgezet en is voor de citroenzuurcyclus niet meer beschikbaar. Het acetyl-co-enzym-A, dat hieraan gekoppeld moet worden, hoopt zich in de lever op en wordt verwerkt tot ketonlichamen zoals acetoazijnzuur en β-hydroxyboterzuur en uiteindelijk tot aceton.

Klinische verschijnselen

De ziekte begint meestal rond het begin van de puberteit, met polyurie, polydipsie (veel drinken) als gevolg hiervan, vermoeidheid en gewichtsverlies. De klachten zijn te wijten aan de hyperglykemie.

Door de hoge glucosespiegel van het bloed is de terugresorptie van glucose in de nier onvolledig en ontstaat osmotische diurese, waardoor een patiënt uitgedroogd raakt. Er kan een tijdelijke refractiestoornis ontstaan doordat osmotische veranderingen de ooglens van vorm doen veranderen waardoor een patiënt tijdelijk slechter gaat zien. Ook de cellulaire afweer wordt negatief beïnvloed, waardoor infecties, vooral schimmelinfecties zoals pruritus vulvae, vaak voorkomen.

Door de ophoping van ketonlichamen kan zich snel een diabetische keto-acidose (DKA) ontwikkelen. Dit kan zelfs de eerste uiting van de ziekte zijn, zodat de diagnose soms wordt gesteld bij een jonge patiënt die in coma raakt.

Behandeling

Dieet. Het typische diabetesdieet bestaat niet. Omdat type-I-DM meestal jonge mensen betreft, is een gebalanceerde voeding gewenst, maar de strikte verdeling en samenstelling van de voeding over de hele dag is met de moderne insulinetherapie niet meer nodig. Het gaat er veel meer om dat de voedselopname en de insulinetoediening op elkaar zijn afgestemd. Voor adviezen is het inschakelen van een diëtist noodzakelijk. Een dieetadvies dient geheel op een patiënt te zijn toegesneden.

Een beperking van de koolhydraten is niet meer gewenst. Het aandeel in de voeding kan 50 tot 55% bedragen. Ook een verbod op suikergebruik is uit de tijd, al kan het zinnig zijn om fructose in plaats van gewone suiker (sacharose) te gebruiken omdat dit langzamer uit het maag-darmkanaal wordt opgenomen en er dus minder pieken zijn. De glykemische index wordt gedefinieerd als de stijging in de glucosespiegel die optreedt drie uur na voedselgebruik. De abrupte stijging kan ook voor een deel voorkomen worden door gebruik van een vezelrijk dieet.

Het eiwitgebruik kan 15% van het dieet uitmaken. Wel is het van belang dat verzadigde vetten worden beperkt en dat in plaats daarvan onverzadigde vetten worden genuttigd in verband met de aanleg voor cardiovasculaire aandoeningen.

Omdat de exogene insulinetoediening nooit de fijnregeling van de normale insulinesecretie kan vervangen - insuline wordt normaliter via de v. porta direct naar de lever vervoerd - kan het nodig zijn kleine maaltijden tussendoor en 's avonds te adviseren.

Insuline. De insulinetoediening is enorm verbeterd door het beschikbaar komen van menselijke insuline die via DNA-recombinanttechniek is geproduceerd. Door de hogere concentratie (100 Eh/ml) en de fijne naaldjes, eventueel met behulp van de insulinepen, is de kwaliteit van leven, vergeleken met dertig jaar geleden, sterk verbeterd. Bovendien kan zonder veel ongemak de frequentie van de insuline-injecties worden opgevoerd. Bij een flexibel schema wordt bijvoorbeeld driemaal per dag voor de maaltijd een kortwerkend insuline gegeven en voor het slapen gaan een matig-langwerkend preparaat. Er zijn uiteraard meerdere schema's mogelijk, zoals een combinatie van kort- en langwerkende insuline bij ontbijt en avondmaaltijd (twee injecties per dag) (afb. 5.20).

Training. Lichamelijke inspanning brengt glut 4 in de spieren vanuit het cytoplasma naar de celmembraan via een insulineonafhankelijk mechanisme, terwijl ook de effectiviteit van het insulineafhankelijke mechanisme wordt verbeterd. Skeletspieren bestaan uit rode en witte vezels. De rode vezels nemen bij training in aantal toe, terwijl de witte vezels vooral worden aangetroffen bij mensen met weinig lichaamsbeweging. De rode vezels gebruiken vooral FFA. De plasmaspiegel van FFA wordt verlaagd, waardoor de insulinegevoeligheid wordt verhoogd. Dit is van groot belang voor de te bespreken type-II-DM, maar ook voor de jonge mensen met type-I-DM betekent trainen een verlaagde insulinebehoefte en een betere instelling. Als geen rekening wordt gehouden met dit gegeven ligt hypoglykemie op de loer.

Controle van de diabetes. Voor beide typen DM zijn er de afgelopen decennia twee belangrijke controlemethodes beschikbaar gekomen, namelijk de zelfcontrole met een eigen glucosemeter en de bepaling van het geglycosileerde Hb, het HbA1c. Glucose bevat een reactieve groep die zich aan hemoglobine hecht. Het HbA1c is een verbinding tussen het plasmaglucose en het hemoglobine en daarmee een maat voor de instelling over de voorafgaande weken.

Men streeft naar een bloedglucose van < 10 mmol/l en een HbA1c van 6 tot 8%. Daarboven is de behandeling in de voorafgaande periode onvoldoende geweest.

Patiënten moeten dagelijks hun bloedglucose meten met een glucosemeter, bijvoorbeeld 's morgens na het ontbijt. Een nuchtere bloedsuiker heeft alleen diagnostische waarde en om het somogyi-effect uit te sluiten.

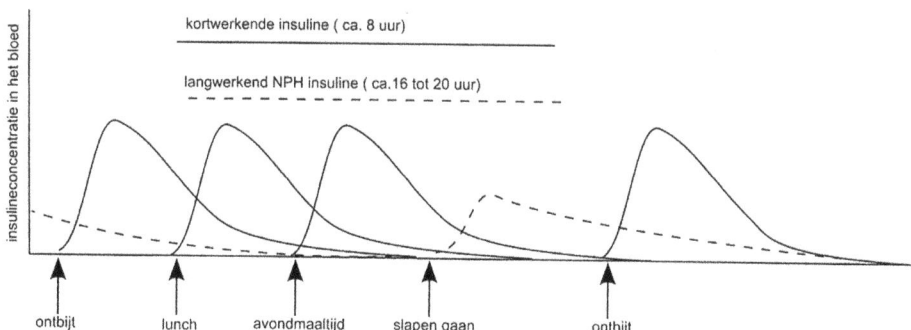

Afbeelding 5.20
Een insulinedoseringsschema zoals dat door de auteur (en vele andere internisten) bij type-I-DM-patiënten met een afwisselend en actief leven vaak werd toegepast. Men streeft naar een totale dosis van 40 Eh per dag, maar om verschillende redenen kan het nodig zijn deze dosis te verhogen.

Het *somogyi-effect* is het verschijnsel dat een hoge nuchtere bloedsuiker een reactie is op een nachtelijke hypoglykemie door een te hoge avonddosis insuline, die op zijn beurt tot glucagon-, adrenaline- en cortisolsecretie en daarmee tot hyperglykemie heeft geleid.

Hypoglykemie

Hypoglykemie treedt op bij een daling van het plasmaglucosegehalte tot beneden de 4 mmol/l. De daling stimuleert het adrenerge systeem, wat tot uiting komt in zweten, tachycardie en onrust. Bij verdere daling krijgen de hersenen te weinig glucose en ontstaan spraakstoornissen, dubbelzien en verwardheid die gepaard kunnen gaan met agressiviteit en op dronkenschap lijken. Als de bloedsuiker daalt tot < 1,5 mmol/l ontstaat coma en kan de dood intreden.

Bij scherp ingestelde jonge diabetespatiënten kunnen hypoglykemieën voorkomen door het overslaan van een maaltijd, een intercurrente ziekte die met braken gepaard gaat of een onverwachte zware lichamelijke inspanning. Als deze jonge mensen bijvoorbeeld 's avonds gaan sporten, moeten zij hun insulinedosis aanpassen.

Patiënten moeten daarom altijd suikerklontjes bij zich dragen. Bij bewusteloosheid moet i.v. glucose 50 ml 50% worden toegediend. Patiënten moeten ook altijd een flacon glucagon bij zich hebben die door kennissen of omstanders kan worden toegediend omdat i.v. glucose gewoonlijk niet direct beschikbaar is. Deze maatregelen kunnen ook genomen worden als er twijfel bestaat over de aard van het coma bij een diabetespatiënt. De ernst van een coma door hypoglykemie wettigt deze handeling, ook wanneer later blijkt dat er een diabetische ketoacidose in het spel is. Het eenmalig geven van glucagon kan in deze situatie geen kwaad. Frequente hypoglykemieën leiden tot een up-regulation van glucosetransporters (glut 1) in de hersenen, waardoor de hypoglykemie door een patiënt minder goed wordt waargenomen. Als dit het geval is zal met een minder scherpe instelling genoegen moeten worden genomen.

Insulinepompjes (continue subcutane insuline infusie, CSII), worden al geruime tijd toegepast. Hierbij wordt een kortwerkend insuline continu via een naaldje in de buikwand toegediend om de basale insulinesecretie te imiteren, terwijl de pomp geprogrammeerd is om tijdens de maaltijden de infuussnelheid te verhogen. Na een periode van frequente bloedsuikercontrole kan een algoritme ontwikkeld worden. De resultaten zijn zeer bevredigend en beter dan de multipele injectietechniek, al zijn er in het begin nogal wat hypoglykemieën. Aanvankelijk bestond de indruk dat diabetische retinopathie er door kon verergeren, maar die vrees is niet bewaarheid, eerder het tegendeel.

Diabetische ketoacidose

Pathofysiologie

Diabetische ketoacidose (DKA) wordt vaak geprecipiteerd door infecties, chirurgische ingrepen en emotionele stress. Deze factoren verhogen de spiegel van insulineantagonistische hormonen zoals adrenaline, cortisol en glucagon. Als een patiënt door ziekte niet voldoende voedsel kan opnemen, vermindert hij vaak (ten onrechte) de insulinedosering. Een enkele maal is DKA de eerste manifestatie van een tevoren onbekende DM.

Diabetische ketoacidose ontstaat alleen bij type-I-DM. Door de verhoogde productie van ketonlichamen ontwikkelt zich metabole acidose. De belangrijkste oorzaak voor coma en dood is echter de hyperosmolariteit die ontstaat door de osmotische diurese van glucose als gevolg van de hyperglykemie. Deze wordt onderhouden doordat:
– de hepatische glucoseproductie door het ontbreken van insuline niet wordt afgeremd;
– de spiercellen glucose niet kunnen opnemen.

Aanvankelijk wordt het circulerende bloedvolume constant gehouden ten koste van het celwater, waardoor hyperosmolariteit van de cellen ontstaat. In de hersenen heeft dat ernstige gevolgen. De cellen staan ook K^+ af aan het ECV, dat via de nieren verloren gaat. Afhankelijk van het stadium kan dan ook hyper-, normo- of hypokaliëmie bestaan. Het totale kaliumgehalte van het lichaam is echter sterk verminderd en de kaliumspiegel van het plasma geeft geen betrouwbaar beeld van de kaliumhuishouding. Door de hypovolemie wordt het sympathische zenuwstelsel gestimuleerd wat de glucagonsecretie versterkt, hetgeen weer bijdraagt aan ketose.

Klinische presentatie
Het betreft vaak, maar lang niet altijd, een jeugdige patiënt die ernstig is uitgedroogd en, door de metabole acidose, hyperventileert. Er hangt vaak een acetonlucht om een patiënt. Alle verschijnselen van hypovolemie zijn aanwezig, zoals tachycardie en hypotensie. Soms zijn er symptomen van een 'acute buik' door een gedilateerde maag of een opgezette lever.

Bij laboratoriumonderzoek zijn de bloedsuikers sterk verhoogd en worden in de urine ketonlichamen aangetroffen. De bloedgasanalyse wijst op een metabole acidose met aniongap.

Behandeling
De behandeling bestaat uit parenterale toediening van enkele liters NaCl 0,9% waaraan insuline, 4 tot 8 Eh per uur, wordt toegevoegd. Omdat deze behandeling weer vocht en K^+ de cel in drijft en er veel K^+ via de urine verloren is gegaan, wordt gewoonlijk ook 20 mmol KCl aan de infuusvloeistof toegevoegd. Uiteraard moet hierbij frequente elektrolyt- en pH-controle plaatsvinden. Slechts zeer zelden, namelijk alleen bij een pH < 7,1 wordt ook $NaHCO_3$ via het infuus toegediend.

Als de bloedsuikerspiegel weer normaal is kan ook wat glucose via het infuus worden gegeven.

Diabetes mellitus type II
De prevalentie van type-II-DM is ongeveer 3% en deze ziekte komt tienmaal vaker voor dan type I. Het zijn vooral de mensen van middelbare leeftijd die

de ziekte ontwikkelen, maar type-II-DM wordt de laatste jaren op steeds jongere leeftijd aangetroffen.

Pathogenese

Er is bij type-II-DM een relatief tekort aan insuline, omdat het kernprobleem hier bestaat uit insulineresistentie.

Vroeger werd van insulineresistentie gesproken als een patiënt meer dan 100 Eh insuline per dag nodig had voor metabole controle. Tegenwoordig wordt de afwijking gedefinieerd als het verschijnsel dat een patiënt een abnormaal grote hoeveelheid insuline, endogeen of exogeen, nodig heeft voor een goede instelling.

Er bestaat daarom een breed spectrum dat patiënten omvat die normoglykemisch zijn maar wel hoge endogene insulinespiegels hebben, en patiënten die hyperglykemisch zijn, ondanks toegediende grote doses insuline.

Daarbij zijn twee elementen van belang, namelijk *down-regulation van insulinereceptoren* en *verminderde gevoeligheid in de doelcellen* doordat het effectordeel van de receptor intracellulair wordt geblokkeerd door FFA. Dit komt onder meer tot uiting in verlaagde productie en mobilisatie van glut 4.

Daarbij is het een opvallend gegeven dat 85% van de patiënten met type-II-DM aan obesitas lijdt. Het betreft hier vooral het intra-abdominale vet. Overvulde vetcellen maken veel cytokines, waaronder TNF-α dat lipolytisch werkt en de productie van FFA verhoogt, die vooral aan lever en spierweefsel worden aangeboden.

De gevolgen van de verhoogde FFA spiegels zijn:
– een verminderde glut 4-mobilisatie in skeletspieren en vetweefsel;
– een relatief verminderde insulineproductie door de β-cellen in de alvleesklier die niet in overeenstemming is met de insulinebehoefte.

Deze opvatting, die door tal van experimenten wordt ondersteund, verklaart ook waarom vermagering bij obese patiënten een verlaging van de insulineresistentie tot gevolg heeft. Bij forse vermagering ziet men wel dat bij patiënten die tientallen kilo's afvallen de exogene insulinebehoefte drastisch en soms zelfs tot nihil kan verminderen.

Echter, niet alle zwaarlijvige personen ontwikkelen type-II-DM. Er is dan ook een sterke aanwijzing dat het ontwikkelen van type-II-DM genetisch bepaald is. Vetzucht komt vaak familiair voor, de erfelijke belasting is bij type II veel groter dan bij type I. Waarschijnlijk is er een genetisch defect in de β-cellen dat tot disfunctie leidt, aangezien de meeste mensen over voldoende secretoire reserves beschikken.

Pathofysiologie

Het natuurlijke verloop bij type-II-DM-patiënten toont over de jaren heen een bepaald patroon. In het begin is er normoglykemie die gepaard gaat met hoge insulinespiegels. Na verloop van tijd wordt DM manifest doordat de insulineproductie afneemt. Aanvankelijk kan nog met orale antidiabetica de DM onder controle blijven, maar uiteindelijk helpt dat niet meer bij iedereen. Ongeveer 40% van type-II-DM-patiënten moet uiteindelijk met insuline in stijgende doses worden behandeld.

Klinische verschijnselen

De symptomatologie van type-II-DM is veel sluipender dan type-I-DM. De klachten die door hyperglykemie worden veroorzaakt zijn veel minder heftig en kunnen jaren onopgemerkt blijven. Dorst en polyurie worden nogal eens aan andere oorzaken toegeschreven. Soms wordt de diagnose pas gesteld door het manifest worden van diabetische complicaties. Ook kan de ziekte debuteren als een non-ketotisch hyperosmolair coma.

Non-ketotisch hyperosmolair coma

Dit is een ernstige toestand waarbij zeer hoge bloedsuikerspiegels, soms tot 40 mmol/l, sterke uitdroging en hyperosmolariteit veroorzaken. Omdat nog een geringe hoeveelheid insuline wordt geproduceerd, ontstaat er geen ketose. De correctie van de hypovolemie en hyperosmolariteit moet niettemin voorzichtig gebeuren. Bij deze meestal oudere patiënten dient vochttoediening goed gecontroleerd en geleidelijk plaats te vinden. Omdat bij deze groep meestal ook het cardiovasculaire stelsel door de langer bestaande DM beschadigd is, bestaat het gevaar van longoedeem bij al te krachtige aanpak.

De ambulante zorg berust op drie pijlers:
- *vermagering*: er bestaat een omgekeerde verhouding tussen de hoeveelheid visceraal vet en de insulinegevoeligheid. Drastische vermagering bij patiënten met een verhoogde body mass index (BMI) kan een belangrijke verbetering geven. De BMI wordt bepaald door het lichaamsgewicht te delen door het kwadraat van de lengte. Een persoon met een lengte van 1,80 meter en een gewicht van 75 kg heeft een BMI van 75/3,2 = 23,4. Een BMI tot 25 is nog normaal, boven de 30 is veel te hoog, bijvoorbeeld een gewicht van 90 kg bij deze lengte.

  De detectiegrens voor glucose door de β-cellen is bij type-II-DM vaak verhoogd zodat de insulinesecretie te laat op gang komt;
- *lichamelijke training*: de invloed van training op de insulinebehoefte is al besproken. Daarbij moet worden opgemerkt dat training een langetermijnproject is en bij patiënten met cardiovasculaire aandoeningen vaak niet uitvoerbaar is. Hetzelfde geldt voor artrotische veranderingen;
- *orale antidiabetica, eventueel insuline*: sulfonylureumpreparaten zoals glipizide stimuleren om onbekende redenen de insulineproductie. Deze preparaten kunnen ook hypoglykemie veroorzaken.

  Biguanides zoals metformin beperken de glucose-uitscheiding door de lever en verhogen misschien de gevoeligheid voor insuline. Dit middel veroorzaakt geen melkzuuracidose zoals een vroege variant wel eens deed.

  Thiazolidinedionen zijn PPAR-γ-activatoren die sinds 2001 op de markt zijn. PPAR-γ-receptoren liggen in de celkern en brengen bij activatie bepaalde genen tot expressie waarbij enzymen worden gevormd die ervoor zorgen dat FFA in de vetcellen wordt opgenomen. Het aanbod aan lever en spierweefsel vermindert daardoor en daarmee neemt de insulinegevoeligheid van deze weefsels toe. Dit wordt wel 'het stelen van vet' genoemd.

In Nederland zijn pioglitazon en rosiglitazon beschikbaar. De belangrijkste werking is verhoging van de insulinegevoeligheid en daarmee voor de behandeling van type-II-DM van groot belang. Niettemin is voorzichtigheid aangewezen omdat de middelen tot vochtretentie en daarmee tot hartfalen kunnen leiden. Ook leverfunctiestoornissen komen voor.

Zwangerschapsdiabetes

Placentaire hormonen verhogen, vooral tijdens de tweede helft van de zwangerschap, de behoefte aan insuline. Bij sommige vrouwen schiet de insulinesecretie dan tekort en moet exogeen insuline worden toegediend. Na de partus kan deze medicatie worden beëindigd omdat de insulinebehoefte weer is gedaald. Van belang is dat deze vrouwen een kans van 70% hebben om later type-II-DM te ontwikkelen.

Complicaties van diabetes mellitus

Versnelde atherosclerose en afwijkingen aan de kleine vaatjes (microangiopathie) liggen in het verschiet van diabetespatiënten die jarenlang niet goed zijn ingesteld.

De productie van het endogene lipoproteïne VLDL (zie afb. 5.11) wordt voornamelijk door de lever bepaald. Omdat de FFA-spiegels bij deze patiënten hoog zijn, is ook de VLDL-productie toegenomen. Dit veroorzaakt weer een stijging van het LDL waardoor down-regulation van de LDL-receptor optreedt, wat de LDL-verhoging nog versterkt.

Sommige macrofagen hebben een LDL-receptor die daardoor grote hoeveelheden LDL, rijk aan cholesterol, kunnen opnemen en zelf in schuimcellen veranderen. Deze schuimcellen bevinden zich in de subendotheliale lagen van de intima van de grote vaten. Zo ontstaan atherosclerotische plaques.

Bij het glycosyleren van het collageen gaan de eiwitten irreversibele kruisverbindingen met elkaar aan die bestand zijn tegen proteolyse. LDL-moleculen kunnen in deze netwerken 'gevangen' worden en aan atherosclerose bijdragen. Diabetische microangiopathie, die vooral voorkomt in de glomeruli en de retina, leidt tot veranderingen in het basale membraan van de betreffende cellen en daarmee tot een gestoorde filtratie. Wat in de glomeruli gebeurt (glomerulosclerose), kan in de retina met fundoscopie worden waargenomen.

Diabetische retinopathie is verantwoordelijk voor 20 tot 25% van alle gevallen van blindheid. Vaatnieuwvorming, oedeem, exudaten en bloedingen verwoesten het netvlies.

Diabetische glomerulopathie veroorzaakt in eerste instantie proteïnurie. De nieren worden groter door hypertrofie van de glomeruli, later treedt ook verdikking van de basale membraan op. Uiteindelijk ontstaat een nefrotisch syndroom, gekenmerkt door een verlaagde colloïdosmotische druk van het plasma en oedeemvorming (zie hoofdstuk 4). Uiteindelijk ligt voor deze patiënten een kunstnier in het verschiet.

Diabetische neuropathie tast voornamelijk de perifere zenuwen aan met pijn, paresthesieën, hypesthesie en spierzwakte. De oorzaak hiervan is niet helemaal bekend, maar door de hyperglykemie wordt een deel van de glucose omgezet in sorbitol. Deze stof behoort de polyalcoholen (polyolen). Door de ophoping van sorbitol ontstaat er een osmotische instroom van water wat celzwelling veroorzaakt, terwijl ook de werking van secundaire boodschappers als DAG, proteïnekinases en Ca^{2+} verstoord is geraakt (zie afb. 1.46).

Soms ontstaan er ulcera aan de voetzolen, deels door vaatafwijkingen in de microcirculatie, deels door gevoelloosheid en abnormale drukverdeling. Deze zogenoemde *diabetische voet* leidt soms tot amputatie, waarbij opvalt dat de grote vaten meestal goed doorgankelijk zijn. Bij de controle van oudere diabetici is voetonderzoek van grote betekenis.

Versnelde atherosclerose die leidt tot hart- en vaatziekten is de belangrijkste doodsoorzaak voor diabetici. Deze ziekten treden vroeger op en verlopen ernstiger.

6 Het immuunsysteem

Het immuunsysteem verdedigt het lichaam tegen vreemde indringers zoals bacteriën, parasieten, bepaalde chemische stoffen en virussen die het lichaam schade kunnen berokkenen. Tot vijftig jaar geleden was dit het voornaamste uitgangspunt van de wetenschappers die zich met de immunologie bezighielden. Later kreeg het begrip een grotere omvang doordat het werd uitgebreid met het onderscheidingsvermogen tussen 'zelf' en 'niet-zelf', dat wil zeggen tussen alles wat bij een individu hoort, cellen, weefsels en moleculen en datgene wat daaraan vreemd is. Het begrip 'zelf' versus 'niet-zelf' kreeg actualiteit doordat het puur technisch mogelijk werd zieke organen te vervangen, maar wat in de praktijk altijd mislukte omdat het betrokken orgaan als vreemd werd herkend en afgestoten. Bovendien werd het steeds duidelijker dat maligne nieuwvormingen niet alleen als een wildgroei van normale, grensoverschrijdende cellen mochten worden beschouwd, maar dat deze maligne cellen ook moleculen bevatten die lichaamsvreemd waren. De discriminatie tussen 'zelf' en 'vreemd' maakt het individuele bestaan van elk levend wezen mogelijk en houdt dit in stand. Wanneer dit onderscheidende vermogen faalt, worden enerzijds geen of onvoldoende maatregelen getroffen om vreemde indringers onschadelijk te maken, anderzijds kan er juist een afweerreactie tegen eigen lichaamscellen of de producten daarvan ontstaan, met een zogenoemde auto-immuunziekte als gevolg. Bij aids wordt een subpopulatie van lymfocyten die cytokines maken vernietigd. Hierdoor is er geen of onvoldoende weerstand tegen microben die normaliter onschuldig zijn.
Cytokines zijn klein moleculaire boodschappermoleculen (een soort hormonen) die de immuunreactie reguleren, bijvoorbeeld door andere cellen van het immuunsysteem te stimuleren om tot actie over te gaan.
Wanneer een micro-organisme (virus, bacterie, parasiet) het lichaam probeert binnen te dringen vindt het drie barrières op zijn weg.
1 De eerste barrière bestaat uit *huid en slijmvliezen*, die structureel invasie kunnen verhinderen en producten afscheiden die het binnendringen bemoeilijken, zoals keratine, zweet, slijm en speeksel. Zweet heeft een relatief lage pH. Verder zijn er op de huid vetzuren en hydrolytische enzymen zoals lysozym aanwezig die een zekere antimicrobiële werking hebben. Zeer

belangrijk is de slijmlaag die door de cellen van ademhalingssysteem en van het maag-darmkanaal wordt afgescheiden. Microben worden hierin gevangen en mechanisch naar buiten gewerkt. Speeksel is ook wat zuur en bevat hydrolytische enzymen, de maag heeft normaliter een zeer lage pH waar alleen de *Helicobacter pylori* in kan gedijen. De licht zure pH beschermt de vagina tegen infecties, gal in de dunne darm bevat proteolytische enzymen.

2 De tweede barrière is een systeem van *cellen en biologisch actieve stoffen* die met elkaar het *aangeboren, natuurlijke systeem* worden genoemd. Dit systeem gaat de indringer te lijf op een manier die bij iedere invasie dezelfde is, dat wil zeggen eerdere gebeurtenissen hebben dit systeem niet veranderd en het proces verloopt steeds op dezelfde manier. Deze natuurlijke, aangeboren afweer, wordt gekenmerkt door fagocytose (neutrofiele granulocyten en macrofagen), de uitschakeling van indringers door naturalkillercellen (NK-cellen) en activatie van het complementsysteem. Dit is een cascade van met elkaar reagerende weefseleiwitten die qua verloop vergelijkbaar is met het stollingssysteem en het fibrinolytische systeem. Het is een van de effectormechanismen om vreemde cellen uit te schakelen (zie verder in dit hoofdstuk).

3 De derde barrière is het *verworven immuunsysteem* dat kenmerken heeft van een 'geheugen': bij herhaalde blootstelling aan een bepaalde indringer reageert het immuunsysteem met een verworven eigenschap, een 'herinnering' aan voorafgaande contacten. Door proliferatie van immunologisch actieve cellen wordt de indringer snel en efficiënt in korte tijd uitgeschakeld. Dit immuunsysteem komt alleen voor bij gewervelde dieren. De fylogenetisch lagere diersoorten beschikken meestal alleen over het natuurlijke afweersysteem.

Alle levende wezens, van eencelligen tot hoog ontwikkelde zoogdieren, beschikken over een herkenningssysteem voor vreemde indringers en kunnen het onderscheid tussen 'zelf' en 'niet-zelf' maken. Vrijwel zeker gebeurt dit door een moleculair herkenningsmechanisme op de celmembraan. Het lichaam kan dan ook een afweersysteem in stelling brengen tegen alles wat door receptoren van de cellen van het immuunsysteem als vreemd wordt herkend. Dit geldt voor zowel het natuurlijke aangeboren immuunsysteem als voor het op 'herinnering' gebaseerde systeem dat met een verworven immuunrespons reageert. Daarbij dient direct opgemerkt te worden dat, hoewel het aangeboren en het verworven immuunsysteem een verschillend werkingsmechanisme hebben, de communicatie over en weer tussen de twee systemen intensief is en ze elkaar wederzijds versterken.

Het immuunsysteem zetelt in twee nauw met elkaar verbonden orgaansystemen, te weten het *lymfoïde systeem* en het *reticulo-endotheliale systeem* (RES), waarin zich de witte bloedlichaampjes, de leukocyten, bevinden. De leukocyten omvatten de granulocyten (neutrofielen), eosinofielen, basofielen, monocyten, naturalkillercellen en de lymfocyten, waarvan de laatste weer in T- en B-lymfocyten worden onderscheiden. Al deze cellen komen voort uit de zogenoemde pluripotente stamcellen in het beenmerg. Voor elk celtype ontstaan daaruit clusters van voorlopercellen, de colony forming units (CFU) die zich onder invloed van groeifactoren tot de genoemde celtypen ontwikkelen (afb. 6.1).

6.1 Het aangeboren (natuurlijke) immuunsysteem

Kenmerkend voor dit systeem zijn:
– de afweer komt onmiddellijk op gang;
– het proces verloopt altijd volgens hetzelfde patroon;
– er is geen immunologisch geheugen;
– de afweer is evolutionair het oudste en komt bij de meest primitieve levensvormen voor;
– het aangeboren immuunsysteem heeft een cellulaire en een humorale component. De belangrijkste cellen zijn macrofagen, neutrofiele granulocyten en NK-cellen.

6.1.1 PAMP's en patroonherkenningreceptoren

Macrofagen (die zich ontwikkelen uit monocyten in het bloed), dendritische cellen en een aantal andere fagocyten beschikken over receptoren op hun celmembraan voor zogenoemde 'pathogen associated molecular patterns' (PAMP's). Dat zijn bepaalde moleculen (lipopolysachariden en koolhydraten zoals mannose) die normaliter niet voorkomen bij gewervelde dieren, maar uitsluitend op pathogene microben. Hierdoor kunnen macrofagen het onderscheid tussen 'zelf-' en 'niet-zelf'-moleculen maken. Het endotoxine van gramnegatieve bacteriën dat een toxische shock veroorzaakt is zo'n lipopolysacharide. De receptoren voor de PAMP's, die *patroonherkenningreceptoren* worden genoemd, zijn voor alle macrofagen hetzelfde en hun genetische code ligt in de kiembaan. Er is dus geen grote diversiteit want er zijn maar enkele honderden PAMP's en zij komen op een groot aantal pathogene bacteriën voor. De receptoren voor de PAMP's liggen ook op andere fagocyterende cellen.

Naast receptoren voor fagocytose (endocytaire patroonherkenningreceptoren) zijn er ook receptoren voor PAMP's die een signaalfunctie hebben. Deze TOLL-receptoren leiden via een ingewikkeld proces in de cel tot de vorming van cytokines die de natuurlijke immuniteit reguleren. Daarbij nemen zij niet alleen een sleutelpositie in bij het tot stand komen van het ontstekingsproces, maar hebben zij ook een cruciale rol bij het herkennen van 'zelf' en 'niet-zelf' in het verworven immuunsysteem.

Binnendringende micro-organismen en macromoleculen worden op twee manieren onschadelijk gemaakt, namelijk intracellulair en extracellulair.

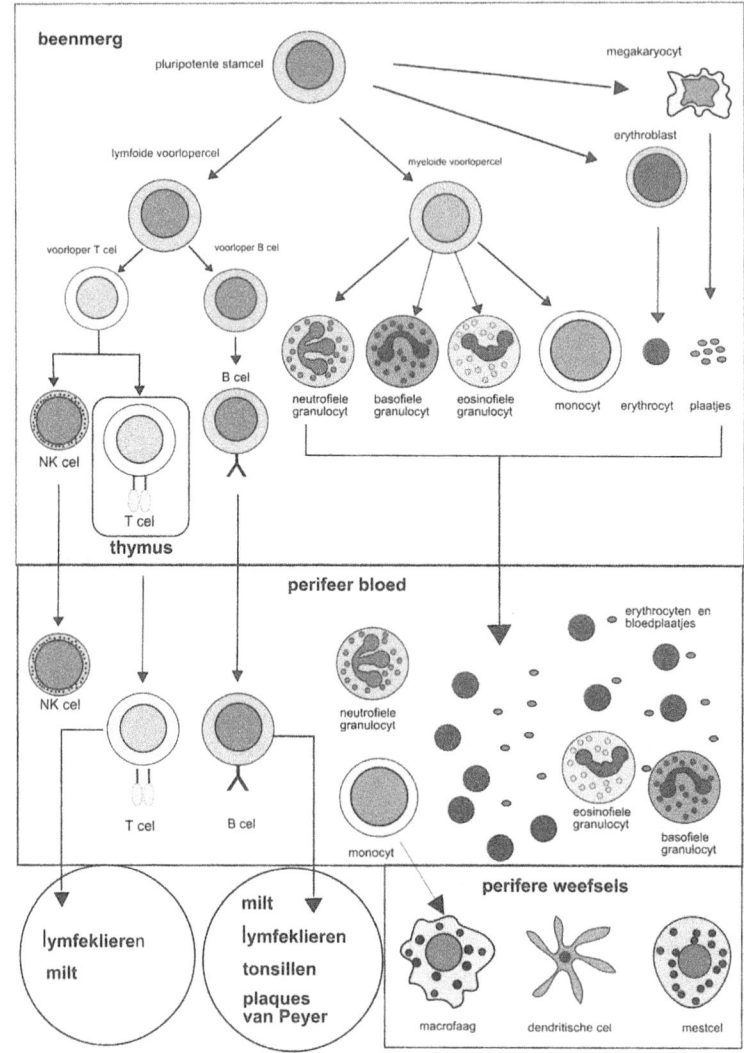

Afbeelding 6.1

De ontwikkeling van de cellen van het hemopoëtisch systeem. Alle cellen ontstaan uit een pluripotente stamcel in het beenmerg. Hieruit komen de myeloïde en de lymfoïde voorlopercellen voort. Uit de eerste ontstaan alle cellen uit de myeloïde reeks en de voorlopercellen van de erytrocyten en de megakaryocyten, de voorgangers van de bloedplaatjes. De stamcel kan herkend worden aan een molecuul (CD34), dat na differentiatie weer verdwijnt. De lymfocyten ontstaan uit de lymfoïde voorlopercel in het beenmerg, maar een deel hiervan vertrekt naar de thymus waar ze een speciaal programma doorlopen. Dat zijn de toekomstige T-cellen. De B-cellen ontwikkelen zich in het beenmerg. Als beide celtypen uitgerijpt zijn, vertrekken zij via het bloed naar het reticulo-endotheliale systeem (RES), de milt en de lymfeklieren. In onder meer deze weefsels bevinden zich macrofagen, dendritische cellen en mestcellen. Dendritische cellen en de cellen van Langerhans in de huid zijn afkomstig van dezelfde voorlopercel als de monocyt.

6.1.2 Het cellulaire proces

Het cellulaire proces omvat fagocytose en naturalkillercellen (afb. 6.2). Bij fagocytose worden de indringers door de cel verzwolgen, hetzij direct doordat de cel de indringers door een in- of uitstulping van de celmembraan omsluit, hetzij doordat ze eerst aan een endocytaire herkenningsreceptor worden gebonden en vervolgens worden opgenomen. Zij worden dan naar bepaalde celcompartimenten, endosomen en lysosomen, vervoerd en daar afgebroken door enzymen zoals lipasen en proteasen. Dit is met name de functie van de macrofagen. Mobiele granulocyten bevatten naast de afbrekende enzymen ook voor de micro-organismen toxische radicalen zoals peroxiden die het organisme direct doden. Granulocyten zijn voor de directe afweer enorm belangrijk, bij defecten ontstaan recidiverende infecties.

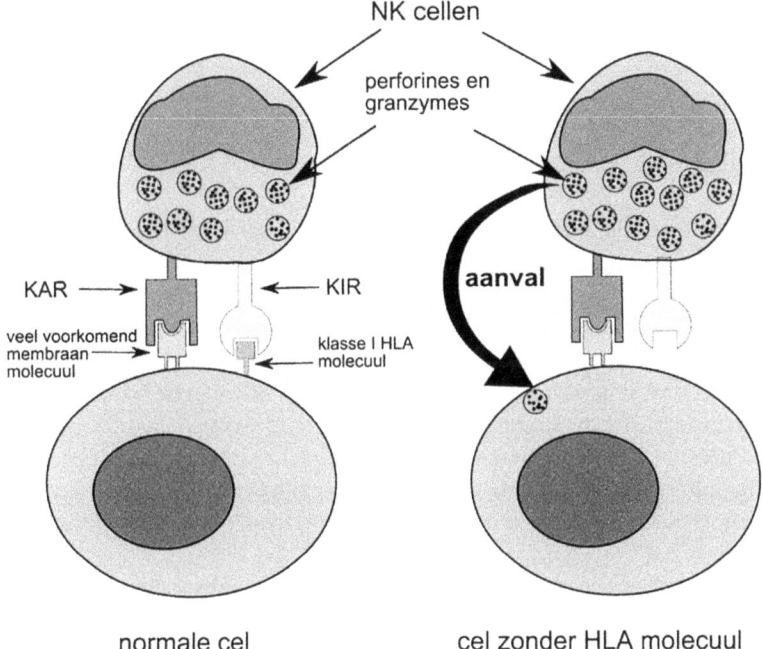

Afbeelding 6.2
De uitschakeling van pathologische cellen door naturalkillercellen. De killer-activatingreceptoren (KAR) herkennen een aantal verschillende moleculen die normaliter op de celmembranen van alle kernhoudende cellen voorkomen. De killer-inhibitingreceptoren (KIR) herkennen alleen HLA-klasse-I-moleculen (zie verder in dit hoofdstuk), die als 'zelf'-moleculen kenmerkend zijn voor een individu. Als de cel pathologisch veranderd is, bijvoorbeeld door maligne ontaarding en het HLA-molecuul beschadigd is of ontbreekt, wordt het signaal van de KAR niet onderdrukt en worden de toxische korrels, perforines en granzymes, in contact gebracht met de zieke cel.

Bij binding van een PAMP aan een celreceptor wordt de complementcascade in gang gezet. De meest voorkomende component, C3, wordt gesplitst in C3a en C3b (afb. 6.3).

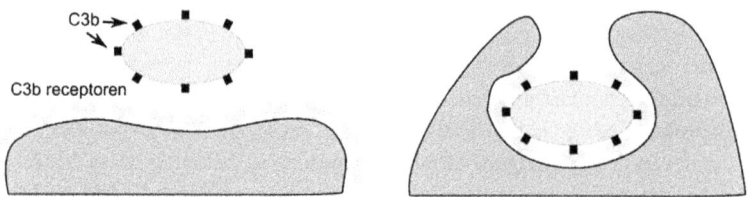

Afbeelding 6.3
Opsonisatie van een microbe door C3b. Het C3b wordt op een micro-organisme neergeslagen en omdat fagocyterende cellen over receptoren voor C3b beschikken wordt de fagocytose versterkt: het werkt als een opsonine. Opsonisatie is het 'smakelijk maken' van het micro-organisme voor de fagocyterende cel.

6.1.3 Het humorale proces

Het extracellulaire (humorale) proces wordt gedragen door complement en cytokines die afgescheiden worden door geactiveerde macrofagen. Hiertoe behoren interleukines zoals IL-1, IL-6 en IL-8. Interleukines vormen een subgroep van de cytokines die de betrekkingen tussen de immuuncellen regelen. Zij trekken onder meer granulocyten aan die zich dan naar de plaats van het onheil bewegen. Andere cytokines zijn TNF-α en de interferonen.

Het complementsysteem bestaat uit circa dertig eiwitten die in het plasma circuleren en die bij activatie van een component van dit systeem een werking uitoefenen op een volgend eiwit, dat op zijn beurt weer andere eiwitten activeert. Zo ontstaat er een keten van gebeurtenissen met ingrijpende gevolgen.

Het complementsysteem wordt verderop in dit hoofdstuk uitvoeriger besproken.

6.1.4 De acute ontstekingsreactie

De bovengenoemde afweer komt tot uiting in de ontsteking, een proces dat zich ontwikkelt bij kwetsuren, infecties door microben, verbranding, chemische beschadiging en ook bij overgevoeligheidsreacties. De verschijnselen zijn al sinds de oudheid bekend: zwelling (tumor), roodheid (rubor), warmte (calor), pijn (dolor) en functieverlies in het ontstoken gebied.

Binnen enkele minuten ontstaat er, zowel lokaal als systemisch, een reactie als gevolg van de productie van farmacologisch zeer actieve stoffen, zoals histamine en bradykinine, afkomstig uit mestcellen. De korrels hierin komen vrij door factoren van het complementsysteem zoals C3a en C5a. Leukotriënen ontstaan evenals prostaglandines uit arachidonzuur (zie hoofdstuk 5) en worden door onder meer neutrofiele granulocyten geproduceerd. Deze vasoactieve aminen hebben grote invloed op de microcirculatie, hetgeen tot uiting komt in vasodilatatie en verhoogde permeabiliteit met zwelling en roodheid als gevolg. De werkingsduur van de kinines is slechts kort: zij worden snel weer gesplitst door proteasen (afb. 6.4).

Naast deze lokale verschijnselen is er ook een algemene, systemische reactie. Daartoe behoren koorts, verhoogde secretie van ACTH en hydrocortison en de sterk verhoogde productie van acutefase-eiwitten door de lever. De koorts wordt veroorzaakt door prostaglandine PGE_2 onder invloed van bovengenoemde cytokines. PGE_2 zet de 'thermostaat' in de hypothalamus hoger.

Koorts heeft gunstige en ongunstige kanten. De circulatie wordt versterkt wat het ontstekingsproces ten goede komt. Bovendien blijken bacteriën zich minder snel te delen. Aan de andere kant vermindert koorts de eetlust en door de verhoogde energiebehoefte neemt afbraak van vet en eiwitreserves toe.

De acutefase-eiwitten, waarvan het C-reactieve proteïne (CRP) het meest bekend is, worden door de cellen van de lever (hepatocyten) geproduceerd, eveneens onder invloed van de IL-1, IL-6 en TNF-α.

Tijdens de acute ontsteking wordt de productie tot een veelvoud verhoogd. De acutefase-eiwitten hebben een antimicrobiële werking; zij versterken de immunologische respons en dragen bij aan het opruimen van celrestanten. Verder zijn zij van betekenis bij de wondgenezing doordat fibrine in het gebied wordt afgezet.

Voor de kliniek is de grootste betekenis van acutefase-eiwitten gelegen in het monitoren van het ziekteproces en het effect van therapie. De bepaling is veel betrouwbaarder dan die van de bloedbezinkingssnelheid, die gehinderd wordt door de aanwezigheid van cellen en fibrinogeen.

Soms ontwikkelt zich bij langer bestaande ontstekingen pus. Dit is een witte tot gele dun vloeibare substantie die bestaat uit dode granulocyten, afgestorven weefselcellen en bacteriën. Het abces waarin de etter zich bevindt, moet meestal gedraineerd worden, omdat het een bron is van bacteriën en omdat de stoffen erin schadelijk zijn. Dit geldt vooral voor grote abcessen, zoals die kunnen ontstaan in het verloop van acute pancreatitis en bij empyemen, waarbij zich etter in respectievelijk de buikholte en de pleuraholte bevindt. Een klassieke chirurgische uitspraak is: 'Ubi pus, ubi evacua'; waar pus is, moet deze verwijderd worden.

6.2 Het verworven immuunsysteem

In tegenstelling tot het aangeboren immuunsysteem heeft het verworven systeem een zeer specifiek karakter. Het is in staat om te reageren op een enorme verscheidenheid aan lichaamsvreemde stoffen, zogenoemde *antigenen*, waarvan het aantal door sommigen op 10^7 wordt geschat. Dit proces neemt enige tijd in beslag en het verworven immuunsysteem kan dus niet, zoals het natuurlijke afweersysteem, direct de afweer mobiliseren.

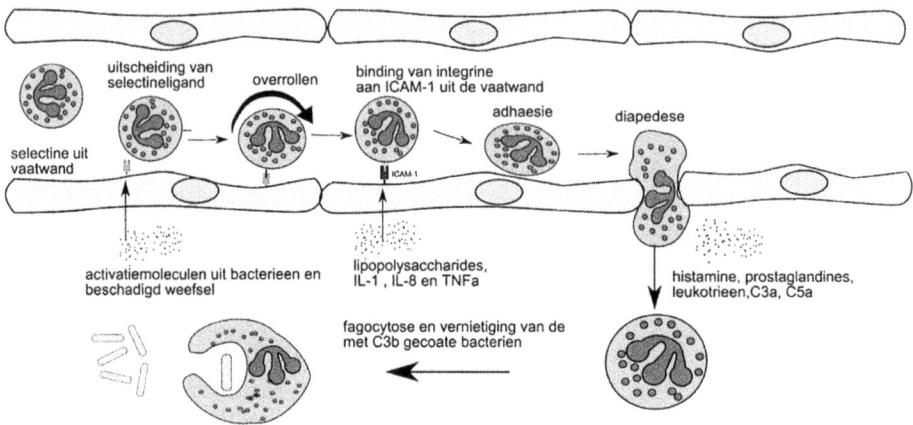

Afbeelding 6.4
De ontstekingsreactie. De kinines hebben een belangrijk effect op de endotheelcellen van de capillaire vaatjes. Zij worden uit de mestcellen afgescheiden onder invloed van C3a, C4a en C5a en maken de vaatwand doorlaatbaar. Activatiemoleculen afkomstig van de bacteriën en beschadigd weefsel brengen adhesiemoleculen zoals selectine in de granulocyt tot expressie dat zich aan een receptor uit de vaatwand bindt. Daardoor gaat de granulocyt rollen. Onder invloed van de cytokines ontstaat er door vormverandering een ander adhesiemolecuul, namelijk integrine. Dit bindt zich aan ICAM-1 (intercellulair adhesiemolecuul). Hierdoor komen de granulocyten tot stilstand. Door de ontstane poriën belanden zij via diapedese vanuit het endotheel in de weefsels. Zij worden door andere stoffen (C3b en C5a) naar de ontstekingshaard gezogen. De granulocyt fagocyteert de bacteriën die intussen met C3b zijn gecoat. De belangrijkste cytokines uit het natuurlijke afweerproces zijn IL-1, IL-6 en TNF-α en de interferonen die dit hele proces reguleren. Zij stimuleren ook de mobilisatie van neutrofielen uit het beenmerg.

In 1900 stelde Paul Ehrlich de hypothese op dat de celmembraan is bezaaid met receptoren die zich aan bepaalde vreemde moleculen (antigenen) kunnen binden en daardoor de cel tot het produceren van daartegen gerichte antilichamen kan stimuleren. Deze opvatting vooronderstelt dat het immuunsysteem al over een heel repertoire van receptoren beschikt voordat er enig contact met alle mogelijk bestaande antigenen is geweest. Men kon aanvankelijk niet geloven dat het lichaam 'voorkennis' zou hebben van alle schadelijke elementen die het lichaam konden binnendringen. Toch is deze *klonale selectietheorie van Burnett* de basis van de moderne immunologie.

6.2.1 Antigenen en antilichamen

Stoffen die met lichaamscellen contact maken en als 'vreemd' worden herkend, heten *antigenen*. Deze antigenen kunnen een verbinding aangaan met celreceptoren of circulerende antilichamen. De binding is specifiek en kan sterk of zwak zijn, afhankelijk van de passing en het aantal bindingen. Het effect van de binding wordt in hoge mate bepaald door de sterkte ervan.

Antigenen kunnen eenvoudige maar ook buitengewoon complexe moleculen zijn, variërend van moleculen op micro-organismen tot tumorcellen. Zij komen zelfstandig voor als allergenen en toxinen.

De bindingsplaatsen van de celreceptoren zijn slechts klein, daarom kan van grote moleculen maar een beperkt deel 'herkend' worden. Dit deel heet *antigene determinant* of *epitoop*. Grote antigenen hebben dan ook meerdere epitopen. Voor een effect als antigeen moet een stof niet alleen een 'niet zelf'-molecuul zijn; het moet ook een minimaal moleculair gewicht hebben. Sommige kleine antigenen geven pas een immunologische reactie als ze aan een zogenoemde 'carrier' gekoppeld zijn: deze kleine antigenen worden *haptenen* genoemd.

Om als antigeen te kunnen werken moet een stof ook ingewikkeld van bouw zijn. Grote moleculen van eenvoudige samenstelling hebben gewoonlijk geen antigene werking.

De verworven immuunreactie wordt gedragen door de B- en T-lymfocyten. Dit zijn kleine ronde cellen met weinig cytoplasma en een ronde kern, die een gemeenschappelijke afstamming hebben maar zich verschillend ontwikkelen. Deze cellen hebben een specifiek herkennend en reagerend ver-

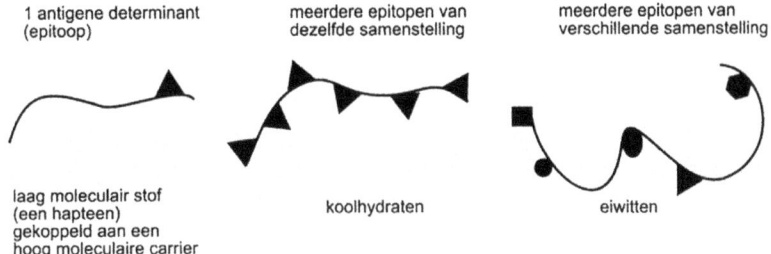

Afbeelding 6.5
Verschillende antigene structuren. De meestvoorkomende antigene structuur is die van eiwitten, die talrijke antigene determinanten hebben en ingewikkeld van bouw zijn, zowel qua samenstelling als ruimtelijke opbouw.

mogen voor antigenen (afb. 6.5).
De verworven immuniteit heeft een drietal gewichtige kenmerken:
- *specificiteit*. De immuunreactie maakt een onderscheid tussen de talloze antigene determinanten die de lymfocyten tegenkomen en zij reageren alleen op de epitopen die passen in hun receptor;
- lymfocyten kunnen antigenen die lichaamseigen zijn *onderscheiden* van lichaamsvreemde antigenen;
- bij de reactie op een antigeen ontstaan er, naast de immunologische reactie, ook zogenoemde *memorycellen*. Deze nemen niet aan de reactie deel maar bewaren de herinnering aan een voorafgaand contact. Dit verklaart waarom mensen sommige ziekten maar één keer kunnen krijgen en waarom pokken door massale vaccinatie kon worden uitgeroeid.

De binding tussen een antigeen en een T- of B-celreceptor (TCR en BCR) wordt bepaald door zwakke maar talrijke krachten zoals vanderwaalskrachten (een bepaalde aantrekkingskracht tussen atomen) en elektrostatische krachten. Het antigeen moet ruimtelijk en precies in het receptormolecuul passen, zoals een sleutel in een slot. Afhankelijk van de pasvorm bestaan er dan ook verschillen in affiniteit. Hetzelfde geldt voor de binding tussen antigenen en antilichamen.

De lymfocyten hebben antigeenspecifieke receptoren waardoor zij antigenen kunnen herkennen en elimineren. Hierbij geldt dat voor ieder antigeen dat het lichaam binnendringt er enkele duizenden lymfocyten zijn (een kloon) die daarop kunnen reageren. Omdat er zoveel verschillende antigenen bestaan moeten er net zoveel klonen van lymfocyten zijn om deze te herkennen. Dit selectieproces vindt al vroeg in de ontwikkeling van de lymfocyten plaats.

Door de verscheidenheid van antigene stoffen is het ondenkbaar dat er voor elke antigeenreceptor een gen is dat voor de samenstelling ervan codeert. Dat zou betekenen dat er alleen al voor de immuunrespons 10^7 genen beschikbaar zouden moeten zijn. Het menselijke genoom bestaat volgens de laatste onderzoekingen uit 30.000 genen, daarvan zijn circa 400 genen bestemd voor het immunologische repertoire. Dat er toch een enorme diversiteit aanwezig is, komt doordat er genen zijn die voor de onderdelen van de receptoren coderen. Lymfocyten, zowel B- als T-cellen, beschikken over een unieke eigenschap die niet in andere cellen voorkomt. De voor de antigeenreceptor coderende gensegmenten liggen lineair in een bepaalde volgorde in het chromosoom. Tijdens hun ontwikkeling in respectievelijk beenmerg en thymus kunnen de lymfocyten deze gensegmenten zodanig herschikken dat er een nieuw gensegment wordt gevormd dat dan voor het variabele deel van de receptor codeert. Deze recombinatie vindt bij toeval plaats en er ontstaan daardoor talloze lymfocytenklonen met een uiterst diverse specificiteit. Daardoor is er een eindeloze reeks van combinaties mogelijk.

6.2.2 Primaire en secundaire lymfoïde organen

De verworven immuunrespons heeft twee armen, namelijk de *humorale* en de *cellulaire* immuniteit. De eerste is een taak van de B-lymfocyten die hun ontwikkeling tot rijpe maar nog naïeve cel doormaken in het beenmerg. Na het rijpingsproces vertrekken zij naar de secundaire lymfoïde organen. Daar maken zij na stimulatie door antigeen de antilichamen die de extracellulaire weerstand leveren.

De cellulaire immuniteit is een taak van de T-lymfocyten. Zij moeten de intracellulaire antigenen, dus de antigenen die er in geslaagd zijn een cel binnen te dringen, vernietigen. Al in een vroeg stadium gaan de voorstadia van de T-lymfocyten naar de thymus om daar een proces van selectie door te maken. De selectie heeft ten doel om autoreactieve rijpe T-cellen, dat wil zeggen T-cellen die eigen lichaamscomponenten attaqueren, uit te schakelen.

Beenmerg en thymus vormen de *primaire lymfoïde organen*. B- en T-cellen krijgen hier hun specifieke receptor, die respectievelijk BCR en TCR worden genoemd. Beide celtypen worden continu in de primaire lymfoïde organen geproduceerd waarbij iedere cel ongeveer 100.000 kopieën van zijn specifieke membraanreceptor heeft. De productie vindt plaats in de afwezigheid van antigeen (afb. 6.6).

Thymus

De thymus is in het voorste deel van het mediastinum gelegen en groeit in de foetale periode en de puberteit. Daarna involueert hij totdat er rond het zestigste levensjaar alleen nog maar een vetkwabje is overgebleven. De thymus is uitzonderlijk gevoelig voor stress, bijvoorbeeld door een ernstige ziekte of een behandeling met corticosteroïden. Hij bestaat uit epitheliale cellen die omgeven zijn door een kapsel en verdeeld zijn in een schors en een merg. De cortex bevat veel onrijpe lymfoïde cellen die verschillen in grootte en waartussen zich veel macrofagen bevinden. De rijping van de T-lymfocyten vindt plaats in de cortex. Na rijping migreren de cellen naar de medulla waar zij het selectieproces ondergaan. De selectie betreft het vermogen om te 'wennen' aan de eigen lichaamscellen, in dit geval aan de epitheliale cellen van de thymus. Meer dan 90% van de T-lymfocyten komt niet door de selectie en gaat in apoptose. Dat zijn de T-lymfocyten die autoreactief zijn met 'zelf'-moleculen en daarom moeten worden geëlimineerd. De overblijvende lymfocyten kunnen vreemde antigenen aanvallen. Zij migreren naar de secundaire lymfoïde organen waar ze een 'pool' vormen waaruit steeds nieuwe T-cellen ontstaan. Als de thymus op volwassen leeftijd verwijderd wordt heeft dat geen consequenties, tenzij door een ziekte of een behandeling deze pool vernietigd is (afb. 6.7).

Beenmerg

Het beenmerg is de bron waar alle bloedcellen uit de stamcellen ontstaan. Tijdens de embryonale periode ontwikkelen de B-lymfocyten zich in de lever, maar na de geboorte verhuist deze functie naar het beenmerg. Na de uitrijping beschikken zij over een receptor die qua structuur gelijk is aan het antilichaam dat zij, bij contact met een antigeen, moeten maken. Hier bevinden zich ook de pluripotente stamcellen die zich steeds weer vernieuwen en verder differentiëren, dus ook de voorlopers van de B-lymfocyten (afb. 6.8).

Zowel T- als B-lymfocyten worden in de primaire lymfoïde organen volledig uitgerust voor hun functie, maar die wordt pas uitgeoefend als zij antigenen ontmoeten en dat gebeurt in de *secundaire lymfoïde organen*. Hiervan zijn de lymfeklieren en de milt het meest van belang. Daarnaast zijn er ophopingen van lymfocyten onder de slijmvliezen van het maag-darmkanaal, de bronchiaalboom en de urinewegen. In de dunne darm heten zij de plaques van Peyer. De uitdrukkingen MALT, GALT en BALT worden gehanteerd om de plaats van deze lymfocytaggregaten aan te duiden: mucosa, gut en bronchial associated lymphoid tissue.

Als een antigeen erin geslaagd is de fysiek-chemische barrières van het lichaam te passeren vindt het fagocyterende cellen van het RES op zijn weg. In de huid en omliggende structuren veroorzaken antigenen een ontstekingsreactie waarbij zij, als vrij of als gefagocyteerd antigeen, via de lymfevaten naar de regionale lymfeklieren worden vervoerd.

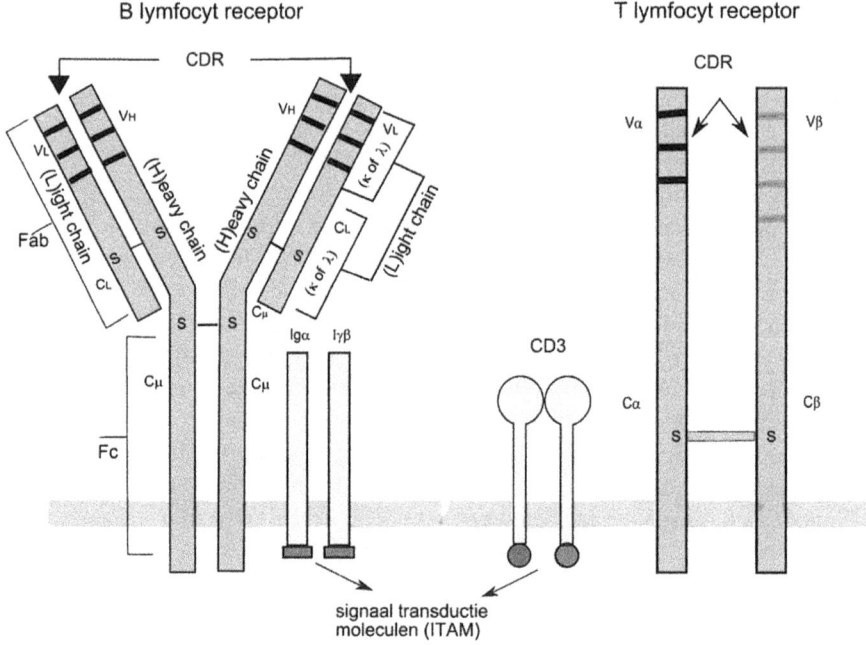

Afbeelding 6.6
De receptoren van B- en T-lymfocyten. De basisstructuur van B-celreceptor is steeds dezelfde. Deze bestaat uit twee identieke zware (H) en lichte (L) ketens die met elkaar verbonden zijn door zwavelbruggen. De antigeenbindende kant van het immuunglobuline wordt gevormd door een zware en een lichte keten, er zijn dus per molecuul twee bindingsplaatsen. Dit gedeelte heet het Fab-fragment dat uit een constant en een variabel gedeelte (C_L en V_L) bestaat. Het niet-antigeenbindende deel van de zware keten heet Fc-fragment en dit is het effectorgedeelte. De variabele gebieden van de zware en de lichte ketens bevatten elk drie complementariteit determinerende regio's (CDR's) die contact met het antigeen maken. De circulerende variant, het antilichaam, heeft dezelfde structuur maar ontbeert de verankering in de celmembraan. De T-receptor heeft ongeveer de structuur van het Fab-fragment van de B-cel. Hij bestaat uit een α- en een β-keten die elk ook een variabel en een constant gedeelte hebben, respectievelijk C_α en V_α en C_β en V_β. Beide typen receptoren hebben een transductiemolecuul voor een intracellulair effect. Voor de B-cel zijn dat twee polipeptideketens: Igα en Igβ. Voor de T-cel is dat het CD3-molecuul. Beide molecuten fosforyleren bepaalde tyrosinekinases. Daarom heten zij immunoglobuline-tyrosine-based-activation-molecule (ITAM).

Bij penetratie via de bloedbaan komen antigenen in de milt terecht, terwijl zij bij invasie via het maag-darmkanaal of de luchtwegen worden opgevangen in het MALT, GALT of BALT. In al deze onderdelen van het RES vindt interactie plaats tussen antigeenpresenterende cellen (APC) en T- en B-lymfocyten. Het antigeen wordt hier door niet-mobiele APC's gepresenteerd aan voor dit antigeen specifieke lymfocyten die meerdere malen per dag hun 'ronde' door het lichaam doen. De verworven immuunreactie komt tot ontwikkeling.

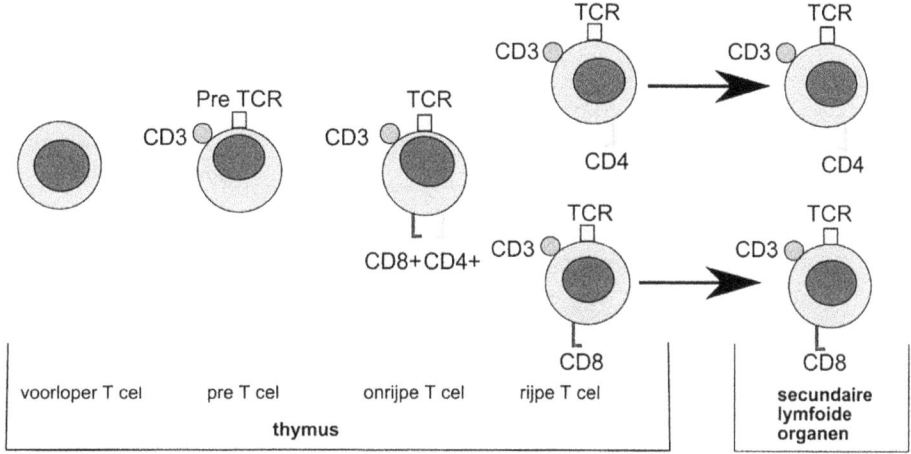

Afbeelding 6.7
De ontwikkeling van de T-cel. Een voorlopercel migreert vanuit het beenmerg naar de thymus. Daaruit ontstaat een pre-T-cel waarvan de receptor nog niet over alle polipeptiden beschikt, maar wel al het CD_3-molecuul bezit. CD_3 geeft de uitwendige signalen door naar intracellulair, waardoor de T-cel zich verder kan ontwikkelen met CD_4 en CD_8 als coreceptoren. De autoreactieve T-cellen worden geëlimineerd en over blijven de T-cellen die of een CD_4- of een CD_8-molecuul bezitten. Zij zijn dan uitgerijpt en kunnen naar de secundaire lymfoïde organen vertrekken.

De milt

De milt weegt gemiddeld 135 gram en de bloeddoorstroming bedraagt circa 300 ml per minuut. Het is het belangrijkste filter in het bloed voor versleten cellen, micro-organismen en antigenen. Het orgaan wordt onderverdeeld in de *rode* en de *witte pulpa*. In de witte pulpa worden microben en antigenen geconcentreerd en in contact met de lymfocyten gebracht, waarna een immunologische reactie plaatsvindt. Na antigene stimulatie bevatten de kiemcentra een groot aantal B-lymfocyten en plasmacellen, waarvan de laatste zich uit gestimuleerde B-cellen hebben ontwikkeld en antilichamen produceren.

Het bloed komt de milt binnen via invaginaties van het kapsel. Kleine takjes, de arteriae trabeculares, geven arteriolen af naar het immuunsysteem van de milt, waarna het bloed via capillairen weer naar het veneuze systeem gaat (afb. 6.9).

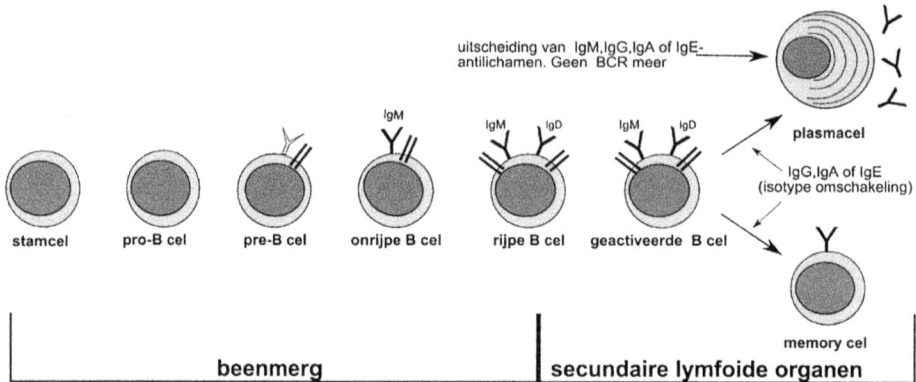

Afbeelding 6.8
Ontwikkeling van een B-lymfocyt. De rijping van de B-lymfocyt vindt plaats via de pro-B-cel en de pre-B-cel, die dan al aan een bepaald molecuul herkenbaar zijn. De pre-B-cel heeft al zware ketens en het begin van lichte ketens, maar er heeft nog geen herschikking plaatsgevonden. Vanaf de pre-B-cel zijn er wel transmembraanmoleculen aanwezig voor signaaltransductie. De onrijpe B-cel heeft al een IgM-molecuul, maar de rijping is pas volledig als er ook een IgD-receptor aanwezig is.

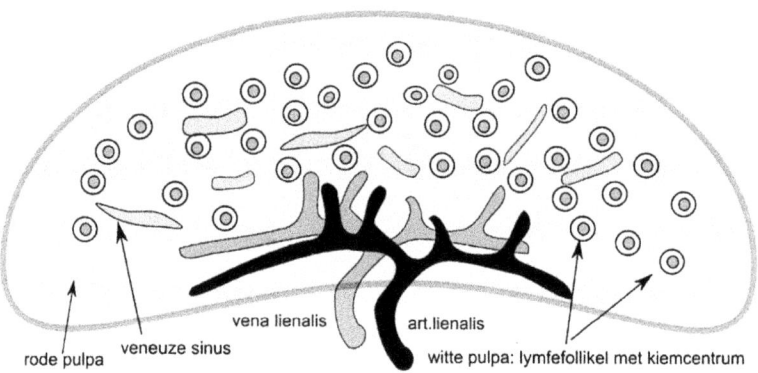

Afbeelding 6.9
Schematisch overzicht van de milt. De rode pulpa bevat veneuze sinusoïden, macrofagen, erytrocyten en reticulumcellen. De witte pulpa bestaat uit lymfocyten die zich als een laag om kleine arteriolaire takjes bevinden. Dit zijn voornamelijk T-lymfocyten die een kiemcentrum omgeven dat weer hoofdzakelijk uit B-lymfocyten bestaat.

De lymfeklieren

Vanuit de microcirculatie wordt dagelijks twee tot drie liter lymfe gevormd die via het lymfatische systeem wordt afgevoerd. De lymfevaten nemen geleidelijk in omvang toe en vormen een collateraal systeem door het hele lichaam.

Uiteindelijk komen de kleine lymfevaten samen in grote lymfevaten die

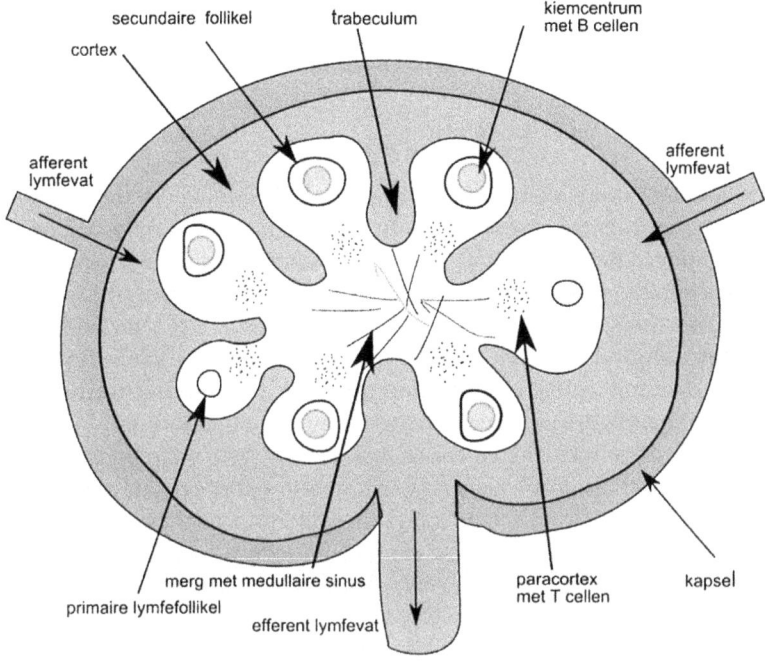

Afbeelding 6.10
Schematisch overzicht van een lymfeklier. De cortex bestaat uit primaire lymfefollikels, die echter bij antigene stimulatie groter worden en zich tot secundaire lymfefollikels ontwikkelen met een kiemcentrum. Hierin vindt een sterke expansie plaats van B-cellen met productie van antilichamen. Dichter naar het merg toe ligt de paracorticale zone, die de T-cellen omvat. Hier liggen ook de dendritische cellen die hier de antigenen presenteren aan de T-cellen. In het merg bevinden zich plasmacellen die vanuit de cortex zijn gearriveerd. De sinus medullaris zijn met endotheel bekleed en bevatten talrijke fagocyterende macrofagen.

hun inhoud weer uitstorten in het veneuze systeem. Lymfe is een melkachtige vloeistof die een kleine hoeveelheid eiwit, hormonen, antilichamen en lymfocyten bevat. Het stelsel ligt overal waar ook bloedvaten lopen en bevat een aantal concentraties van lymfeklieren met een regionale verdeling, al liggen zij ook verspreid langs de lymfevaten. Regionaal zijn er verzamelingen van lymfeklieren in de oksels, liezen, de hals, het mesenterium en het mediastinum. Onder normale omstandigheden bevat het lichaam ongeveer honderd lymfeklieren die een barrière vormen tegen infecties en toxische stoffen. Bij lymfogene metastasering van maligne tumoren verspreiden metastasen zich meestal eerst naar de regionale lymfklierstations voordat zij zich in organen nestelen. De grootste hoeveelheid lymfoïde weefsel bevindt zich in de milt. De lymfeklier is normaliter kleiner dan 1 cm in doorsnede en bestaat uit een cortex en een medulla, omgeven door een kapsel. Aanvoerende lymfevaten, beladen met antigenen en microben, bereiken (afb. 6.10) eerst de cortex (zie pijlen) en komen zo in direct contact met lymfocyten en macrofagen. Als een immuunreactie volgt ontstaan de kiemcentra. Het efferente systeem bestaat uit een vereniging van de sinussen en de stroom is langzaam, zodat er voldoende gelegenheid is voor fagocytose.

6.2.3 De humorale immuniteit

De humorale immuniteit heeft betrekking op de vorming van immunoglobulines, antilichamen die zich aan een antigeen dat zich in oplossing bevindt kunnen binden. Voor elk bestaand antigeen (circa 10^7) zijn er slechts enkele duizenden lymfocyten, die na contact met het antigeen snel in aantal toenemen (klonale expansie). Dit betekent dat er altijd wel een kloon lymfocyten aanwezig is die een specifiek antigeen kan binden. Vanzelfsprekend ontstaan daarbij ook lymfocyten met receptoren die kunnen reageren met 'zelf'-antigenen; deze worden echter via apoptose uitgeschakeld.

Immunoglobulines zijn moleculen bestaande uit twee zware en twee lichte ketens die met disulfidebruggen aan elkaar zijn verbonden (zie afb. 6.6). Er zijn twee soorten lichte ketens: κ en λ, in ieder immunoglobulinemolecuul zijn beide lichte ketens van hetzelfde type, dus of κ of λ. Bij de zware ketens onderscheidt men vijf klassen (isotypen) die in hun structuur verschillen door grootte en koolhydraatgehalte. Er zijn μ-, δ-, γ-, α- en ε-ketens voor respectievelijk IgM, IgD, IgG, IgA en IgE (afb. 6.11).

In het beenmerg zijn de lichte ketens van de onrijpe B-lymfocyt een verbinding aangegaan met de μ-ketens die intussen ook zijn geassembleerd en zo is er een IgM-molecuul ontstaan dat in de celmembraan wordt geplaatst en dat als receptor fungeert. IgD wordt gelijk met IgM samengesteld en de aanwezigheid ervan is een teken van verdere uitrijping. De exacte betekenis van IgD is nog niet bekend, maar alles wijst erop dat door de aanwezigheid van IgD in de celmembraan de autoreactieve B-cellen worden uitgeschakeld of zich in ieder geval niet in de lymfefollikels kunnen nestelen.

De rijpe, maar nog 'naïeve' B-cel vertrekt naar de kiemcentra en komt daar met de antigenen in contact. Zij differentiëren na activatie in de kiemcentra in de lymfeklieren tot plasmacellen die antilichamen afscheiden met dezelfde samenstelling als de B-celreceptor (BCR). De plasmacellen raken hun BCR daarbij kwijt.

De gevolgen van de binding van antilichamen aan antigenen zijn van grote betekenis en omvatten:
– het verhinderen van de hechting van bacteriële toxinen aan de cel;
– opsonisatie: het 'coaten' van het micro-organisme met immunoglobulines;
– activatie van de complementcascade. Hierbij wordt een 'membraanaanvalcomplex' (MAC) gevormd waarbij de membraan van de indringer wordt lek geprikt en deze hetzij leeg loopt, hetzij door vochtintrede zwelt en barst;
– het versterken van de fagocytose door macrofagen en neutrofielen.

IgG is het belangrijkste immunoglobuline in de lichaamsvloeistoffen en het kan ook de placenta passeren. Het maakt micro-organismen smakelijk voor fagocytose door er als een mantel omheen te gaan liggen. Bacterietoxinen worden door IgG geneutraliseerd. Het kan een binding aangaan met antigenen die precipiteren als neergeslagen producten en die dan gemakkelijk gefagocyteerd kunnen worden. IgG heeft vier subklassen, namelijk IgG$_1$, IgG$_2$, IgG$_3$ en IgG$_4$, waarvan IgG$_3$ een korte halfwaardetijd heeft van zeven dagen, terwijl de ander IgG-subklassen enkele weken aanwezig zijn en daarom het meest geschikt zijn voor passieve immunisatie.

IgM is een pentameer, dat wil zeggen dat het uit vijf monomere immunoglobulines is opgebouwd. De BCR bestaat uit IgM, het is het eerste immunoglobuline dat in plasmacel wordt geproduceerd. Een recente infectie kan daarom vaak herkend worden aan IgM-antistoffen tegen een bepaald micro-organisme. Bij een reïnfectie, of reïmmunisatie, worden direct veel hogere concentraties van IgG-antilichamen geproduceerd. Vooral IgM activeert de complementcascade. Doordat het een pentameer is kan het goed bindingen aangaan met epitopen op moleculen die relatief ver van elkaar af liggen.

IgA is een voor een groot deel een dimeer en het belangrijkste immunoglobuline in secretieproducten van longen en darmen. In het serum is IgA monomeer, terwijl het in de secreties als tranen, speeksel, zweet en slijm een dimeer is. Kwantitatief gezien is IgA hierdoor het meestvoorkomende immunoglobuline. IgA heeft een belangrijke beschermende werking doordat het de hechting van micro-organismen aan het epitheel van de luchtwegen en het maag-darmkanaal kan verhinderen. Volwassenen produceren 2 tot 4 gram IgA per dag.

IgD is een monomeer en komt maar in kleine hoeveelheden voor. Het is belangrijk voor het uitrijpen van de B-cel en wordt samen met IgM op de celmembraan geplaatst.

IgE is ook een monomeer en wordt in lichaamsvloeistof nauwelijks aangetroffen, maar bindt zich sterk aan basofielen en mestcellen. IgE beschermt tegen parasieten (wormen) en ontketent de directe overgevoeligheid ('immediate type hypersensitivity').

Bij allergie wordt een verbinding aangegaan met allergenen, waarbij vasoactieve stoffen zoals histamine, leukotriënen en TNF-α vrijkomen uit de genoemde cellen, die heftige reacties geven.

Onrijpe B-cellen kunnen wel op antigeen reageren, maar worden daardoor geïnactiveerd. Bij contact tussen een antigeen en een rijpe B-cel ontstaat juist activatie, wat in de kiemcentra van lymfeklieren en milt plaatsvindt. De cellen nemen enorm in aantal toe (klonale proliferatie) en worden ook groter: er ontstaan plasmacellen die nu IgM-antilichamen, die identiek zijn aan de receptor, gaan produceren en zelf hun receptor verliezen.

Als de BCR een epitoop (antigeen) herkent wordt er een binding aangegaan. Hiervoor is meestal ook stimulatie door cytokines van een T-helpercel nodig. De B-cellen gaan zich vermenigvuldigen en beginnen met de productie van antistoffen. Omdat er gewoonlijk meerdere verschillende antigenen op een micro-organisme zijn, worden meestal ook meerdere klonen van lymfocyten gestimuleerd. Tegelijk met de differentiatie tot antilichaamproducerende plasmacellen, ontstaan er ook zogenoemde *memorycellen*, die een herinnering aan de eerste ontmoeting hebben en daardoor zeer snel op een nieuwe invasie kunnen reageren. Ook bij de differentiatie van T-cellen ontstaan memorycellen.

In de kiemcentra vindt ten slotte isotype omschakeling plaats, waarbij de immunoglobulineklasse verandert en er wordt overgegaan op productie van IgG, IgA en IgE. Dit gebeurt vooral door interactie met cytokines die door bepaalde T-lymfocyten worden geproduceerd.

De immunologische bescherming door antilichamen vindt soms plaats doordat het immunoglobuline ruimtelijke binding van een bacterie, een virus of een toxine aan zijn doelreceptor blokkeert. Meestal worden er andere verdedigingscomponenten te hulp geroepen. Een aantal is al bij de verschillende klassen immunoglobulines genoemd, zoals opsonisatie, complementactivatie en het mobiliseren van de cellen van het natuurlijke immuunsysteem. Bij opsonisatie worden micro-organismen aan het Fab-deel van het IgG, IgA of IgE gebonden terwijl het Fc-gedeelte past in receptoren van fagocyterende cellen.

IgG-antilichamen kunnen beweeglijke bacteriën immobiliseren. Zij verbinden zich dan aan trilharen of zweepdraden van micro-organismen en belemmeren zo de mobiliteit.

Door agglutinatie (samenklonteren) en precipitatie (neerslaan) van bacteriën, vormen zij een gemakkelijke prooi voor fagocytaire cellen. Ook neergeslagen antigeen-antilichaamcomplexen worden zo opgeruimd.

Immuuncomplexen zijn verzamelingen van antigeen-antilichaamverbindingen die normaliter door fagocytose in de milt en in de lever (door de kupfercellen) uit de circulatie worden verwijderd. Soms blijven zij echter nog in de circulatie en worden dan in verschillende weefsels neergeslagen, zoals in de huid, de kleine bloedvaten, de gewrichten, de longen en de nieren.

Van belang is het onderscheid tussen *thymusafhankelijke* (TD-)antigenen en *thymusonafhankelijke* (TI-)antigenen. De laatste zijn antigenen die talrijke, steeds dezelfde epitopen hebben, zoals de polysachariden uit een bacteriewand. Deze zijn in staat om een kruisverbinding (crosslinking) aan te gaan tussen de receptoren op de membraan van een B-lymfocyt en deze zo te activeren (afb. 6.12). Bij deze activatie ontstaan er echter geen kiemcentra en zij kunnen daarom ook geen memorycellen genereren. Ook is de isotype-omschakeling uiterst beperkt en ontstaan er alleen IgM-antilichamen.

De meeste antigenen zijn echter eiwitten met talrijke verschillende epitopen, dit zijn de TD-antigenen. Zij kunnen een B-cel gewoonlijk niet direct activeren, maar worden na binding aan de receptoren geïnternaliseerd, tot kleine peptiden afgebroken en door HLA-moleculen op de celmembraan gepresenteerd (zie verder). Bepaalde T-cellen reageren op dit complex met de productie van cytokines en zogenoemde costimulatoire moleculen. Beide producten zorgen er nu voor dat de B-cel zijn receptoren 'fijner afstelt' zodat deze grotere specificiteit ontvangen en wel memorycellen als nakomelingen kunnen krijgen. Enkele belangrijke costimulatoire moleculen zijn B7 op de B-cel en CD28 op de geactiveerde T-cel, waardoor de communicatie over en weer verbeterd wordt.

Bij contact tussen een PAMP en TOLL-receptoren op een antigeenpresenterende cel (APC) wordt het B7-molecuul hierdoor tot expressie gebracht.

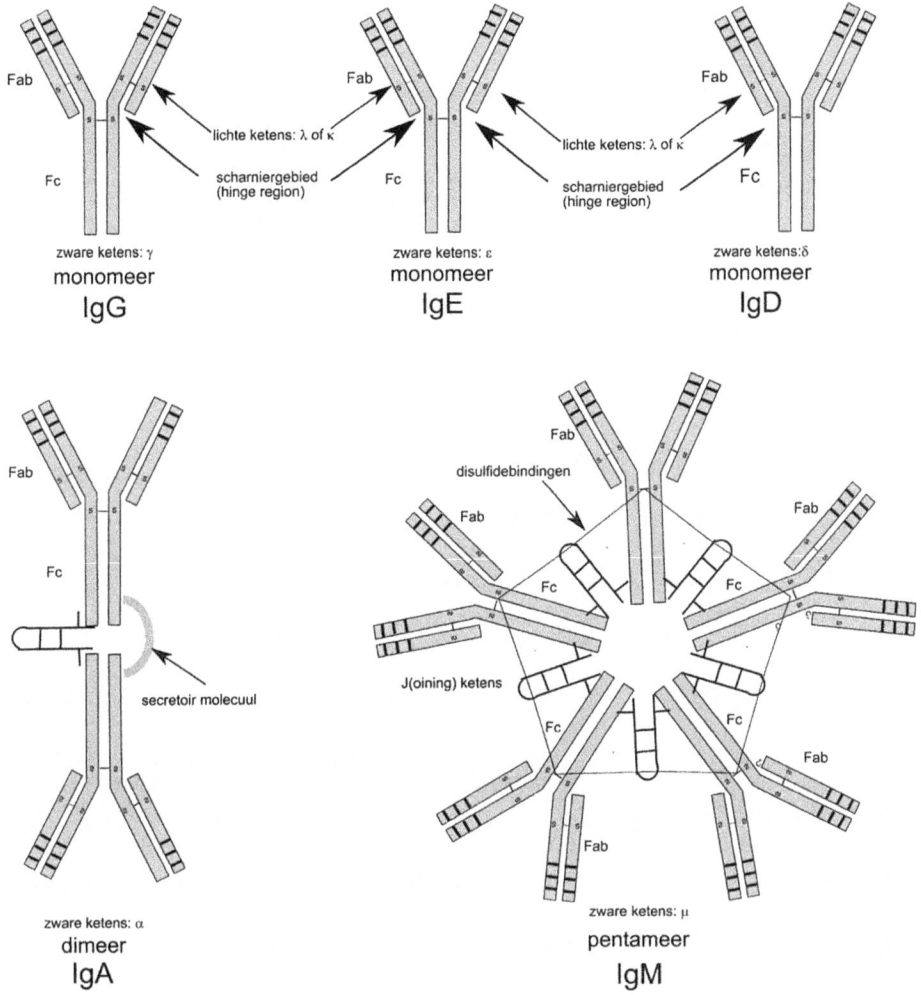

Afbeelding 6.11
De vijf klassen immunoglobulines: IgG, IgE, IgD, IgA en IgM. De samenstelling van de zware keten bepaalt de klasse. Een tegen een bepaald antigeen gericht immunoglobuline kan dus zowel een IgM- als een IgG-antilichaam zijn. Het effect van de binding is echter wel anders, omdat ze verschillende effectorfuncties hebben. IgA en IgM zijn respectievelijk een dimeer en een pentameer, het IgM bestaat uit vijf immunoglobuline-eenheden. De eenheden van dimeren en pentameren zijn met J-ketens aan elkaar verbonden, IgM ook nog met disulfidebruggen. Het IgA-dimeer heeft een secretoir molecuul dat afbraak in het maag-darmkanaal verhindert. Het scharniergedeelte is flexibel, zodat de twee Fab-armen zich kunnen spreiden wat het mogelijk maakt twee epitopen te binden.

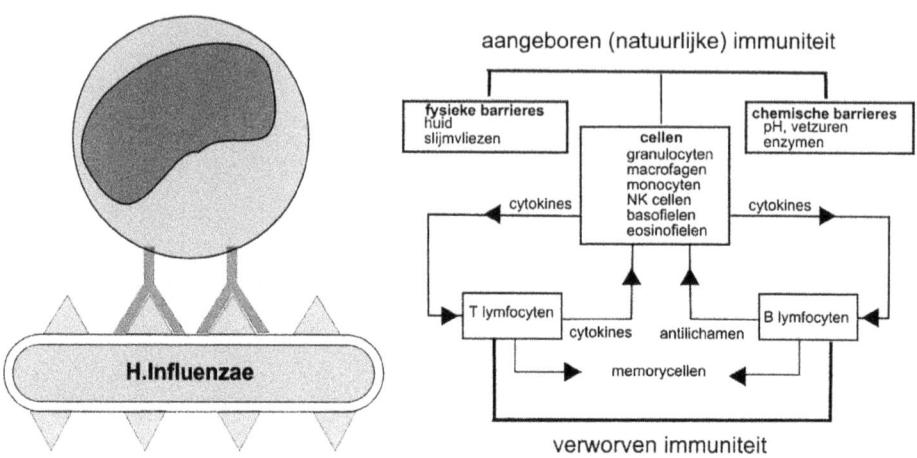

Afbeelding 6.12
Links: een kruisverbinding. TI-antigenen op H. influenzae kunnen zonder hulp van T-cellen een immuunrespons van B-cellen oproepen. Er ontstaan geen memorycellen en er treedt geen klassenomschakeling op, dus er wordt alleen IgM gesecerneerd. Rechts: het samenspel tussen de aangeboren en de verworven immuniteit. Cytokines van T-cellen en antilichamen van B-cellen stimuleren de cellen van het aangeboren immuunsysteem, die op hun beurt cytokines maken die T- en B-cellen in actie brengen. Daarbij ontstaan ook memorycellen met een lange levensduur.

6.3 Het major histocompatibiliteitcomplex (HLA-systeem)

De humorale immuniteit bewaakt het lichaam tegen extracellulaire antigenen. Als echter een antigeen erin geslaagd is om een cel binnen te dringen, kunnen de immunoglobulines op zichzelf niets meer uitrichten. Het uitschakelen van intracellulaire antigenen is een taak voor de T-lymfocyten. Kennis van de manier waarop dat gebeurt, vereist echter enige kennis van het humane leukocytenantigeen (HLA-systeem).

Het vermogen om onderscheid te kunnen maken tussen 'zelf' en 'niet zelf' is een functie van het HLA-systeem. Dit is de menselijke uitvoering van het MHC-stelsel dat bij alle zoogdieren voorkomt en daarmee talrijke parallellen toont.

Ruim vijftig jaar geleden werd dit systeem al vermoed, toen bleek dat vrouwen die veel kinderen hadden gehad en patiënten met talrijke bloedtransfusies soms een tekort aan leukocyten kregen doordat zij daartegen antistoffen maakten. Men vermoedde toen dat er antigenen op de membraan van leukocyten werden gepresenteerd en dat deze antigenen mogelijk ook van grote betekenis konden zijn bij de afstotingsreactie van getransplanteerde organen (vandaar de naam).

Omdat bloedtransfusie en transplantatie niet direct op het repertoire van de evolutie staan, werd intensief gezocht naar de biologische functie van dit systeem. We weten nu, maar dat is pas sinds 25 jaar, dat het HLA-systeem van groot belang is voor de 'opvoeding' van de onrijpe T-lymfocyt in de thymus en de reactie van de T-cellen op intracellulaire antigenen. De essentie van de HLA-moleculen is, dat zij peptiden, opgenomen in het HLA-molecuul op de membraan van een lichaamscel, presenteren aan T-cellen die daarmee wel of niet een reactie kunnen aangaan (afb. 6.13).

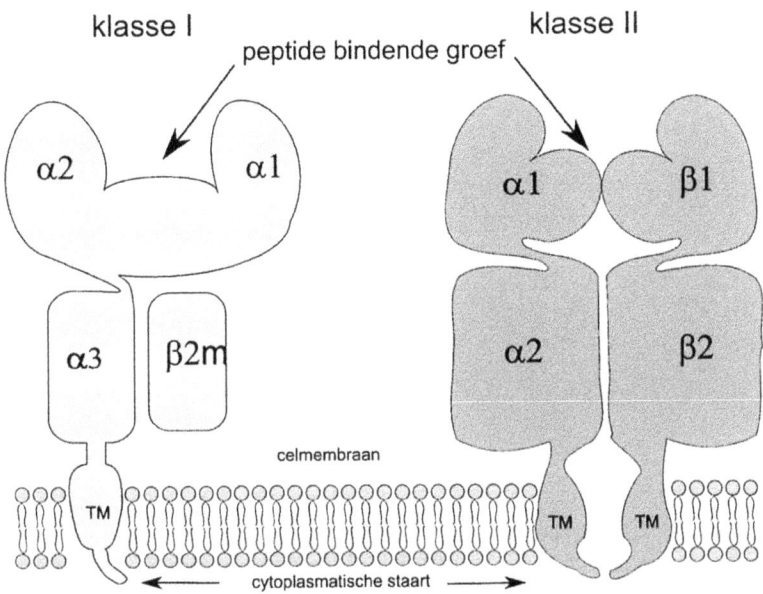

Afbeelding 6.13
HLA-klasse-I- en -II-moleculen op een celmembraan. Het klasse-I-molecuul heeft extracellulair een zware keten (α1, α2 en α3) en een lichte keten, het β2m-molecuul (β2m staat voor β2-microglobuline). De peptidenbindende gedeelten hiervan zijn de domeinen α1 en α2. De klasse-II-moleculen bestaan uit twee extracellulaire ketens, α en β. De α-keten 'paart' altijd met een β-keten. De peptidenbindende domeinen bestaan uit de α1- en de β1-keten. De peptidenbindende domeinen van beide moleculen zijn zeer variabel. Beide typen moleculen hebben een transmembraangedeelte en een cytoplasmatische staart.

Afbeelding 6.14 toont ongeveer hoe de genetische instructie in zijn werk gaat bij het produceren van de HLA-moleculen.

HLA-moleculen, ook wel histocompatibele moleculen genoemd, zijn glycoproteïnen die aanwezig zijn op de celmembraan van alle gewervelde dieren. Eigenlijk gaat het om een gebrek aan compatibiliteit, aangezien elk individu een unieke 'set' van deze antigenen heeft en weefsel met deze antigenen ingebracht bij een ander individu een immunologische reactie teweegbrengt.

Er zijn twee klassen HLA-moleculen, klasse I en klasse II, die elk weer bestaan uit drie groepen. Klasse I omvat de groepen A, B en C, klasse II de groepen DP, DQ en DR. Elke groep bestaat weer uit vele subtypen, omdat de genen die voor deze moleculen coderen talrijke allelen hebben. De meest

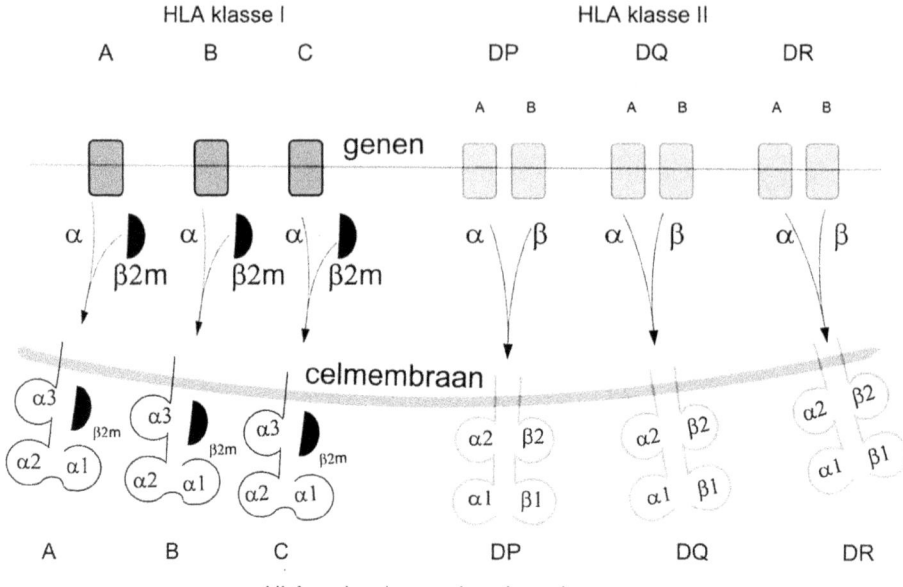

Afbeelding 6.14
De genetische expressie van de HLA-moleculen op de celmembraan. De HLA-A-, B- en C- genen coderen voor de uit drie domeinen bestaande α-keten, voor het complete molecuul wordt β2m daaraan non-covalent gebonden. Voor de α- en β-ketens van de HLA-II-moleculen, te weten DP, DQ en DR, zijn twee genen (A en B) beschikbaar. Voor β2-microglobuline wordt door een gen op een ander chromosoom (15) gecodeerd. Van enorm belang is het genetische polymorfisme: van de HLA-genen bestaan talloze varianten (allelen) die aanvankelijk door serologische technieken werden herkend. Ieder individu heeft dus zijn eigen, prototypische genenset. Typische voorbeelden van de destijds gehanteerde nomenclatuur zijn HLA-A9, HLA-B5 en HLA-DR7. Met de nieuwe techniek van de polymerase chain reaction (PCR) blijken er nog veel meer allelenvarianten te zijn, waardoor de nomenclatuur steeds weer wordt gewijzigd. Dit gebeurt door de Wereldgezondheidsorganisatie (WHO) en dit werk is van groot belang voor orgaantransplantaties.

voorkomende groepen zijn HLA-A, HLA-B en HLA-DR. Een kind erft zijn HLA-antigenen zowel van vader als van moeder. Een individu heeft gemiddeld zes verschillende klasse-I- en tien tot twintig verschillend klasse-II-HLA-moleculen. Daarmee is ieder individu uniek (afb. 6.15).

De genen voor het HLA-complex liggen op chromosoom 6; hier liggen er ongeveer 220 waarvan veertig voor de HLA-moleculen coderen. De meeste andere genen in het complex hebben niets met het HLA-systeem van doen.

HLA-klasse-I-moleculen zijn op de membraan van elke kernhoudende cel aanwezig, alle drie typen moleculen worden tegelijkertijd tot expressie gebracht. HLA-klasse-II-moleculen komen altijd voor op B-lymfocyten, dendritische cellen en de epitheelcellen in de thymus.

Zowel klasse-I- als klasse-II-moleculen worden codominant tot expressie gebracht, waarmee bedoeld wordt dat alle HLA-moleculen afkomstig zijn van de vader en de moeder en als een 'set' worden overgeërfd (afb. 6.15).

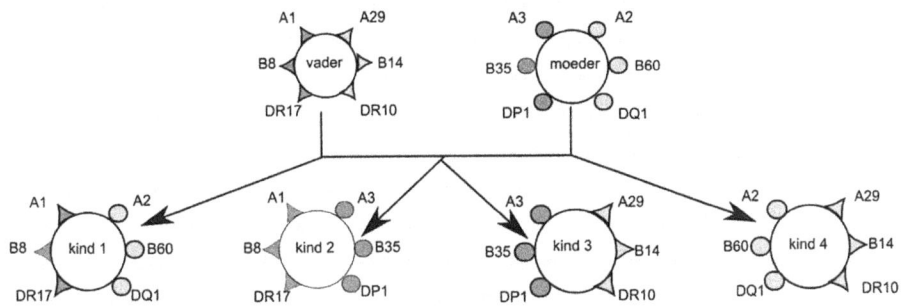

Afbeelding 6.15
De erfelijkheid van de genen die voor HLA-moleculen coderen. De HLA-genen zijn enorm polymorf, dat wil zeggen dat er talloze allelen van een HLA-gen bestaan, die met een nummer worden aangeduid, dus A3, B27 et cetera. Door de PCR zijn echter nog veel meer allelen gevonden die veelal slechts enkele aminozuren van elkaar verschillen. Daardoor is een nieuwe nomenclatuur noodzakelijk geworden die hier niet verder wordt besproken. Toch is er theoretisch een kans van 25% dat een kind dezelfde allelen heeft als één van de ouders. In werkelijkheid is deze kans minder groot, doordat tijdens de meiose allelen worden uitgewisseld (zie afb. 1.28 en 1.31). Weefseltypering voor transplantaties wordt tot de belangrijkste beperkt, namelijk HLA-A, HLA-B en HLA-DR.

Het antigeenherkennend vermogen van T-lymfocyten verschilt van dat van de B-lymfocyten. Een T-cel kan alleen peptidenfragmenten binden als deze gepresenteerd worden in een HLA-molecuul op de celmembraan. De enorme diversiteit van de HLA-moleculen is waarschijnlijk evolutionair een noodzaak geweest. Stel bijvoorbeeld dat er een nieuw pathogeen micro-organisme verschijnt met een epitoop dat niet door een HLA-molecuul herkend en gebonden kan worden. Dan wordt een heel volk dat geen geschikt HLA-molecuul bezit met uitroeiing bedreigd. De Indianen in Latijns-Amerika zijn vooral gestorven aan ziekten die door de Europeanen tijdens de kolonisatie zijn geïmporteerd.

6.3.1 De intracellulaire antigeenverwerking

Cellen beschikken over een efficiënt systeem om hun afval te verwerken. Versleten of defecte eiwitten worden gemarkeerd en dan naar proteasomen geleid waar ze tot kleine fragmenten worden afgebroken. De fragmenten, aminozuren en kleine polypeptiden, worden in het cytosol gerecycled of naar het endoplasmatisch reticulum gebracht waar ze opnieuw kunnen worden gebruikt. Extracellulaire eiwitten worden eerst in blaasjes ondergebracht die dan fuseren met lysosomen die over afbrekende enzymen beschikken. Dit systeem is al in de vroegste levensvormen aanwezig. Pas later in de evolutie wordt dit systeem ook gebruikt om de 'niet-zelf'-eiwitten in geïnfecteerde cellen te markeren die vervolgens door het afweersysteem vernietigd kunnen worden.

Alle HLA-moleculen hebben de functie om peptiden, afkomstig van eiwitantigenen, te binden en de gebonden peptiden dan aan een T-lymfocyt te presenteren. Beide klassen HLA-antigenen beschikken over een groef waarin een peptide gebonden kan worden maar zij zijn daarin selectief: het peptide moet in de groef passen.

Alleen peptiden die 'vreemd' zijn roepen een T-celreactie op. De afbraak tot peptiden en aminozuren vindt bij klasse-I-HLA-moleculen plaats in het cytoplasma, terwijl die bij klasse-II-moleculen wordt uitgevoerd in celblaasjes met een lage pH (zie afb. 6.16 en 6.17).

Een antigeen kan óf een HLA-klasse-I- óf een HLA-klasse-II-reactie oproepen. Dat hangt af van de wijze van verwerking in de cel. Als een cel door een virus geïnfecteerd raakt vindt de verwerking plaats in het cytoplasma van de cel en worden de virale peptiden aan klasse-I-moleculen gebonden. Als een vaccin tegen dit virus wordt ingespoten, dus exogeen wordt toegediend, wordt het vaccin bijvoorbeeld door macrofagen opgenomen. De virale antigenen worden dan in de blaasjes met een lage pH verwerkt en de hierdoor ontstane peptiden worden dan aan klasse-II-moleculen gebonden. Deze peptiden kunnen van elkaar verschillen, wat consequenties heeft voor de respons van de T-cellen.

Hoewel klasse-II-moleculen normaliter alleen voorkomen op antigeenpresenterende cellen (APC), namelijk B-lymfocyten, macrofagen, dendritische cellen en thymusepitheel, kan onder invloed van bepaalde cytokines, zoals interferon-γ, deze klasse ook in andere cellen tot expressie komen.

Door de normale afvalverwerking in de cel worden ook 'zelf'-eiwitten aan de HLA-moleculen gebonden. Deze roepen geen T-celreactie op. Er zijn veel meer 'zelf' dan 'vreemde' polypeptiden. 'Vreemde' polypeptiden kunnen in een uiterst kleine hoeveelheid een T-celrespons oproepen. Daarnaast zijn de T-cellen in de thymus zodanig geselecteerd dat ze niet op 'zelf'-moleculen reageren.

Een met een virus geïnfecteerde cel kan niet 'genezen' worden omdat de virusreplicatie in de celkern doorgaat. Daarom moet de hele cel uitgeschakeld worden. Dat gebeurt door de T-cellen.

Per cel worden honderdduizenden verschillende peptiden op de celmembraan gepresenteerd via HLA-klasse-I- of -II-moleculen. Elke niet-geïnfecteerde cel heeft talloze 'zelf'-peptiden op zijn celmembraan.

Het celoppervlak lijkt wel wat op een markt waarop allerlei koopwaar in kraampjes, de HLA-moleculen, is uitgestald. De overgrote meerderheid hiervan bestaat uit onderdelen van tweedehandsspullen, de 'zelf'-peptiden, waarvoor geen belangstelling bestaat bij de kopers, de T-cellen. Soms is er een interessant artikel en gaat de koper tot actie over (afb. 6.18).

De verwerking van exogene proteïnen en het koppelen aan HLA-klasse-II-moleculen is normaliter beperkt tot B-lymfocyten, macrofagen en dendritische cellen. Het onderscheid is echter niet absoluut. HLA-I-moleculen kunnen ook fragmenten van exogene proteïnen bevatten en omgekeerd koppe-

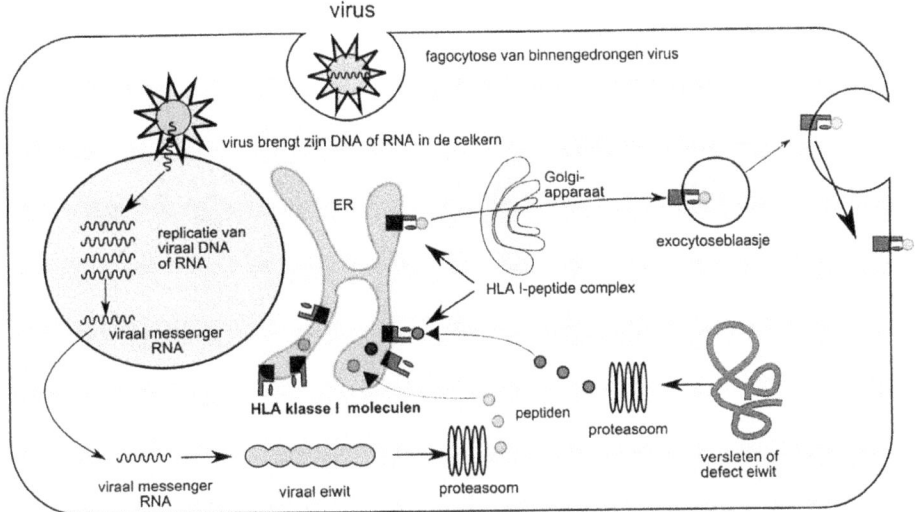

Afbeelding 6.16
Intracellulaire verwerking van endogene virale en 'zelf'-antigenen. Een virus wordt gefagocyteerd en trekt naar de celkern waar het virale DNA of RNA wordt ingebracht. Gebruikmakend van de kernmachinerie wordt het virale genoom gerepliceerd. Het daarvan afgeleide virale messenger-RNA begint met de productie van virale eiwitten (zie afb. 1.47). Deze eiwitten worden door proteasomen, buisvormige structuren met eiwitsplitsende enzymen, gefragmenteerd. Het betreft hier dus endogene, in de cel zelf gemaakte eiwitten. Eenzelfde lot ondergaan versleten of defecte 'zelf'-moleculen. De fragmenten, polypeptiden, worden óf verder tot aminozuren afgebroken óf door de transporteiwitten (TAP's) naar het ER gebracht en daar aan de HLA-I-moleculen gekoppeld, die tevoren in de ribosomen van het ER zijn geassembleerd. Vervolgens worden de HLA-peptidencomplexen via het golgi-apparaat door exocytose naar de celmembraan gebracht.

len HLA-II-moleculen ook wel aan endogeen geproduceerde virale peptiden. Wel zijn de peptidenfragmenten van klasse-I-moleculen wat korter dan die van de HLA-II-moleculen. Bepaalde peptiden binden zich aan bepaalde HLA-moleculen; dat hang af van de aminozuursamenstelling. Omdat ieder mens verschillende HLA-moleculen heeft, komt het voor dat bij sommige mensen HLA-moleculen zich niet aan deze peptiden binden. Een T-celrespons blijft dan uit (afb. 6.19).

6.4 De cellulaire immuniteit

6.4.1 Verschillende typen T-cellen: T_4- en T_8-cellen

De T-celreceptor (TCR) bestaat, evenals de B-celreceptor, ook uit een variabel en een constant gedeelte (afb. 6.6). Het extracellulaire deel lijkt dus sterk op de BCR. Ook de wijze waarop het variabele deel van de TCR tot stand komt, namelijk door herschikking van het gensegment dat voor het variabele deel

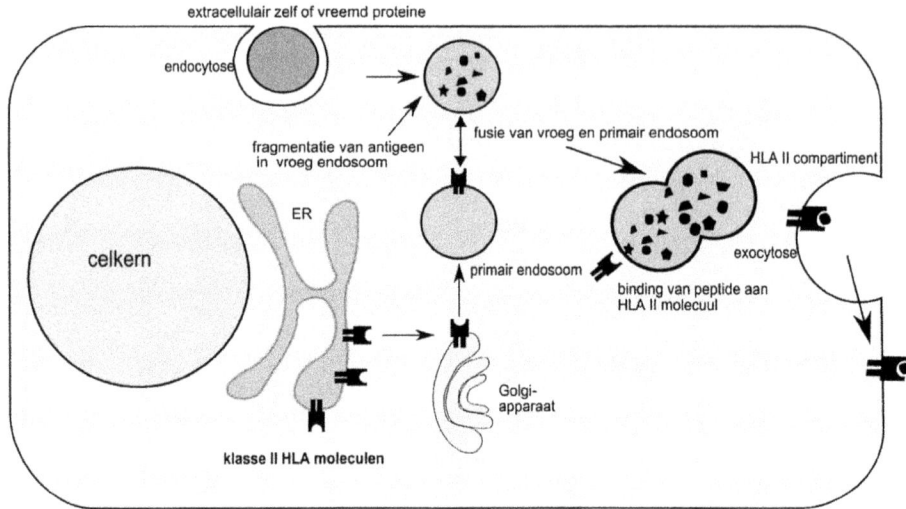

Afbeelding 6.17
Intracellulaire verwerking van exogene vreemde of 'zelf'-eiwitten. Cellen kunnen exogene antigenen opnemen, hetzij door endocytose als het antigeen in oplossing is, hetzij door fagocytose, zoals bij bacteriën en virussen. De gang van zaken verschilt met die van de klasse-I-moleculen. Eenmaal opgenomen worden de antigenen in endosomale blaasjes (met een lage pH) en lysosomale blaasjes die ook afbrekende enzymen bezitten, opgenomen. Sommige delen van antigenen worden volledig tot aminozuren afgebroken, maar andere stukjes blijven als polipeptiden bestaan. De HLA-II-moleculen worden ook in het ER gesynthetiseerd, maar kunnen het ER pas verlaten als ze een blokkerend molecuul bezitten dat verhindert dat ze zich aan endogene peptiden binden. Pas na verwijdering van dit blokkerende molecuul kunnen de HLA-moleculen zich in het late endosoom binden aan de exogene peptidenfragmenten. Het aldus ontstane HLA-II-peptidencomplex beweegt zich naar de celmembraan waar het door exocytose op de celmembraan verschijnt.

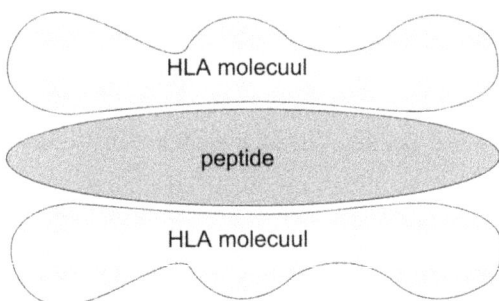

Afbeelding 6.18
De 'hotdog'. De presentatie van een peptide door een HLA-molecuul kan voorgesteld worden als een hotdog, waarbij het peptide het worstje in het opengesneden broodje is.

van de receptor codeert, is identiek. Met de TCR is een transmembraaneiwit verbonden voor het in gang zetten van de T-celactivatie na binding aan een antigeen, het CD3-molecuul. CD3 heeft ook een 'chaperonne'-functie: het geleidt de nieuw gesynthetiseerde receptor naar de celmembraan. Naast CD3, dat bestaat uit een combinatie van polypeptiden die γ, δ en ε worden genoemd, is er nog een ander molecuul dat uit twee identieke ζ-ketens is opgebouwd en dat ook op macrofagen en NK-cellen voorkomt. Dit wordt hier niet verder besproken.

Rijpende T-cellen in de thymus krijgen nog twee moleculen op hun membraan, namelijk CD4 en CD8. Dit zijn coreceptoren van de TCR. Bij contact met de HLA-moleculen op de epitheelcellen in de thymus vindt down-regulation van het ene en up-regulation van het andere molecuul plaats. Daardoor ontstaan er twee typen T-cellen, namelijk CD4- en CD8-cellen. CD4-T-lymfocyten reageren op HLA-II-peptidencomplexen en worden dan T-helpercellen. CD8-cellen ontwikkelen zich bij binding aan een HLA-I-peptidencomplex tot cytotoxische T-cellen (CTL). De CD4-T-cellen produceren cytokines en stimuleren andere cellen van het immuunsysteem. CTL's vernietigen door bacteriën of virussen geïnfecteerde cellen, maar ook tumorcellen. CTL's zijn bij de afstotingsreactie van getransplanteerde organen de belangrijkste factor.

CD4-T-cellen vormen ongeveer 50 tot 60% en CD8-T-cellen 20 tot 25% van het totale lymfocytenaantal.

Weliswaar worden de virale eiwitten door de proteasomen gefragmenteerd, maar in de celkern gaat de virusreplicatie gewoon door. Daarom moet de cel vernietigd worden, wat op nader te beschrijven wijze gebeurt. Voor de koppeling van de T-cel aan het HLA-peptidencomplex zijn de CD4- en de CD8-moleculen noodzakelijk. Bij HLA-I-moleculen verbindt het CD8-molecuul zich aan het constante gedeelte van de T-celreceptor, bij de HLA-II-moleculen is dat CD4. Beide moleculen zijn een onderdeel van de respectievelijke receptoren. T-cellen met het CD4-molecuul worden T4-cellen en T-cellen met het CD8-molecuul worden T8-cellen genoemd.

6.4.2 De binding van de T-cel aan een HLA-molecuul

Voor het activeren van een T-cel is de binding aan een HLA-peptidencomplex alleen niet voldoende. Naast CD4 en CD8 zijn er nog costimulerende moleculen nodig. Genoemd moeten worden het *molecuul CD40* met zijn ligand CD154 en vooral het *molecuul CD80* dat zich op de APC bevindt en koppelt met CD28 op de T-cel. Daarnaast zijn er nog adhesiemoleculen noodzakelijk. De in het begin van dit hoofdstuk besproken TOLL-receptoren reageren op PAMP's met het tot expressie brengen van het molecuul CD80 op de APC. Daardoor wordt de link met het onderscheid tussen 'zelf' en 'niet-zelf' gelegd, want CD80 is alleen aanwezig bij een infectie met een vreemde indringer.

Na stimulatie differentieert een naïeve T4-cel (een T-helpercel) zich tot een hele celreeks die talrijke cytokines produceren. Deze stimuleren en activeren de andere cellen van het immuunsysteem. Het cytokinerepertoire van sub-

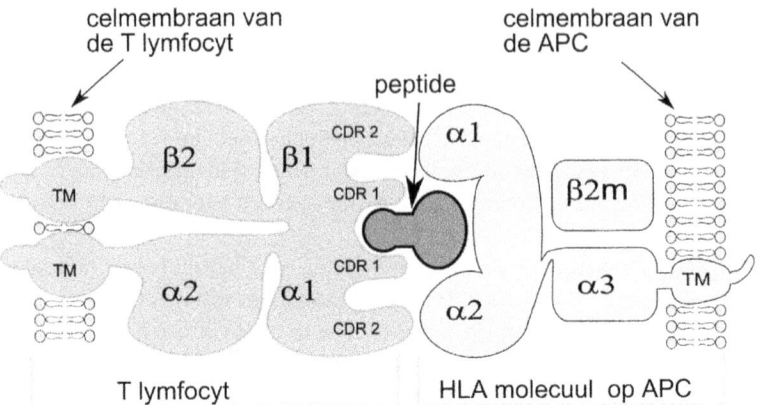

Afbeelding 6.19
Binding tussen een HLA-1-peptidencomplex en een T-lymfocyt. De variabele gedeelten van de α- en de β-polypeptiden bestaan uit drie gedeelten waarin de grootste aminozuurvariatie voorkomt. Dit zijn de complementariteitdeterminerende regio's (CDR) waarvan er slechts twee getoond kunnen worden aangezien zij, als de vingers van een grijpende hand, het HLA-peptidencomplex 'beetpakken'. De interactie roept een reeks van effecten op, waaronder klonale expansie en het ontstaan van memorycellen.

sets van T4-lymfocyten is echter verschillend. Zo zijn er T_H1- en T_H2-cellen met een verschillende effectorfunctie. Virussen en bacteriën leiden vooral tot de vorming van T_H1-cellen die betrokken zijn bij de cellulaire immuniteit, terwijl T_H2-cellen de proliferatie van eosinofielen en mestcellen en de klassen-omschakeling naar IgE kunnen bewerkstelligen (afb. 6.20).

De belangrijkste functie van cytokines is het stimuleren van macrofagen, monocyten en andere lymfocyten, vooral door interferon. De bacterie die tuberculose veroorzaakt, *Mycobacterium tuberculosis*, is zeer ongevoelig voor deze aanval en het resultaat is een chronische ontsteking met zogenoemde granuloomvorming. Dit granuloom bestaat uit macrofagen die er maar niet in slagen de bacterie te fagocyteren.

Via zijn TCR hecht de CTL zich aan een, bijvoorbeeld door een virus, geïnfecteerde cel om deze te vernietigen. Daarbij zijn twee mechanismen werkzaam, namelijk het spuiten van korreltjes in de doelcel die de membraan perforeren en het opwekken van geprogrammeerde celdood (apoptose) door het stimuleren van proteases (eiwitafbraak) (afb. 6.21).

6.5 De regulatie van het immuunsysteem

Nadat de immunologische reactie met succes de indringers heeft vernietigd dient het systeem weer afgeschakeld te worden. Daarvoor bestaat een aantal mechanismen. IgG kan de respons afschakelen door een soort negatieve feedbackreactie, zoals die ook in de endocrinologie plaatsvindt. Ook kunnen

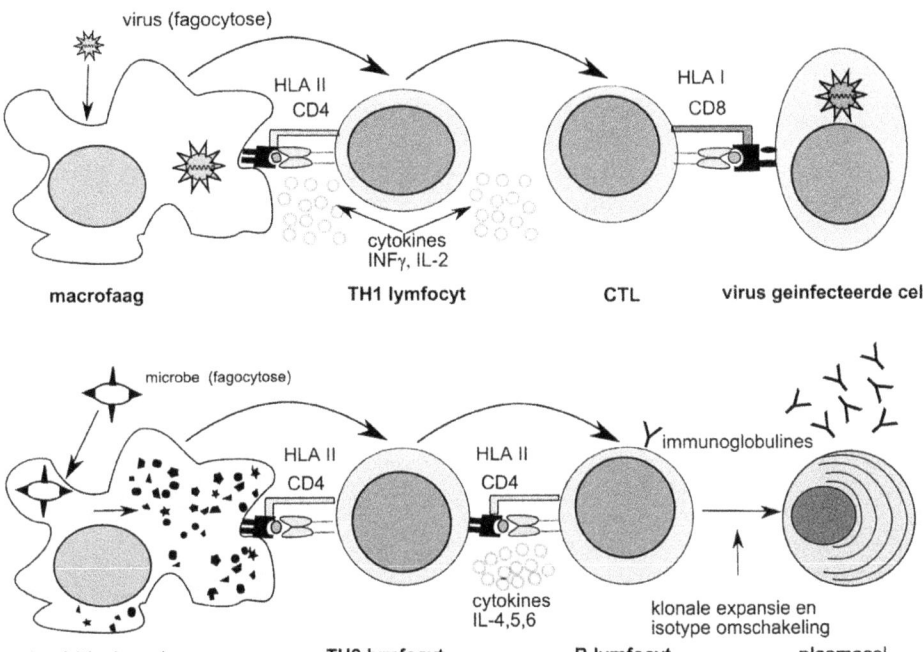

Afbeelding 6.20
Interactie tussen T-helpercellen, B-lymfocyten en cytotoxische T-cellen.
Boven: een virus wordt door een antigeenpresenterende cel (APC) gefagocyteerd, het eiwit wordt gefragmenteerd en het antigeen door een HLA-II-molecuul naar de celmembraan gebracht. Een T_H1-cel reageert met zijn TCR op dat antigeen met activatie. Deze T-cel secerneert vervolgens de cytokines IL-2 en INF-γ. Cytotoxische T-cellen (CTL) worden hierdoor geactiveerd en zijn in staat de geïnfecteerde cel te vernietigen. Het virale antigeen wordt gepresenteerd via een HLA-I-molecuul, mede door het koppelingsmolecuul CD8.
Onder: een antigeen van een microbe wordt via een HLA-II-molecuul op een APC gepresenteerd aan een T_H2-lymfocyt die door de binding van zijn TCR met CD4-molecuul aan dit complex gestimuleerd wordt en cytokines gaat produceren. Deze cytokines bewerkstelligen, samen met de koppeling aan een HLA-II-peptidencomplex van een B-lymfocyt en een T_H2-cel dat klonale expansie en immunoglobulineproductie tot stand komt. Bovendien vindt er isotype omschakeling plaats. Dit is bijna altijd de gang van zaken, omdat de meeste antigenen verschillende epitopen hebben en dus niet tot kruisverbindingen in staat zijn.

lymfocyten in plaats van geactiveerd, tolerant worden gemaakt zodat zij niet (meer) op een antigeen reageren. Er ontstaat dan anergie. Er zijn dan signalen die in plaats van activatie juist ongevoeligheid voor een antigeen veroorzaken. Alleen lymfocyten, dus cellen met receptoren voor antigeen, kunnen tolerant gemaakt worden. Bij de ontwikkeling van onrijpe tot rijpe T- en B-cellen is al ter sprake gebracht dat onrijpe lymfocyten juist ongevoelig worden bij contact met antigeen. De meeste lymfocyten die aan de immunologische reactie hebben deelgenomen, gaan in apoptose en alleen de memorycellen blijven in leven (veelal jarenlang). Deze kunnen bij een nieuwe infectie met hetzelfde antigeen dan ook direct gemobiliseerd worden en een immunologische reactie bewerkstelligen. Ten slotte bestaan er suppressor T-cellen die tot taak hebben de activering van andere lymfocytenpopulaties te blokkeren of af te remmen.

De immuunrespons is specifiek. Een doorgemaakte infectie met mazelen geeft dus geen bescherming tegen waterpokken of griep.

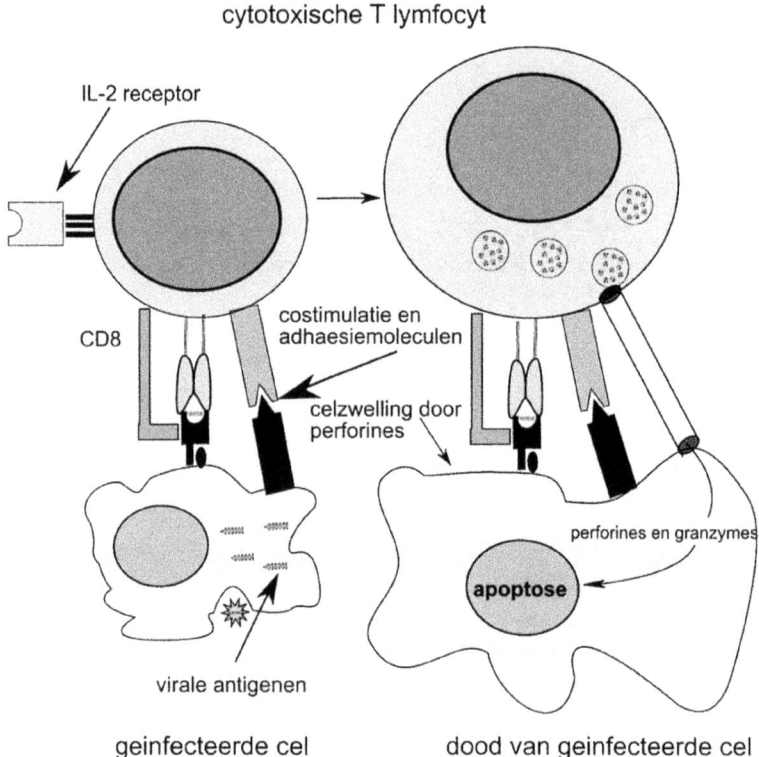

Afbeelding 6.21
Het doden van een geïnfecteerde cel door een cytotoxische T-lymfocyt (CTL). Een geïnfecteerde cel presenteert een virale peptide via een HLA-I-molecuul aan een CTL, die gekenmerkt wordt door een CD8-molecuul. Costimulatoire en adhesiemoleculen versterken de binding. Hierdoor, en door stimulatie van het cytokine IL-2, afkomstig van een T_H1-cel die ook door dit virus geïnfecteerd is, wordt de CTL tot groei en differentiatie gebracht. Vervolgens worden korreltjes in de virusgeïnfecteerde cel gespoten waarop deze sterft.

6.6 Het complementsysteem

Aan het einde van de negentiende eeuw ontdekten wetenschappers dat de antigeen-antilichaamreactie alleen niet voldoende was om bacteriën uit te schakelen. Er bleek nog een factor in het bloed nodig te zijn om de werking van antilichamen te 'completeren'. Aanvankelijk werden er negen eiwitten geïdentificeerd die met elkaar een reactie konden aangaan en dan een effectormechanisme tot stand brachten. De serumfracties kregen de namen C1 tot en met C9. Inmiddels zijn er dertig factoren bekend die via verschillende paden in actie kunnen komen. De hoeveelheid complementeiwitten in het bloedplasma meet ongeveer 4 gram per liter en hiervan neemt C3 het meeste in beslag met 1,3 gram per liter.

6.6.1 De complementeiwitten

De complementeiwitten worden gesynthetiseerd door levercellen en macrofagen en zijn in niet-actieve vorm in het bloed aanwezig. De complementcascade behoort tot de aangeboren immuniteit en is niet antigeenspecifiek: het systeem komt direct in actie in aanwezigheid van pathogene microben. De humorale arm van de verworven immuniteit, de antigeen-antilichaamreactie, is wel specifiek maar, zoals gezegd, gewoonlijk niet afdoende. De antigeen-antilichaamreactie is alleen nuttig bij het neutraliseren van een toxine of het coaten van een virus of bacterie, maar bijna altijd is er nog een effectorsysteem nodig om de indringer definitief uit te schakelen. Het complementsysteem wordt dus ook door de antigeen-antilichaambinding geactiveerd, waarbij een aantal enzymen wordt vrijgemaakt die leiden tot vernietiging van de indringer. Tot de effecten behoren:
- opsonisatie: het 'smakelijk' maken van het micro-organisme voor fagocyten (de boter op het brood);
- lysis van de indringer door het lek prikken van zijn celmembraan door een membraanaanvalcomplex;
- recrutering van granulocyten voor fagocytose;
- blokkade van de hechting van een virus aan de membraan van een doelcel;
- het opruimen van immuuncomplexen door de vroege componenten van de complementactivatie.

De meeste effecten behoren tot het natuurlijke immuunsysteem maar worden versterkt door de humorale component van het verworven immuunsysteem. Het complementsysteem is een cascade: de complementeiwitten zijn inactief totdat een component door een eiwitsplitsend enzym, een protease, wordt geactiveerd. Deze component verandert dan zelf in een protease. Daarmee wordt de volgende component gesplitst die daardoor ook weer een protease wordt: het proces wordt dan enorm versterkt. Daarom is het regulatiesysteem sterk ontwikkeld.

6.6.2 De drie cascades

De factor C3 is het centrum van het complementsysteem en de splitsing ervan door C3-convertase, waardoor C3a en C3b ontstaan, heeft een keten van gebeurtenissen tot gevolg. Er zijn drie cascades die allen bij C3-convertase uitkomen, te weten de *klassieke route*, de *alternatieve route* en de recent ontdekte *mannose-lectinebindende route*.

De klassieke route

Deze activatie ontstaat door binding van C1q aan een antigeen-antilichaamcomplex. Hierdoor ondergaat het een ruimtelijke verandering waardoor C1r en C1s vrijkomen en geactiveerd C1 wordt gevormd. Geactiveerd C1 splitst vervolgens C4 en C2 waardoor respectievelijk C4a/C4b en C2a/C2b ontstaan. C2b en C4b gaan een complex aan, namelijk C4b-C2b, het eerder besproken C3-convertase.

Het C3-convertase kan nu honderden moleculen C3 splitsen in C3a en C3b. De functie van C3b is al aan de orde geweest als opsoniserende factor in het natuurlijke afweersysteem (afb. 6.3). C3a bindt zich aan receptoren op basofielen en mestcellen en zorgt ervoor dat vasoactieve stoffen vrijkomen in het ontstekingsproces (afb. 6.4). Het wordt daarom anafylactoxine genoemd omdat het de levensgevaarlijke anafylactische shock kan veroorzaken bij daarvoor gevoelige mensen. Waarschijnlijk is het ook van grote betekenis bij het ontstaan van astma. C3b verbindt zich deels met C5 waardoor C3/C5-convertase ontstaat dat C5 splitst in C5a en C5b.

C5a is eveneens een sterk anafylactische stof en mobiliseert granulocyten. C5b dient als een soort anker voor C6, C7 en C8 waardoor een complex ontstaat waardoor, met behulp van een groot aantal moleculen C9, een buisvormige structuur ontstaat die een celmembraan kan doorboren. Door deze buis kunnen water en ionen de cel binnendringen en deze zodanig doen opzwellen dat hij barst. Dit complex, C5b-C6-C7-C8-polyC9 wordt de membraanaanvalcomplex (MAC) genoemd.

De alternatieve route

Evolutionair gezien is de alternatieve route waarschijnlijk vroeger ontstaan dan de klassieke. Via deze route kan het complementsysteem in gang worden gezet zonder antigeen-antilichaamcomplexen, namelijk door bacteriën zelf en ander vreemd materiaal. Normaliter wordt er steeds een beetje C3 in C3b omgezet, maar dit wordt dan door remmende stoffen snel geïnactiveerd, zoals door sialinezuur op de celmembraan. Bacteriën hebben deze stof niet en kunnen C3b dus niet inactiveren. C3b verbindt zich dan met een eiwit dat factor B wordt genoemd, dit complex wordt gesplitst door factor D en heet dan C3b/B.b. Dit functioneert net als C3-convertase en hierdoor kan dus ook een MAC ontstaan. Een ander eiwit, properdine (factor P) stabiliseert het geheel. Daarom wordt de alternatieve route ook wel het *properdinepad* genoemd.

De MBL-route

Mannosebindend lectine is ook uit de lever afkomstig onder invloed van cytokines uit macrofagen. MBL hecht zich aan koolhydraten in de bacteriële celwand. Daardoor ondergaat het een ruimtelijke verandering gelijkend op C1q. Het laat twee eiwitten los die, net als C1r en C1s, de ontwikkeling tot C3-convertase en C5-convertase in gang zetten, met de productie van een MAC als gevolg (afb. 6.22).

De immuuncomplexen zijn de belangrijkste instigatoren van de klassieke route en micro-organismen die van de alternatieve en de MBL-route.

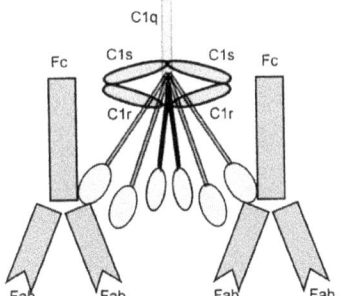
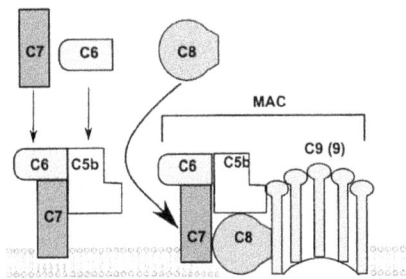

Afbeelding 6.22
De 'vroege' en de 'late' fase van de complementfixatie. Links: de vroege fase. Het C1-molecuul bestaat uit 1 molecuul C1q, twee moleculen C1r en twee moleculen C1s. Elk C1q-molecuul bestaat uit een streng met zes bolletjes (een sterk gewonden eiwit). Wanneer C1q door een immunoglobuline wordt gebonden, worden C1r en C1s geactiveerd, samen vormen zij het geactiveerde C1. Voor binding aan IgG zijn minstens twee immunoglobulines nodig. De binding vindt plaats aan het Fc-gedeelte van het immunoglobuline, het Fab is verbonden aan de epitopen. Het ligt voor de hand dat IgM, met zijn talrijke Fab-ketens, veel gemakkelijker het complementsysteem kan activeren. Door inwerking van geactiveerd C1 op C4 en C2 ontstaat uiteindelijk het belangrijke C3-convertase, de spil in het complementsysteem.
Rechts: de late fase. Het MAC kan in actie komen bij met immunoglobulines gecoate cellen. Het C5b-C6-C7-complex hecht zich aan de lipidenmembraan en trekt C8 aan. Dit samen vormt de receptor voor een reeks C9-complementeiwitten die een buisstructuur vormen. Hierdoor wordt de cel lek geprikt. Dit fenomeen is overigens niet altijd gunstig: het vindt bijvoorbeeld ook bij incompatibele bloedtransfusies plaats.

6.6.3 De regulatie van de complementactivering

Deze regulatie is van groot belang, want door alle cascades kan het proces volledig uit de hand lopen. Van de meer dan tien eiwitten die hierin van belang zijn worden er drie genoemd:
- C1-inhibitor (C1INH): dit eiwit bindt zich aan geactiveerd C1r en C1s en beëindigt de werking als protease. De tijd om C2 en C4 te splitsen is dus maar kort;
- factor I inactiveert C3b en C4b;
- factor H dissocieert C3-convertase uit de alternatieve route;
- complementreceptoren. Deze worden CR1, CR2, CR3 en CR4 genoemd. Zij komen op tal van cellen voor, met name macrofagen, mestcellen, B-cellen en granulocyten. Deze receptoren hebben al naargelang de omstandigheden een vertragende en versnellende werking.

6.7 Pathologie van het immuunsysteem

Men kan deze pathologie onderscheiden in:
- een gebrekkige afweer;
- een overmatige afweer (overgevoeligheidsreacties);
- afweer tegen eigen lichaamsweefsel (auto-immuunziekten).

6.7.1 Defecten van het immuunsysteem

De immunologische respons wordt gekenmerkt door een ragfijne samenwerking tussen alle cellen die hierin betrokken zijn: granulocyten, macrofagen, T- en B-lymfocyten en tal van andere celtypen. Het aangeboren (natuurlijke) en het verworven immuunsysteem beïnvloeden elkaar op alle niveaus. Omdat defecten in al deze elementen kunnen optreden, is er een heel spectrum van immunodeficiënties. Primaire immunodeficiënties zijn aangeboren of verworven aandoeningen waarbij de deficiëntie de oorzaak is van ziekten. Secundaire deficiënties zijn het gevolg van andere, al bestaande ziekten.

Bij patiënten met steeds terugkerende infecties moet immuundeficiëntie worden overwogen. Herhaaldelijk optredende bacteriële infecties wijzen in de richting van stoornissen in de B-lymfocyten. Pusvormende infecties treden vooral op bij stoornissen in de fagocytose en de complementcascade, terwijl schimmel en virusinfecties verdenking oproepen op defecten in de cellulaire immuniteit, dus de T-cellen.

Primaire (aangeboren) immunodeficiënties
Deze kunnen worden onderverdeeld in:
- afwijkingen in het verworven immuunsysteem: B-celdisfunctie, T-celdisfunctie, T- en B-celdisfunctie;
- afwijkingen in het aangeboren immuunsysteem: fagocyterende cellen, NK-cellen en complement.

De prevalentie van primaire immunodeficiëntie is laag en ligt in de grootteorde van 1 op 10.000 mensen. De meest voorkomende zijn:
- *severe combined immune deficiency (SCID)*. Hierbij zijn vooral de T-cellen maar meestal ook de B-cellen defect. De ziekte komt voornamelijk voor bij zeer jonge kinderen en is erfelijk bepaald. Deze kinderen kunnen soms met een beenmergtransplantatie worden behandeld, mits er een HLA-compatibele donor is;
- het *di-georgesyndroom* berust op aplasie van de thymus en is dus vooral een T-celdeficiëntie. Dit is een embryonale ontwikkelingsstoornis met een gespleten verhemelte, aangeboren hartgebreken en ontbrekende bijschildkliertjes. Hoewel de B-cellen aanwezig zijn is het functioneren ervan gebrekkig, omdat daarvoor meestal T4-cellen nodig zijn. Thymustransplantatie is geprobeerd maar het thymusweefsel wordt als 'niet-zelf' herkend, waardoor de ontstane T-cellen slecht functioneren;

– *agammaglobulinemie van Bruton*. De pre-B-cellen kunnen zich niet tot volwaardige B-lymfocyten ontwikkelen. Bij agammaglobulinemie is er een onvermogen van B-lymfocytvoorlopercellen om zich tot B-lymfocyten te ontwikkelen, waarbij dus het immunoglobuline IgG volledig ontbreekt. Bij onderzoek van het beenmerg, de lymfeklieren en het bloed is het meest karakteristieke verschijnsel het volledig ontbreken van rijpe B-lymfocyten en plasmacellen. Dit is een geslachtsgebonden aandoening en wordt alleen manifest bij jongens. Zolang deze kinderen beschermd worden door de IgG-antilichamen van de moeder, dus de eerste negen tot twaalf maanden na de geboorte, zijn er geen infecties, maar daarna ontstaan er chronische luchtwegaandoeningen. Patiënten krijgen periodiek gammaglobuline i.v. toegediend, maar sterven meestal jong aan de longafwijkingen. Een ander probleem is het optreden van een malabsorptiesyndroom door besmetting van maag-darmkanaal met *Lamblia intestinalis* (een parasiet);
– het *common variable immunedeficiency syndrome* komt bij mannen en vrouwen voor en manifesteert zich op oudere leeftijd, tussen het dertigste en veertigste levensjaar. Aanvankelijk hebben deze patiënten normale concentraties van immunoglobulines, maar om onduidelijke redenen laten de B-lymfocyten en de plasmacellen het opeens afweten en worden de patiënten immunodeficiënt. Er is wel een genetische invloed, maar deze is onduidelijk. Wel is aangetoond dat de ziekte nogal eens optreedt bij patiënten met IgA-deficiëntie;
– *IgA-deficiëntie* wordt waargenomen bij 1 op 600 gezonde mensen. De normale bloedwaarden liggen tussen 700 en 3.500 milligram/l. De Wereldgezondheidsorganisatie (WHO) geeft < 50 mg/l als grens voor IgA-deficiëntie. De meeste patiënten zijn gezond, de reden daarvan is niet duidelijk. Een klein deel van deze mensen heeft recidiverende sinusitis en luchtweginfecties. Sommige medicijnen kunnen IgA-deficiëntie veroorzaken, zoals tegretol, difantoïne, chloroquine en salazopyrine;
– *fagocytaire disfunctie*. Deze leidt tot verhoogde gevoeligheid voor infecties in de eerste levensjaren. Er zijn een tweetal oorzaken:
  • stoornissen in de adhesiefunctie van de granulocyten. In afbeelding 6.4 is weergegeven hoe de granulocyten zich hechten aan de vaatwand en door diapedese in het geïnfecteerde weefsel terechtkomen. De adhesie en de migratie van de granulocyten is gestoord door een genetisch defect. De selectineligand en integrine van de granulocyten kunnen namelijk door een foutieve expressie van deze adhesiemoleculen geen binding met het endotheel van de vaatwand aangaan;
  • chronische granulomateuze ziekte. De granulocyten missen het vermogen om zuurstofradicalen te produceren waardoor ze gefagocyteerde bacteriën niet kunnen uitschakelen;
– *deficiënties in de complementcascade* veroorzaken stoornissen in de zogenoemde vroege en late complementactivering. De vroegefasestoornissen (C1, C4, C2 en C3) leiden tot een gebrekkige opsonisatie van onder meer streptokokken en *Haemofilus influenzae*. De latefasestoornissen betreffen de vorming van een MAC. Dit is de eerste defensielijn tegen gramnegatieve bacteriën, maar vooral van belang voor de afweer tegen *Neisseria mening-*

itides, dat zich intracellulair staande kan houden en alleen door cellysis kan worden gedood. Complementdefecten zijn autosomaal erfelijk. Bij heterozygoten is de helft van de complementeiwitten normaal, wat voldoende blijkt te zijn. Sommige virussen kunnen complementreceptoren gebruiken om toegang tot een cel te krijgen. Dat is het geval met het epstein-barrvirus dat via CR2 toegang kan krijgen tot B-lymfocyten en zo mononucleosis infectiosa kan veroorzaken.

Sommige patiënten hebben geen of te weinig C1-esteraseremmer. Daardoor is er onvoldoende controle over het complementsysteem en worden op willekeurige momenten allerlei vasoactieve stoffen geproduceerd. Patiënten hebben aanvallen van lokale zwellingen die spontaan na enkele dagen weer verdwijnen. Het beeld wordt nogal eens met allergie verward. Levensgevaar is aanwezig als zwelling van de larynx de luchtwegen blokkeert.

Secundaire immunodeficiënties komen voor in het kader van hematologische maligniteiten zoals multipel myeloom, ziekte van Hodgkin en het burkittlymfoom. De belangrijkste oorzaak op wereldschaal is echter ondervoeding in de derde wereld. In de hoger ontwikkelde samenlevingen is de oorzaak van immunodeficiëntie echter chemotherapie voor maligniteiten en immunosuppressie bij orgaantransplantatie en bij auto-immuunziekten.

Aids

Begin jaren tachtig werden clusters van patiënten gezien met longinfecties met de parasiet *Pneumocystis carinii* en later met het zogenoemde kaposisarcoom. De ziekten kwamen voornamelijk voor bij promiscue homoseksuele mannen. Aanvankelijk trof de ziekte daarnaast ook intraveneus-drugsgebruikers en mensen die een bloedtransfusie kregen. De laatste oorzaak komt niet meer voor. Intussen is er een belangrijke toename onder heteroseksuele mensen.

De oorzaak is het *verworven immuno deficiëntie syndroom* (acquired immune deficiency syndrome, aids), veroorzaakt door het humane immunodeficiëntievirus (hiv, afb. 6.23). Er bestaan twee typen, namelijk hiv1 en hiv2. De grootste uitbreiding vindt plaats in Azië en sub-Sahara Afrika, voornamelijk met hiv2, dat iets minder virulent is. Naast ondervoeding en chaotische omstandigheden (oorlog) zijn ook misstanden op het gebied van seksuele relaties belangrijke factoren. De armoede in die landen is van doorslaggevende betekenis, ook al zijn door allerlei initiatieven effectieve medicijnen goedkoper en daardoor beter beschikbaar geworden. Van even groot belang is de aanwezigheid van een infrastructuur voor toediening en controle, omdat slordigheid met de medicatie resistentie van het virus in de hand werkt. De heersende machocultuur met verkrachtingen op grote schaal en de uit armoede en honger geboren prostitutie van jonge vrouwen belemmeren de oplossing van het aidsprobleem in zuidelijk Afrika, waardoor hele generaties verdwijnen en talloze wezen ook weer risico's lopen. Het virus dringt CD4-T-lymfocyten (T4-cellen) en monocyten binnen waarin het zich vermenigvuldigt. Hiervoor is binding aan een zogenoemde coreceptor noodzakelijk. Voor macrofagen, die slechts weinig CD4-moleculen hebben, heet deze coreceptor

CCR5 en voor lymfocyten, die veel CD4-moleculen bezitten, is dit CXCR4. Beide coreceptoren behoren tot de groep van de G-proteïnen. Men neemt aan dat de primaire infectie van macrofagen en dendritische cellen in het MALT begint, zodat daar een reservoir ontstaat. Vervolgens worden al snel T4-cellen besmet (zie afb. 1.48). In dit stadium gebeurt symptomatologisch verder nog niets en deze fase kan lang duren. Pas als de T4-cel geactiveerd wordt vindt virusreplicatie plaats. Aanvankelijk is de infectie dus beperkt tot de macrofagen en monocyten, maar deze gaat dan over op de lymfocyten waar virale replicatie versterkt plaatsvindt. Het immuunsysteem komt in actie met zowel een cellulaire als een humorale respons en antilichamen kunnen gedetecteerd worden in een periode van vier tot twaalf weken na de besmetting. Bij activatie van de gastheercel, dus de T4-cellen, wordt messenger RNA van het virale DNA gekopieerd en worden de virale eiwitten

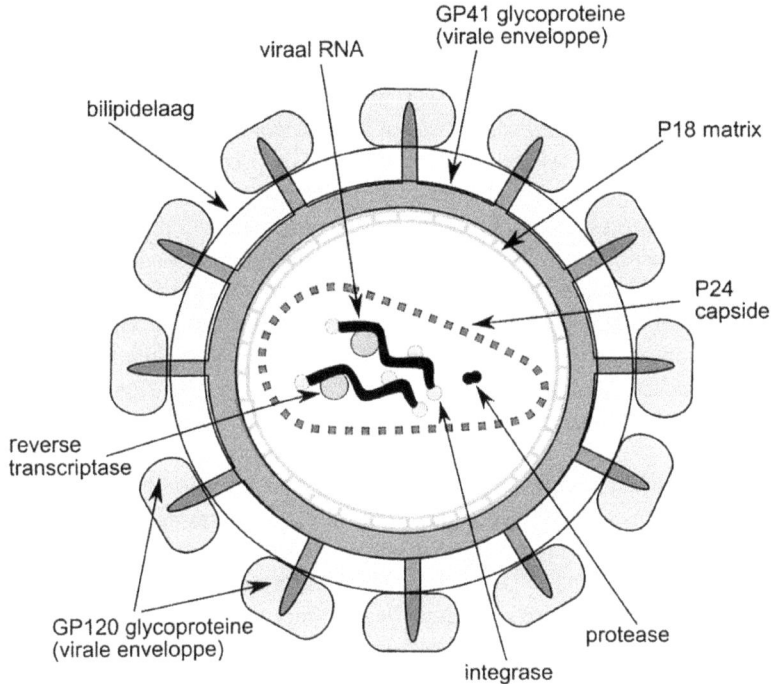

Afbeelding 6.23
Het humane immunodeficiëntievirus. Het virale RNA-genoom bestaat uit twee identieke strengen en bevat drie enzymen, te weten reverse transcriptase, integrase en protease. Het genoom wordt omgeven door een kapsel (capside). Het virale kapsel bestaat uit glycoproteïnen, met materiaal afkomstig van de gastheercel. Deze glycoproteïnen heten GP120 en GP41 en zijn doorslaggevend voor de hechting van het virus aan een nieuwe cel. GP120 hecht zich aan het CD4-molecuul en GP41 zorgt voor versmelting van het virale kapsel met de nieuwe gastheercel. Het virale RNA dringt daarop de cel binnen. Reverse transcriptase zet het virale RNA om in dubbelstrengs DNA en het enzym integrase plaatst dit virale DNA in het genoom van de gastheercel. Protease is nodig voor de synthese van de viruseiwitten.

voor de virusmantel gesynthetiseerd. Hiervoor is een protease nodig. Als de virussen geassembleerd zijn vormen zij knopjes uit het gastheercelmembraan. Dan laten ze de cel los om andere cellen te infecteren. De oorspronkelijke gastheercel gaat te gronde.

De eerste jaren, waarin de patiënt seropositief is, kan het lichaam met een versnelde aanmaak van T4-cellen de ziekte nog wel onder controle houden, waarvoor met name de CTL, die de geïnfecteerde cellen opruimen, verantwoordelijk zijn. In een lange symptoomloze periode vindt een continu gevecht plaats, maar als het aantal T4-cellen onder een kritische grens daalt, ontstaat aids. De initiële infectie is gewoonlijk asymptomatisch en een deel van de patiënten heeft wat vage klachten in de periode dat antistoffen kunnen worden aangetoond (seroconversie). Er is dan soms een ziektebeeld dat lijkt op mononucleosis infectiosa. Voor de seroconversie is de patiënt al besmettelijk. Dit is voor het accepteren van bloeddonoren van grote betekenis. Het hiv-capside, het P24-antigeen, is al voor de seroconversie aantoonbaar en wordt voor screening gebruikt. Infectie vindt plaats via bloed, sperma en vaginaal slijm. Door de grote hoeveelheid virus in sperma zijn vrouwen in het algemeen gevoeliger voor hiv-infectie dan mannen. Tijdens de seroconversie is er lymfopenie met een afname van zowel de CD4- als de CD8-T-lymfocyten. Daarna treedt enig herstel op. Als dat uitblijft, is een versneld verloop van de ziekte waarschijnlijk. Zonder therapie is er een langzaam progressief verloop dat tien tot veertien jaar kan duren. Al die tijd gaat de virusreplicatie door, ook tijdens symptoomloze periodes. Schattingen van de virusproductie lopen uiteen van honderd miljoen tot tien miljard virussen per dag. Het verloop kan afgemeten worden aan het aantal CD4-cellen en de viremie. Beide parameters worden gehanteerd voor het beoordelen van het effect van therapie en de kans op het optreden van opportunistische infecties. Deze is groot als het aantal CD4-lymfocyten gedaald is tot 400 per µl. Door de immunodeficiëntie krijgen allerlei micro-organismen hun kans: schimmelinfecties, longontsteking door *Pneumocystis carinii*, herpes simplex in versterkte vorm, *Mycobacterium avium*, cytomegalie en talrijke andere, normaal zeldzame infecties. Het kaposisarcoom is de meest voorkomende maligniteit en is een zich uitbreidende vaattumor met ontstekingsinfiltraat. Het is een multicentrische tumor waarbij de huid en slijmvliezen zijn aangetast. Het herpesvirus is bij de ontwikkeling hiervan waarschijnlijk van groot belang.

De therapie is gebaseerd op blokkade van de enzymen die het virus zo gevaarlijk maken. Er zijn nu meer dan twintig geneesmiddelen beschikbaar. De belangrijkste aangrijpingspunten zijn reversetranscriptase (nucleoside analogen of nukes), proteaseremmers en middelen tegen het virale genoom, namelijk antisense oligonucleotides. Momenteel wordt het meest een combinatie gebruikt die 'highly active antiretroviral treatment' (HAART) wordt genoemd. Deze bestaat uit een combinatie van drie of meer medicamenten, die tegenwoordig in capsules met deze combinatie tweemaal per dag kunnen worden ingenomen. De therapie kan gevolgd worden door het controleren van de daling van de viremie tot tussen 500 en 5.000 hiv-RNA-kopieën per ml. Verder is natuurlijk behandeling van de opportunistische infecties zoals *Pneumocystis carinii*, cytomegalie, herpes en dergelijke van groot belang.

6.7.2 Overgevoeligheidsreacties (hypersensitivity reacties)

Soms is er sprake van een doorgeslagen immunologische reactie waarbij effecten optreden die schadelijk zijn voor het lichaam. Dit zijn in wezen normale, maar sterk overdreven reacties die gevaarlijk kunnen zijn. Een voorwaarde voor het optreden is voorafgaande blootstelling aan bepaalde antigenen. Men onderscheidt vier typen: type I, II, III en IV.

Type-I-reactie
Dit is de onmiddellijke overgevoeligheidsreactie. De mestcellen en basofielen zijn al beladen met IgE-antilichamen. Bij crosslinking door een allergeen ontstaat degranulatie: de korrels met vasoactieve stoffen en ontstekingsmediatoren komen vrij. Mestcellen liggen langs de bloedvaten en de slijmvliezen van de luchtwegen en het maag-darmkanaal, de basofielen circuleren in het bloed. Beide celtypen hebben receptoren voor het Fc-gedeelte van de IgE-antilichamen en zijn al met IgE beladen. Mensen met allergische ziekten zoals astma en hooikoorts hebben een gemiddeld hoger IgE-gehalte. Type-I-overgevoeligheid omvat een scala van ziekten, zoals anafylactische shock, astma bronchiale, allergische rhinitis, atopische dermatitis en voedselallergieën. De verschijnselen worden veroorzaakt door de vasoactieve stoffen die uit de korrels vrijkomen zoals histamine, kallikreïne, serotonine, bradykinine en prostaglandines. Verder zijn de leukotriënen van groot belang, omdat zij lang werkzaam zijn en waarschijnlijk de lange duur van een astma-aanval veroorzaken door een aanhoudend effect op de gladde musculatuur van de luchtwegen. Kenmerkend is het feit dat de klinische verschijnselen binnen enkele minuten optreden. Men onderscheidt een aantal fasen:
– *de inductiefase*. Hierbij worden IgE-antilichamen opgewekt door blootstelling aan een allergeen. Waarschijnlijk is een van de interleukines, namelijk IL-4 hier van belang dat de TH2-cellen stimuleert waardoor isotype omschakeling naar IgE plaatsvindt. Er is een antagonisme tussen de TH2-cellen en de TH1-cellen. Een virusinfectie kan deze delicate balans verstoren en zo een astma-aanval veroorzaken;
– *de activatiefase*. Bij nieuwe blootstelling aan het allergeen treedt degranulatie van de mestcellen op. Degranulatie kan ook plaatsvinden door de anafylactoxinen als C3a en C5a en verschillende medicamenten;
– *de effector fase*. Deze wordt door de farmacologische werking van de vrijgekomen stoffen bepaald. Klinisch is er een spectrum van allergische rhinitis (hooikoorts), atopische dermatitis (eczeem), voedselallergie tot levensbedreigend asthma bronchiale en anafylactische shock. De laatste komt vooral voor na medicatie (penicilline) en insectenbeten (afb. 6.24).

Met een huidtest kan de aanwezigheid van IgE-antilichamen worden vastgesteld. De patiënt krijgt dan intracutaan 0,1 ml van een verdund allergeen toegediend. De test is positief als er een bleke zwelling met een rode rand

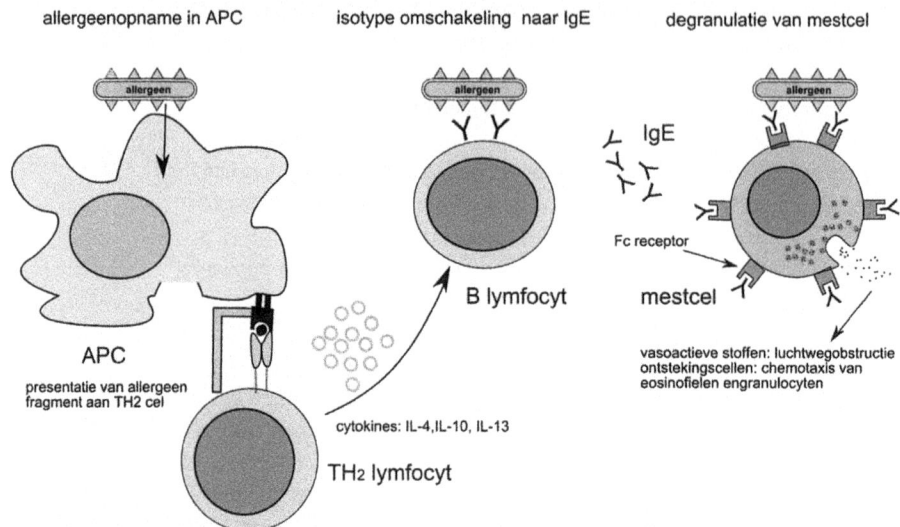

Afbeelding 6.24
Overzicht van de vroege en de late fase van type-I-overgevoeligheid. Van links naar rechts: de primaire blootstelling aan een allergeen dat door een macrofaag wordt gefagocyteerd en een fragment via zijn HLA-II-molecuul aan een T_H2-cel presenteert. Door de interactie tussen APC en T_H2-cel worden cytokines vrijgemaakt hetgeen tot isotype omschakeling van de B-cellen leidt en waardoor er veel meer IgE wordt geproduceerd. De mestcel degranuleert na binding aan een allergeen door crosslinking. Daardoor komen ook chemotactische stoffen vrij waardoor macrofagen, B-cellen en T_H2-cellen weer worden aangetrokken. In een latere fase is er ook chemotaxis voor eosinofielen en granulocyten, wat de toestand verergert. De eosinofielen hebben ook Fc-receptoren voor IgE en degranuleren eveneens, waardoor toxische stoffen vrijkomen voor wormen, zoals bilharzia, die worden gedood. De late fase treedt pas na enkele uren op en kan dagen aanhouden. In landen met veel wormziekten heeft de bevolking vaak hoge IgE-spiegels.

ontstaat. Met de radioallergosorbenttest (RAST) kan een groot aantal allergenen die tot reacties leiden worden gevonden, zoals graspollen, huisstofmijt, schimmelsporen en kattenharen.

Klinische verschijnselen

Anafylactische shock
Anafylactische shock kan voorkomen bij toediening van een allergeen waarvoor men gevoelig is geworden, bijvoorbeeld een medicament. Dit is een algemene levensbedreigende toestand waarin het hele lichaam betrokken is. Na parenterale toediening van bijvoorbeeld penicilline, antitoxine tegen difterie of tetanus en zelfs een bijensteek, kan een shocktoestand ontstaan door het op grote schaal vrijkomen van de mediatoren.

De verschijnselen treden op binnen enkele minuten en kunnen tot de dood leiden door cardiovasculaire collaps en glottisoedeem. Urticaria (heftig jeukend) staat op de voorgrond.

Therapie: 0,5 ml adrenaline 1:1000, iedere twintig minuten, opname op intensivecareafdeling, eventueel beademing.

Asthma bronchiale

Asthma bronchiale wordt gekenmerkt door obstructie van de lagere luchtwegen. Er is weefselbeschadiging door ontstekingscellen, vooral eosinofielen. Dit alles leidt tot verhoogde slijmproductie, het afstoten van epitheel en vernauwing van het bronchuslumen.

Als allergeen komt vooral de huisstofmijt in aanmerking, daarnaast stuifmeel en schimmelsporen. De allergeeneffecten kunnen versterkt worden door een virusinfectie van de luchtwegen.

Andere allergieën

Allergische rhinitis (hooikoorts). Hierbij worden allergenen, zoals stuifmeel, opgenomen in de mestcellen in het neusslijmvlies.

Voedselallergie. Allerlei voedingsstoffen (rijst, pinda's, melk, eieren) kunnen met IgE-beladen mestcellen activeren, met braken en diarree als gevolg.

Atopische dermatitis. Bultjes, blaasjes, heftig jeukend, vaak op onderarmen en onderbenen. Door krabben ontstaat atrofie van de huid (lichenificatie). Een allergeen is niet bekend, het ziektebeeld komt vaak voor bij astma en rhinitis.

Therapie van de type-I-ziekten

Farmacologisch: antihistaminica, corticosteroïden, β-agonisten (adrenaline) en cromoglicaat. Dit laatste verhindert enigszins de degranulatie van de mestcellen.

Immunotherapie: hierbij worden allergenen in stijgende dosering over een lange tijd toegediend. Men hoopt dat hierdoor IgG-antilichamen worden geproduceerd die het allergeen binden voordat het met IgE heeft kunnen reageren. Het resultaat is wisselend.

Type-II-reactie (de cytotoxische immuunreactie)

Hierbij zijn antilichamen aanwezig tegen eigen normale of iets veranderde cellen, de antilichamen worden direct gekoppeld aan antigenen op de celmembraan. De cel gaat te gronde, hetzij door NK-cellen die Fc-receptoren voor de antilichamen hebben die zich aan het antigeen op de lichaamscel hebben gehecht, hetzij door complementactivatie. Het verschijnsel treedt binnen enkele uren op (afb. 6.25).

Klinische voorbeelden zijn auto-immuun hemolytische anemie, antilichaamgeïnduceerde trombopenische purpura en pemfigus. Het belangrijkste voorbeeld is echter de niet-compatibele bloedtransfusie en de hemolytische anemie bij de foetus bij resusantagonisme. De cytotoxiciteit verloopt hierbij met complementfixatie.

Bloedgroepen

Tot de natuurlijke immuniteit en genetisch bepaald behoort het ABO-bloedgroepensysteem. Mensen met bloedgroep A, B of AB hebben op de

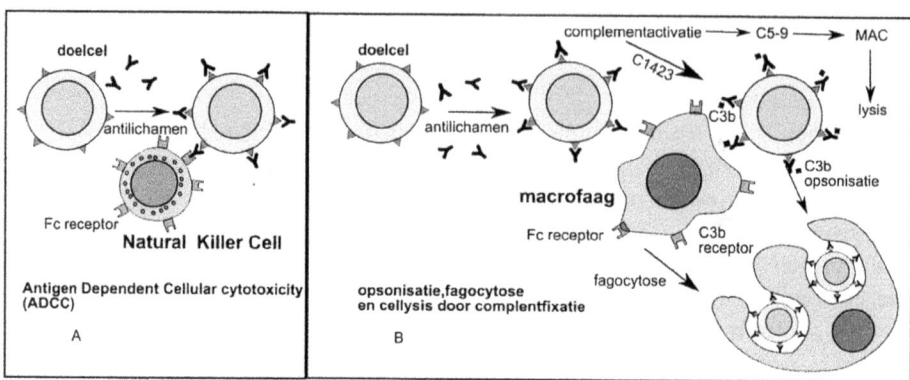

Afbeelding 6.25
Antilichaamafhankelijke cytotoxische reactie (ADCC) zonder en met complementfixatie.
A. De doelcel heeft antilichamen gebonden aan antigenen op de celmembraan. De NK-cel heeft een receptor voor het Fc-deel van het immunoglobuline IgG. Daardoor kan de NK-cel zich met de doelcel verbinden en deze uitschakelen.
B. De binding leidt tot complementactivatie waarbij de vroege fase (C1423) C3b vrijmaakt. De macrofaag heeft een C3b- en een Fc-receptor wat de fagocytose versterkt. In de late complementactivatie wordt C5-9 geactiveerd en een membraanaanvalcomplex gevormd dat de cel kan lyseren.

celmembraan van erytrocyten, leukocyten en andere cellen polysachariden die als antigeen werken. Tegelijkertijd hebben deze mensen in hun serum antilichamen (isohemaglutininen) tegen de andere bloedgroepen. Bloedgroep A heeft antilichamen tegen B, B heeft antilichamen tegen A, AB heeft geen antilichamen en O heeft wel antilichamen, maar geen antigenen.

Bloedtransfusie
Wanneer patiënten een bloedtransfusie nodig hebben, dient dit te geschieden met bloed van een donor met dezelfde bloedgroep, het bloed moet compatibel zijn. Als tegen deze regel wordt gezondigd, treedt een transfusiereactie op. De antilichamen zijn van het IgM-isotype, zogenoemde *isohemaglutininen*. Omdat IgM zeer goed complement kan activeren, zullen alle getransfundeerde cellen door een membraanaanvalcomplex worden gelyseerd. De kapotte celmembranen zullen tubuli verstoppen en het hemoglobine heeft toxische effecten. Daarom moet altijd eerst de bloedgroep worden bepaald en daarna ook nog een kruisproef om te zien of nog door andere antigenen agglutinatie en hemolyse kunnen ontstaan.

Resusantagonisme
Van de mensen heeft ook nog 85% een D-antigeen op hun erytrocyten: zij zijn *resuspositief*. Resusmoeders kunnen, als zij tijdens de eerste zwangerschap een resuspositieve baby dragen, enkele baby-erytrocyten in hun circulatie krijgen en daartegen IgG-antilichamen maken, die bij de volgende

zwangerschap de placenta passeren. De antilichamen zijn niet in staat alle
foetale erytrocyten te lyseren, maar er wordt een aantal wel gefagocyteerd,
waardoor het zuurstoftransport in het gedrang komt en de baby icterus
ontwikkelt. Het ziektebeeld heet *erythroblastosis fetalis*. Bij het bloedgroep-
onderzoek moet dan ook altijd de resusfactor worden bepaald.

Antilichaamgemedieerde cellulaire disfunctie

Autoantilichamen kunnen ziekten veroorzaken zonder de cellen te beschadigen. Bij myasthenia gravis blokkeren autoantilichamen de acetylcholinereceptor op de motorische eindplaatjes met spierzwakte als resultaat. Be-
kendheid met dit ziektebeeld is vooral in de anesthesie van groot belang, dit
te meer omdat de ziekte een wisselende presentatie heeft.

Bij primaire hyperthyreoïdie (ziekte van Basedow) stimuleren autoantilichamen de TSH-receptoren van de schildklier. Daardoor stijgt de secretie van
thyroxine en daalt door de feedback de hypofysaire uitscheiding van TSH.

Medicamenteuze oorzaken. Sommige medicijnen werken als hapteen en verbinden zich aan een eiwit op de bloedcellen (erytrocyten) en roepen zo antilichamen op. Er kunnen dan cytotoxische reacties ontstaan. Sommige medicijnen veroorzaken trombopenie, hemolytische anemie of agranulocytose.
Soms is de complementcascade hierbij betrokken.

De directe en de indirecte coombstest (antiglobulinetest, afb. 6.26). Bij
proefdieren kunnen antilichamen tegen immunoglobulines worden opgewekt die zich dan binden aan het Fc-gedeelte van de antistoffen, zodat het
Fab-gedeelte vrij blijft om met antigeen te reageren. Door gebruik te maken
van dit fenomeen kan onderzocht worden of zich antilichamen aan erytrocyten hebben gehecht. Niet alleen dat de anti-immunoglobulines zich aan de
antilichamen hechten, zij gaan ook kruisverbindingen aan waardoor de
erytrocyten agglutineren.

Type-III-reactie (immuuncomplexziekten)

Onder normale omstandigheden worden immuuncomplexen door fagocyterende cellen in het RES opgeruimd. Bij de vorming van immuuncomplexen
op grote schaal kunnen deze neerslaan in de weefsels en dan algemene,
systemische afwijkingen veroorzaken of afwijkingen in bepaalde organen
zoals nieren, hart en gewrichten. De ziekteverschijnselen ontstaan doordat
complement zich aan de complexen hecht en de hele cascade wordt geactiveerd, waardoor allerlei biologisch actieve stoffen in de circulatie komen en
weefselschade veroorzaken. Een voorbeeld is serumziekte.

Serumziekte werd ontdekt toen men probeerde met behulp van antilichamen de toxinen te neutraliseren die ontstaan bij tetanus en difterie. Tetanus
en difterie zijn op zich onschuldige ziekten, ware het niet dat deze bacteriën
toxinen maken die dodelijk kunnen zijn. Het duurt weken voordat het
lichaam na immunisatie zelf antitoxinen gaat maken. Daarom werd getracht
antisera te maken uit geïmmuniseerde paarden, waarvan dan grote hoeveelheden moesten worden toegediend. Het lichaam maakt echter antilichamen
tegen dit 'vreemde' IgG, dat zijn dus anti-immunoglobulines. De reactie
tussen de eigen lichaamseiwitten en de daartegen gevormde antilichamen

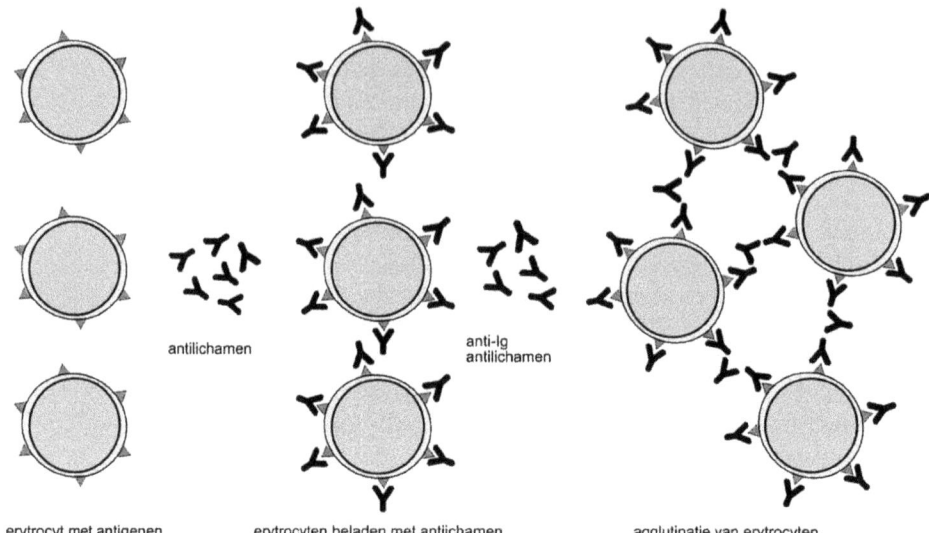

Afbeelding 6.26
De directe coombstest. Anti-immunoglobulines bij een proefdier verwekt, kunnen door crosslinking met de Fc-receptoren van de antilichamen op de erytrocyten, deze agglutineren. Met de indirecte coombstest wordt de aanwezigheid in het serum van antilichamen aangetoond. De test wordt vooral bij resusantagonisme gebruikt.

veroorzaakte de vorming van grote immuuncomplexen. Het klinische beeld wordt gedomineerd door huidafwijkingen, gewrichtsklachten en braken. Dit beeld is weer actueel geworden bij transplantaties en bij de behandeling van auto-immuunziekten met monoklonale antilichamen.

Men onderscheidt *systemische* en *lokaleimmuuncomplexafwijkingen*. Circulerende immuuncomplexen kunnen zowel in de vaatwand van kleine en middelgrote vaten als in de weefsels neerslaan. Daarbij wordt de complementcascade geactiveerd wat tot beschadiging leidt. Door chemotactische stoffen zoals C3a en C5a, die bij complementactivatie vrijkomen, worden granulocyten en trombocyten aangetrokken die met hun producten weefselschade aanrichten. Er ontstaat dan vaak vasculitis met necrose van de vaatwand. Dit gebeurt bij ziektebeelden zoals polyarteriitis nodosa, maar ook bij de nierziekten die het gevolg zijn van immuuncomplexdeposities (afb. 6.27).

Bij sommige systeemaandoeningen, zoals de auto-immuunziekte SLE, zijn de nierafwijkingen door vasculitis de belangrijkste complicatie. Door het verbruik van de complementfactoren is er dan ook vaak een verlaagd complementgehalte.

Immuuncomplexen bij infecties
Bij enkele infecties worden antilichamen gemaakt die kruisreageren met het eigen lichaamsweefsel. De membranen worden beschadigd door ontstekingveroorzakende stoffen, aangetrokken door de complementactivatie. Dit

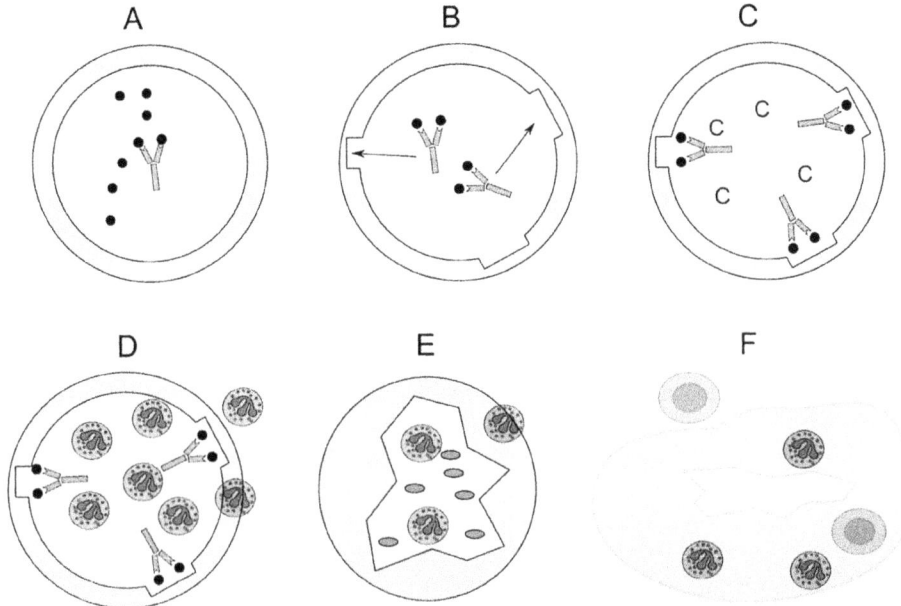

Afbeelding 6.27
Vasculitis door immuuncomplexen. A. Immuuncomplexen en een overmaat aan antigenen in een bloedvat. B. De vasoactieve stoffen die vrijkomen uit de mestcellen na triggering door IgE maken de vaatwand permeabel en de complexen gaan daaraan vastzitten. C. Hierdoor wordt de complementcascade geactiveerd. D. granulocyten worden door anafylactoxinen (C3a en C5a) aangetrokken. E. Er ontstaat een ontstekingsreactie door collagenases, die bindweefsel afbreken, en zuurstofradicalen in de granulocyten, die de vaatwand aantasten. Er is ook infiltratie van monocyten. F. De vaatwand wordt verder beschadigd en het vat wordt mede door plaatjesaggregatie geoblitereerd.

kan dus ook als een type-II-cytotoxische reactie worden beschouwd. Hetzelfde gebeurt bij een aantal typen glomerulonefritis. Hierbij moet opgemerkt worden dat de glomerulus bij uitstek 'geschikt' is voor het neerslaan van immuuncomplexen op de basale membraan. Door de concentratie in de nieren is de hoeveelheid gefilterde complexen hier zeer groot. Veel hangt ook af van de snelheid waarmee de immuuncomplexen verwijderd worden. Tijdens chronische virale en bacteriële infecties, zoals bij hepatitis B en C en endocarditis lenta, worden er grote hoeveelheden immuuncomplexen gevormd. Het vroeger veel voorkomende acute reuma ontstond na een keelinfectie met groep-A-streptokokken. Hiertegen gerichte antilichamen reageerden ook met cellen van het basale membraan in de glomeruli en de cellen in het hart en kraakbeen. In ontwikkelingslanden (armoede) is dit een belangrijke oorzaak van kindersterfte en invaliditeit.

Levenslange profylaxe met een maandelijks penicillinedepot wordt geadviseerd.

Type IV-reactie (cell mediated immunity)

Dit is de enige overgevoeligheidsreactie die niet berust op antilichamen of immuuncomplexen, maar op geactiveerde T-lymfocyten. Deze produceren cytokines die macrofagen aantrekken.

De overgevoeligheid treedt pas na enkele dagen op, dit in tegenstelling tot humorale reacties, waarin al na minuten tot uren wordt gereageerd. Daarom heet dit ook wel *delayed type hypersensitivity* (DTH). Er moet eerst een antigeen worden toegediend, wat overgevoeligheid veroorzaakt. Dit kan enkele dagen duren.

Tijdens de sensitisatiefase presenteren de APC's het antigeen in hun HLA-moleculen aan T-cellen, die het antigeen in de HLA-moleculen als vreemd herkennen en geactiveerd worden waarbij differentiatie tot T_H1-cellen plaatsvindt. Bij herhaalde blootstelling aan het antigeen treedt de DTH-reactie op, waarbij de cytokines op hun beurt macrofagen aantrekken die zelf geen antigeenspecifieke eigenschappen hebben.

De cytokines die de macrofagen mobiliseren hebben een schadelijke werking op de weefsels, met lokale necrose als gevolg. Als het erg lang duurt om de indringers uit te schakelen, zoals bij tbc en schistosomiasis, kunnen grote granulomen (vooral bestaande uit macrofagen) ontstaan. Ook de afstotings-reactie van een transplantaat berust op cellulaire immuniteit.

Het klassieke voorbeeld is de *tuberculinereactie*. Deze manifesteert zich na twee à drie dagen met een rood en verheven bobbeltje. Microscopisch is er dan een monocyteninfiltraat dat zich om het antigeen legt.

Dit mechanisme werkt tegen transplantaten, virussen, tbc, parasieten en bepaalde chemische stoffen. De effecten van de vertraagde overgevoelig-heidsreactie worden gedragen door de macrofagen en granulocyten die proberen de micro-organismen te fagocyteren en door zuurstofradicalen te vernietigen (afb. 6.28).

Sommige micro-organismen zijn echter resistent tegen deze afbraak, zoals *Mycobacterium tuberculosis* en *Schistosoma bilharzia*. In dat geval heeft de DTH een schadelijke nevenwerking: de macrofagen gaan verzamelingen van epi-theloïde cellen vormen die fuseren tot reuscellen. Dan ontstaat een granu-loom dat door zijn omvang de normale anatomie verstoort. In het centrum van het granuloom treedt bij tuberculose vaak necrose op die op kaas lijkt. Deze heet kazige necrose (afb. 6.29).

6.7.3 Auto-immuniteit

Tijdens de ontwikkeling in de thymus 'wennen' de pre-T-cellen alvast aan 'zelf'-peptiden. Daarbij ondergaat meer dan 90% van de rijpende T-cellen (de autoreactieve T-cellen) apoptose, zij komen niet door de selectie heen. T-cellen ontsnappen soms aan dit lot en dan kunnen ze wel reageren met 'zelf'-peptiden in bepaalde HLA-moleculen. Tot deze 'zelf'-peptiden beho-ren: collageen (bij RA), het glut-4-transportmolecuul (bij diabetes mellitus type I), de TSH-receptor (bij de ziekte van Basedow) en acetylcholine bij myasthenia gravis.

Meestal zijn autoreactieve T-cellen die aan de selectie zijn ontsnapt redelijk

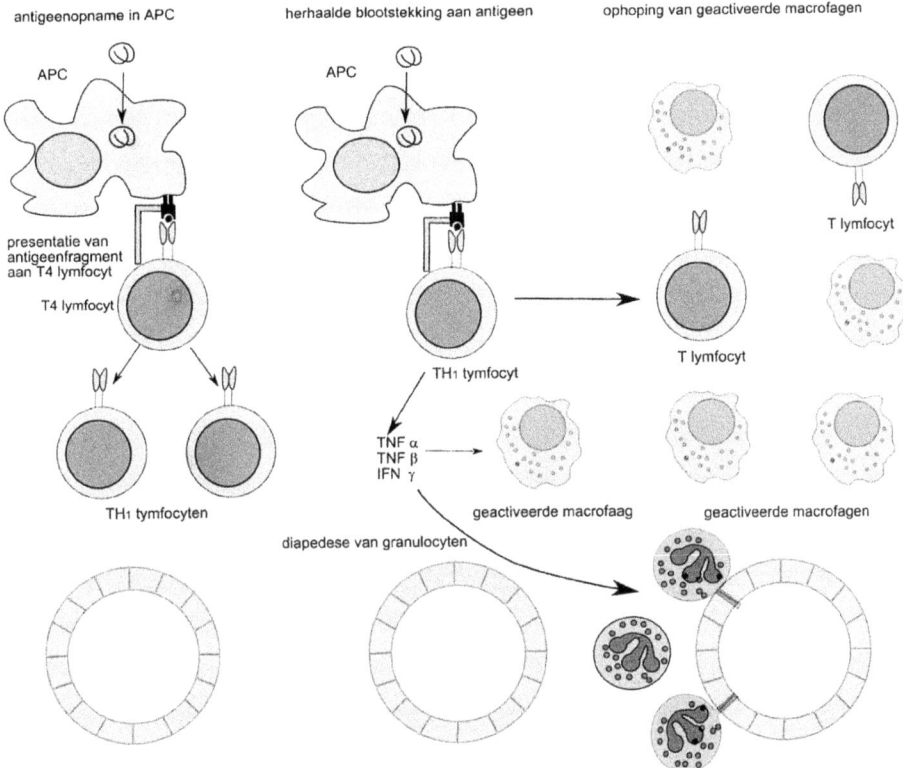

Afbeelding 6.28
De vertraagde overgevoeligheidsreactie (DTH). Bij het eerste contact met het antigeen wordt het in de APC opgenomen. Deze biedt een antigeenfragment aan een T4-cel aan, die zich vervolgens differentieert tot een T_{H_1}-cel. Bij hernieuwd contact verbindt de T_{H_1}-cel zich direct met het in het HLA-molecuul gepresenteerde peptide en gaat over tot het maken van cytokines die macrofagen en andere ontstekingscellen aantrekken, zoals TNF-α, TNF-β en INF-γ (interferon). Door de geactiveerde macrofagen worden ook andere ontstekingscellen gerekruteerd.

tolerant. Omdat deze T-cellen niet over een goed onderscheidingsvermogen voor 'zelf' en 'niet-zelf' beschikken, worden zij *ignorant* genoemd. Het is echter denkbaar dat dit onder bepaalde omstandigheden verandert.

$CD4^+$-T-cellen zijn de belangrijkste effector cellen in auto-immuniteit. 'Molecular mimicry' is een concept (maar niet meer dan dat) om de kruisreactie te verklaren tussen antilichamen tegen antigenen op micro-organismen en antigenen op de eigen lichaamscellen. Dit is moeilijk bij mensen te bewijzen omdat er geruime tijd kan verlopen tussen een infectie en het ontstaan van een auto-immuunziekte. In een aantal gevallen is deze veronderstelling wel overtuigend, zoals bij reumatische carditis, diabetes mellitus type I en multiple sclerose.

Bij het ontstaan van een auto-immuunziekte zijn beide armen van de immuunrespons, dus zowel de humorale als de cellulaire arm, operationeel.

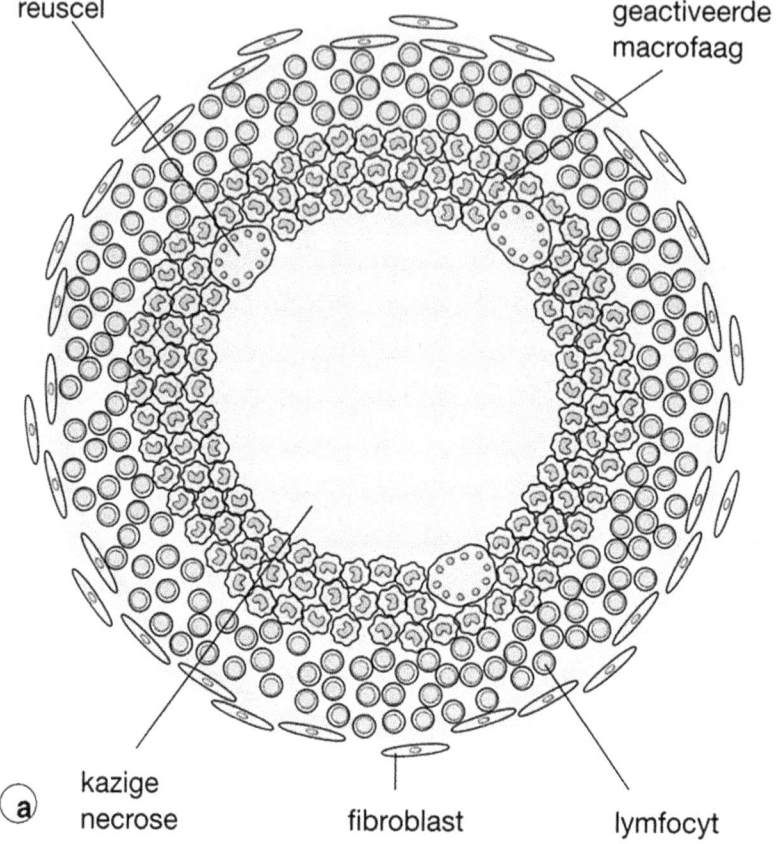

Afbeelding 6.29

Tuberculeus granuloom. In het centrum bevindt zich de kazige necrose, omgeven door een zone van geactiveerde macrofagen. Daartussen liggen meerkernige macrofagen, de reuscellen van Langerhans. De buitenste lagen bestaan uit lymfocyten en fibroblasten.

Dit geldt ook voor de immuuncomplexen. Er wordt dan ook onderscheid gemaakt in *antilichaamafhankelijke, immuuncomplexafhankelijke* en *T-celafhankelijke* auto-immuunziekten.

Genetische factoren en omgeving

Auto-immuunziekten komen vaak familiair voor, er is een hogere incidentie bij eeneiige tweelingen, maar de genetische overdracht is onduidelijk en individuele genen zijn niet gevonden. Het zal geen verbazing wekken dat het HLA-systeem uitgebreid bestudeerd is omdat het T-celrepertoire er op is afgesteld. Enkele HLA-allelen worden duidelijk vaker bij bepaalde auto-immuunziekten gevonden.

Mensen met de HLA-B27-allele hebben een tien keer grotere incidentie van de ziekte van Bechterew (spondylitis ankylopoetica). Een aantal andere auto-immuunziekten toont eveneens een voorkeur voor bepaalde HLA-allelen.

Enkele auto-immuun ziekten. Men onderscheidt:
– ziekten door autoantilichamen:
- auto-immuun hemolytische anemie;
- myasthenia gravis;
- auto-immuun hyperthyreoïdie (ziekte van Graves-Basedow);
– ziekten door immuuncomplexen:
- lupus erythematosus dessiminatus;
– ziekten door autoreactieve T-cellen:
- multiple sclerose;
- diabetes mellitus type I;
- auto-immuun thyreoïditis (ziekte van Hashimoto).

Hemolytische anemie

Hierbij circuleren antilichamen (IgG) tegen erytrocyten die vervolgens via complementfixatie of opsonisatie worden opgelost. Hierbij kan hemoglobinurie ontstaan. Via de coombstest kan dit IgG worden aangetoond. Indien er IgM-antilichamen zijn, circuleren zogenoemde *koudeagglutininen* in het bloed, die in de kou zich aan de erytrocyten hechten. Deze patiënten krijgen een aanval van hemolyse als ze aan koude worden blootgesteld. Sommige medicijnen verbinden zich aan een eiwit op de erytrocyt (hapteen) en vormen zo antilichamen. Dit kan onder andere gebeuren met penicilline en aldomet.

Antireceptorantilichamen

Bij myasthenia gravis blokkeren autoantilichamen de prikkeloverdracht door acetylcholine van het motorische eindplaatje naar de spiervezel (zie afb. 1.41).

Bij de ziekte van Graves-Basedow wordt zo de TSH-receptor gestimuleerd, met verhoogde thyroxineproductie als gevolg.

Lupus erythematosus dessiminatus (LED)

Hierbij worden zeer hoge concentraties van autoantilichamen tegen het eigen DNA gemaakt.

Iedereen maakt een beetje IgM tegen het eigen DNA. Bij LED wordt door isotype omschakeling echter veel IgG gemaakt, dat opgeloste immuuncomplexen vormt. Deze worden in de glomeruli gefilterd en slaan neer op het basale membraan. Daardoor wordt de complementcascade geactiveerd en ontstekingverschijnselen ontstaan in allerlei organen, zoals de gewrichten. Vasculitis in tal van organen is meestal verantwoordelijk voor de orgaanschade.

De ziekte treft voornamelijk vrouwen en wordt verergerd door zonlicht en zwangerschap. Uiteindelijk ontstaan proteïnurie en nierinsufficiëntie.

T-cel-gemedieerde auto-immuunziekten
Multiple sclerose

Dit is een chronische verlammende ziekte, die met terugvallen verloopt waarbij wel vaak weer enig herstel plaatsvindt, al is er meestal wel extra schade ontstaan. Uiteindelijk kan de ziekte tot totale paralyse leiden, maar soms gaat het jarenlang ook wel weer wat beter. De myelineschede van de zenuwbanen in het centraal zenuwstelsel wordt aangetast door cytotoxische T-cellen.

De ziekte komt tweemaal vaker bij vrouwen dan bij mannen voor, rond het 35e levensjaar. De ziekte heeft een familiaire tendens, is geassocieerd met HLA-klasse-II-antigenen.

Glatiramer moduleert de T-celrespons en vermindert het aantal exacerbaties.

Diabetes mellitus type I

Cytotoxische T-cellen vernietigen de β-cellen in de pancreas. Deze T-cellen zijn mogelijk geactiveerd tijdens een voorafgaande virusinfectie. Het virusantigeen lijkt op een 'zelf'-peptide dat door HLA-antigeen op de β-cellen wordt gepresenteerd. Van de patiënten draagt 50% HLA-DR3- en DR4-allelen. Daarnaast spelen cytokines en autoantilichamen een belangrijke rol.

Reumatoïde artritis

Dit is een chronische ontsteking van de synovia in de gewrichten. Het ontstekinginfiltraat is een mengsel van T- en B-cellen, macrofagen, geactiveerd complement en cytokines.

De ontsteking leidt tot verwoesting van kraakbeen en bot, zodat het gewricht uiteindelijk verstijft. Bij een groot deel van de patiënten wordt een *reumatoïdefactor* gezien, een IgM-antilichaam, gericht tegen het eigen IgG. Dit zou dan de T-cellen activeren. Een hoopvolle ontwikkeling is infliximab, een monoklonaal antilichaam (MAB) gericht tegen TNF-α dat in vroege stadia de schade toebrengt. Het is van het grootste belang dat de diagnose vroegtijdig gesteld wordt omdat een behandeling, onder meer met methotrexaat, de schade aanzienlijk kan beperken. Te vaak wordt aan patiënten verteld dat er artrose in het spel is en wordt met pijnstillers als behandeling volstaan. Reumatoïde artritis tast echter vooral de kleine gewrichten aan van handen en voeten, terwijl artrose juist een aandoening is van grote gewrichten als de knieën en heupgewrichten.

Thyreoïditis van Hashimoto

Bij vrouwen van middelbare leeftijd komt een auto-immuun ziekte voor die de schildklier geleidelijk verwoest waarbij een multinodulair struma ontstaat. Er worden hierbij infiltraten gezien die grote hoeveelheden macrofagen, T- en B-cellen bevatten en die de schildklierfollikels vernietigen. Naast deze cellulaire auto-immuunrespons worden er ook antilichamen tegen de TSH-receptor, TPO en threoglobuline gevonden. Het eindresultaat is hypothyreoïdie.

6.8 Transplantaties

Anekdotische verhalen over het vervangen van zieke door gezonde organen gaan terug tot de oudheid, maar waren waarschijnlijk nooit succesvol. De dageraad van de orgaantransplantatie begon in het begin van de twintigste eeuw met de ontdekking van het bloedgroepensysteem door Landsteiner. Later kwamen de experimenten van de Peter Medawar (Nobelprijswinnaar), die soldaten met ernstige brandwonden uit de eerste wereldoorlog probeerde te helpen met huidtransplantaties. Slechts een gering aantal patiënten had enige baat bij deze ingrepen. Medawar was de eerste die op basis van zijn dierexperimenten vaststelde dat immunologische afweerreacties aan de afstoting van getransplanteerd weefsel ten grondslag lagen.

De eerste harttransplantatie werd in 1967 uitgevoerd door dr. Chris Barnard in het Groote Schuur Ziekenhuis in Kaapstad. Technisch was dit, gelet op de destijds beschikbare apparatuur, een hoogstandje. De immunologische kennis, noodzakelijk voor een succesvolle transplantatie, was echter nog nauwelijks aanwezig. In die tijd was net ontdekt dat sommige lymfocyten in de thymus een verandering ondergaan, maar de verschillen tussen B- en T-cellen waren nog onduidelijk. Niertransplantaties konden destijds alleen uitgevoerd worden tussen eeneiige tweelingen.

Er waren in de zestiger jaren van de vorige eeuw twee ontwikkelingen die de huidige basis vormen voor een succesvolle transplantatie, namelijk de ontdekking van de functie van het HLA-systeem als basis voor de herkenning van 'zelf' en de rol van immunosuppressie. Bij een nucleair ongeluk in Joegoslavië werden zes wetenschappers aan radioactieve straling blootgesteld en hun beenmerg was verlamd: alle celelementen, ook de voorlopercellen, waren uitgeschakeld. Donorbeenmerg sloeg echter goed aan, zodat totale lichaamsbestraling bij transplantatie een optie leek en werd toegepast. De resultaten waren echter teleurstellend.

Omstreeks 1950 kwam 6-mercaptopurine ter beschikking. Het middel bracht een levensverlenging van één jaar teweeg bij kinderen met acute myeloïde leukemie. De bekende hematoloog William Dameshek, later vooral bekend door zijn waarschuwingen tegen het gebruik van het antibioticum chlooramfenicol, stelde vast dat 6-mercaptopurine de productie van antilichamen tegen vreemde eiwitten bij konijnen kon verhinderen. De resultaten bij mensen vielen tegen, vooral door de toxiciteit. Een nieuw geneesmiddel, azathioprine (Imuran®) is een stof die in het lichaam tot 6-mercaptopurine wordt omgezet en minder toxisch is. Voor onderdrukking van de immuunreactie alléén bleek het niet voldoende, maar wel in combinatie met corticosteroïden. De bijwerkingen zijn echter aanzienlijk. Imuran® wordt ook veel gebruikt in de behandeling van auto-immuunziekten. Een doorbraak in de immuunsuppressie kwam tot stand door de ontwikkeling van cyclosporine.

6.8.1 De verschillende typen transplantatie tussen donor en ontvanger

Er wordt onderscheid gemaakt tussen:
– *autograft*. Dit is een transplantaat bij hetzelfde individu van de ene plaats

naar de andere, bijvoorbeeld huid bij een verbranding. Er treedt daarbij uiteraard geen immunologische reactie op;
– *isograft*. Hierbij wordt weefsel of een orgaan getransplanteerd tussen twee genetisch identieke individuen zoals eeneiige tweelingen. De ontvanger 'herkent' het weefsel als 'zelf' en een immunologische reactie blijft uit want donor en ontvanger zijn volledig histocompatibel;
– *allograft*. Dit is een transplantatie tussen twee genetisch verschillende individuen: zij zijn allogeen en histo-incompatibel. Het gedoneerde weefsel wordt als vreemd herkend en waarschijnlijk afgestoten.

6.8.2 Biologie van de afstotingsreactie

De belangrijkste doelwitten van de immuunreactie zijn de HLA-antigenen op het transplantaat. De T-cellen van de ontvanger herkennen de HLA-antigenen langs twee wegen: de eerste (directe) is dat $CD8^+$-T-cellen (CTL) een interactie aangaan met de HLA-klasse-I-moleculen. De tweede (indirecte) is dat $CD4^+$-T_H-cellen via het produceren van cytokines ADCC en een vertraagde overgevoeligheidsreactie (DTH) bewerkstelligen (zie afb. 6.25 en 6.28).

Er zijn drie typen afstotingsreactie, namelijk:
– de *hyperacute afstoting*. Deze vindt plaats binnen enkele minuten tot uren na de transplantatie en is het gevolg van al aanwezige antilichamen tegen incompatibele HLA-antigenen op het transplantaat. Hierbij wordt het complementsysteem geactiveerd waardoor de vaten worden beschadigd door een combinatie van bloeding en trombose, want ook de bloedplaatjes zijn in het proces betrokken. Deze afstoting komt voor bij mensen die talrijke bloedtransfusies en voorafgaande pogingen tot transplantatie hebben gehad en bij vrouwen met meerdere zwangerschappen. Deze situatie is onbehandelbaar;
– de *acute afstoting* komt voor bij individuen die niet tevoren tegenover een transplantaat overgevoelig zijn geraakt, maar waarbij wel een ernstige 'mismatch' aanwezig is en immunosuppressieve behandeling onvoldoende is geweest. Na bijvoorbeeld een niertransplantatie lijkt het eerst een paar dagen goed te gaan, maar dan treedt een daling van de nierfunctie op met de aanwezigheid van eiwit en bloed in de urine. Uiteindelijk functioneert de nier helemaal niet meer. Met intensieve suppressie kan het tij dan nog vaak gekeerd worden;
– de *chronische afstotingsreactie* kan soms nog maanden tot jaren na de aanvankelijk geslaagde transplantatie voorkomen. Zowel de humorale als de cellulaire immuniteitsrespons zijn in dit proces betrokken. Bij de nieren wordt dan een proliferatieve ontstekingsreactie van de kleine arteriën waargenomen met verdikking van het glomerulaire basale membraan en interstitiële fibrose. Klinisch komt dit alles tot uitdrukking in een voortschrijdende nierinsufficiëntie. Er zijn weinig mogelijkheden om het transplantaat te redden.

Wat de gevoeligheid voor afstoting betreft zijn er grote verschillen tussen de verschillende organen. Hart, nieren en lever zijn veel minder gevoelig dan huid en beenmerg.

6.8.3 Maatregelen om een afstotingsreactie te voorkomen

Deze berusten op twee pijlers, namelijk het selecteren van weefsels op maximale compatibiliteit en immunosuppressieve behandeling. De laatste wordt steeds belangrijker, maar er wordt toch steeds naar een maximale match gezocht. De kans daarop is binnen een familie veel groter.

De herkenning van HLA-antigenen

Monoklonale antilichamen kunnen als testserum worden gebruikt om de HLA-antigenen te identificeren. In een *lymfocytentoxiciteitstest* worden deze sera waaraan complement is toegevoegd geïncubeerd met de leukocyten van donor en acceptor, die zowel klasse-I- als klasse-II-HLA-antigenen dragen. Een aanvulling hierop is de *gemengde leukocytenreactie*. Als de donor-T-cellen een reactie aangaan met HLA-antigenen van de ontvanger, gaan de T-cellen prolifereren. Daarbij wordt DNA gebruikt. Als aan dit mengsel radioactief thymidine wordt toegevoegd, wordt dit ook in het DNA ingebouwd en de mate van radioactiviteit van het DNA is dan een maat voor de T-celproliferatie. De belangrijkste HLA-antigenen die worden getest zijn HLA-A, HLA-B en HLA-DR.

De moderne immunosuppressieve behandeling bestaat uit corticosteroïden, azathioprine, cyclofosfamide en cyclosporine. De laatste is zeer belangrijk omdat het de transcriptie van bepaalde cytokines onderdrukt die van belang zijn voor de T-celrespons, zoals IL-2, IL-4 en INF-γ. Het is echter nogal nefrotoxisch en verhoogt het risico van maligniteiten.

6.8.4 Beenmergtransplantatie

In de afgelopen veertig jaar is om velerlei redenen geprobeerd beenmergtransplantaties uit te voeren. Zo is bij de behandeling van leukemie hooggedoseerde radiotherapie een optie geweest om kwaadaardige cellen uit te roeien. Hoewel een aantal patiënten met beenmergtransplantatie een tijdelijk herstel doormaakten, overleden zij bijna altijd na kortere of langere tijd aan infecties of een weer opvlammen van het maligne proces, met uitzondering van transplantaties tussen identieke tweelingen.

Het probleem was altijd dat een patiënt met een beschadigd of aangeboren immunodeficiënt beenmerg een transplantatie kreeg van een immunocompetente donor. De T-cellen van de donor attaqueren het weefsel van de ontvanger die zich hiertegen niet kan verweren. Er ontstaat dan een zogenoemde 'graft versus host'-reactie (GVH), soms zelfs bij een perfecte HLA-match. Dit syndroom wordt gekenmerkt door splenomegalie, gezwollen lymfeklieren, diarree, bloedarmoede en gewichtsverlies. De ziekte kan snel maar ook langzaam, over jaren verlopen. Gebleken is dat het tevoren verwijderen van de T-cellen uit het toe te dienen beenmerg de vooruitzichten aanzienlijk verbetert. De belangrijkste cel voor beenmergtransplantatie is de pluripotente stamcel. Behalve uit beenmerg en perifeer bloed is ook navelstrengbloed een rijke bron aan stamcellen. Er is echter per eenheid relatief weinig bloed en er is maar één kans om dit bloed te gebruiken, terwijl bij een gewone beenmergdonor meerdere malen beenmerg kan worden verkregen als de transplantatie niet meteen aanslaat.

De autologe beenmergtransplantatie wordt wel toegepast als bij recidiverende maligniteiten een zodanig hoge dosis chemotherapie moet worden gegeven dat hierdoor ook het beenmerg volledig verwoest wordt. Bij deze patiënten wordt dan eerst beenmerg afgenomen dat wordt onderzocht op maligne cellen en wordt ingevroren. Na de hoge dosis chemotherapie, als het beenmerg verwoest is, krijgt de patiënt dit beenmerg met groeifactoren weer terug. De resultaten zijn bij zogenoemde solide tumoren tot dusver niet erg hoopgevend. Bij hematologische maligniteiten wordt een lichte mate van GVH-ziekte juist gewenst geacht, omdat de donorlymfocyten zich ook tegen de maligne bloedcellen richten.

Bij al deze behandelingen is er een periode van ontbrekende immunologische weerstand die de hoogste steriliteit en het gebruik van antibiotica op grote schaal noodzakelijk maakt.

Register

1 secondewaarde 160
α-cellen 281
aangeboren (natuurlijke) immuunsysteem 321
abnormale prikkelvorming 83
ACE-remmers, hartfalen 131
achterwandinfarct 123
acidose
 –, kaliumtransport 231
 –, respiratoir 188
acromegalie 298
ACTH-uitval 297
actief transport 38
actiepotentiaal 44
 –, myocyt 64
actieve ionkanalen 42
acute afstoting 370
acute hyponatriëmie 228
acute luchtwegobstructie 196
acute nierinsufficiëntie 234
acute respiratory distress syndrome (ARDS) 194
acute TIN 257
acute tubulus necrose (ATN) 234
acute tubulusnecrose 237
acuut nefritisch syndroom 249
acuut reuma, hartafwijkingen 136
addisoncrisis 301
ademdepressie 181
ademhaling, regeling 177
ademhalingscentrum 178
ademhalingsinsufficiëntie 192
ademhalingsstelsel 145
ademminuutvolume 162

adenosinetrifosfaat (ATP) 12
ADH-uitval 297
adrenocorticotrope hormoon (ACTH) 265
afstoting 370
afterload 98
afwijkingen, in het ECG 80
agammaglobulinemie van Bruton 353
aids 354
albuminesynthese, nefrotisch syndroom 250
aldosteron 214, 279
alkalose, respiratoir 190
allelen 32
allergieën 359
alveolair-arteriële PO2-verschil 175
alveolaire dode ruimte 172
alveolaire gasvergelijking 172
alveolaire hypoxie 173
alveolaire ventilatie
 –, acidose en alkalose 188
 –, PCO2 170
 –, regionale verdeling 155
alveoli 147
 –, wandspanning 152
alvleesklier 281
amenorroe 299
amines 262
anaerobe glycolyse 14
anafylactische shock 358
anatomische dode ruimte 172
androgene hormonen 280
anemie 242
angina pectoris 116
angiotensine II 209

aniongap 39
–, metabole acidose 191
antibiotica 54
anticoagulantia 116
antidiuretisch hormoon (ADH) 215, 270
antigeenverwerking 341
antigene determinant 327
antigene drift 54
antigenen 325
antilichaamgemedieerde cellulaire disfunctie 361
antilichamen 267, 326
–, binding antigenen 334
–, hormonen 264
–, monoklonale 264
antioncogenen 58
antireceptorantilichamen 367
antistollingstherapie 115
aorta, bloeddruk 104
aorta-insufficiëntie 138
aortastenose 137
apnoe, centrale en obstructieve 181
apoptose 26
arterieel stelsel 104
arteriële bloeding 112
arteriolosclerose 246
ascites 224
aspirine 288
asthma bronchiale 359
astmatische bronchitis 197
atherosclerose 109, 288
atmosferische druk, ademhaling 183
atria 60
atrium extra systole (AES) 92
auto-immuniteit 364
autologe beenmergtransplantatie 372
AV-geleiding, stoornissen 88
AV-knoop 68
AV-nodaal ritme 85
β-cellen 281
bacteriën 1
bacterietoxinen, neutralisatie 334
baroreceptoren, hemodynamische regulatie 220
beademing 195
beenmerg 329
beenmergtransplantatie 371

benigne prostaathypertrofie (BPH) 295
bevalling, oxytocine 270
bicarbonaat 212
bicarbonaatsysteem 186
biguanide 315
bijnierinsufficiëntie, ziekte van Addison 300
bijniermerg 277
bijnierschors 279
–, aandoeningen 300
–, corticotrope cellen 272
bijschildkliertjes 274
–, aandoeningen 306
biogene amines 262
bipolaire afleiding 71
bloeddruk, hypertensie 243
bloedgroepensysteem, immuniteit 359
bloedplaatjes 112
bloedstolling 112
bloedstroom 101
bloedsuikergehalte, feedback 263
bloedtransfusie 360
bloedvaten, hypertensie 246
bloedvoorziening
–, hart 62
–, nieren 203
B-lymfocyt 328
–, ontwikkeling 332
boezemaritmieën, hartinfarct 127
boezemfibrilleren 92
–, hartfalen 129
boezemfladderen (arial flutter) 92
borstkanker, tumorsupressorgenen 58
bot 275
bradyaritmieën 88
bronchustakken 147
buffersysteem, zuur-basenevenwicht 186
bundel van Kent 86
calcitonine 273
–, botbescherming 276
calcium 275
calciumkanaalblokkers 120
calciumkanaaltjes 275
calciumpomp 40
calciumstofwisseling 274
capillaire bloedingen 112
capnografie 176

cardiac output 98
  –, cardiogene shock 127, 131, 132, 134
  –, verdeling organen 104
cardiale aritmieën 83
cardiomyopathie 141
catecholamines 277
CD4-T-cellen 345
CD8-T-cellen 345
celbiologie 1
celcontact 48
celcyclus 26
celdifferentiatie 24
cell mediated immunity 364
cellen 279, 281
  –, antigeenverwerking 341
  –, automatisme 83
  –, communicatie 46
cellulair proces, immuunsysteem 323
cellulaire immuniteit 328, 343
celmembraan 9, 34
  –, myocyt 63
  –, receptoren 50
celmetabolisme 11
celmoleculen 4
centraalveneuze druk (CVD) 108
centrale chemosensoren 180
chemoreceptoren 178
cholesterol 285
  –, steroïdehormonen 262
choline-esteraseremmers 46
chromatine 9
chromosomen, mitose 28
chromosoom 21
chronic obstructive pulmonary disease (COPD) 160
chronisch nierfalen 242
chronische afstotingsreactie 370
chronische bronchitis 197
chronische luchtwegobstructie 197
chronische myeloïde leukemie (CML) 58
chronische nierinsufficiëntie 240
chronische TIN 257
chylomicronen 285
circulatie, shock 131
citroenzuurcyclus 15
clearance, nieren 209

common variable immunedeficiency syndrome 353
complementactivering 351
complementcascade, deficiënties 353
complementeiwitten 349
complementfixatie 351
complementsysteem 348
compliance
  –, ademhaling 152
  –, hartfalen 128
continue veno-veneuze hemofiltratie (CVVH) 258
contractie, hart 69
contractiel weefsel 65
contractiliteit 100
coronairinsufficiëntie 119
coronairtrombose 114
coronary artery bypass graft 120
cortex 279
corticotrope cellen 272
cortisol 279
CO_2, oplossingsconstante 187
CO_2-transport 169
coxsackie-B-virus 309
cryptorchisme 292
cyanose 168
cyclo-oxygenaseremmers (COX-remmers) 288
cytokine 319
cytosol 14
cytotoxische immuunreactie 359
δ-cellen 281
delayed type hypersensitivity (DTH) 364
depolarisatie 43
  –, myocyt 64
depolarisatiefront 44
diabetes insipidus (DI), hypernatriëmie 230
diabetes mellitus 110
  –, T-cel auto-immuniteit 368
diabetes mellitus (DM) 308
  –, hormoondeficiëntie 267
diabetische ketoacidose (DKA) 312
diabetische microangiopathie 316
diabetische nefropathie 254
diabetische retinopathie 316
diabetische voet 317

diastolische disfunctie 129
diffusie 36, 106
 –, ademhaling 145
 –, ventilatie 160
diffusievergelijking van Fick 37
di-georgesyndroom 352
diploïde cellen 30
dipool 70
distale tubulus contortus 214
distributieshock 133
diuretica
 –, hartfalen 130
 –, kaliumverlies 234
DNA 1, 9, 18
DNA-replicatie 27
dopamine 278
dorsale respiratoire groep (DRG) 178
down-regulation 53
driehoek van Einthoven 73
drukverhogingen, artiële stelsel 104
duiken, hydrostatische druk 183
dynamische luchtwegcompressie 157
dysgeusie 227
dyspnoe, hypertrofische cardiomyopathie 142
ECG 70
 –, hartinfarct 122
ectopisch ritme 85
effectieve arteriële bloedvolume (EABV) 219
eilandjes van Langerhans 281
einddiastolisch volume (EDV) 98
eiwitsynthese
 –, thyroxine 272
 –, via mRNA 23
eiwitten 5
elektrische hartas 72
elektrochemische gradiënt 37
elektronentransportsysteem 17
emfyseem 198
endocriene stelsel 47
endocrinologie 261
endogeen circuit 287
endoplasmatisch reticulum 10
endosymbiose 2
energie 3
entropie 3

enzyme linked immuno absorbant assay (ELISA) 265
enzymen 12
epididymis 292
epiglottis 146
epitoop 327
erfelijke ziekten, kiembaanmutaties 32
erythroblastosis fetalis 361
escaperitme 84
escapeslagen 88
euglykemie 282
eukaryoten 2
euthyreotische struma 306
euvolemie, hypernatriëmie 230
euvolemische hyponatriëmie 227
expiratoire reservevolume (ERV) 149
extracellulaire proces, immuunsysteem 324
extracellulaire volume (ECV) 218
fagocytaire disfunctie 353
fagocytose 323
farynx 146
feedbacksysteem
 –, hormonen 263
 –, water- en zoutbalans 221
feochromocytoom 302
filtratiefactor, glomerulaire filtratie 211
fludrocortison 280
follikels, schildklier 272
formule van Fick 106
formule van Henderson en Hasselbalch 187
fosfolipiden 8
fotosynthese 12
frank-starlingmechanisme, hartfalen 129
functionele reservecapaciteit (FRC) 149
fysiologische dode ruimte 172
gameten 28
gap-junction 48
gas, diffusie 160
gasdruk 147
 –, ademhaling 162
gastrine, δ-cellen 281
gating 42
gecompenseerde shock 133
gedecompenseerde shock 133
gedilateerde cardiomyopathie 141

gekoppeld transport 39
geleidingsblok 85
geleidingsstoornis 85
geleidingsweefsel 65
genen 19
 –, en kanker 56
genotype 32
geprogrammeerde celdood 26
geslachtshormonen 289
gespecialiseerd geleidingsweefsel 65
GH uitval 297
glomerulaire aandoeningen 247
glomerulaire doorstroming 208
glomerulaire filtratie 209
 –, nierfalen 234
 –, plasmakreatininegehalte 209
glomeruli 204
glomerulosclerose van Kimmelstiel Wilson 255
glomerulus 204
glucagon 283
 –, α-cellen 281
glucocorticoïden 279
gluconeogenese 282
glucose 282
 –, terugresorptiecapaciteit 213
golgiapparaat 10
gonadotrope cellen 272
G-proteïnen 52
Graafse follikel 290
groeihormonen, geslachtshormonen 291
hart 59
 –, hypertensie 246
 –, pompfunctie 95
hart- en vaatziekten 108
hartfalen 128
hartfrequentie 100
 –, bepaling 76
harthypertrofie 129
hartinfarct 120
hartkamers, hypertrofie 82
hartkatheterisatie 98
hartkleppen 61
hartspier 65
hartspiercel 63
hematothorax 201
hemodynamische regulatie 220

hemoglobine, zuurstoftransport 167
hemoglobine-zuurstofdissociatiecurve 165
hemolytische anemie 367
hemopoëtisch systeem, ontwikkeling
 cellen 322
hemostase 111
high density lipoprotein (HDL) 286
histocompatibele moleculen 339
HLA-antigenen, identificatie 371
HLA-moleculen 339
 –, type-IV-overgevoeligheid 364
HLA-molecuul, binding T-cel 345
homeostase, hormonen 264
hormonale compensatie, hartfalen 129
hormonen 48
hormoonconcentraties 265
hormoondeficiëntie 267
hormoonspecifieke antistoffen 270
hormoontypen 261
humane immunodeficiëntievirus (hiv) 354
humane leukocytenantigeen
 (HLA-)systeem 338
humorale immuniteit 328, 334
humorale proces 324
hybridisatie, monoklonale antilichamen 264
hydrostatische druk 183
 –, nieren 208
hyperacute afstoting 370
hypercalciëmie 307
hypercapnie 193
hyperglykemie 283
 –, diabetes mellitus 309
hyperkaliëmie 231, 280
hyperlipidemie 109, 252
hypernatriëmie 228
hyperparathyreoïdie 306
hyperpituïtarisme 298
hyperprolactinemie 299
hypersensitivity reacties 357
hypertensie 110, 243
hyperthyreoïdie 303
hypertrofie van de hartkamers 82
hypertrofische cardiomyopathie 141
hypervolemische hypernatriëmie 229
hypervolemische hyponatriëmie 226
hypoaldosteronisme 302

hypofyseachterkwab 270
hypofyse 269
–, aandoeningen 296
hypofysevoorkwab 269, 270
hypoglykemie 312
hypokaliëmie 233
hyponatriëmie 225
hypoparathyreoïdie 307
hypopituïtarisme 296
hypothalamisch-hypofyseale portale systeem 268
hypothalamus 268
hypothyreoïdie 305
hypoventilatie 193
hypovolemie 222
–, cardiogene shock 134
hypovolemische hypernatriëmie 229
hypovolemische hyponatriëmie 226
hypovolemische shock 132
hypoxie 192
–, PCO2 181
hysteresis 152
IgA-deficiëntie 353
IgA-immunoglobuline 335
IgA-nefropathie 249
IgD-immunoglobuline 335
IgE-immunoglobuline 335
IgM-immunoglobuline 335
immunodeficiënties 352
immunoglobulines 334
immunologische reactie, overgevoeligheid 357
immunologische reactietypen, glomerulaire aandoeningen 248
immuuncomplexen 336
immuuncomplexziekten 361
immuunrespons 348
immuunsysteem 319
–, regulatie 346
indaling 292
infectie, virus 56
infecties, immuuncomplexen 362
infectieuze endocarditis 140
influenza-A-vogelgriepvirus 202
influenza-virussen 54
inotrope status 100
inotropica, hartfalen 130

inspiratoire reservevolume (IRV) 149
instabiele angina pectoris 118
insuline 282
–, β-cellen 281
insulinereceptorsubstraat (IRS) 283
insulineresistentie 314
insulinetoediening 310
intermediate density lipoprotein (IDL) 286
intracellulaire receptoren 50
intracellulaire ruimte 218
intrarenaal nierfalen 236
intuberen 195
inward recoil 149
ionkanalen 42
irreversibele shock 133
ischemie, feedbacksysteem 221
ischemische hartziekten 116
iso-elektrische afleiding 72
isotopenonderzoek, angina pectoris 119
isotype omschakeling, antilichamen 336
jodium, schildklierfunctie 273
kaliumbalans 231
kamerextrasystolen (VES) 93, 126
kamerfibrilleren 95
kanker 56
kaposisarcoom 356
kapsel van Bowman 204
keelholte (farynx) 146
kiembaanmutaties 32
klepgebreken 135
klepinsufficiëntie 135
klepstenose 135
klonale selectietheorie van Burnett 326
koorts 325
kreatinine, nierdoorstroming 209
kreatinineclearance, nierfalen 234
kunstnierdialyse 258
lactaat 14
lactotrope cellen 270
laminaire luchtstroom 157
larynx 146
leverglycogeen 282
lichaamsbeweging
–, diabetes mellitus 311
–, glut-4-mobilisatie 283
lichaamswater

–, hypervolemische hyponatriëmie 226
–, hypovolemie 222
–, volume-expansie 224
lichamelijke inspanning, ventilatierespons 183
ligandgevoelige kanalen 43
limbisch systeem 268
linksdecompensatie 130
lipiden 6, 285
lipoproteïnelipase (LPL) 285
lipoproteïnen 285
lis van Henle 213
longcapaciteit 149
longcirculatie 101
longembolie 194, 199
longen 147
–, diffusiecapaciteit 163
longoedeem 194
longpathologie 196
longperfusie 172
low density lipoprotein (LDL) 109, 286
luchtstroom 156
luchtwegen 145
–, ademhalingsinsufficiëntie 194
–, vernauwing 158
luchtwegobstructie 196
luchtwegweerstand 156
lupus erythematosus dessiminatus (LED) 367
lymfe 333
lymfeklieren 332
lymfocyten 328
lysosomen 10
macrofagen, immuunsysteem 323
major histocompatibiliteitcomplex 338
maligne hypertensie 246
mannosebindend lectine 350
mapping 86
maximale ademminuutvolume 158
meiose 28
melkproductie, prolactine 270
membraanpotentiaal 41
membraanreceptoren 50
membraneuze nefropathie 254
menopauze 291
mergcellen 277
mestcellen, overgevoeligheid 357

metabole acidose 190
–, cardiogene shock 135
metabole pad, endogene circuit 287
metabool syndroom 255, 287
metastasen 269
metopyrontest 265
microalbuminurie, diabetische nefropathie 254
microcirculatie 101, 105
–, lymfeklieren 332
–, shock 131
microtubuli 10
milt 331
mineralocorticoïden 279
minimal change glomerulopathie (MCGN) 254
mitochondria 10, 15
mitose 28
mitraalinsufficiëntie 136
mitraalstenose 136
molecular mimicry 309
monoklonale antilichamen 264
–, identificatie HLA-antigenen 371
monomeren 4
mRNA 20
multiple sclerose, T-cel auto-immuniteit 367
mutaties 32
–, kanker 56
myasthenia gravis 361
myocardinfarct 120
myocyt 63
myogeen, nierdoorstroming 208
myxoedeem 305
nabelasting 98
natrium-kaliumpomp 38
naturalkillercellen 323
nefritisch syndroom 249
nefrogene DI, hypernatriëmie 230
nefron 204
nefrotisch syndroom 224, 250
neuronale prikkeloverdracht 45, 47
neurotransmitters 46
nicotinamideadeninedinucleotide (NAD) 14
nierarteriestenose 244
nierdoorstroming 207

nieren 203
—, water- en zoutuitscheiding 220
nierpathologie 234
niervervangende behandeling 258
nitroglycerine (NTG) 50
—, angina pectoris 119
non-ketotisch hyperosmolair coma 315
non-steroidal anti-inflammatory drugs (NSAID's) 288
noradrenaline 277
normoglykemie 282
nucleotiden 18
nucleus 9
obesitas 287
obstructieshock 133
obstructieve ventilatiestoornissen 160
oedeem, waterhuishouding 224
oedemateus 226
oestradiol, cholesterol 262
oestrogeenproductie 291
oligurie, nierfalen 235
oncogenen 57
ondersteunde diffusie 37
onderwandinfarct 123
ontsteking 324
onverzadigde vetzuren, prostaglandines 288
oöcyten 290
oppervlaktespanning 152
opslag, hormonen 262
osmolariteit 218
osmoregulatie 222
osmose 36
osmotische diurese 227
—, kaliumverlies 234
osmotische druk 37
outward recoil 149
ovaria 289
overdosering, opiaten 181
overgevoeligheidsreacties 357
overgewicht 287
oxidatieve fosforylering 15
oxygenatiestoornissen 194
oxytocine (OT) 270
pacemakercellen 83
pancreas, eilandjes van Langerhans 281
panhypopituïtarisme 298

parathormon (PTH) 274
parenchymateuze afwijkingen 194
parenchymateuze nieraandoeningen 244
paroxysmale boezemtachycardie 92
passief transport 37
pathofysiologie V
pathogen associated molecular patterns (PAMP's) 321
patroonherkenningreceptoren 321
PCO_2, ventilatierespons 181
peak-flowmeter, luchtwegvernauwing 158
penis 292
peptidenhormonen 261
—, hypofysevoorkwab 268
perfusie, ademhaling 145
perfusie bepaald 165
perifere chemosensoren 180
peritoneale dialyse 258
peroxisomen 10
PET CO_2 176
pH 185
—, ventilatierespons 182
pijnbestrijding, cardiogene shock 135
pijnstillers 288
plaatjesaggregatie 112
plasmakreatininegehalte 210
pneumonie 198
pneumothorax 200
PO_2, ventilatierespons 181
postprandiale fase 283
postrenaal nierfalen 236
precordiale afleidingen 72
precursoreiwitten 262
preload 98
premature slagen 85
prerenaal nierfalen 235
prikkelgeleiding, verstoord 85
prikkelgeleidingssysteem, hart 68
prikkeloverdracht 45
primaire (essentiële) hypertensie 244
primaire hyperthyreoïdie 361
primaire immunodeficiëntie 352
primaire pneumothorax 200
primaire (rescue) PTCA 125
profylactische antistolling, longembolie 200
prokaryoten 1

prolactine (PL) 270
prolactinomen 299
prostaat 295
prostaatspecifieke antigeen (PSA) 295
prostaglandines 288
proteïnurie 240
 –, nefrotisch syndroom 252
proximale tubulus 212
psychogene polydipsie 227
puberteit, geslachtshormonen 290
pulmonaire vasoconstrictie en hypertensie 173
pulmonale rekkingreceptoren 180
puntmutatie 32
pus 325
pyruvaat 14
QRS-complex 76
radio immuno assay (RIA) 265
receptoren 46
rechtsdecompensatie 130
rechtsdecompensatie van het hart 224
rechts-linksshunts 193
recruitment, ventilatie 158
re-entrymechanisme 86
refractaire periode, hartspier 67
relatieve hormoondeficiëntie 267
renale glucosurie 213
renale osteodystrofie 242
renale plasmadoorstroming 211
renovasculaire hypertensie 244
repolarisatie 44
 –, myocyt 64
reproductieve endocrinologie 289
residuair volume (RV) 149
respiratoire acidose 188
respiratoire alkalose 190
respiratoire controlesysteem 177
respiratory failure 192
restrictieve cardiomyopathie 143
restrictieve ventilatiestoornissen 160
resusantagonisme 360
retrovirussen 56
reumatoïde artritis, T-cel auto-immuniteit 368
reverse cholesteroltransport 286
rhabdomyolyse 236
ribosomen 10

ritmestoornissen 83
 –, diagnostiek 86
 –, hartinfarct 126
RNA 19
roken 110
schildklier 272
 –, aandoeningen 302
schildklierfunctie 273
secundaire pneumothorax 201
sella turcica (Turks zadel) 269
seropositiviteit 356
serotonineremmers 46
serumziekte 361
severe combined immune deficiency (SCID) 352
shockbestrijding 134
sick sinus syndrome 88
signaalsystemen 47
signaaltransductie 50
sildanefil 295
sinusbradycardie 88
sinusknoop, escaperitme 84
sinustachycardie 90
slaap, PCO_2 181
sluitingsvolume 158
snel progressieve glomerulonefritis (RPGN) 250
somatostatine 273
 –, δ-cellen 281
somatotrope cellen 270
somogyi-effect 312
spanningsafhankelijke kanalen 42
spermatozoïden 292
stabiele angina pectoris 118
stamcellen 25
statische compliance 152
steroïddiabetes 300
steroïdhormonen 50, 262
stikstofmonoxide (NO) 50
stille ischemie 118
stollingscascade 113
stressafhankelijke kanalen 43
stressreactie, catecholamines 278
strottenhoofd (larynx) 146
struma 272, 306
ST-segmentafwijkingen 83
subendocardiaal infarct 121

suppressietest, hormoonproductie 265
supraventriculaire tachyaritmieën 90
supraventriculaire tachycardie (SVT) 92
surfactant 152
sympathicoadrenerge systeem,
   stressreactie 278
syndroom van Cushing 300
systolische disfunctie 128
tachyaritmieën 89
T-cel, ontwikkeling 331
T-cellen 343
   –, aids 355
   –, auto-immuniteit 364
tegenstroommultiplicatieprincipe 214
terminale nierinsufficiëntie (ESRD) 242
terugkoppeling, hormonen 263
terugresorptiecapaciteit 213
testikels 292
testosteron, productie 292
thermodynamica, twee hoofdwetten 3
thiazolidinedionen 315
thymus 329
thymusafhankelijke (TD-)antigenen 336
thymusonafhankelijke (TI-)antigenen 336
thyreoïditis van Hashimoto, T-cel auto-
   immuniteit 368
thyreoïdstorm 304
thyreotrope cellen 272
thyroxine 262, 272
thyroxine stimulerend hormoon (TSH)
   265
thyroxinebindend globuline (TBG) 273
tidale volume (TV) 149
T-lymfocyten 328
TOLL-receptoren 321
totale capaciteit (TC) 149
totale perifere vaatweerstand (TPVR) 102
trachea 147
transcriptie 19
translatie 19
transmuraal infarct 121
transmurale druk 149
transplantaties, auto-immuniteit 369
transport
   –, cholesterol 285
   –, glucose 283
   –, hormonen 262

transporteiwitten 36
triglyceriden 6
trombolyse 125
trombose 111
TSH-uitval 297
tuberculinereactie 364
tubuli 205
tubuloglomerulaire feedback 208
tubulo-interstitiële aandoening 240
tubulo-interstitiële nefritis (TIN) 255
tumorsuppressorgenen 58
turbulente luchtstroom 157
type Mobitz II 89
type-I-DM 309
   –, T-cel auto-immuniteit 368
type-II-DM 313
type-III-overgevoeligheid 361
type-II-overgevoeligheid 359
type-I-overgevoeligheid 357
type-IV-overgevoeligheid 364
tyrosinekinasen 52
unipolaire afleidingen 72
up-regulation 53
urineproductie 213
urinewegobstructie 236
vaatstelsel 101
vaatweerstand 102
vaccinatie 54
VA/Qc-mismatch 175
vasoconstrictie 111
vector, hartcyclus 70
vena-portasysteem 101
veneus stelsel 108
veneuze bloedingen 112
ventilatie 147
   –, ademhaling 145
ventilatie-perfusieverhouding 174
   –, hypoxie 192
ventilatiestoornissen 160, 194
ventrale respiratoire groep (VRG) 178
ventriculaire tachyaritmieën 93
verbranding
   –, glucose 12
   –, zuurvorming 185
vergelijking van Bohr, dode ruimte 172
verhoogde bloeddruk 243
vermagering, type-II-DM 315

verminderde nierfunctie 241
verworven immunodeficiëntiesyndroom (aids) 354
verworven immuunsysteem 325
very low density lipoprotein (VLDL) 286
verzamelbuisjes 215
vesikels 11
vetstofwisseling 285
vetzucht 111, 287
vetzuren 285
vetzuurketens, lipiden 6
Viagra® 295
virale replicatie 54
virus, T-cellen 342
virussen 54
vitale capaciteit (VC) 149
vitamine D 276
vloeistofhomeostase 219
voedselopname 281
volumedepletie 131, 222
volume-expansie lichaamswater 224
volumeregulatie 219
voorlopercellen 25
voortplanting, kiembaancellen 30
vrije vetzuren (FFA) 279, 282
 –, verhoogde spiegel 314
wandspanning 153
waterbalans 213, 218
 –, nierfalen 242
wateropname 218
waterstofbindingen 4
wateruitscheiding 217
 –, nier 220
Wenckebach blok 89
wet van Boyle 147
wet van Dalton 162
wet van Laplace 153
wet van Ohm 37
wet van Poiseuille 157
whiplash, hypofysesteel 269
windketelfunctie aorta 104
Wolff-Parkinson-White (WPW) 86
wondgenezing 325
ziekte van Addison 300
ziekte van Cushing 299
ziekte van Graves-Basedow 303
zonlicht, vitamine D 276
zout 219
zoutverlies, hypovolemische hyponatriëmie 226
zuur, uitscheiding 212
zuur-basenevenwicht 184
zuurstof
 –, cardiogene shock 135
 –, diffusie 163
zuurstoftoediening 195
zuurstoftransport 166
zuurstofvoorziening, angina pectoris 117
zwangerschap, geslachtshormonen 292
zwangerschapsdiabetes 316

GPSR Compliance

The European Union's (EU) General Product Safety Regulation (GPSR) is a set of rules that requires consumer products to be safe and our obligations to ensure this.

If you have any concerns about our products, you can contact us on

ProductSafety@springernature.com

In case Publisher is established outside the EU, the EU authorized representative is:

Springer Nature Customer Service Center GmbH
Europaplatz 3
69115 Heidelberg, Germany

www.ingramcontent.com/pod-product-compliance
Ingram Content Group UK Ltd.
Pitfield, Milton Keynes, MK11 3LW, UK
UKHW051249180426
11947UKWH00020B/1614